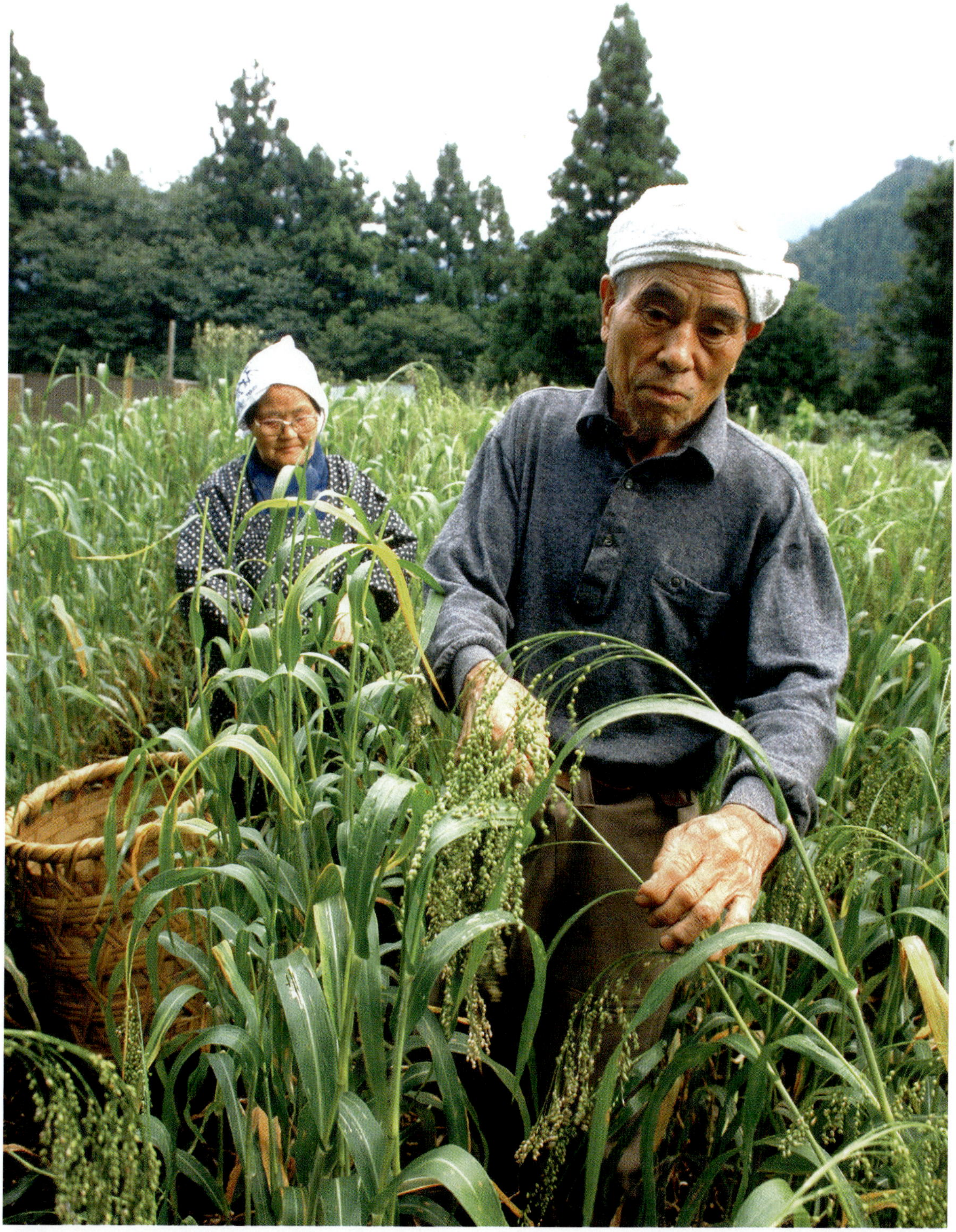

きびの収穫（北都留郡上野原市　撮影　小倉隆人『聞き書　山梨の食事』）
1968年、東北大学名誉教授 近藤正二博士と古守病院(甲府市)の古守豊甫博士は、山梨県上野原市 棡原が、全国でも珍しい長寿の村であると報告した。山がけわしい棡原には、水田がない。傾斜畑につくる大麦、粟、きび、ひえ、大豆、小豆、せいだ（じゃがいも）、里芋、さつまいも、こんにゃく、野菜、山菜、川魚がおもな食べ物である。また、この地では「背負うものがなければ石でも背負え」という戒めがあり、老人はみな足腰が強い。近年の調査（光岡知足東京大学名誉教授ら）によると、棡原では食物繊維の摂取量が多く、高齢者の腸内細菌には、病原菌のウェルシュ菌が、健康な青壮年と同程度にしか検出されなかったという。

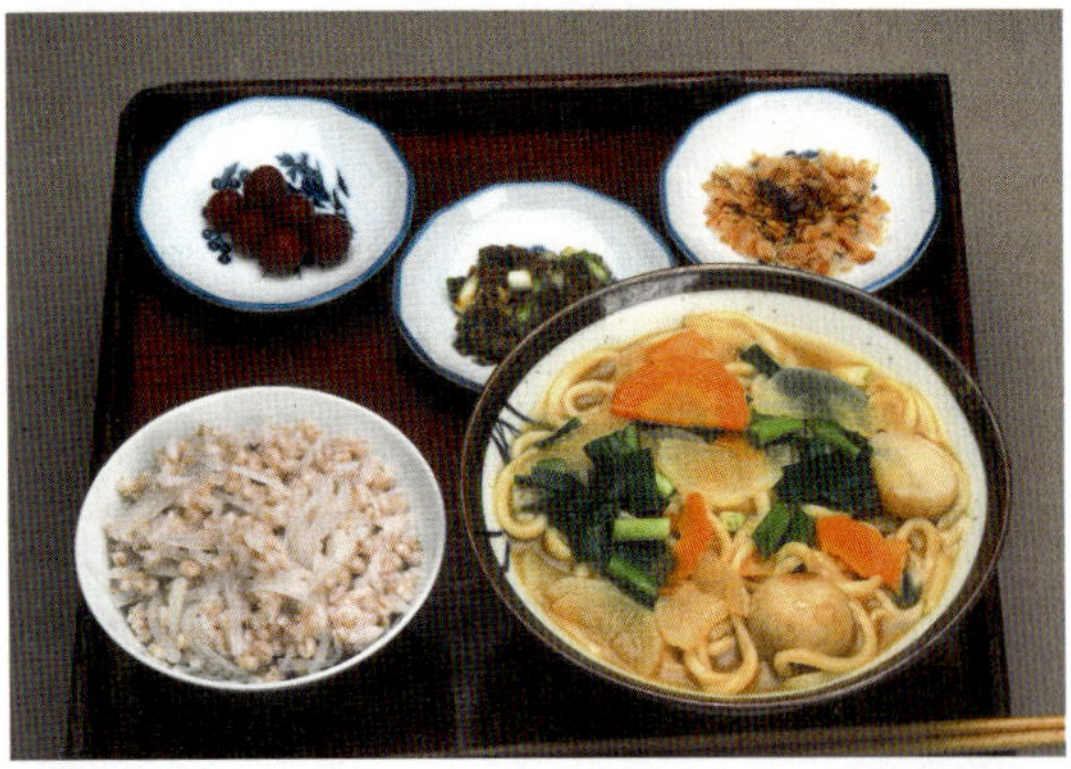

冬の朝食
梅干し、ねぎ味噌、けずり節、でえこ麦、煮ごみうどん。でえこ麦は、麦飯が炊きあがる前に、大根の千六本を入れたもの。冬は炭焼き、木の伐出しと、山仕事が続く。

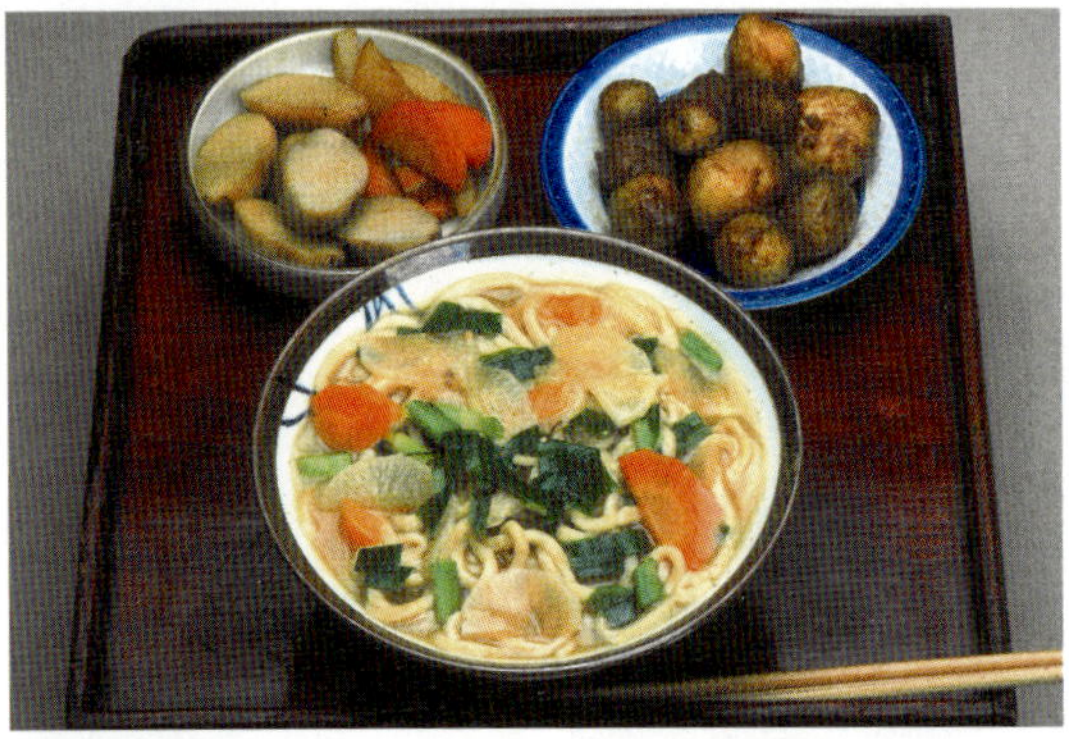

春の夕食
野菜の煮もの、せいだのたまじ、煮ごみうどん。小粒のせいだ（じゃがいも）のことを「たまじ」といい、洗って皮のまま使う。なべに油を入れてせいだを炒めてから、水をひたひたに入れ、味噌を加えてやわらかくなるまで煮こむ。天候や土質が、せいだの生育に適しており、とてもおいしい。

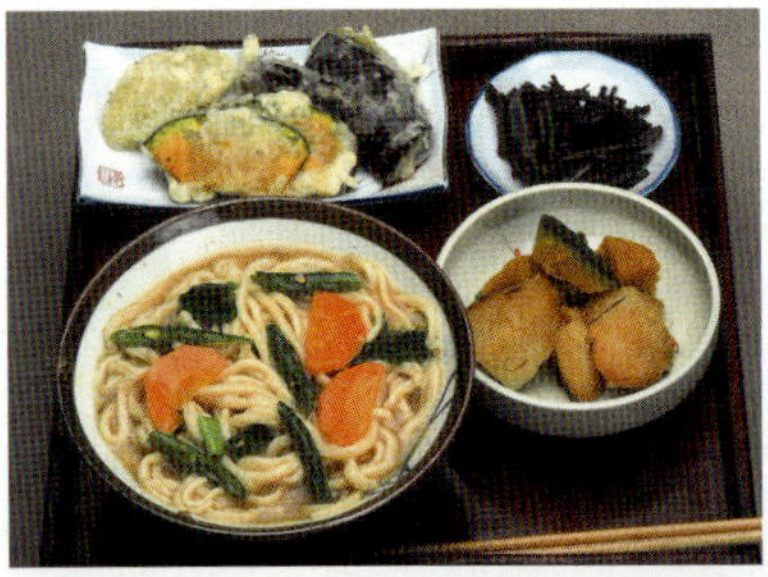

夏の夕食
てんぷら（さつまいも、かぼちゃ、なす）、山菜の煮もの（わらび、しいたけ、ふき）、煮ごみうどん、せいだとかぼちゃの煮もの。

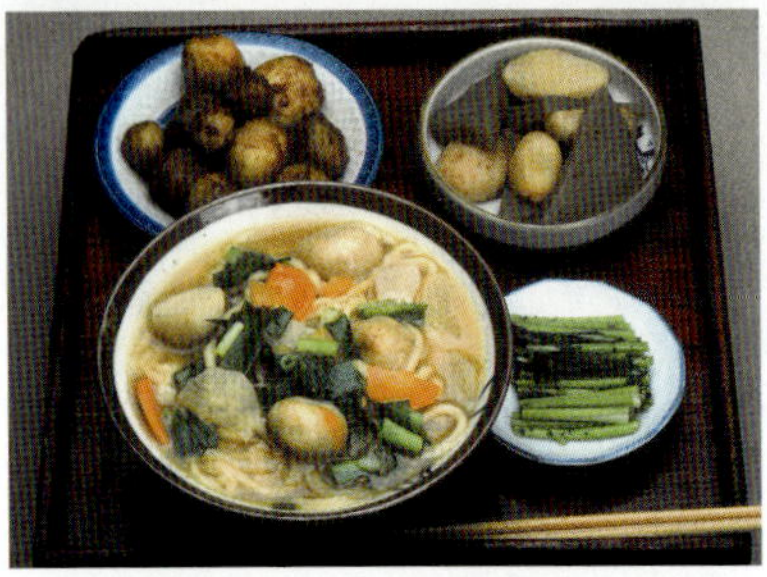

秋の夕食
せいだのたまじ、里芋とこんにゃくの煮もの、煮ごみうどん、菜っぱの漬物。

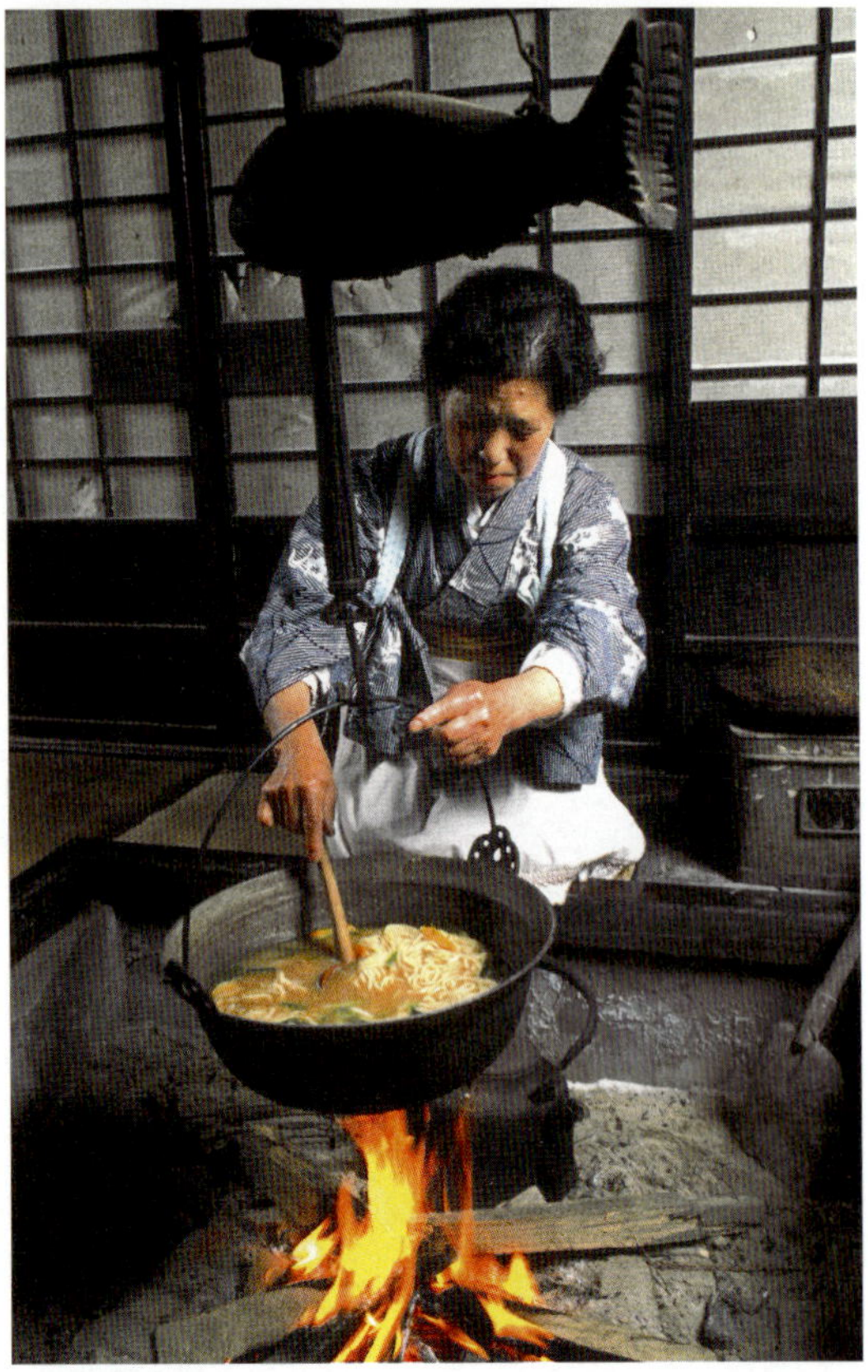

煮ごみうどん
甲州一帯では「ほうとう」と呼ぶが、棡原では煮ごみうどんという。大根、かぼちゃ、里芋、ねぎ、にんじんなどを入れた味噌汁に、手打ちうどんをゆでずにをそのまま入れて煮こむ。ほとんど毎晩つくって食べ、残りを朝も食べる。

長寿の村　棡《ゆずり》原《はら》の食

水田がない棡原では、畑作、養蚕、山仕事が生活の支えとなっている。畑でとれる大麦に、一割ほどの米を混ぜたお麦と、小麦粉をこねた煮ごみうどん、すいとんなどが日常の食事の中心である。地味がよく、水に恵まれているので、いも類、豆類、野菜は、十分とれる。山からは山菜、きのこ、川からはあゆ、はや、かじか、どじょうなどの恵がある。

（北都留郡上野原市　撮影　小倉隆人『聞き書　山梨の食事』）

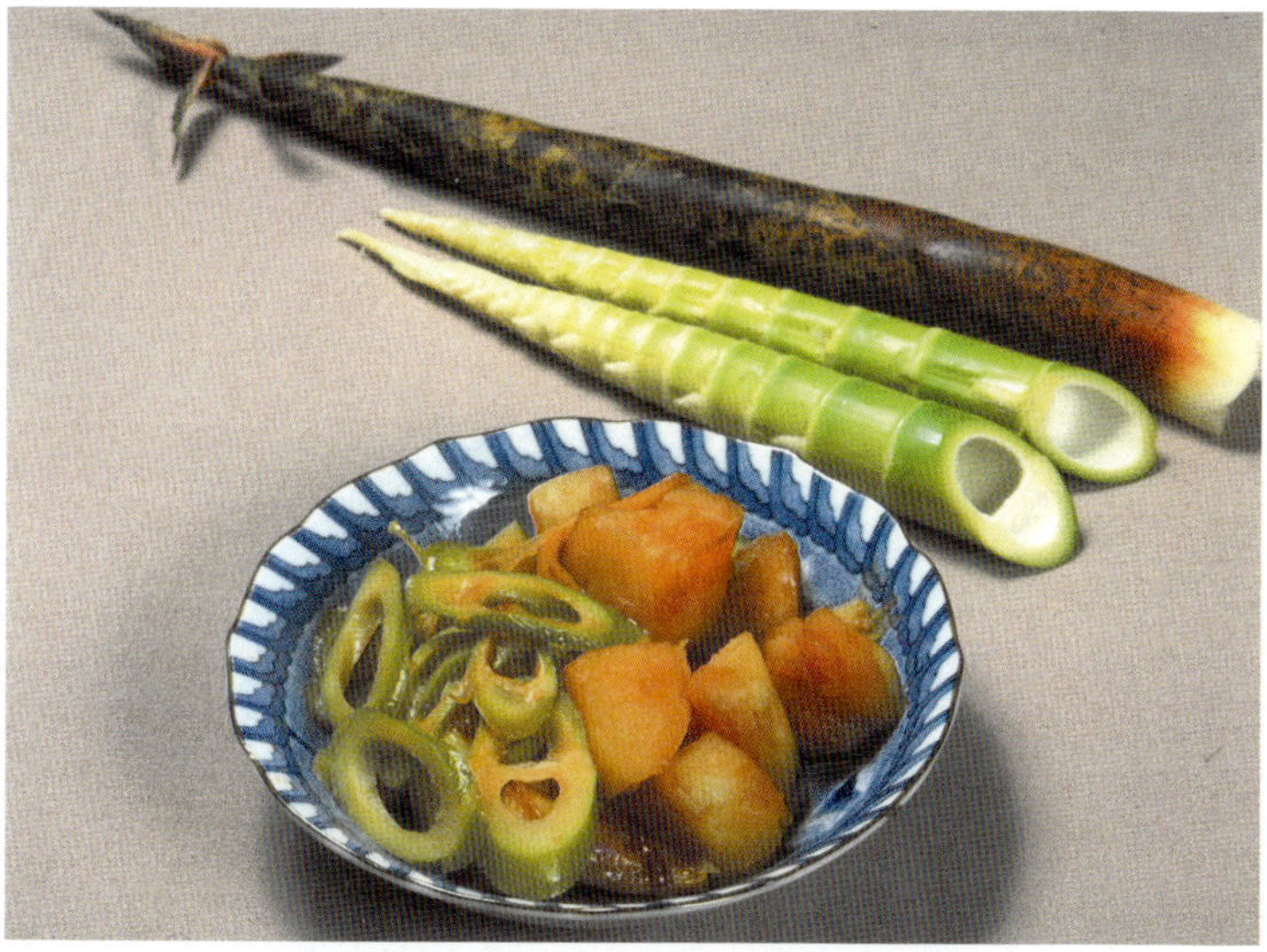

たけのことせいだの煮つけ

まだけのなかでも細いものを選び、土から出ているやわらかいところを折ってくる。ゆがかずにそのまま煮て食べると、とてもおいしい。山野草については食用にされたものは、枚挙にいとまがないほど多い。わらび、ふき、あかふき、みつば、うど、たらの芽、よもぎ、ままっこ（はないかだ）、こごめ（こごみ）、さいき（いたどり）、すいこき（すいば）、山椒、山の芋、のびる、うらじろ（おやまぼくち）、みずな、うしはこべ、ぜんまい、あけび（若いつる）、つくし、せり、しせり、かたくり、葛、百合根（山百合）など。

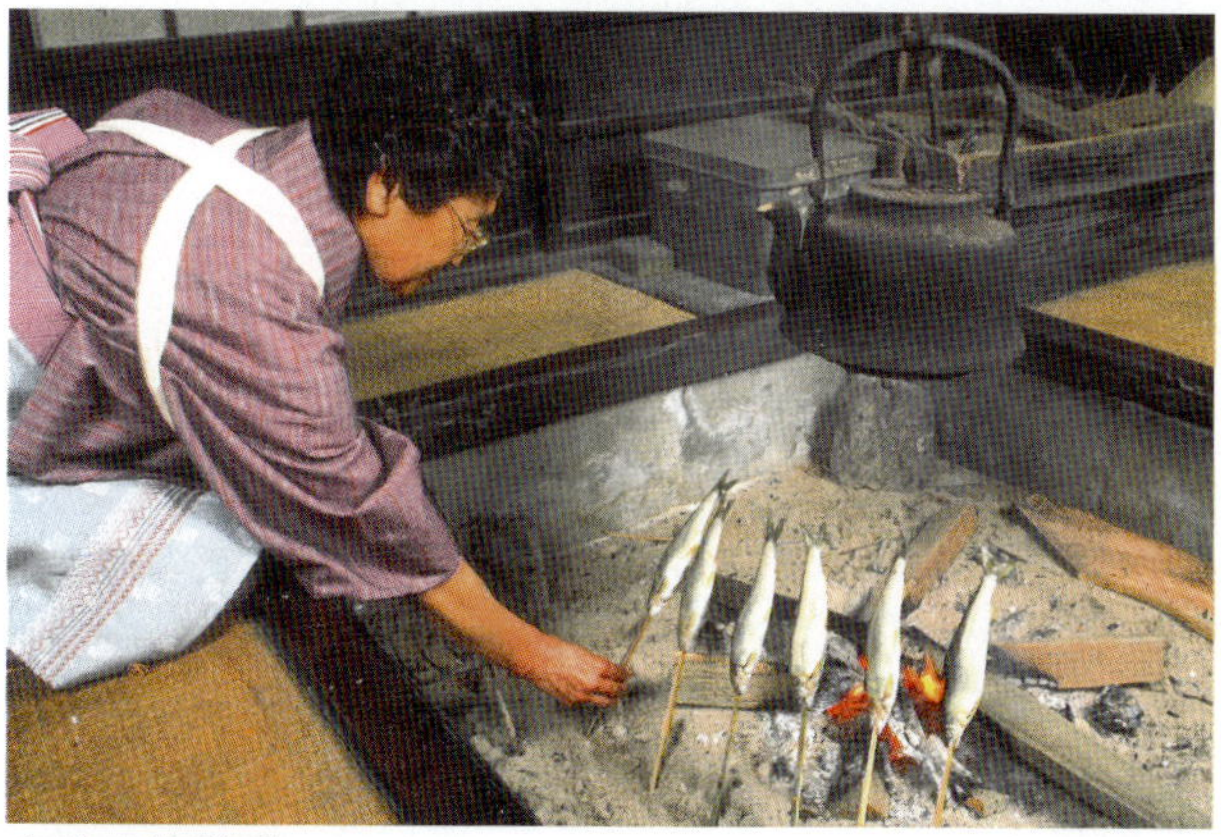

あゆの塩焼き

桐原には鶴川が流れていて、その付近の川や沼や池からは、あゆ、どじょう、うぐい、かじか、うなぎ、沢がに、かえる（食用がえる）などがとれる。夏の夜、水量の少ない川面に火を照らし、上から魚を突く火ぶりという方法は、うぐいやかじかなどがおもしろいようにとれる。

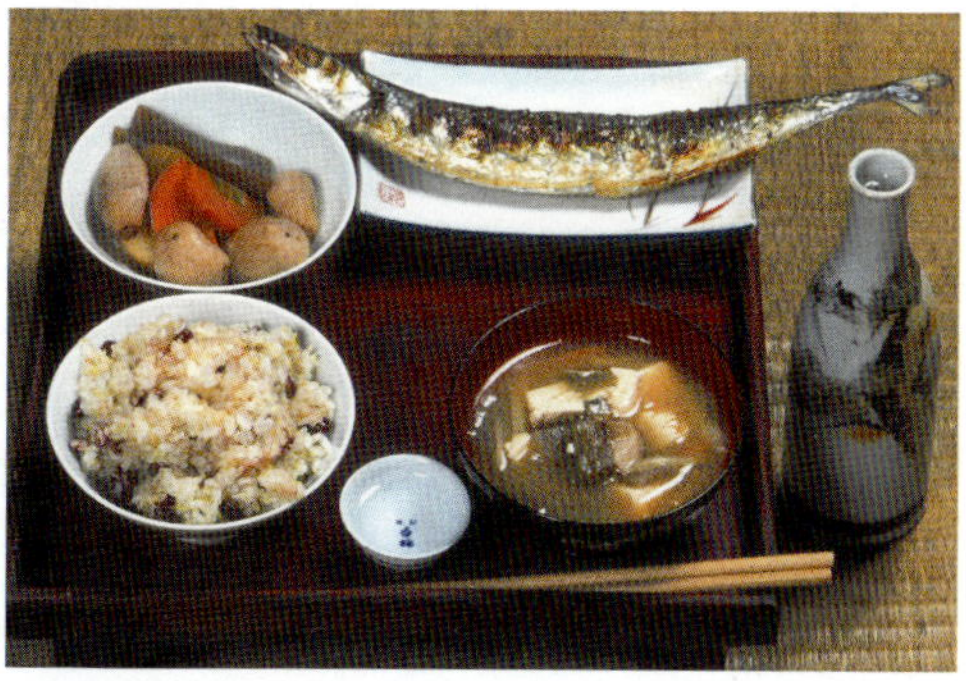

初えびすのごちそう

野菜の煮もの、さんまの塩焼き、きびおこわ、酒、けんちん汁。

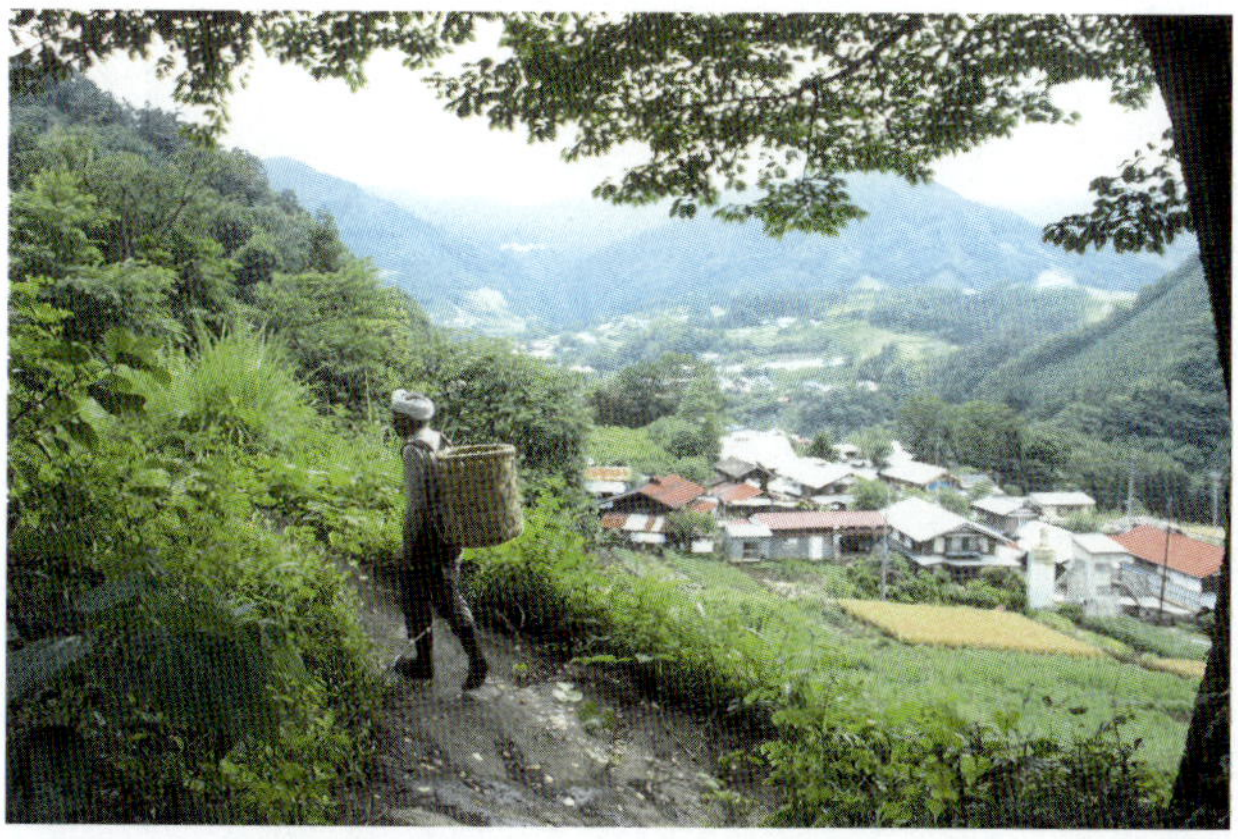

耕地はすべて傾斜地にあり、山に行くにも畑に行くにも、必ず何かを背負って行く。死は足から忍び寄ってくるといわれるが、桐原の老人は足腰の弱りとは無縁である。近藤博士は長寿の要因として、食事、精神生活、労働の三つを挙げている。

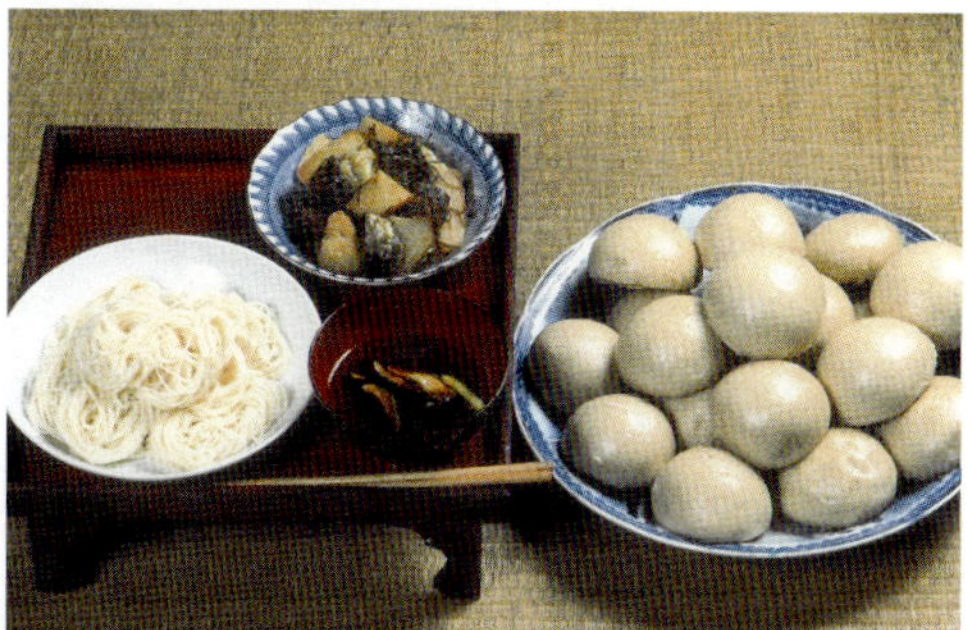

お盆のごちそう

そうめん、なすの醤油汁、煮もの、酒まんじゅう。

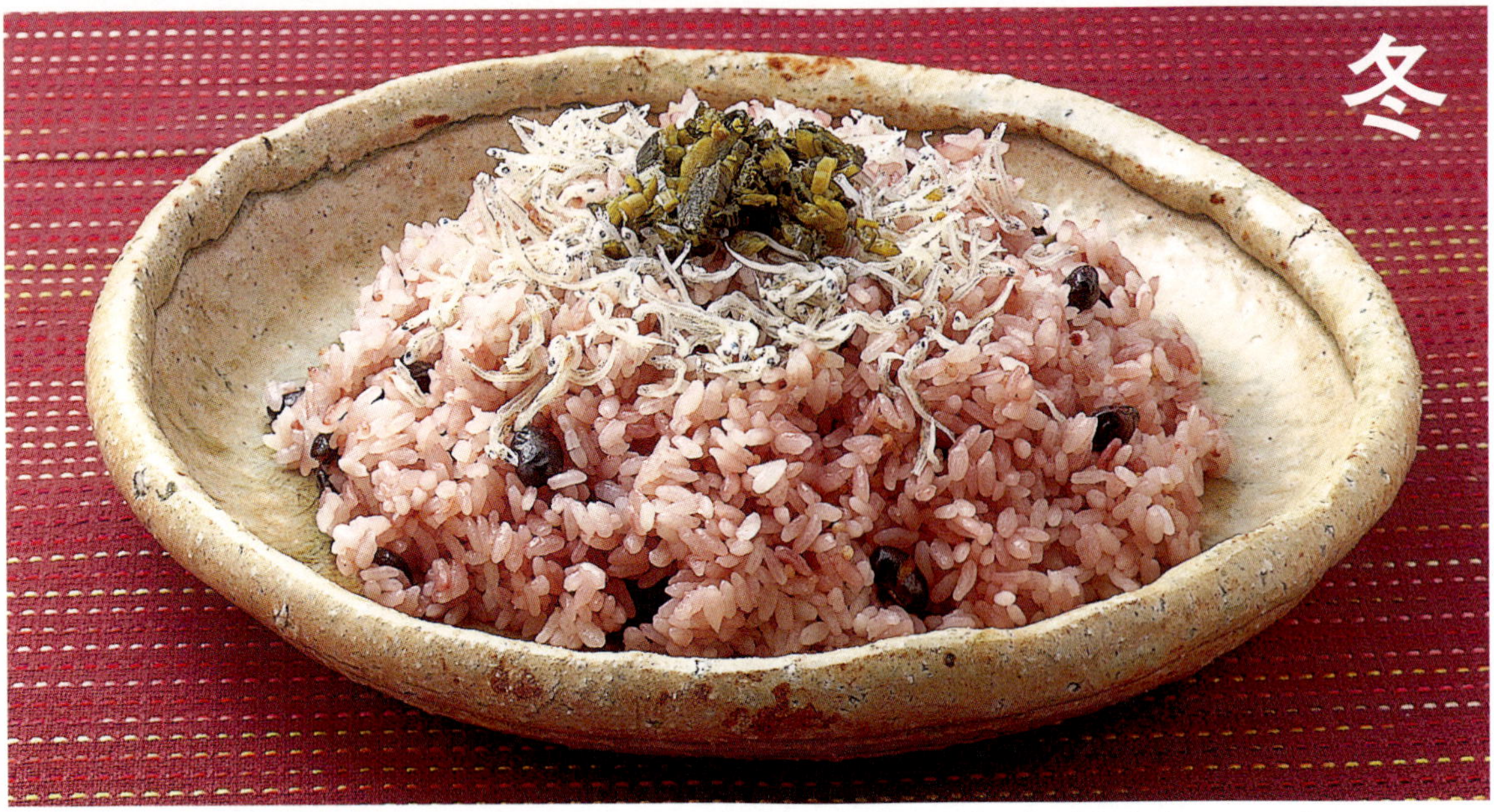

口福五飯　こうふくごはん　黒豆と雑穀の炊き込みごはん。腎機能の強化。（つくり方は132ページ）

日常食としての薬膳料理

自然のサイクルと人間のからだは、切り離せない関係にある。秋冬にかけて美味しい根菜類は、からだを温める作用がある。ふき、わらびなど、苦味のある春の山菜は、夏に弱りがちな心臓の機能を強化する。また、夏野菜はからだを冷やす作用がある。旬の食材を生かした毎日の食事によって、健やかにすごしたい。

新倉久美子　東方健美研究所

器・星野亨斉　撮影・小倉隆人

本文一三〇ページからの記事もご覧ください。

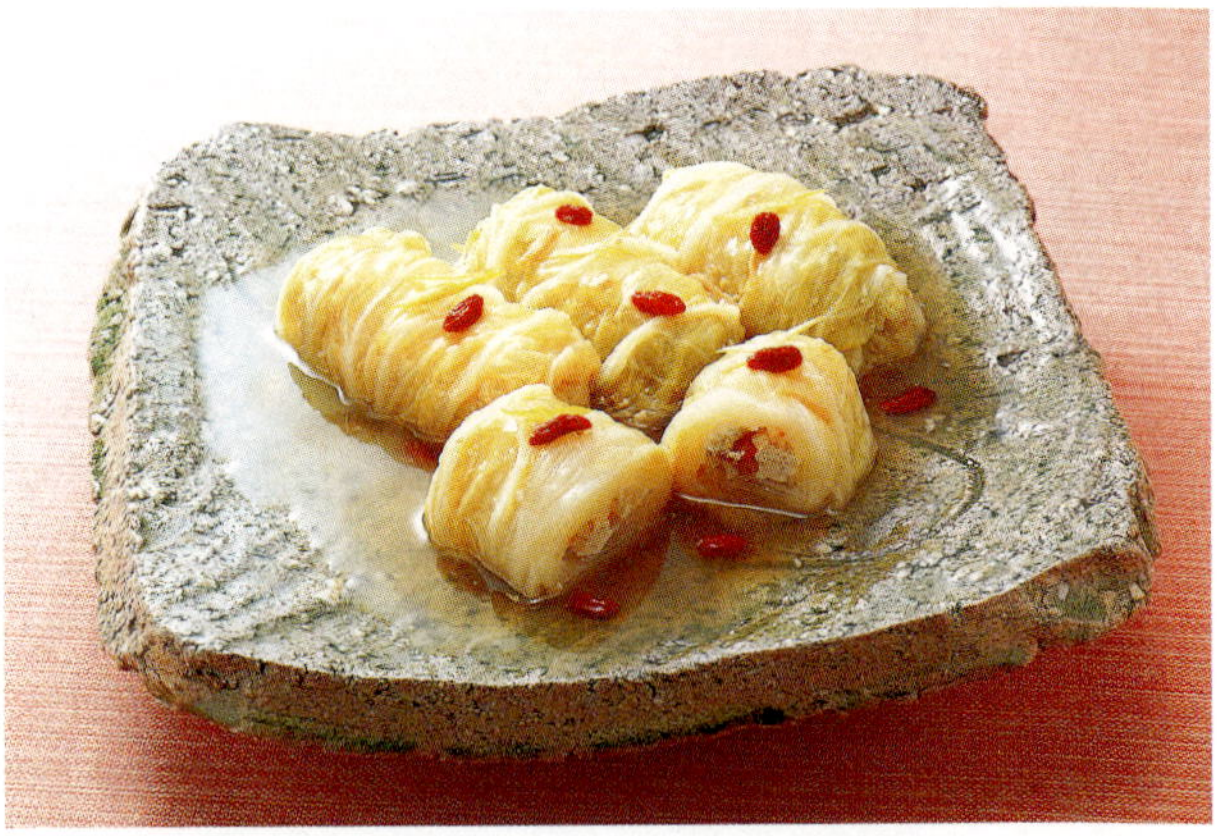

冬宝巻　とうほうまき　鮭、豆腐、野菜をゆでた白菜で巻き、貝柱のスープで煮込む。体を温め、腎機能を活性化させ、肺、呼吸器を潤し、風邪を予防する。（134ページ）

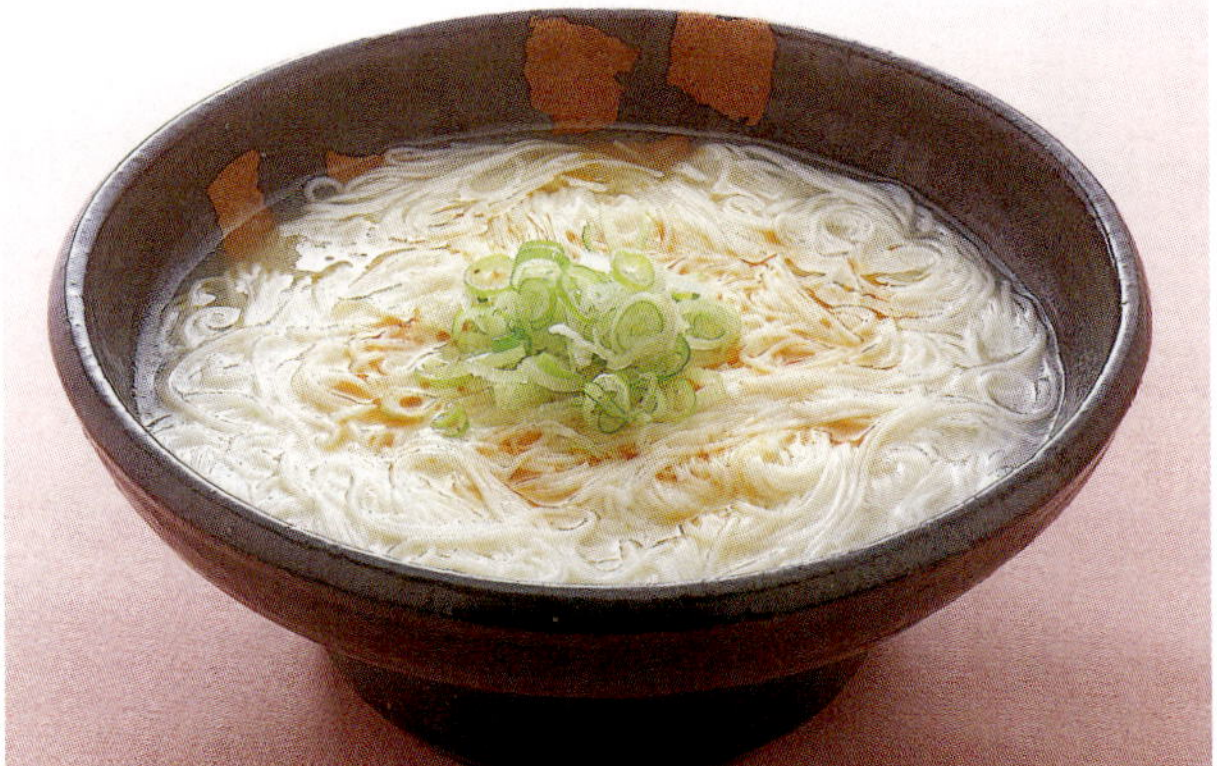

余寒鶏麺　よかんチーメン　鶏ガラスープで、白菜と鶏肉を煮込み、細うどんを加えてさらに煮込む。鶏肉は消化機能を高め、気を養い、造血作用にすぐれる。（134ページ）

春

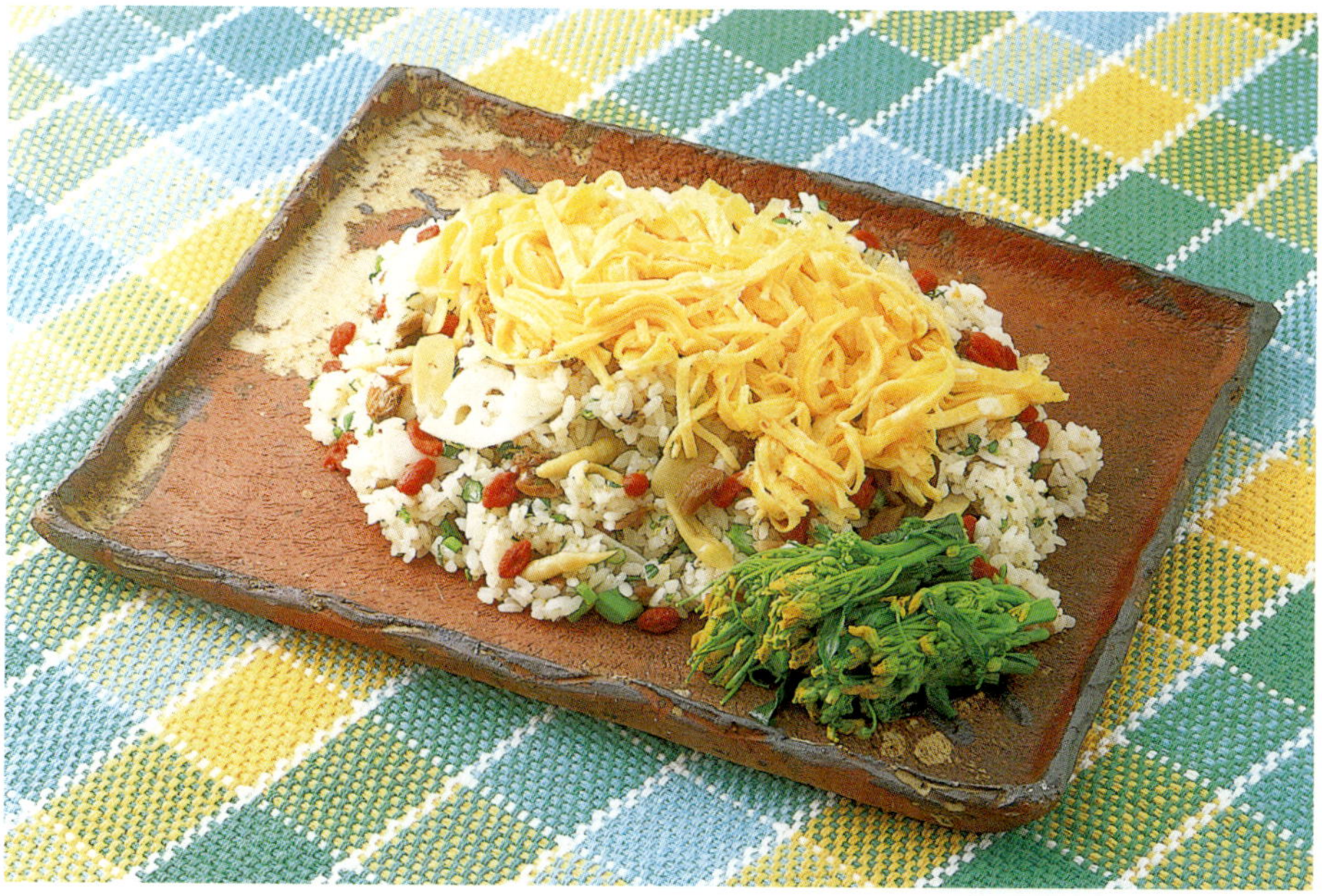

春香寿司
しゅんこうずし
材料は、よもぎ、はこべ、せり、おおばこ、すぎな、うど、みつば、鯛、ひらめなど。(135ページ)

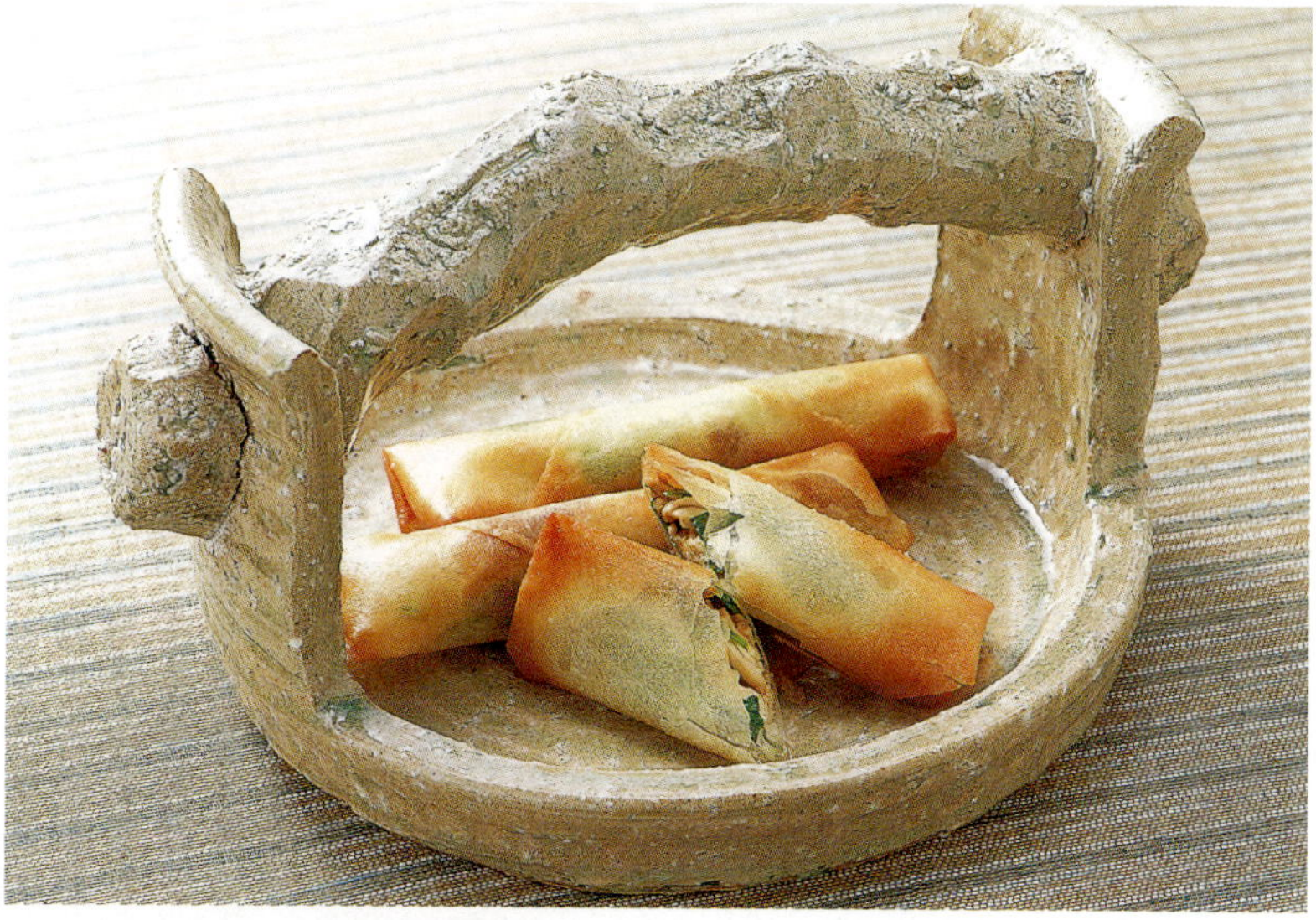

萌黄揚げ　もえぎあげ
ふきのとう、はこべ、たんぽぽ、せり、よもぎ、鶏肉、くこの実の春巻き。(136ページ)

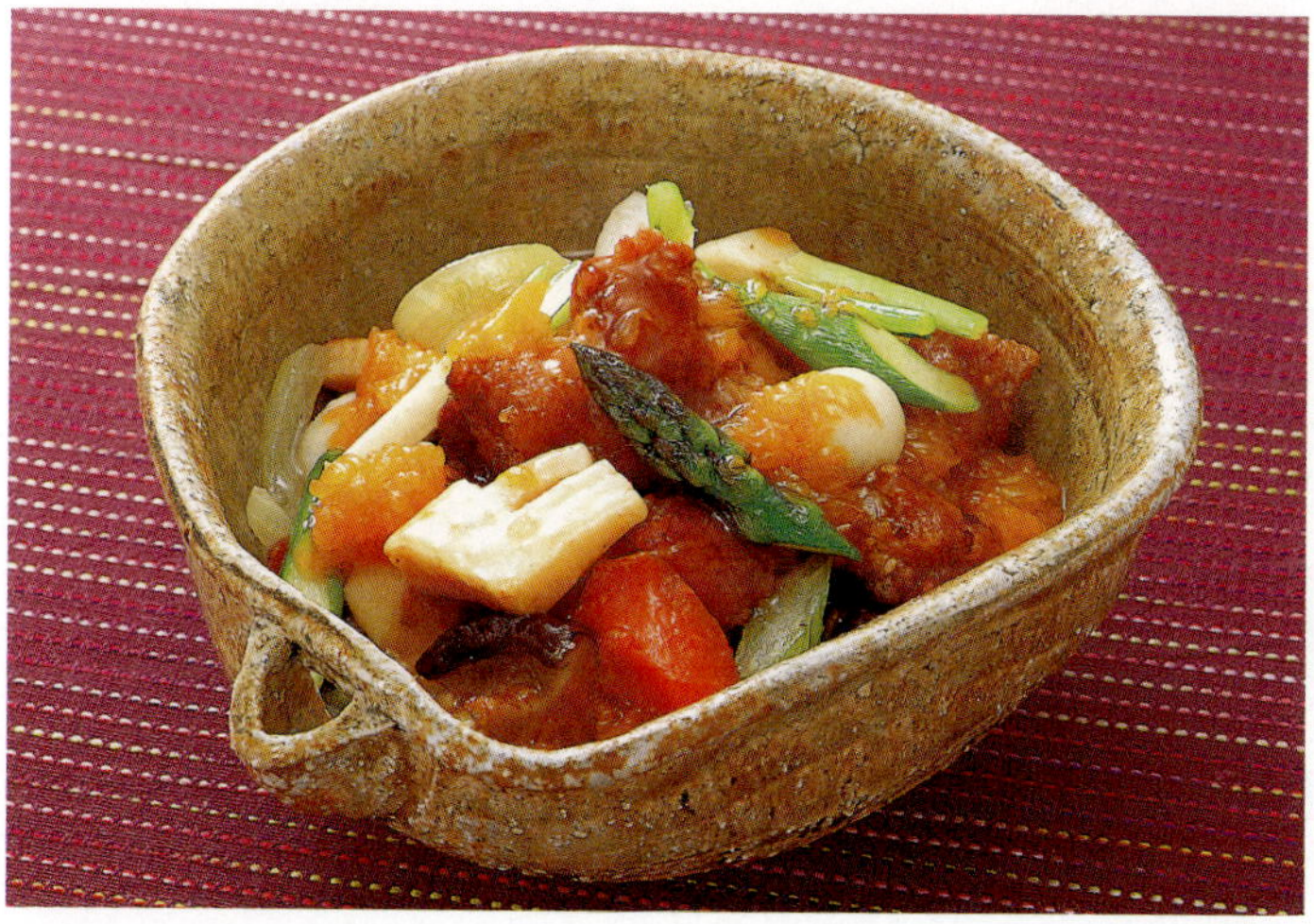

惜春菜　せきしゅんさい
キャベツ、ブロッコリー、アスパラガス、たけのこ、かぶ、さやえんどう、鶏肉を炒め、夏みかんの酸味を加える。肝機能強化。(138ページ)

夏

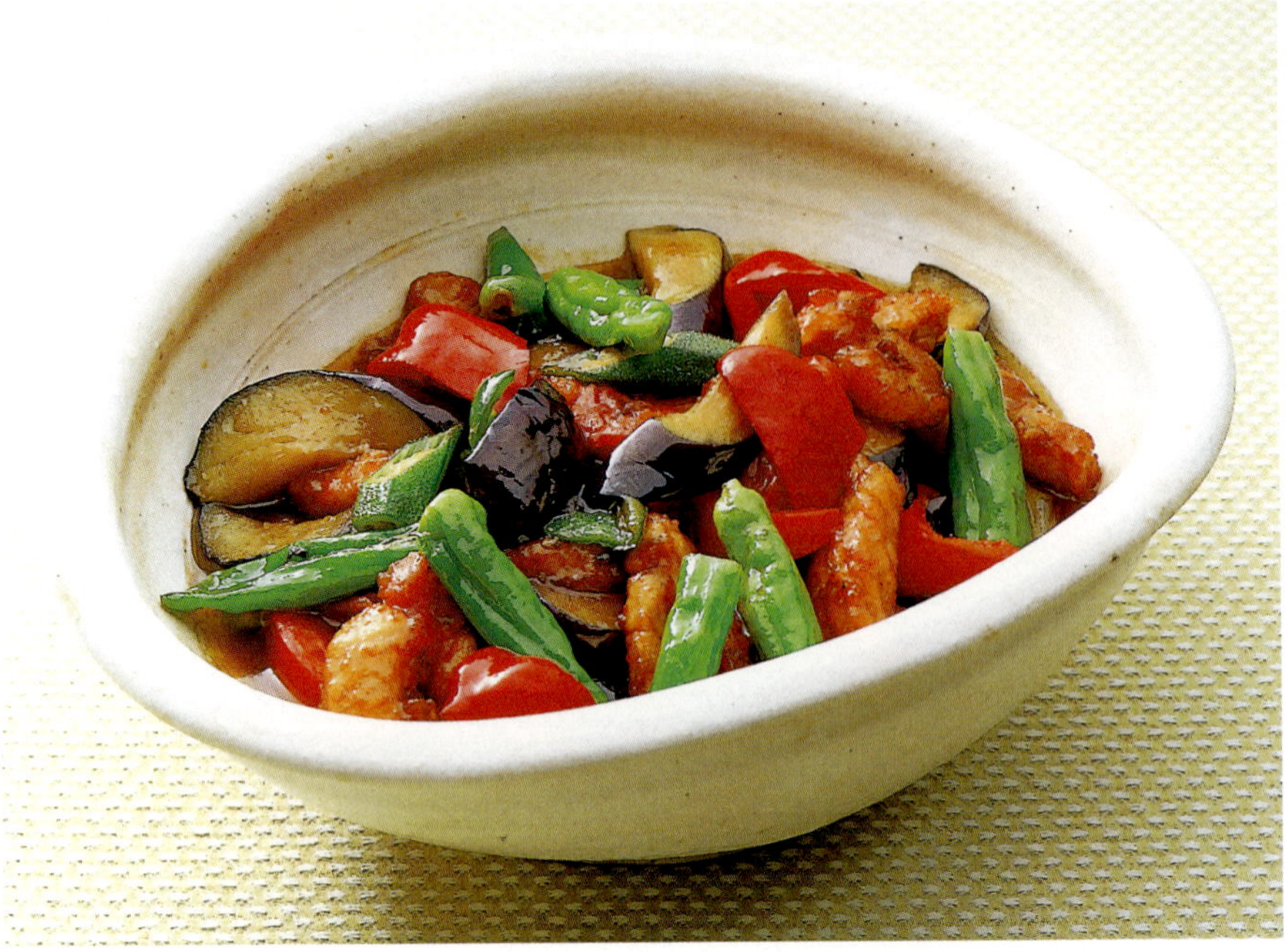

朱夏涼菜
しゅかりょうさい
なす、オクラ、赤ピーマン、ししとう、トマトなど夏野菜と、豚肉の炒めもの。心臓機能の強化。（141ページ）

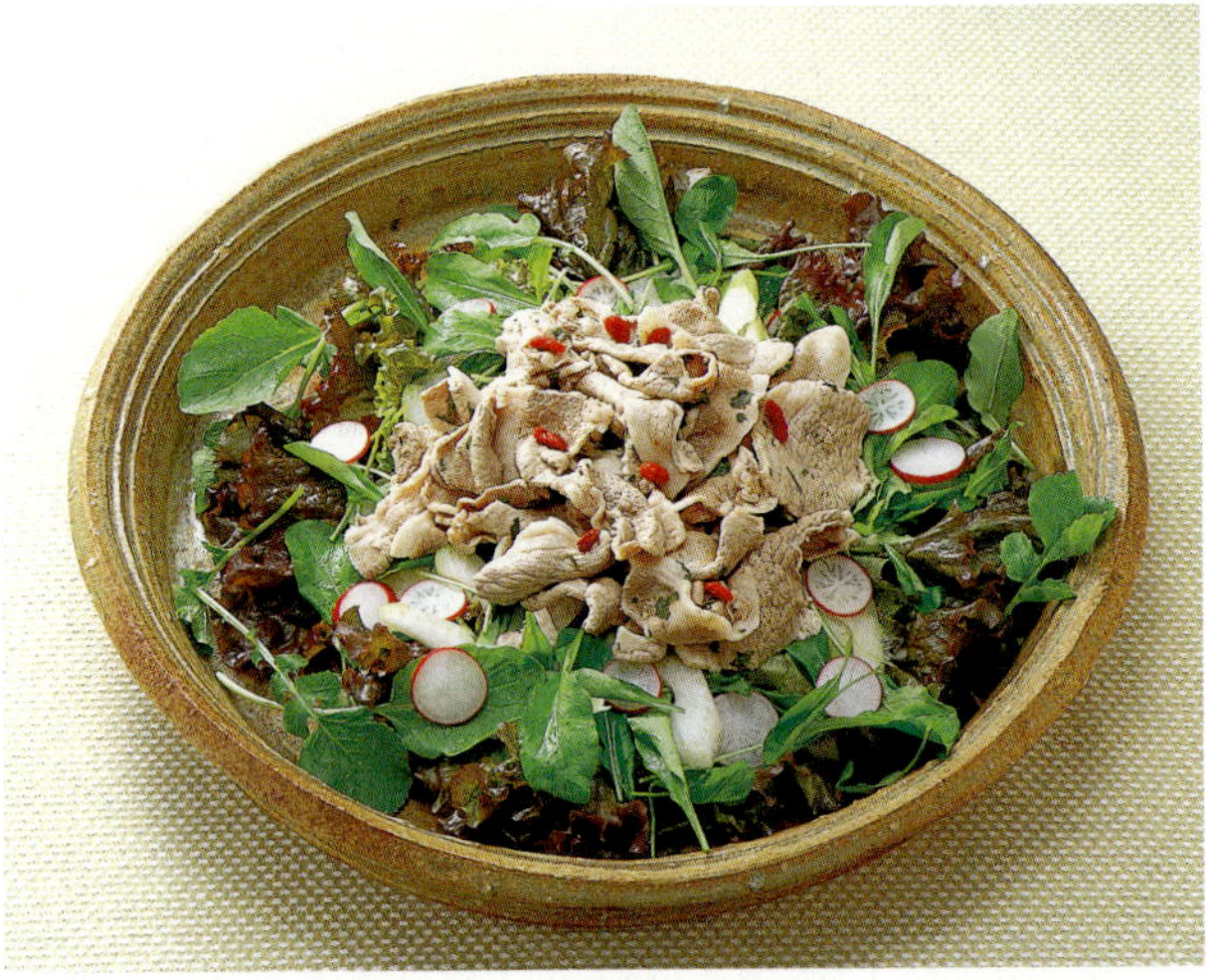

水無月サラダ　みなづきサラダ
サニーレタス、ラディッシュ、ルッコラ、セロリ、にがうりなど、苦味を持った涼性の野菜サラダ。お茶でゆでた豚肉の冷しゃぶをそえる。（139ページ）

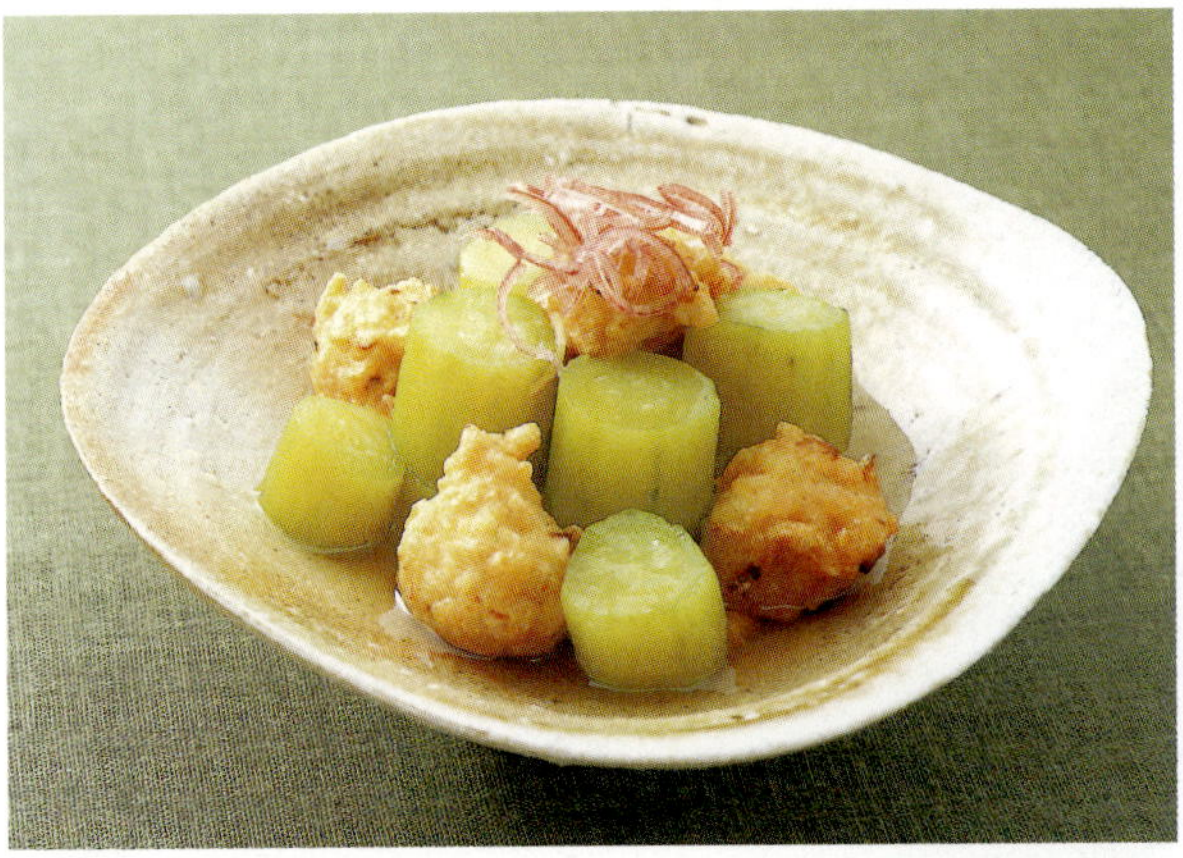

餞暑瓜　せんしょうり
きゅうり、鶏肉のつくねを、だしと薄口醤油で煮る。体内の熱をとり、疲労を回復。（142ページ）

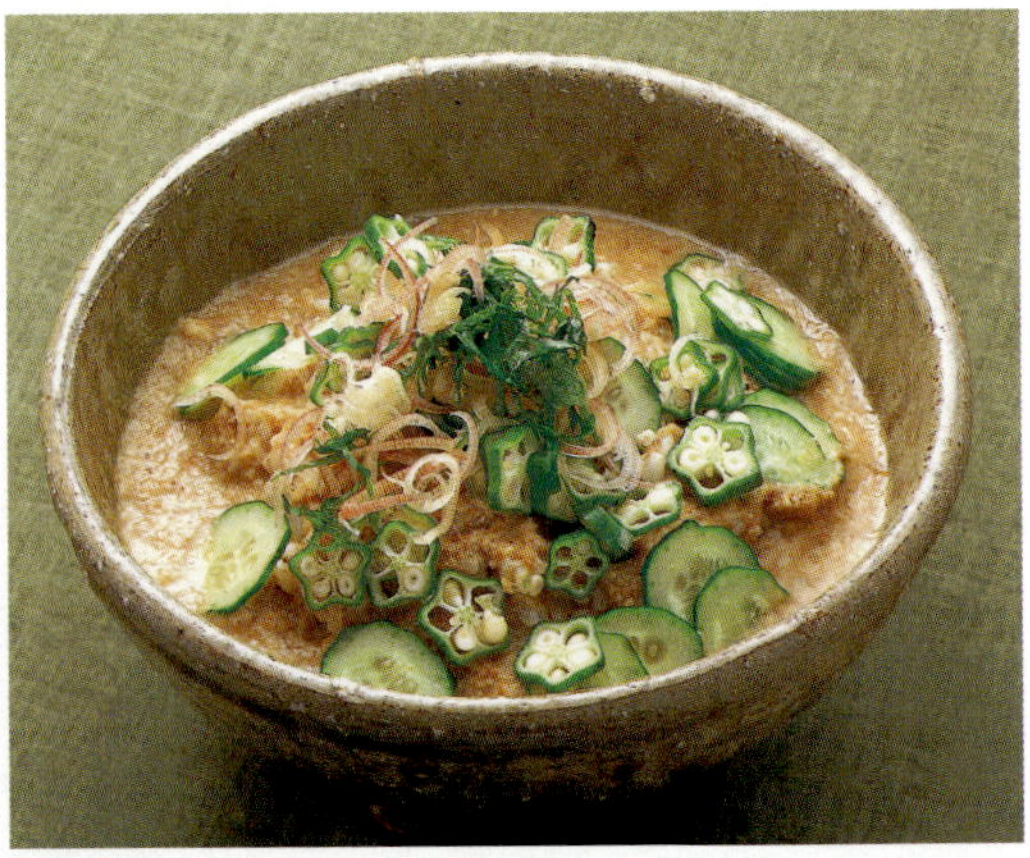

養心冷汁　ようしんひやじる
麦、きび、あわ、ひえのご飯に、白身魚、ごま、きゅうり、みょうが、オクラ、豆腐、味噌、だしを加えて、冷汁にする。（141ページ）

秋

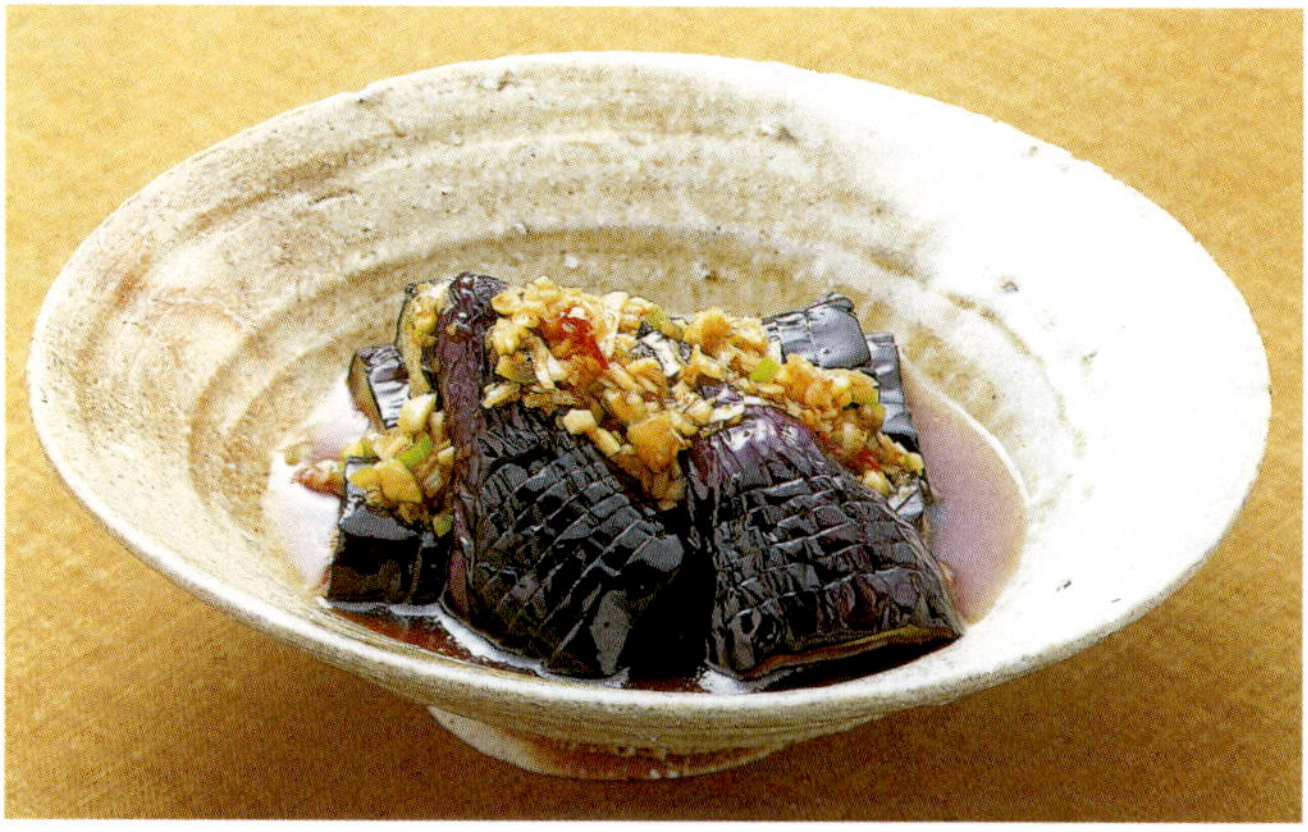

白露茄子　はくろなす
揚げたなすに、香味野菜（ねぎ、くこ、しょうが、にんにく）と調味料をかける。呼吸器系を潤し、保護する。(143ページ)

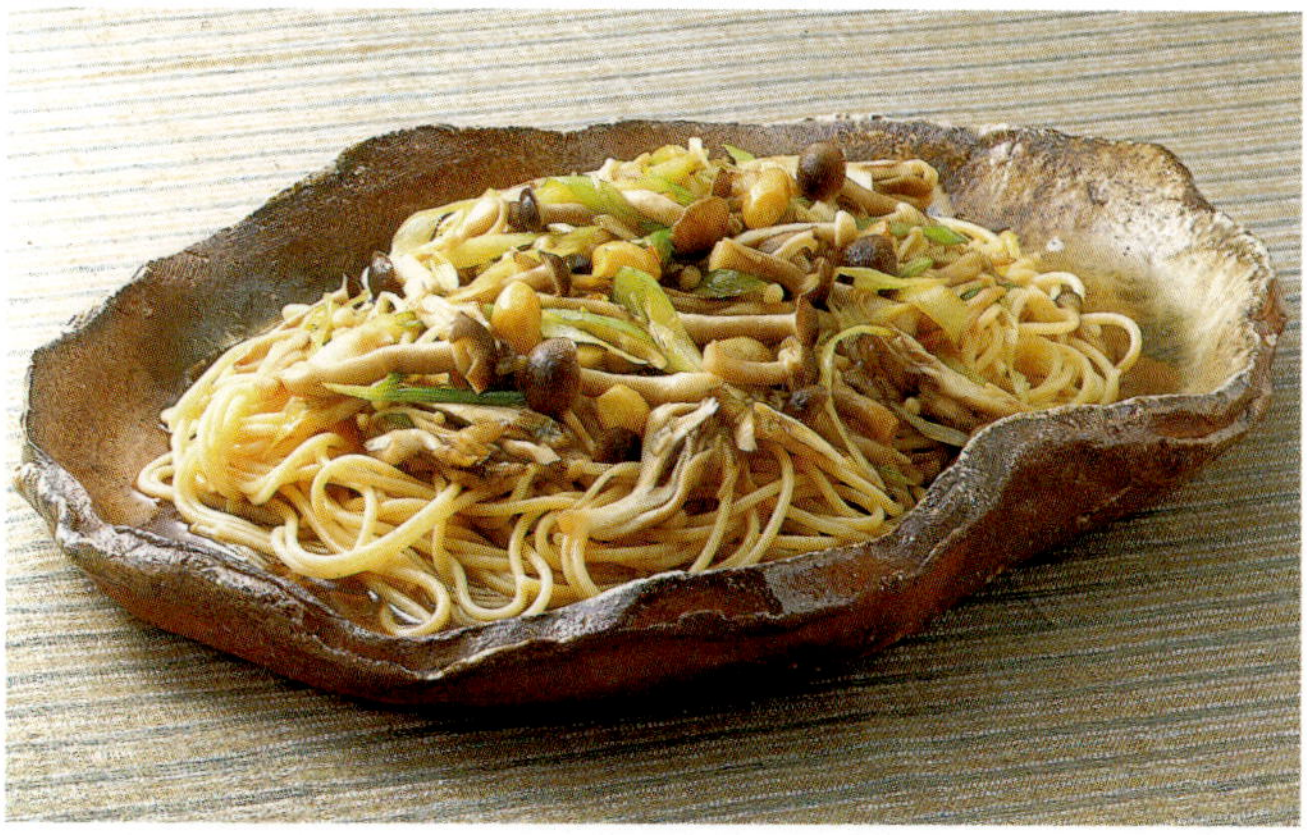

秋麗麺　しゅうれいめん
きのこ、にんにく、ねぎ、ぎんなんのパスタ。肺機能の強化。(145ページ)

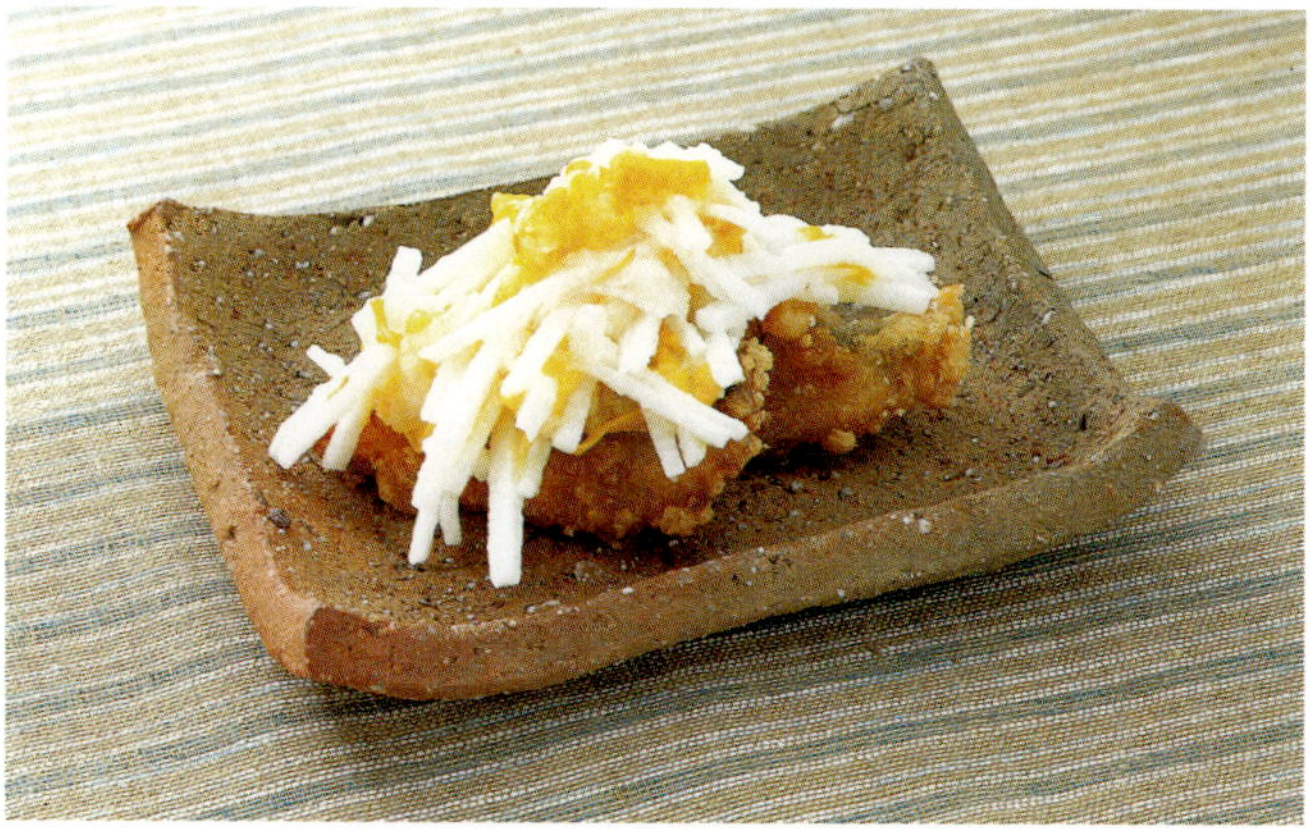

金風和え　きんぷうあえ
長芋の千切りと菊の花をみぞれ酢で和え、さばの香味揚げにかける。(145ページ)

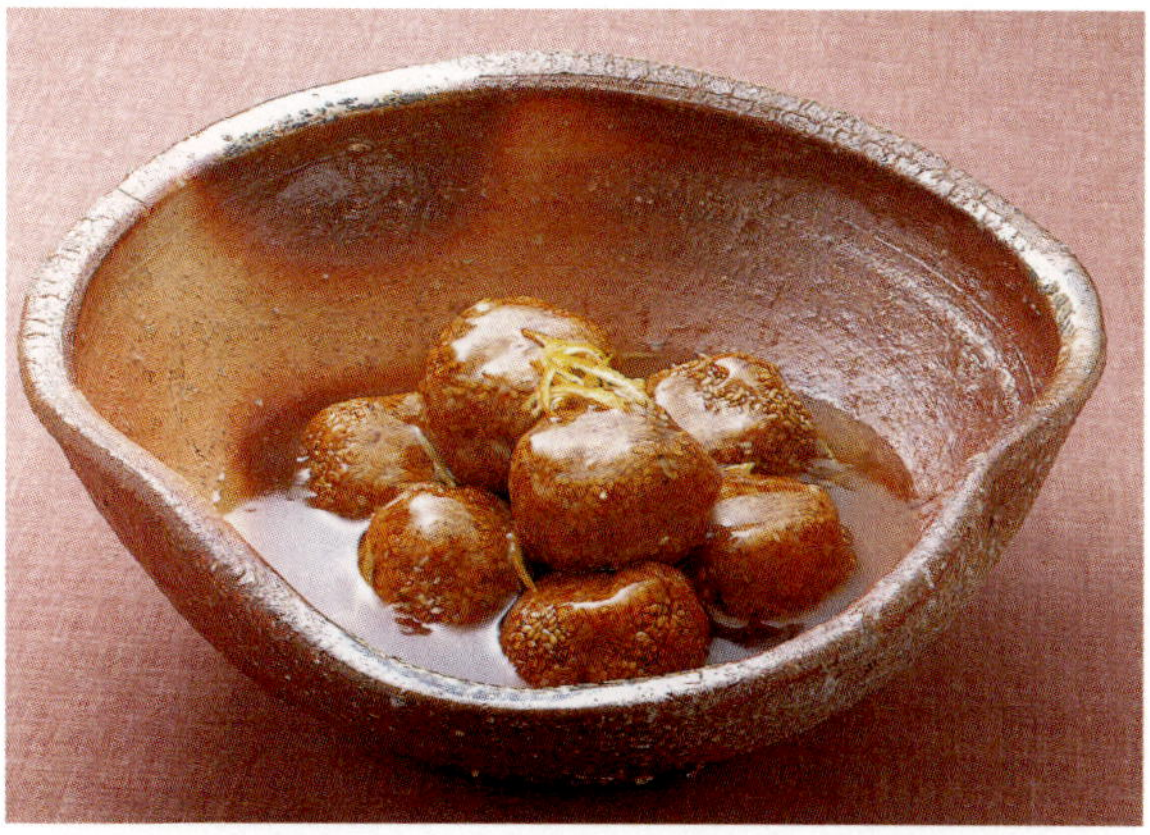

霜月団子　しもつきだんご
里芋を蒸してつぶし、焼鮭とぎんなんを餡(あん)にして、団子をつくる。ごまをまぶして油で揚げ、葛でとろみをつける。(146ページ)

病気を防ぐ薬膳

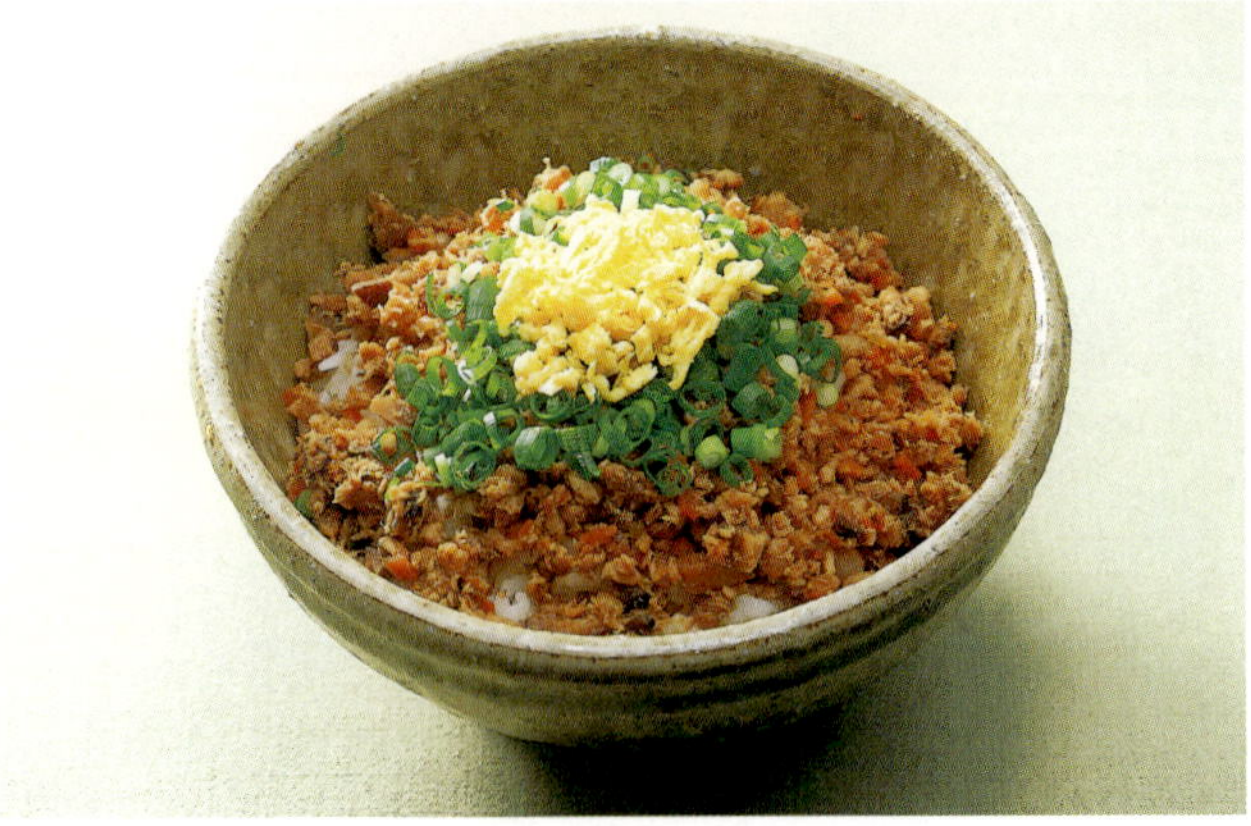

口福そぼろ　こうふくそぼろ
さばの身をほぐし、にんじん、しいたけ、ごまなどを炒め合せ、玄米ごはんにたっぷりかける。老化予防。（147ページ）

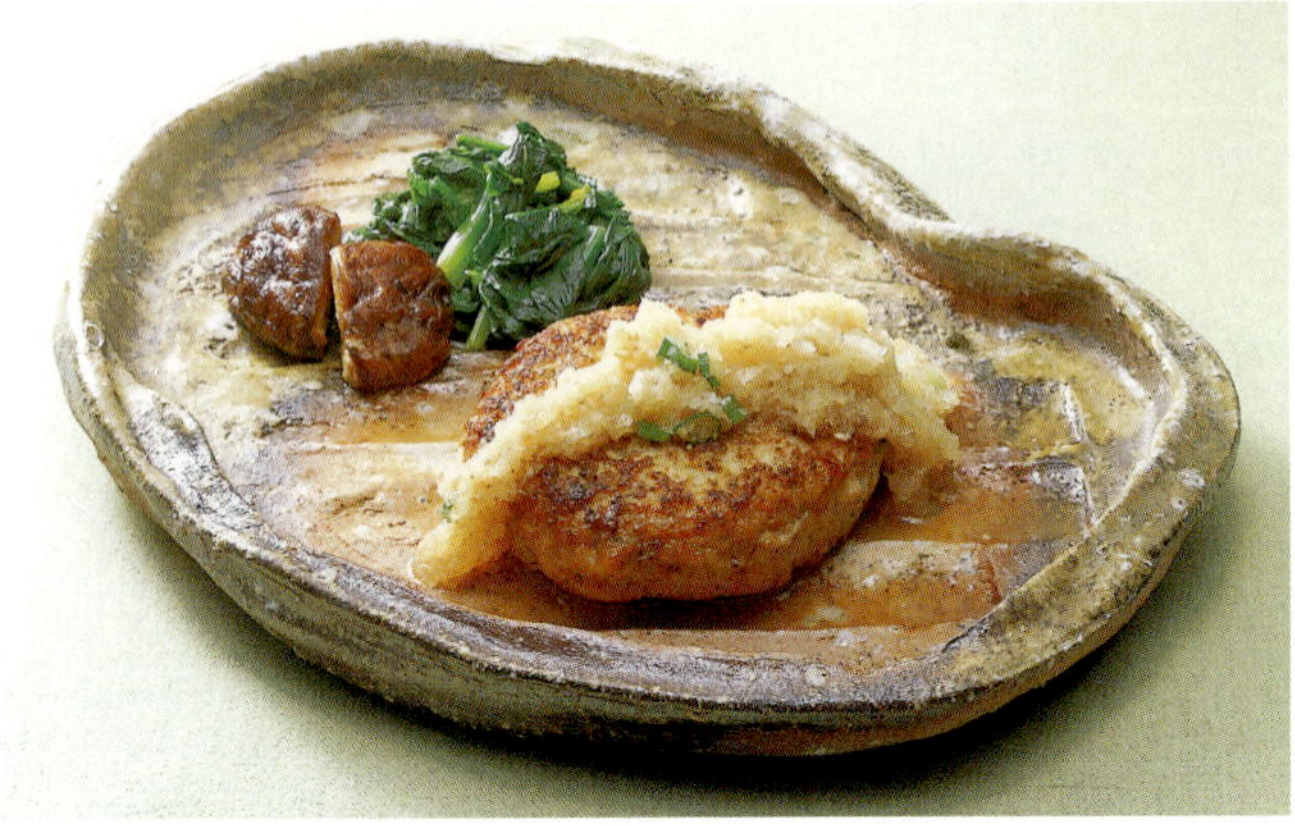

爽心ハンバーグ
そうしんハンバーグ
鶏ひき肉、さば、豆腐、玉ねぎ、にんじん、キャベツ、えのきだけ、ひじきのハンバーグ。肥満の予防。（148ページ）

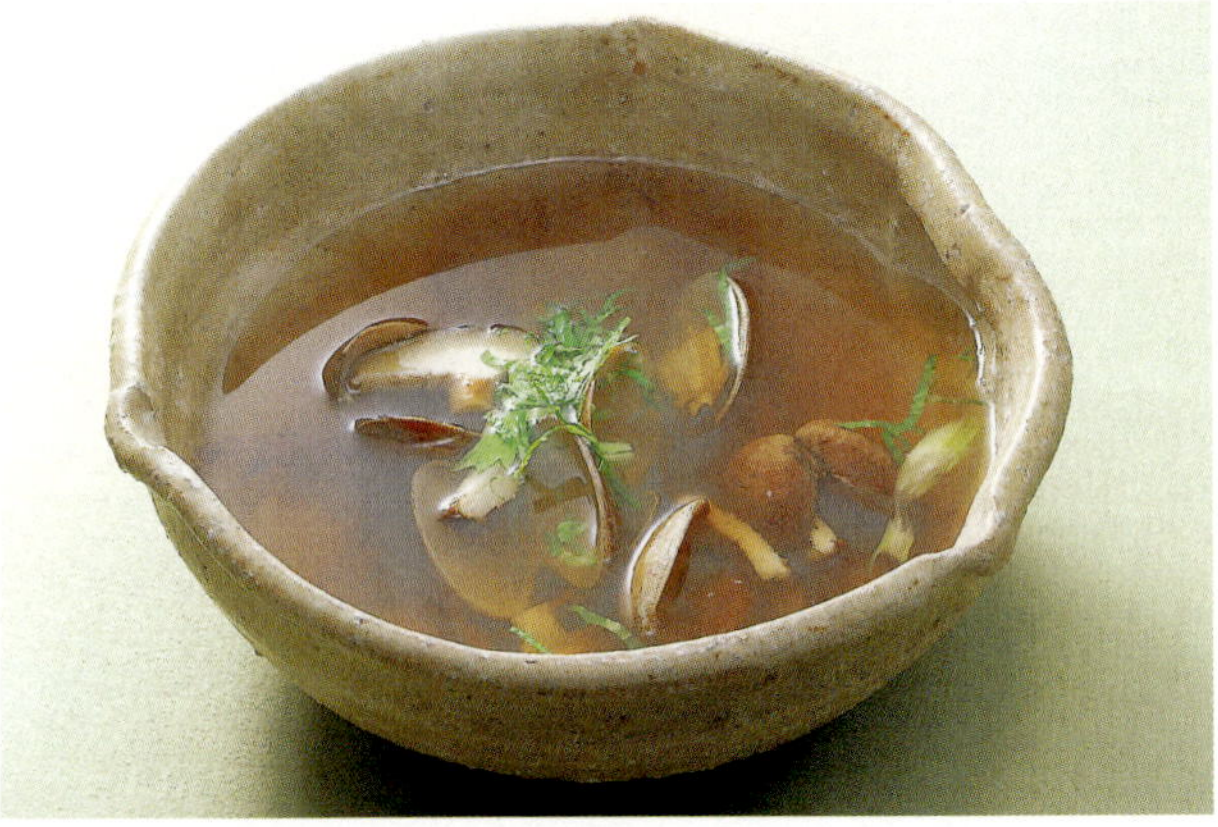

清流スープ　せいりゅうスープ
あさり、干ししいたけ、しめじのウーロン茶スープ。高脂血症。（150ページ）

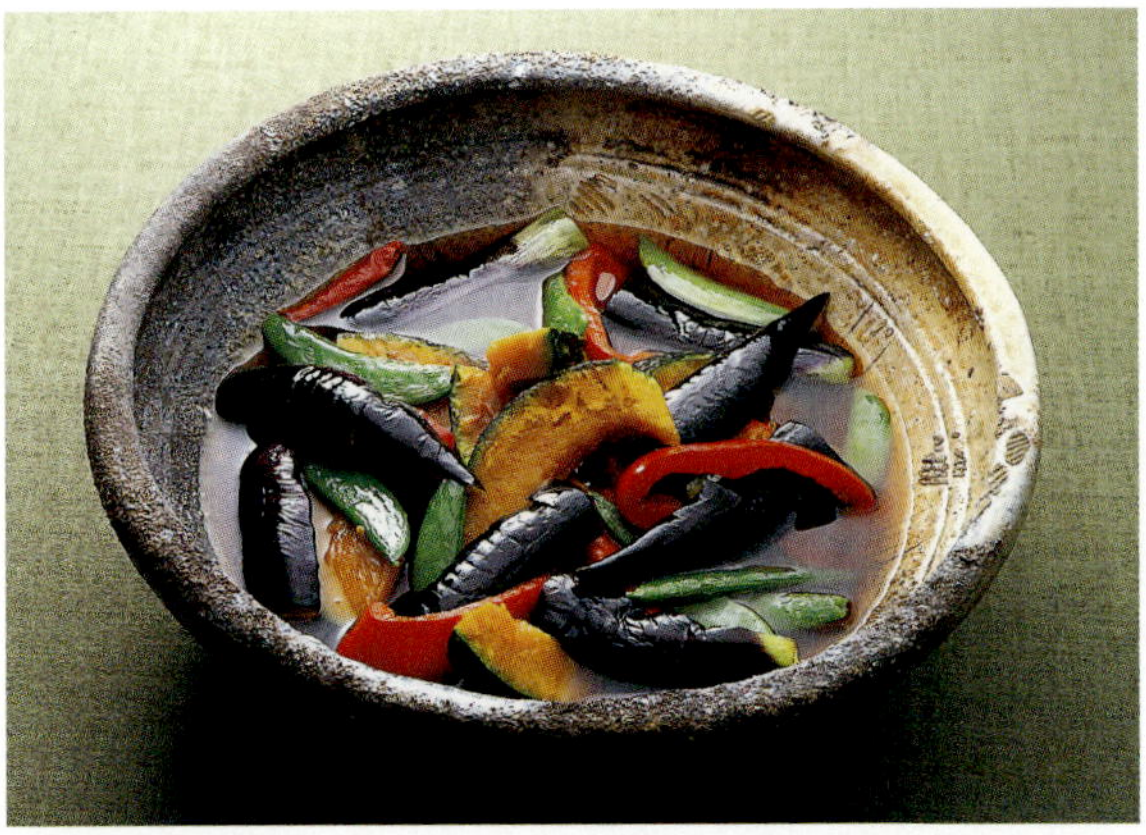

盛夏菜彩　せいかさいさい
かぼちゃ、なす、ピーマン、パプリカ、いんげん、ズッキーニ、オクラを素揚げし、あっさり味の漬け汁に入れ、器ごと冷やす。夏ばて防止。（153ページ）

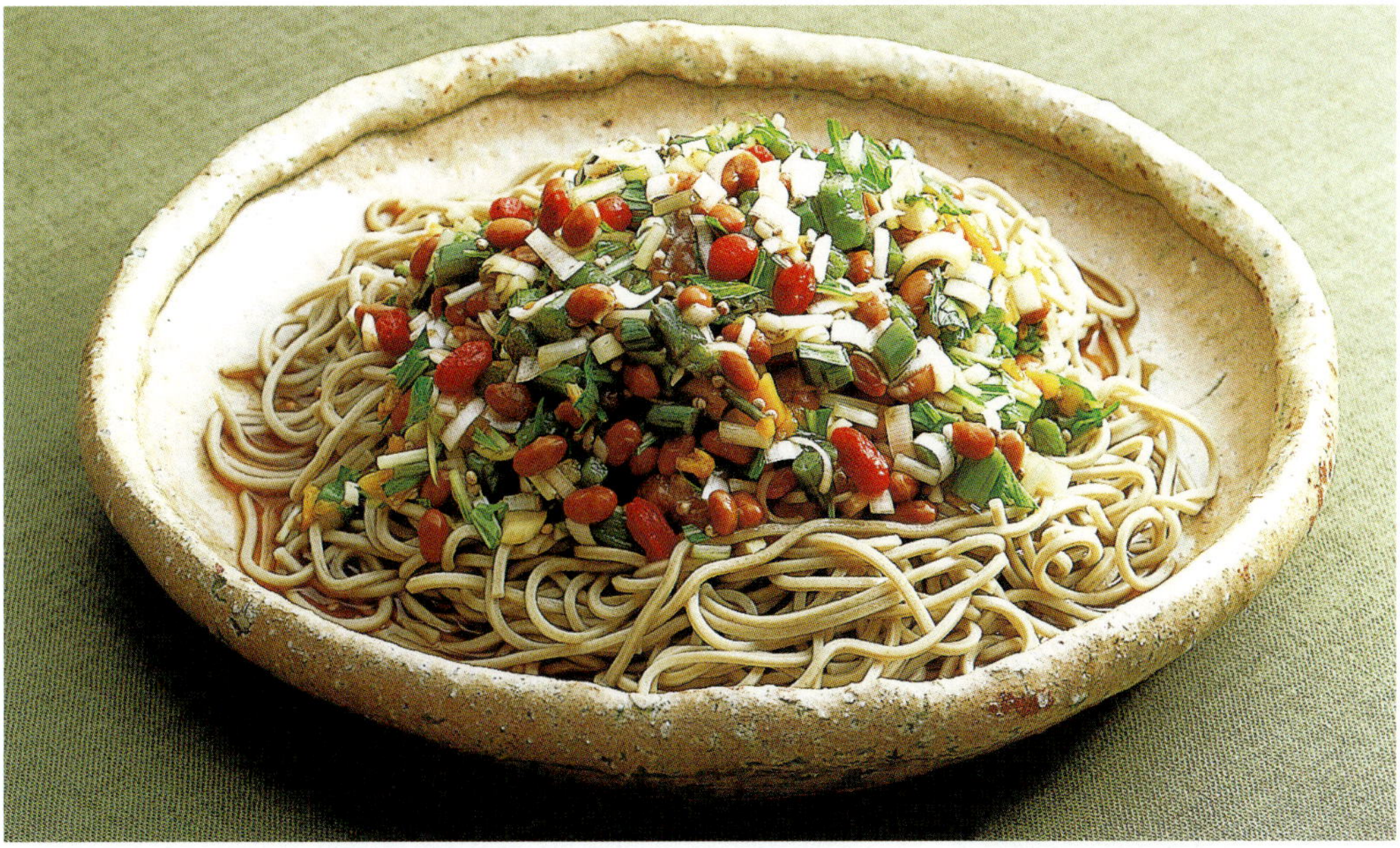

涼菜麺　りょうさいめん　玉ねぎ、オクラ、青じそ、みょうがをきざんで、納豆、梅干と混ぜ合わせる。そばの上に盛る。高血圧。（152ページ）

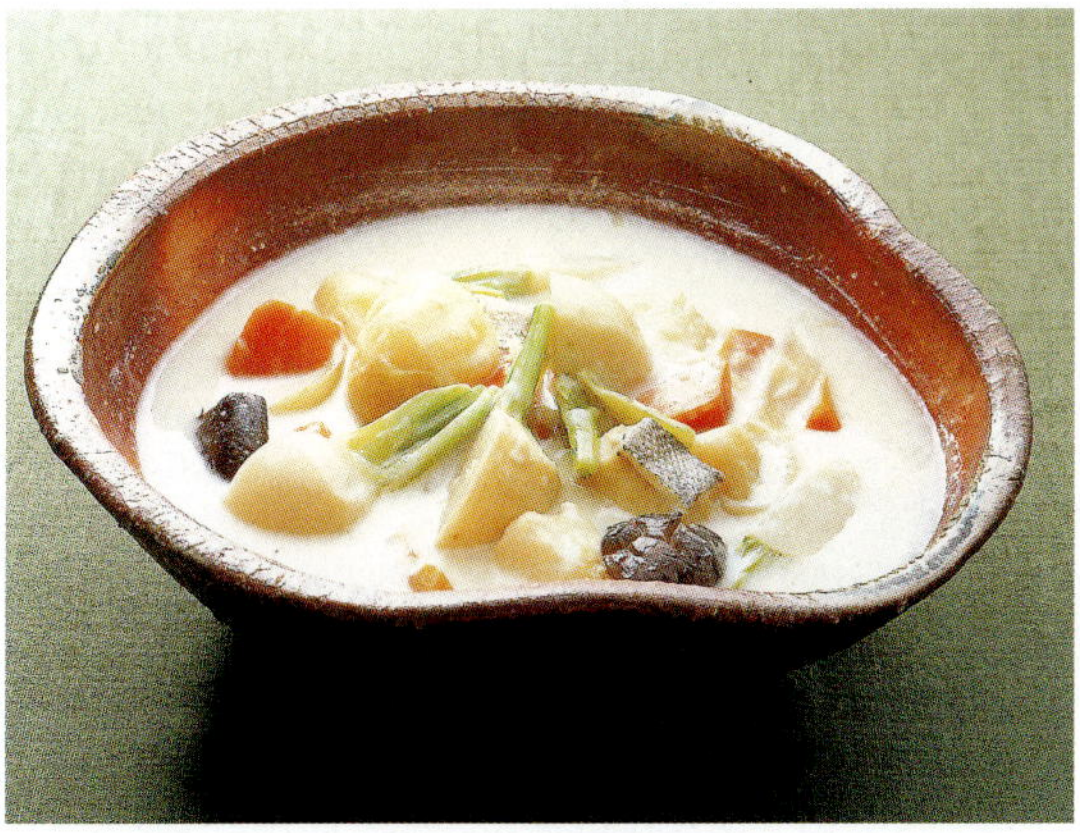

白秋シチュー　はくしゅうシチュー
鮭、かぶ、じゃがいも、ブロッコリー、大根、にんじん、しいたけ、しめじ、豆乳、生クリームの和風シチュー。免疫力アップ。（155ページ）

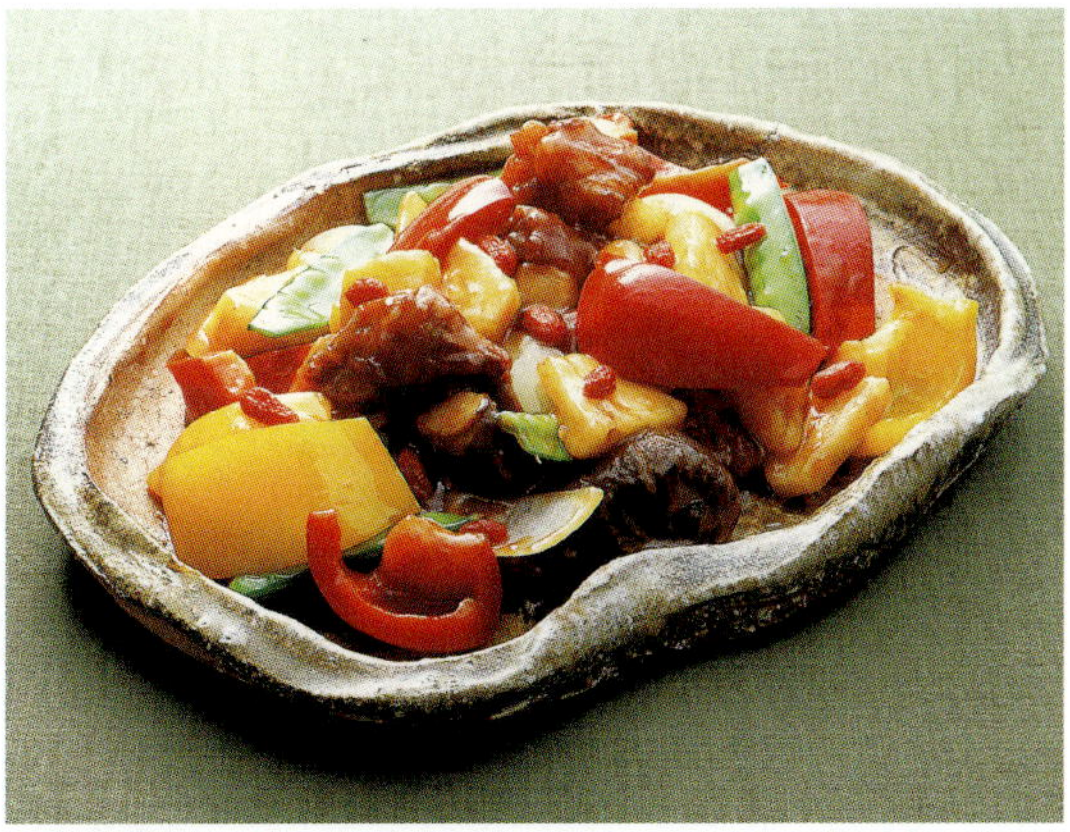

爽快酢豚　そうかいすぶた
豚肉、かぼちゃ、玉ねぎ、パプリカ、いんげん、しいたけ、パイナップルの酢豚。整腸作用。（154ページ）

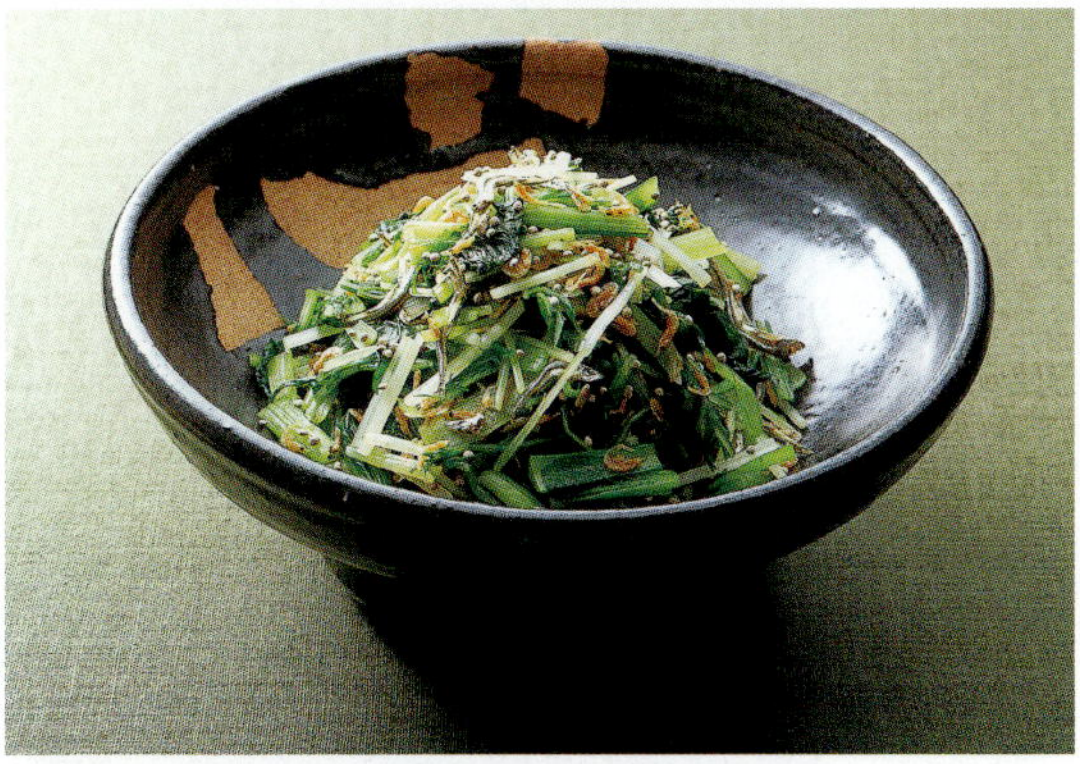

補腎口福菜　ほじんこうふくさい
ちりめんじゃこ、小松菜を軽く炒めて、だし汁を加えて数分間煮る。湯葉を加えて火を止める。えごま、海苔を混ぜ合わせる。骨粗しょう症。（156ページ）

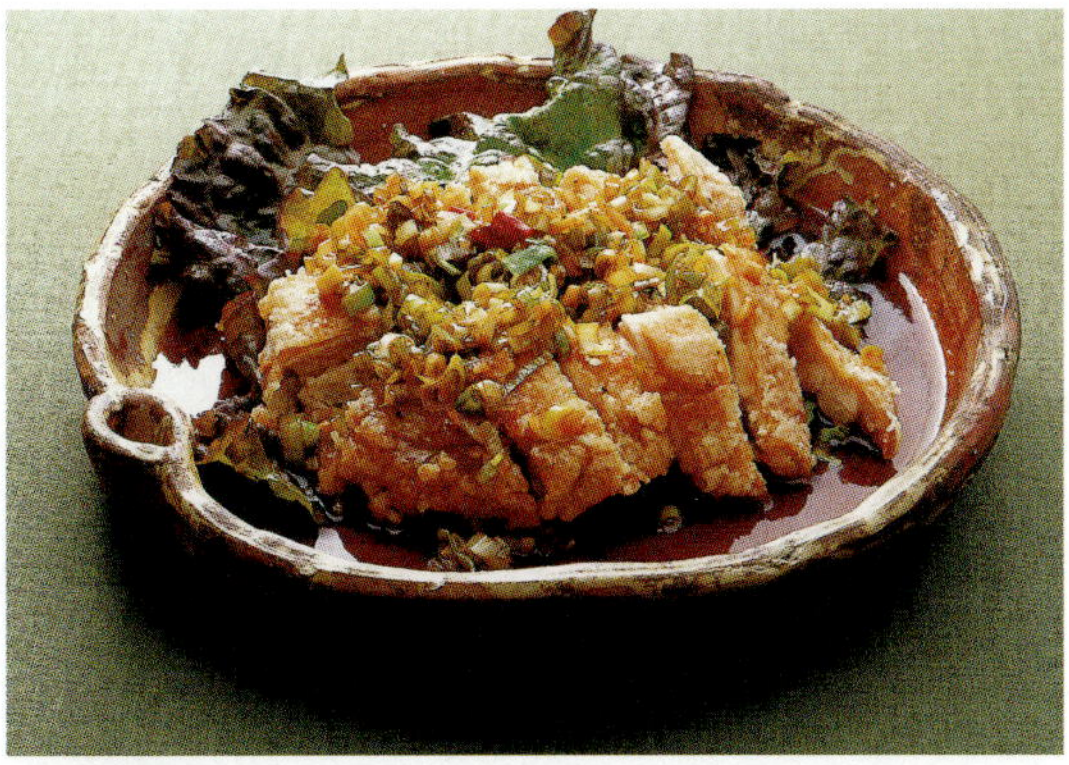

金風揚鶏　きんぷうあげどり
鶏肉をカリカリになるまで揚げ、ねぎ、にんにく、唐辛子のソースを上からかける。風邪の予防。（155ページ）

からだにいい野草図鑑

協力・村上光太郎氏（崇城大学薬学部）

本文一六二ページからの記事もご覧ください。

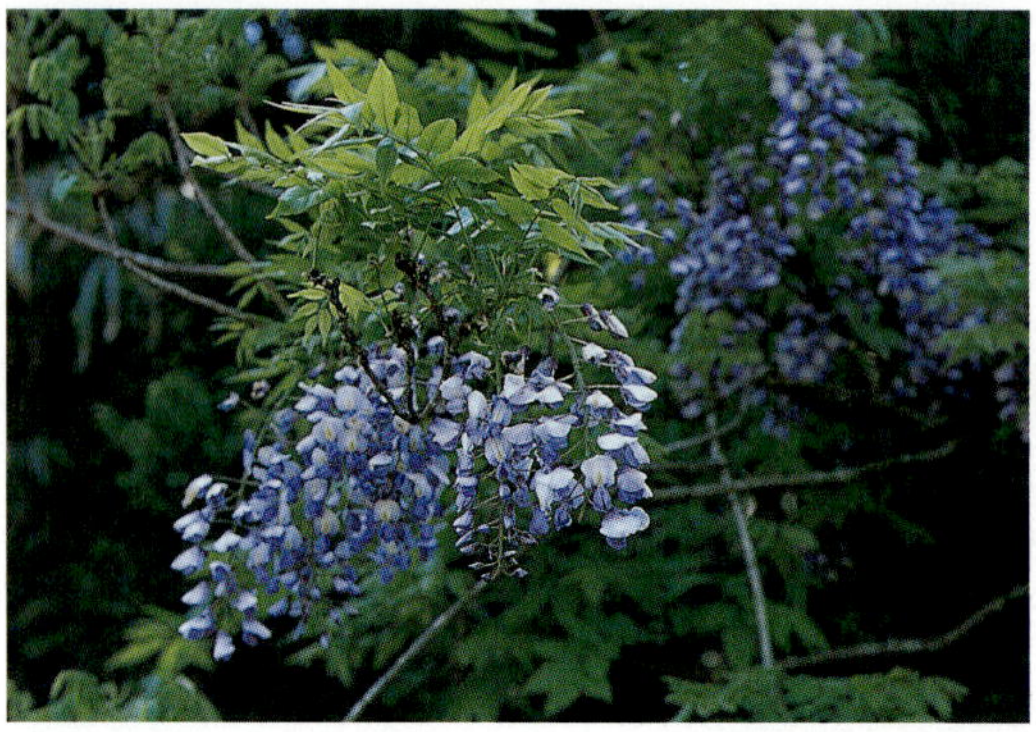

フジ

朝だるいときに飲むと、覚醒作用がある。新芽や若いつるを、さっと熱湯に通してから干して、お茶にする。（撮影　黒澤）

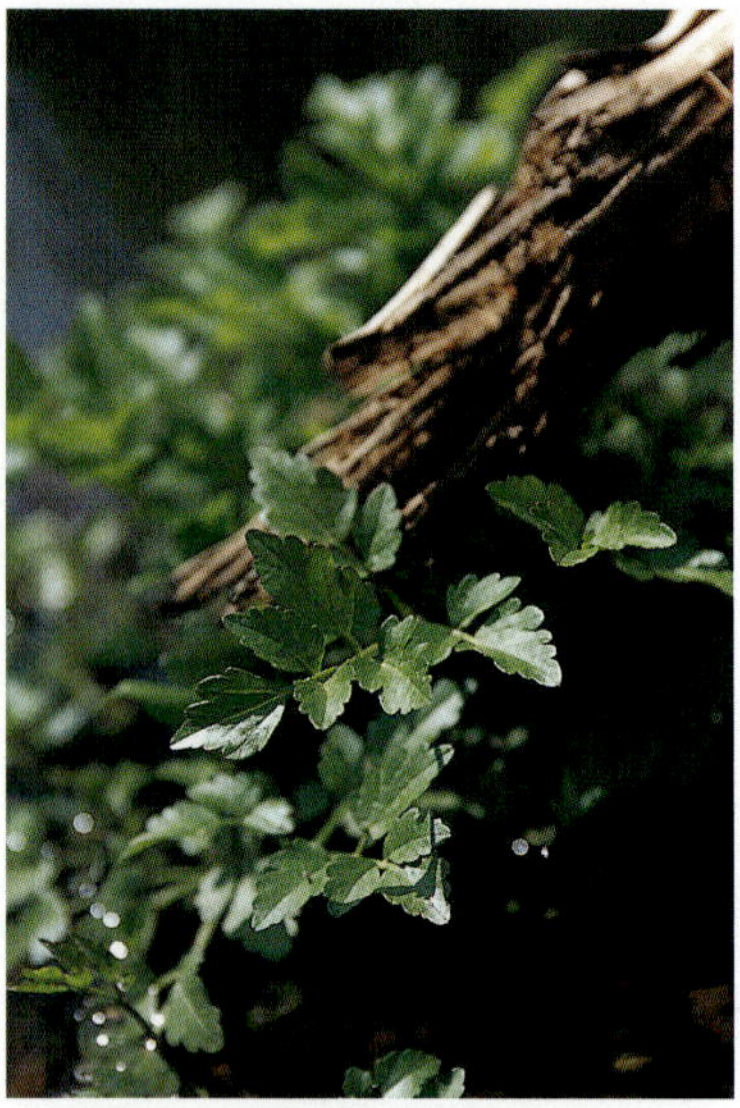

▶セリ

胃腸が丈夫になる。ミネラルが豊富で、他の薬がよく効くようになる。（撮影　黒澤義教）

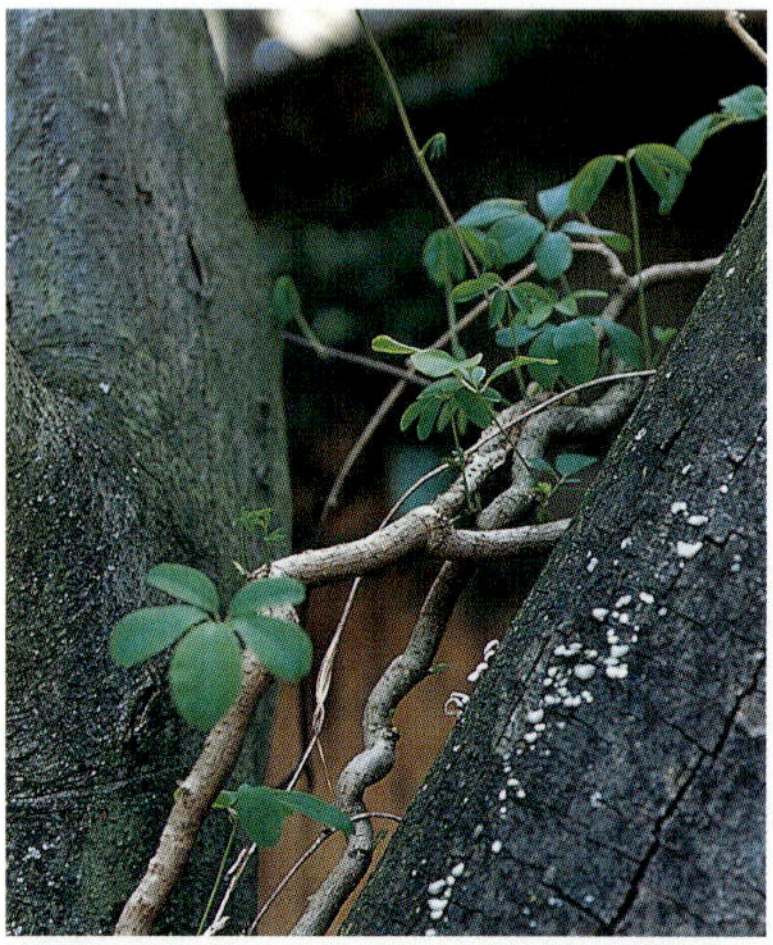

アケビ

新芽、つる、果実に利尿作用がある。神経痛、リウマチ、関節炎によい。（撮影　黒澤）

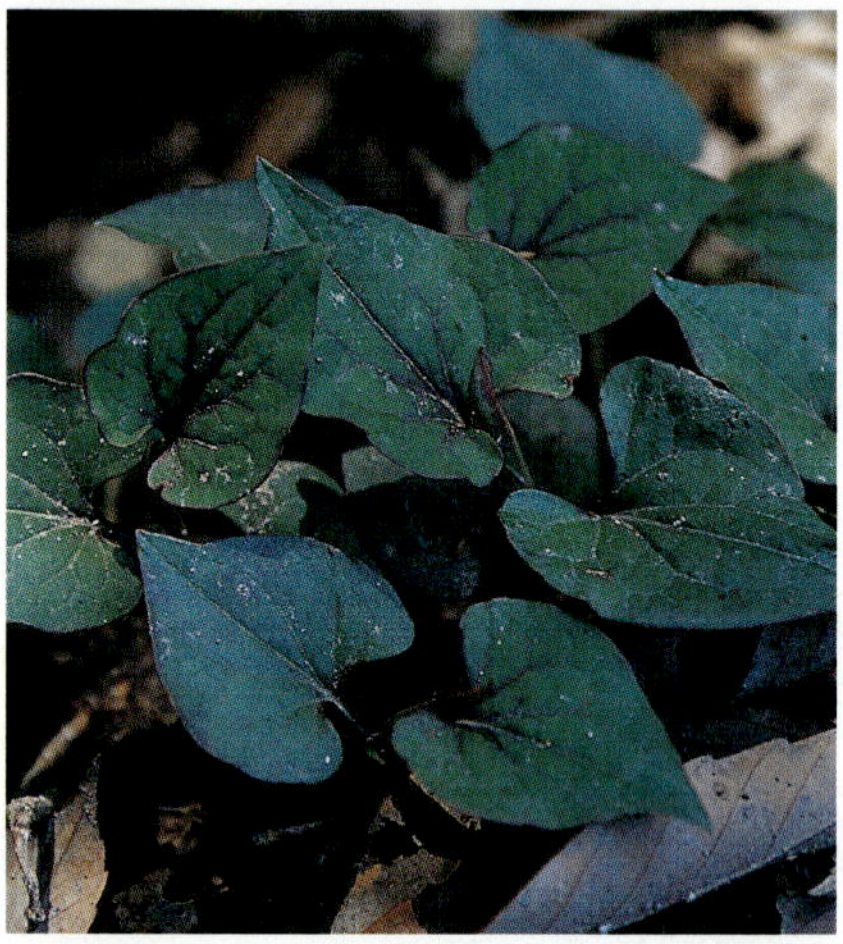

ドクダミ

別名「十薬」とよばれ、抗菌、消炎作用、解毒など。搾り汁を発酵させてお酒にすると精力回復。（撮影　黒澤）

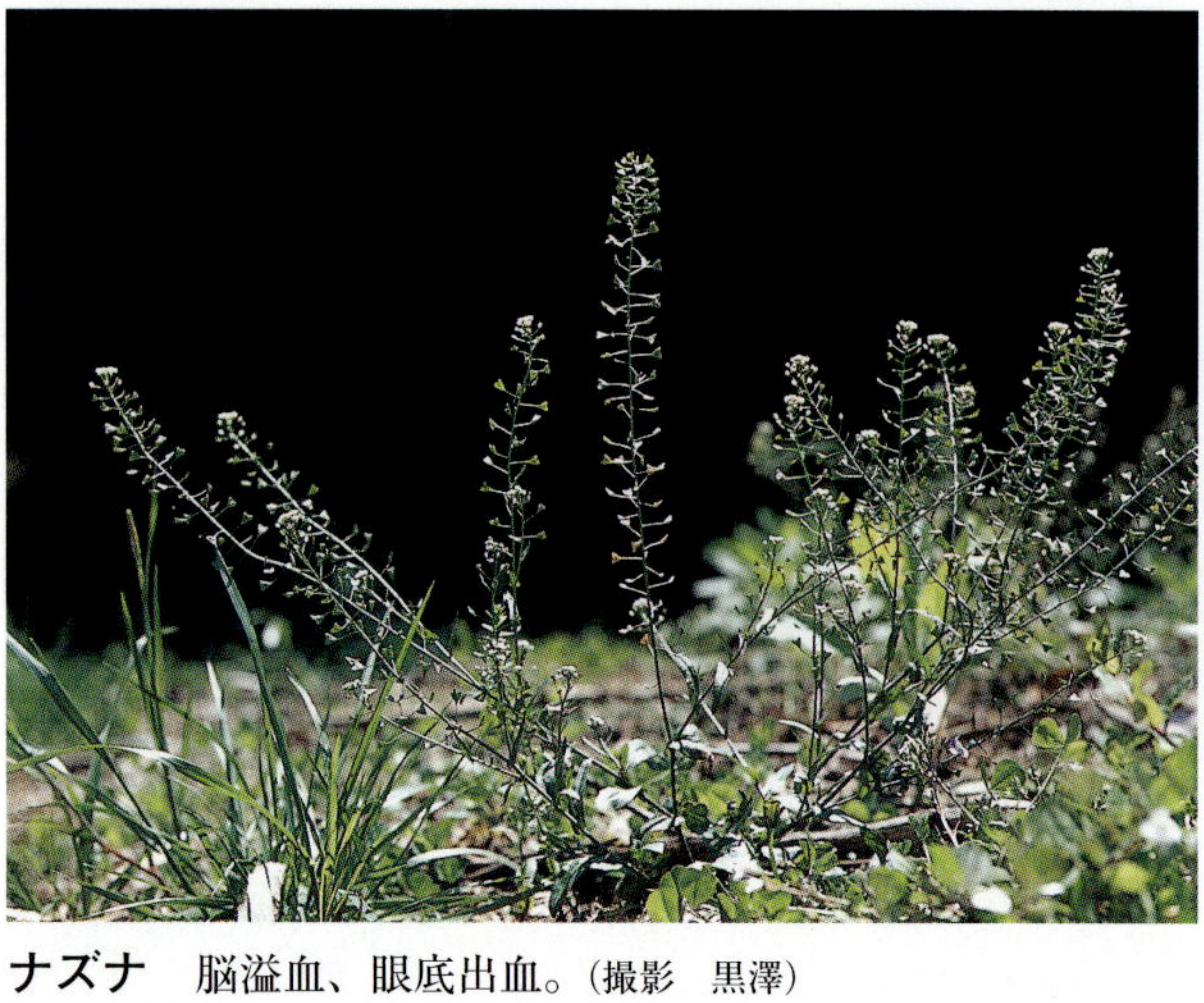

ナズナ　脳溢血、眼底出血。（撮影　黒澤）

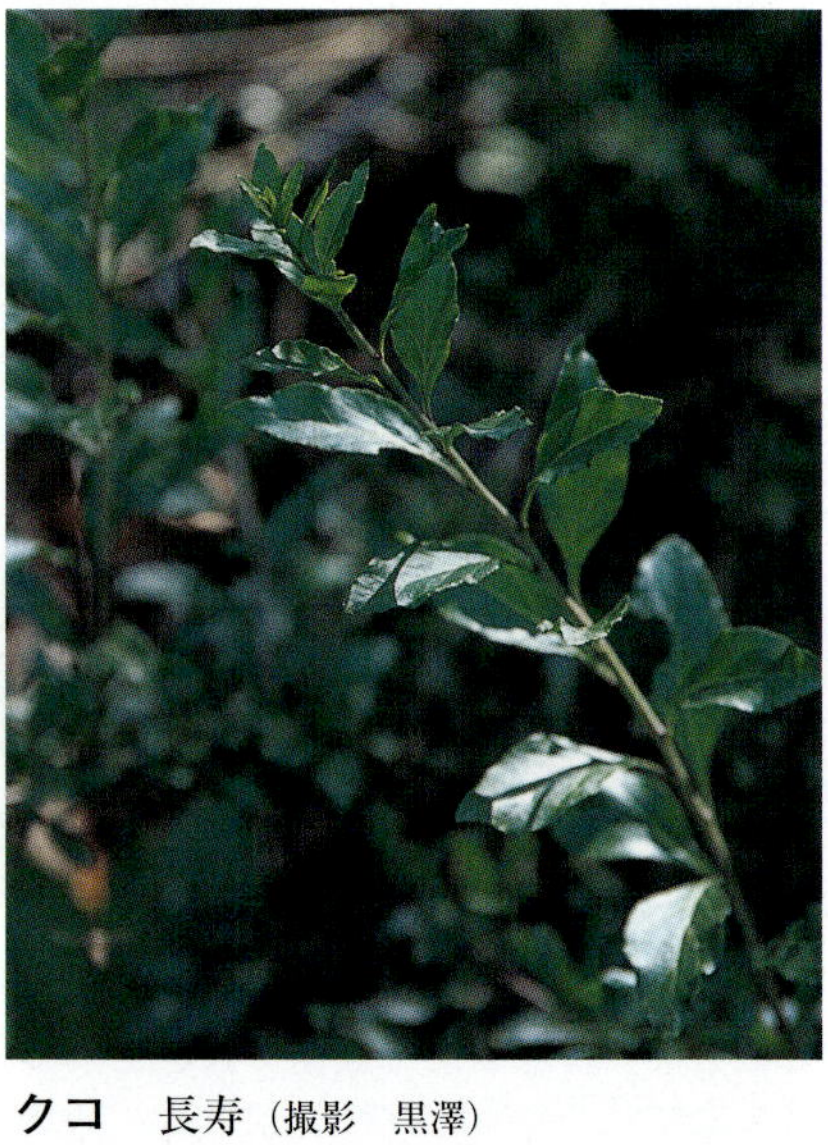

クコ　長寿（撮影　黒澤）

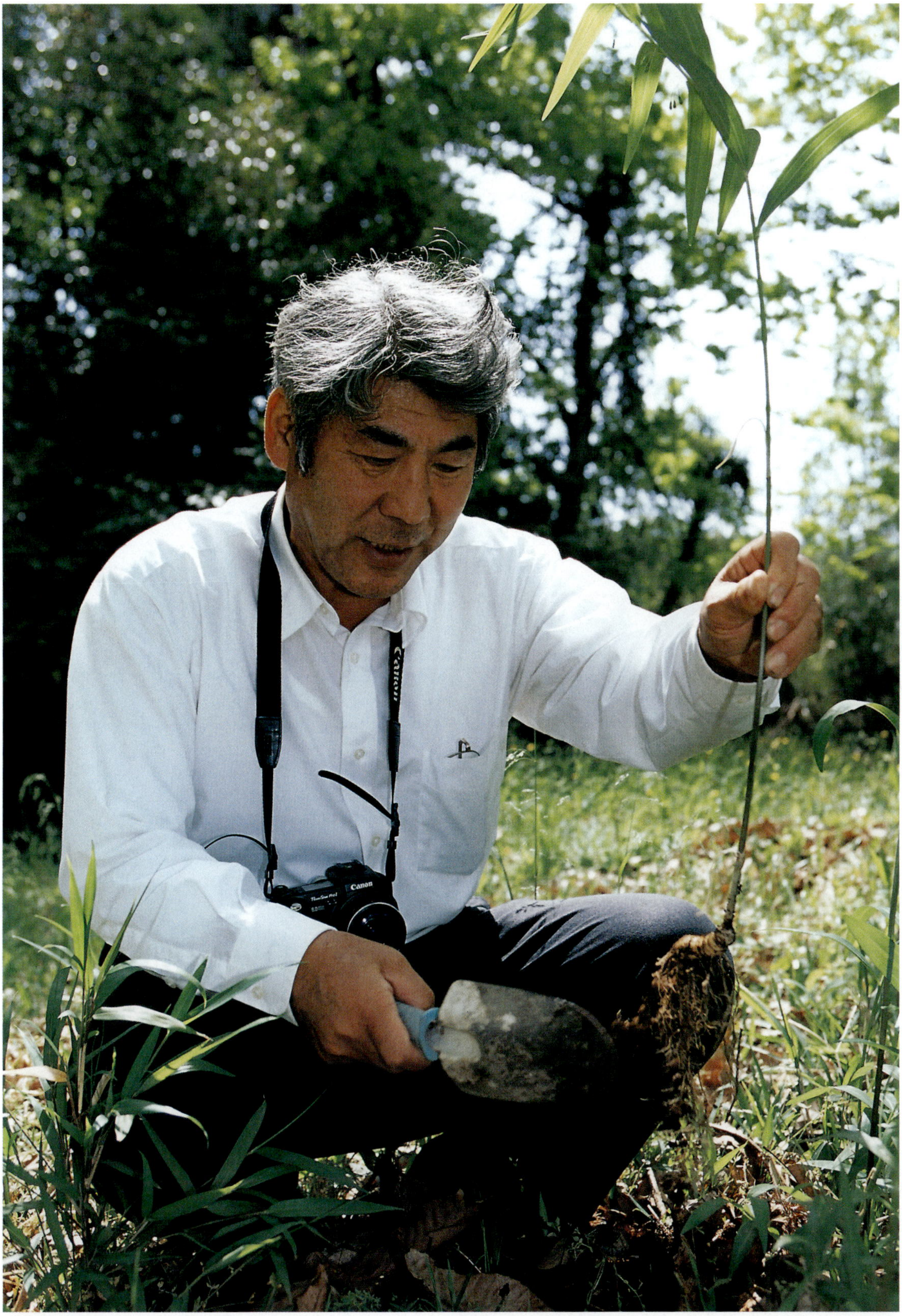

ナルコユリ

シミ、ソバカスによい。姿がよく似てるのにアマドコロがあり、薬効もほぼ同じ。根をすり下ろして食べる。写真は村上光太郎氏。（撮影　黒澤）

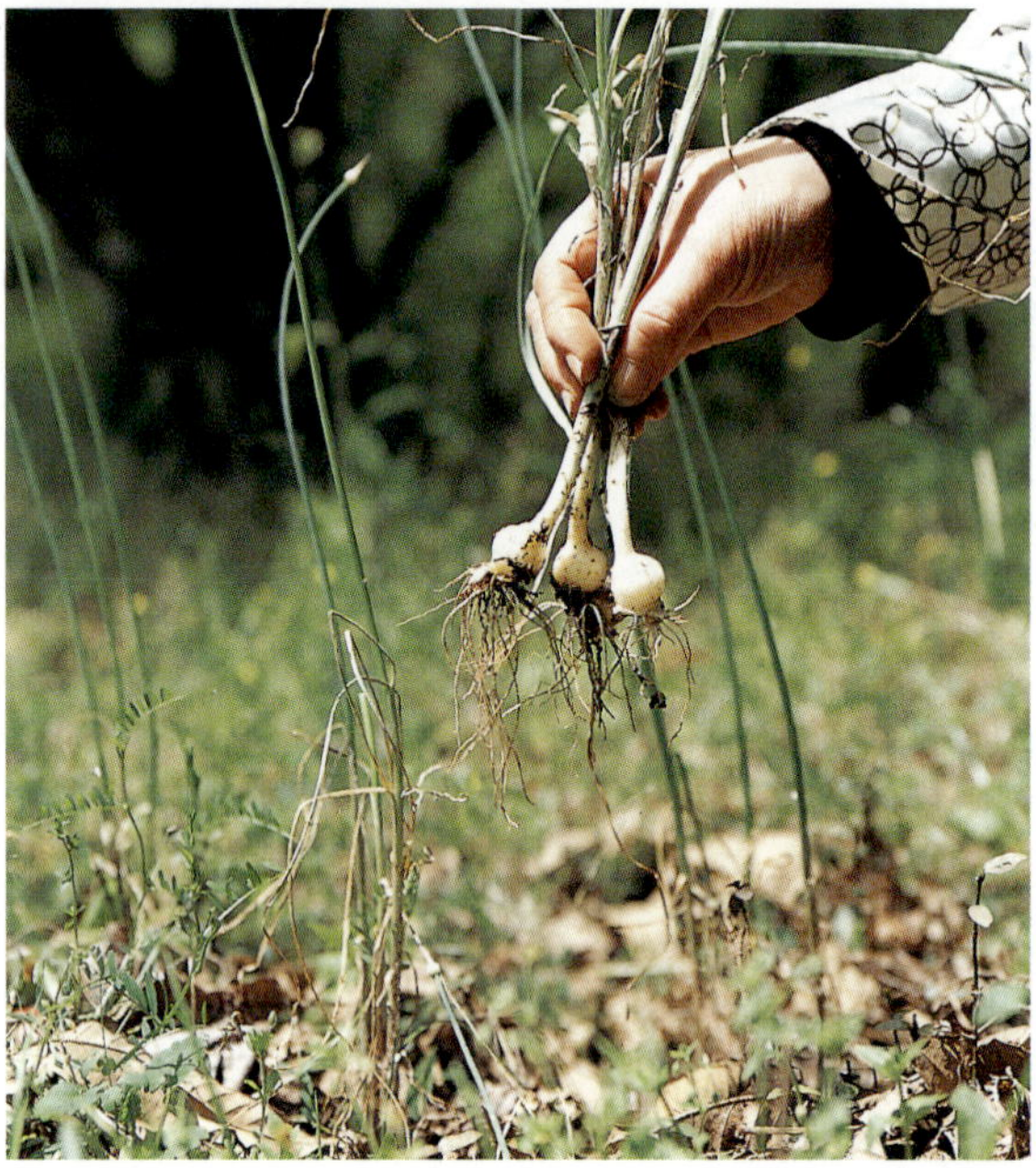

ノビル
強壮。味噌和えなどで。(撮影　黒澤)

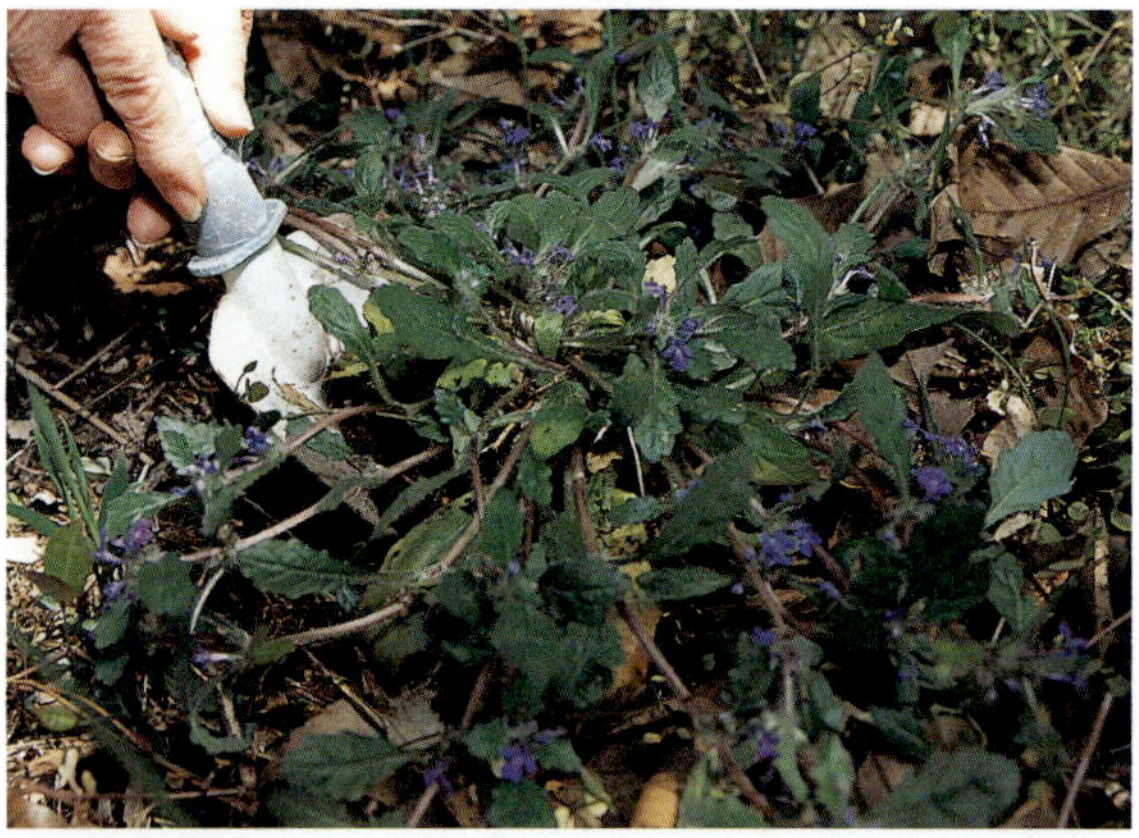

キランソウ
全草が神経痛によく効く。花をサラダの上に散らしてもよい。(撮影　黒澤)

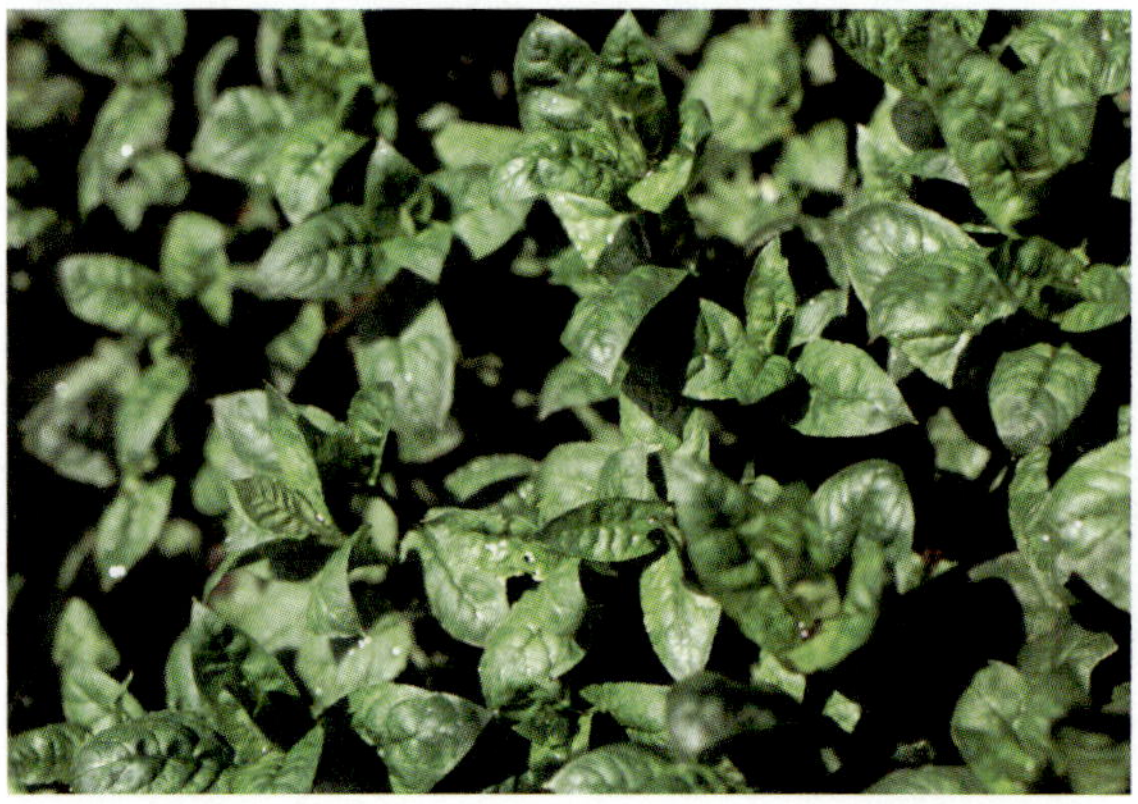

ウシハコベ
炎症を抑える。ハコベはどれでもおいしい。おひたしや、ゆでてごま味噌和えで。

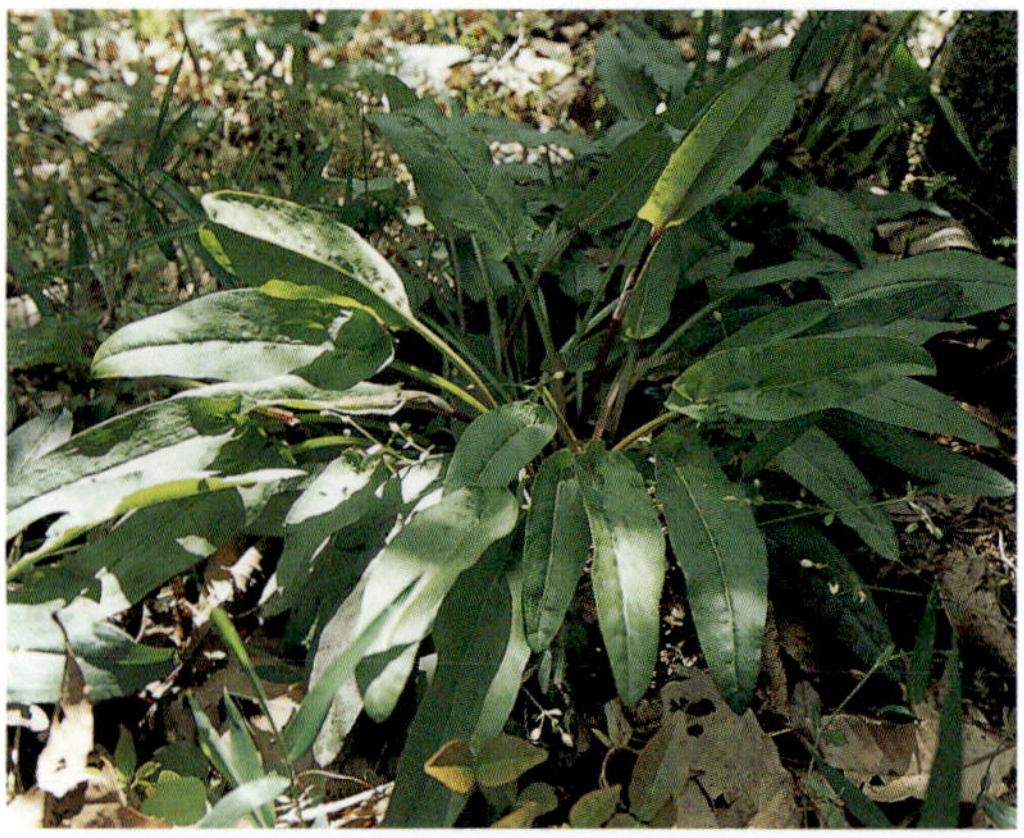

スイバ
便秘、下痢。サラダに入れるとよい。(撮影　黒澤)

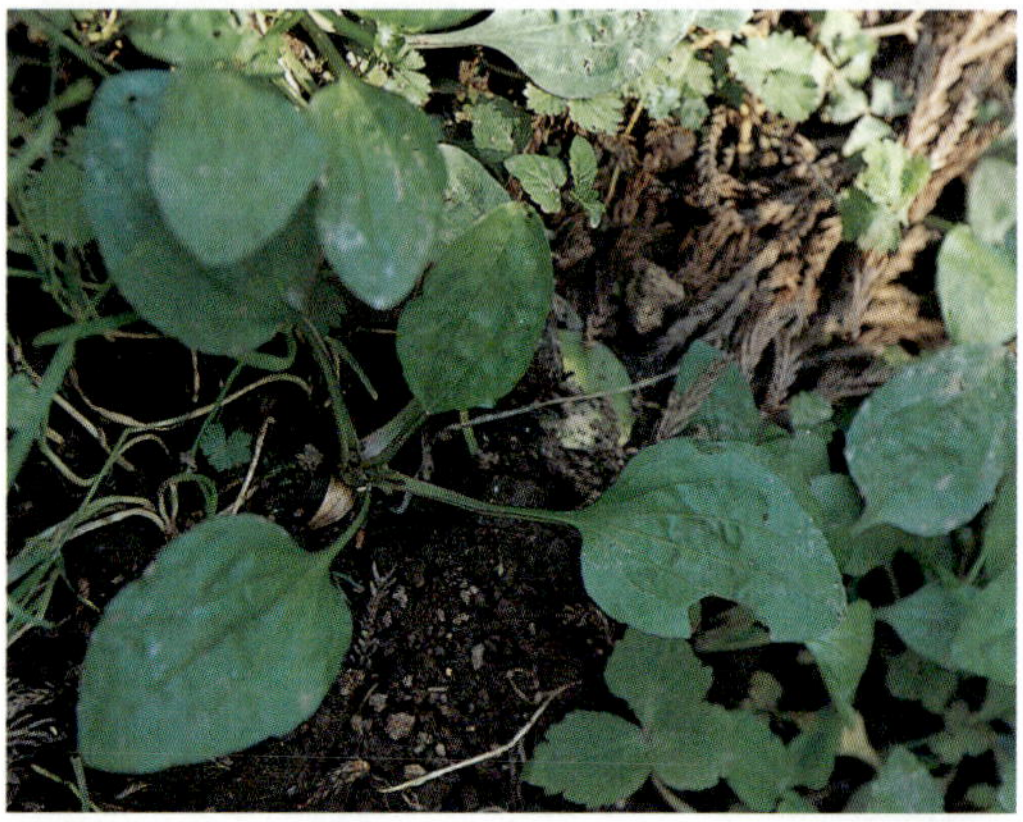

オオバコ
全草利用だと咳止め。葉を天ぷらで食す。種は目によい。穂が出たら紙の上に置いておけば種が落ちるので、同量の塩を加えて炒り、3倍量のごまを混ぜてふりかけにする。(撮影　黒澤)

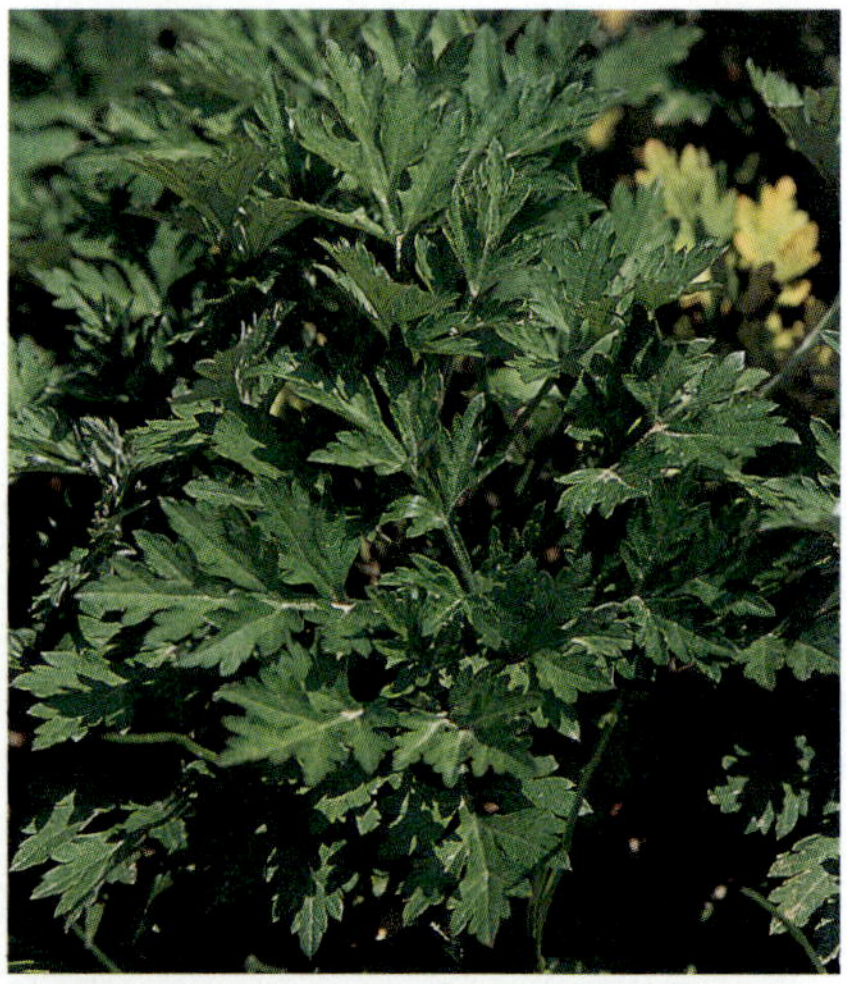

ヨモギ
消炎、おできなど。新芽を2～3cm摘んで、味噌汁に入れる。ざるをかぶせて日よけしておくと、夏でも葉が軟らかい。株ごと乾かして、風呂に入れると、筋肉痛や肌によい。(撮影　黒澤)

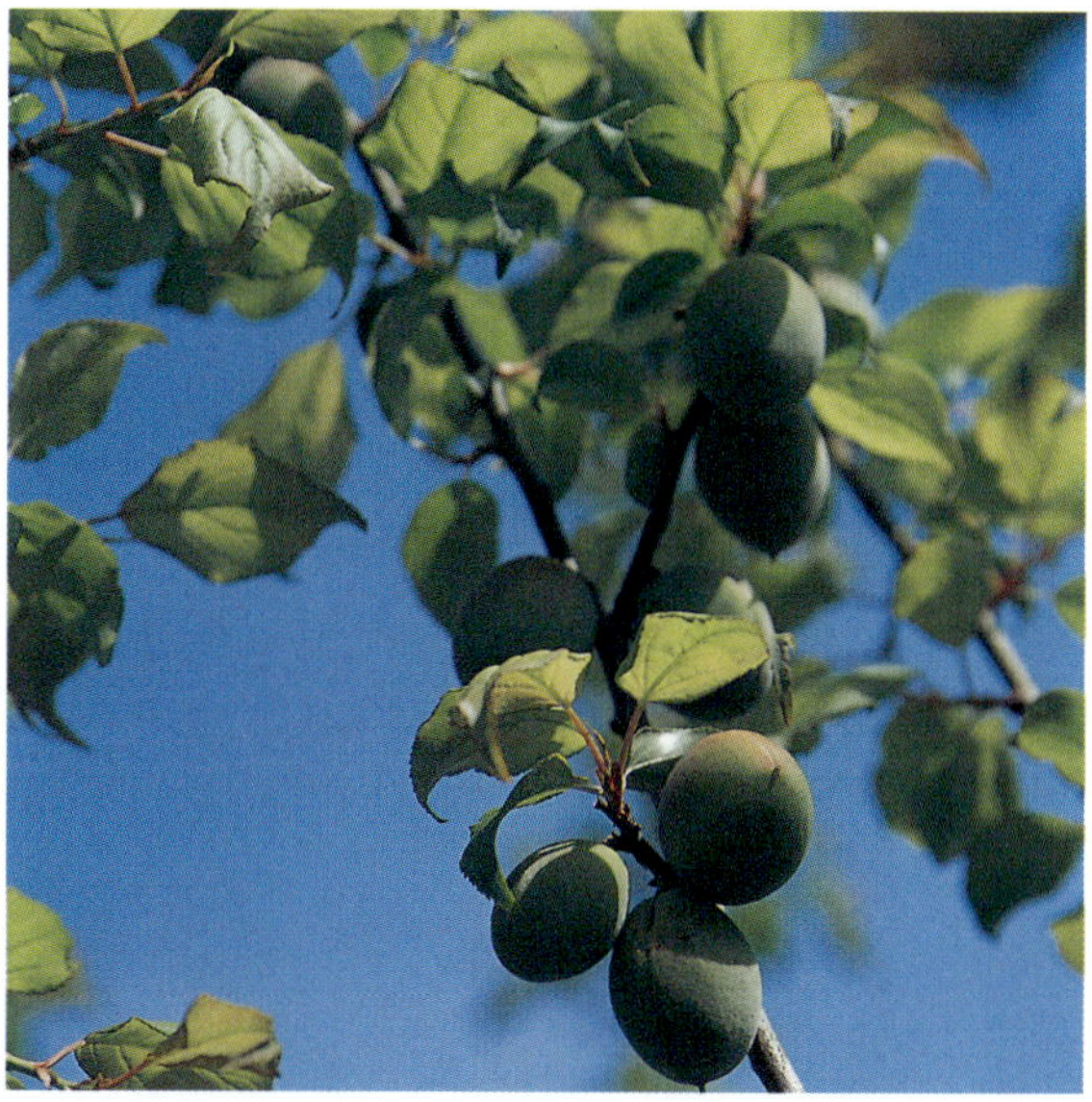

ウメ

梅干しや梅肉エキスには、抗菌、整腸作用がある。種を割ると中に仁があり、これを1日10個食べるとからだが活性化する。割るのが面倒だったら、毎日2個ずつ丸飲みしてもよい。種の殻は水溶性繊維なので、便をつくる働きもする。（撮影　黒澤）

カキ

カキの種を乾燥させて（黒焼きするとなおよい）すり鉢ですって粉にし、蜂蜜で丸めて大豆くらいの丸薬にする。1週間飲んだだけで、頭脳明晰に。

夏に採った葉を、すぐに熱湯にくぐらせて酵素を不活性化し、干してお茶にする。カキの葉2枚でレモン1個よりビタミンCが多い。

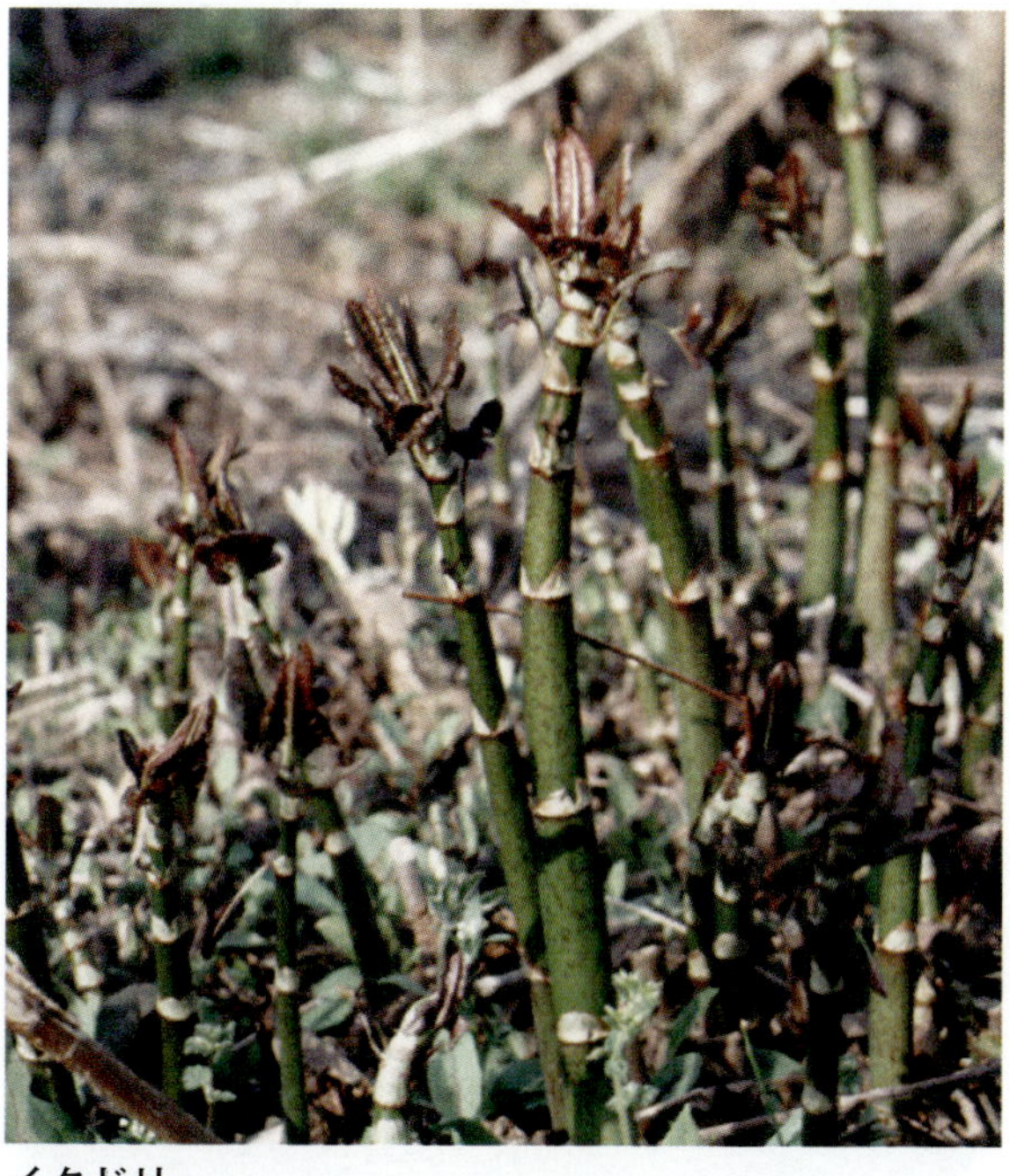

イタドリ

健胃、利尿、便秘、膀胱炎、膀胱結石など。
（撮影　小林正夫）

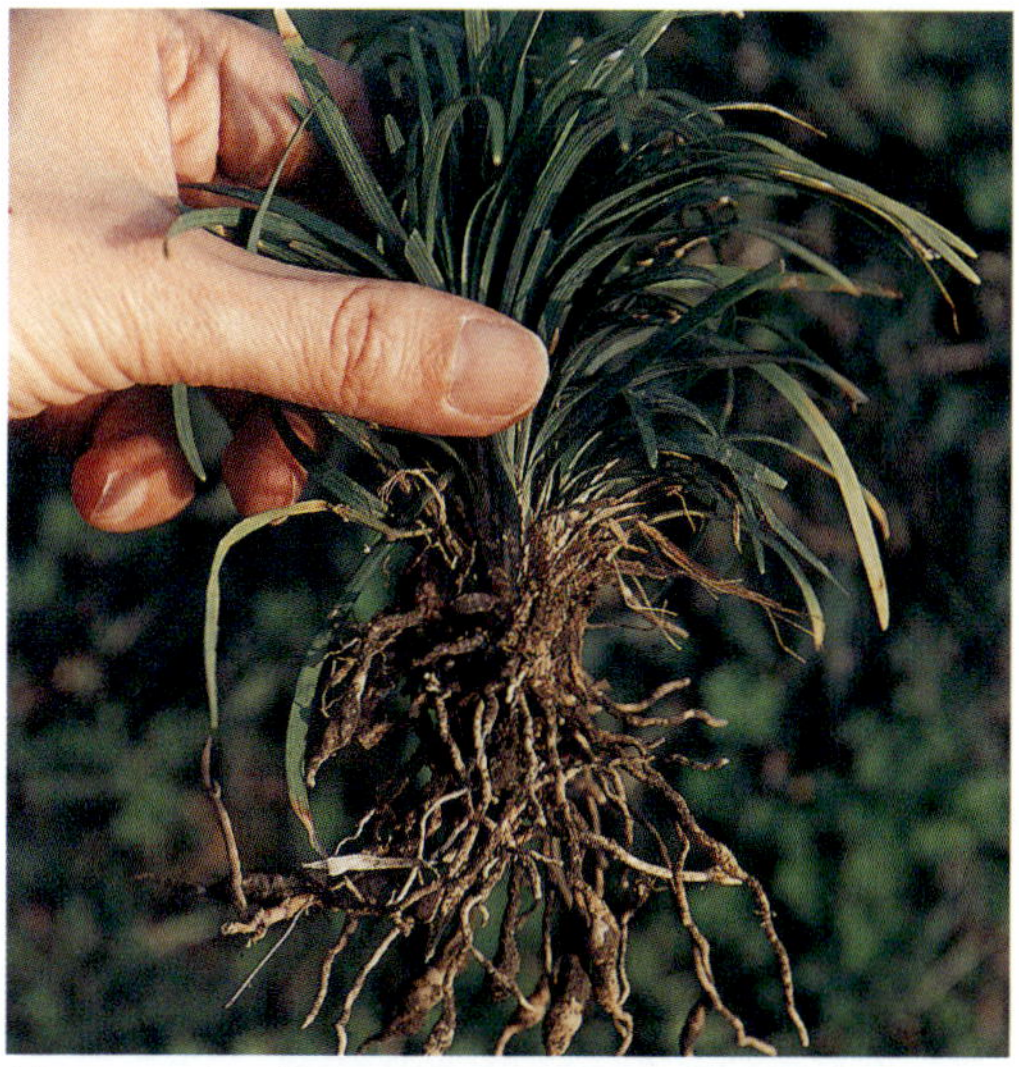

ジャノヒゲ（リュウノヒゲ）

肺の奥から出るような咳に効果大。根の先の芋を味噌漬けや煎じて。（撮影　黒澤）

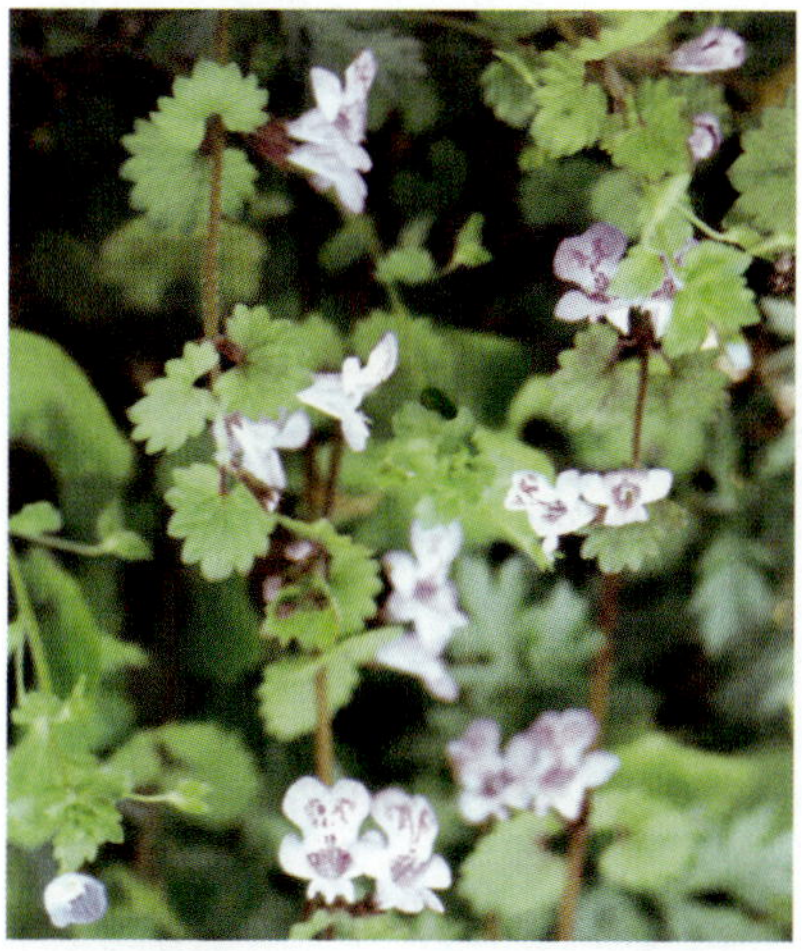

カキドオシ

強壮、解熱、鎮咳、鎮痛、泌尿器カタル、腎炎、腎臓結石、胆石、糖尿病、高血圧、神経痛など。

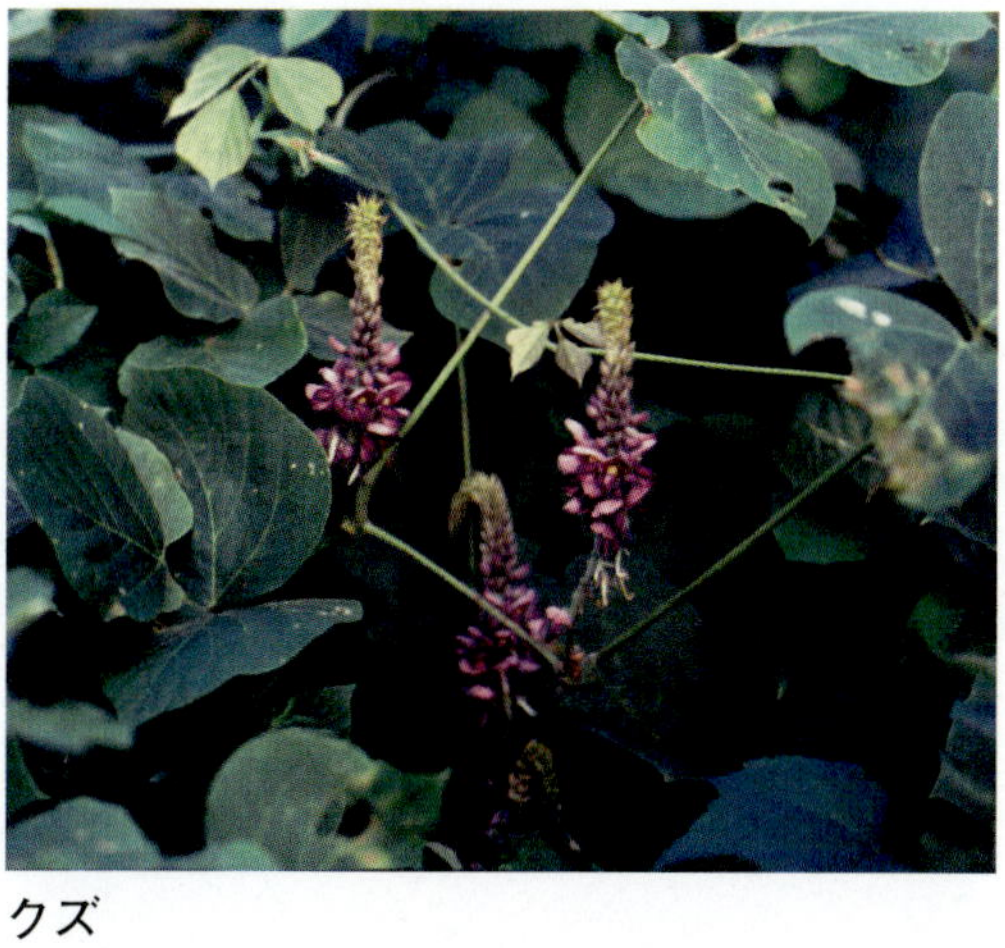

クズ

肝機能を高める。二日酔い、食中毒など。

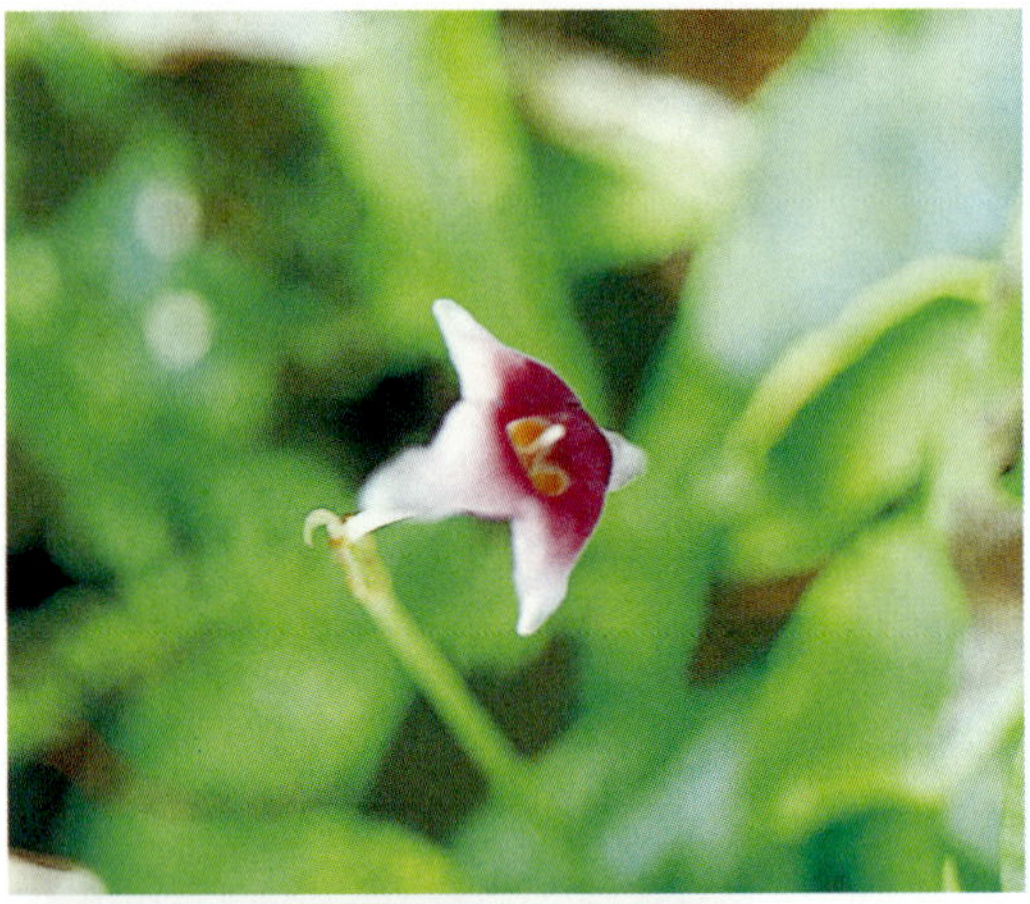

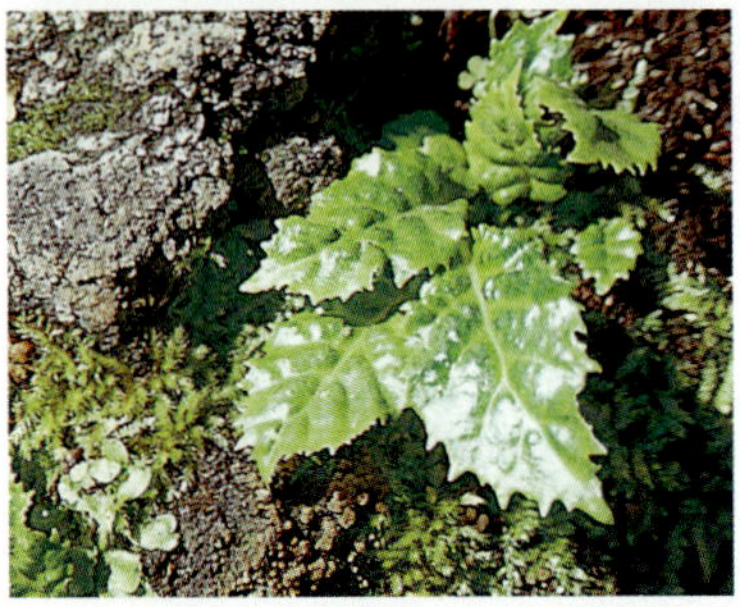

イワタバコの花と葉
健胃、整腸、食中毒、下痢、腹痛、胃腸病など。（撮影　小林）

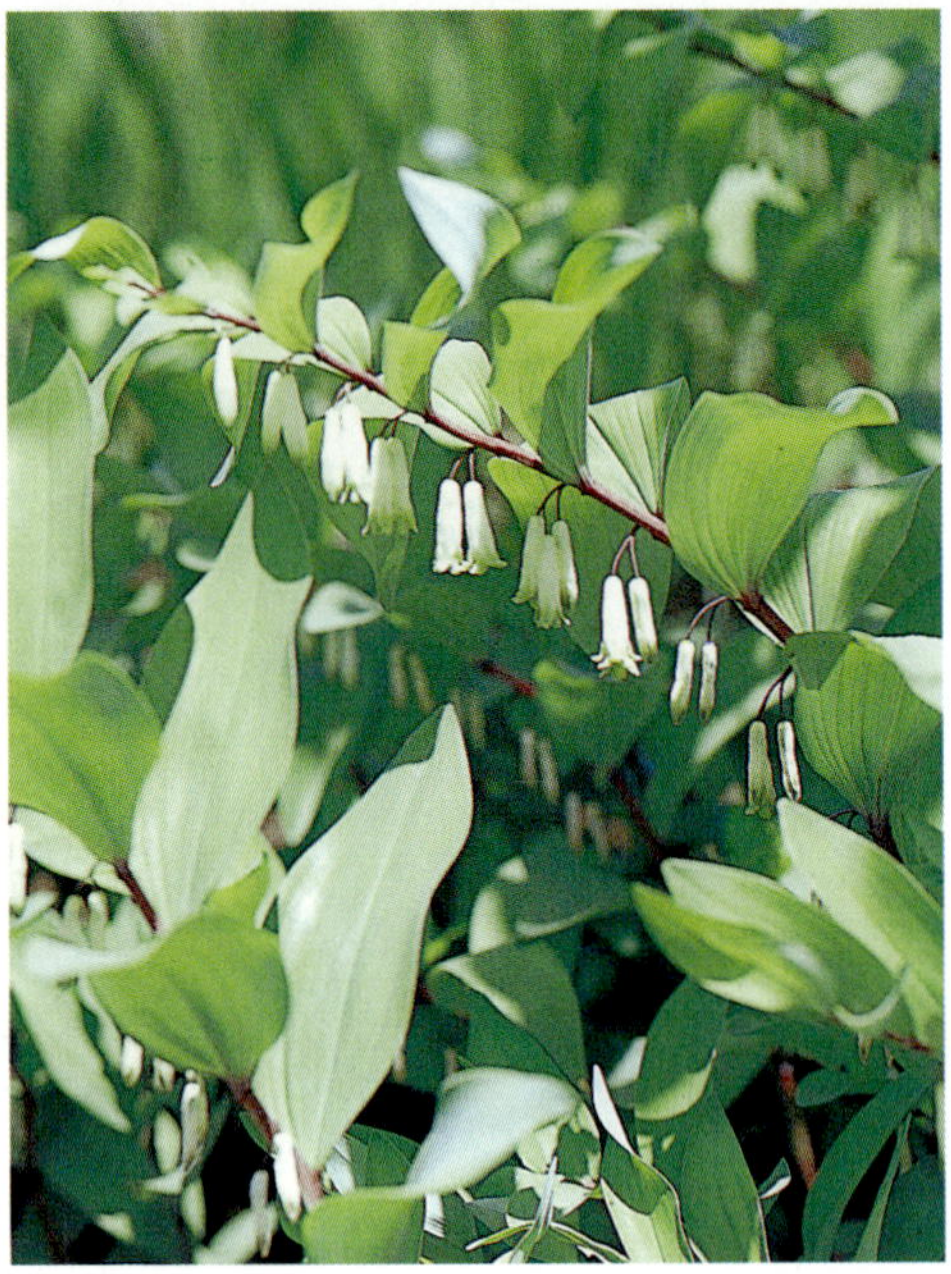

アマドコロ
シミ、ソバカス。（撮影　小林）

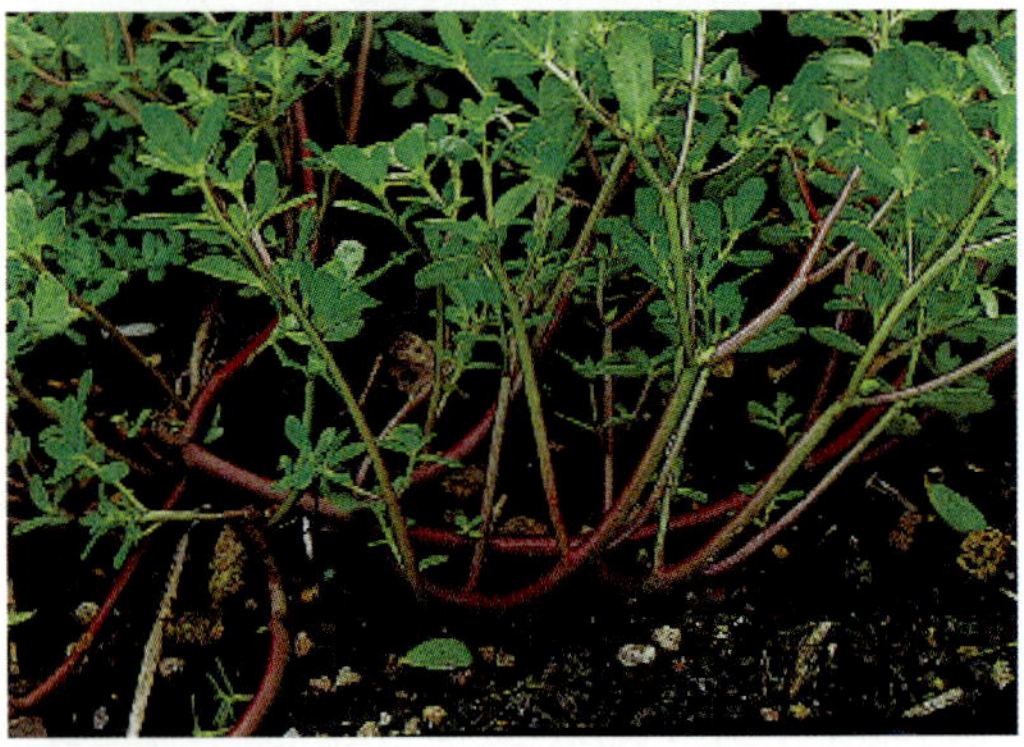

スベリヒユ
解熱、浄血、便秘、痔、尿道炎、心臓病、肝臓病、胃潰瘍、イボ、ニキビ、ソバカスなど。
（撮影　橋本紘二）

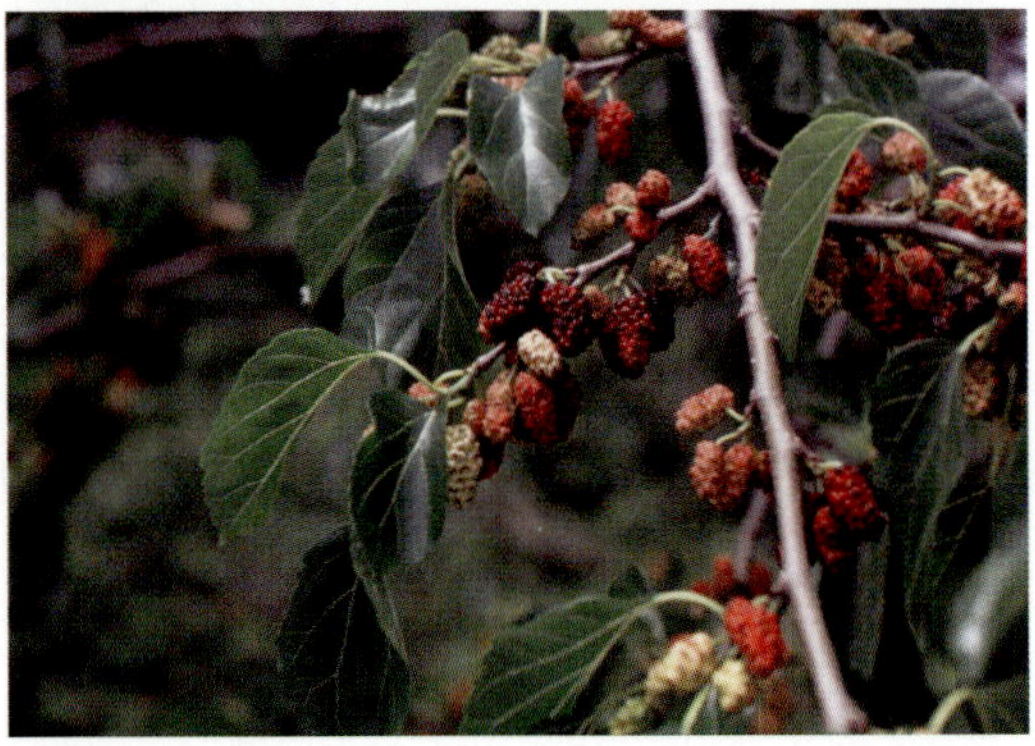

クワ
動脈硬化、脳溢血など。

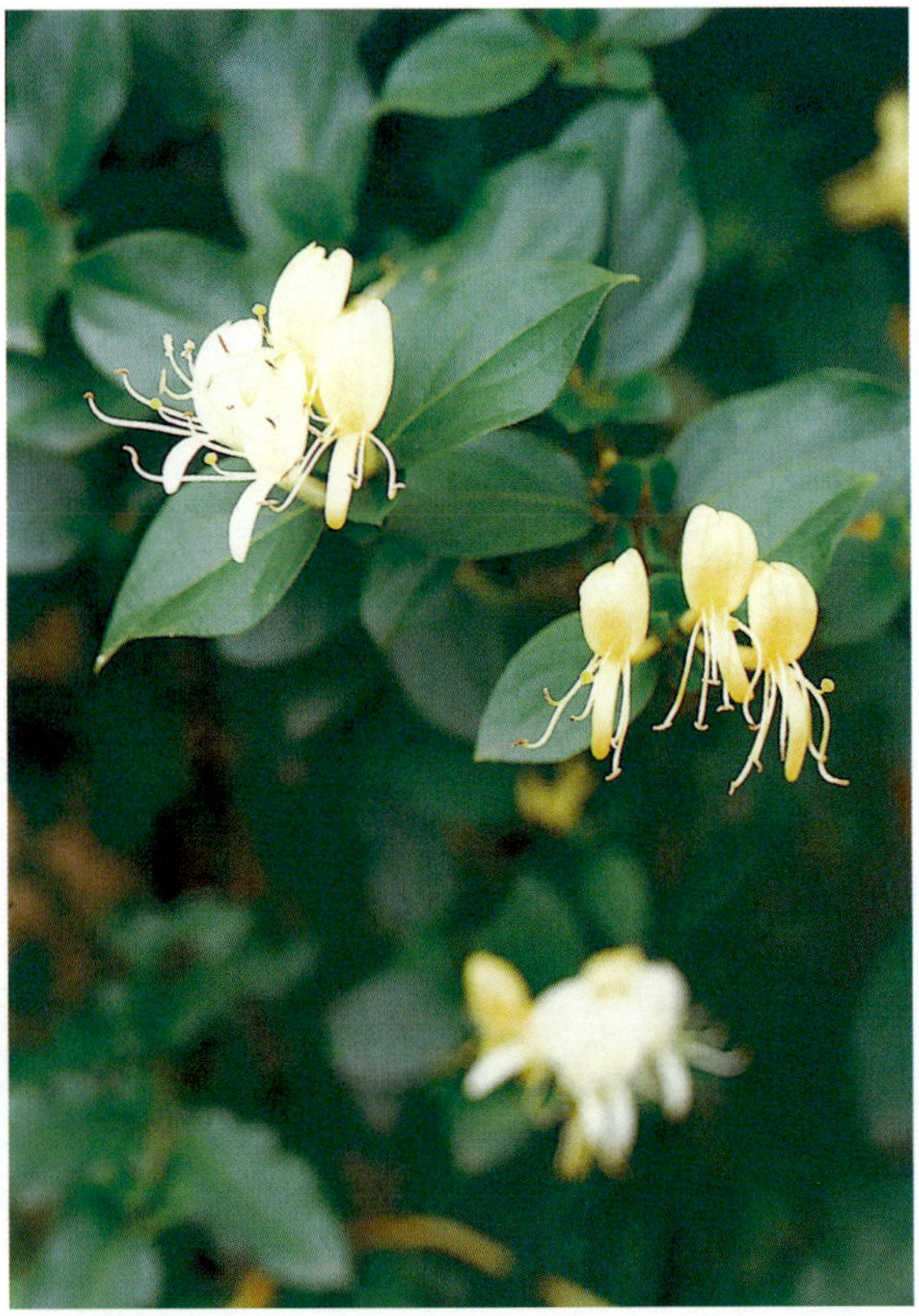

スイカズラ
解毒作用、炎症も抑える。（撮影　小林）

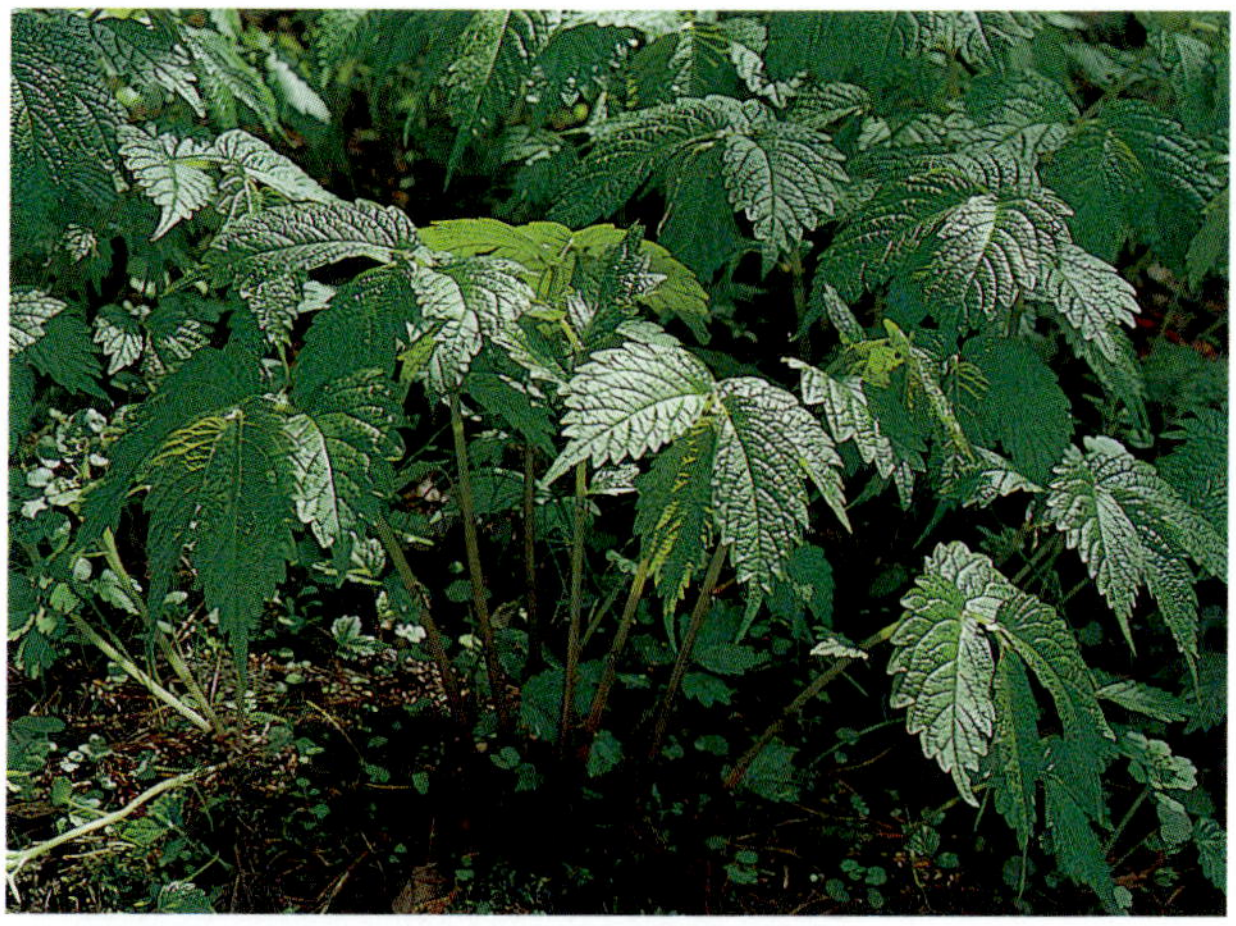

ウワバミソウ
ミズ、ミズナなどと呼ばれる。黄疸、水腫、下痢止め。
(撮影　橋本)

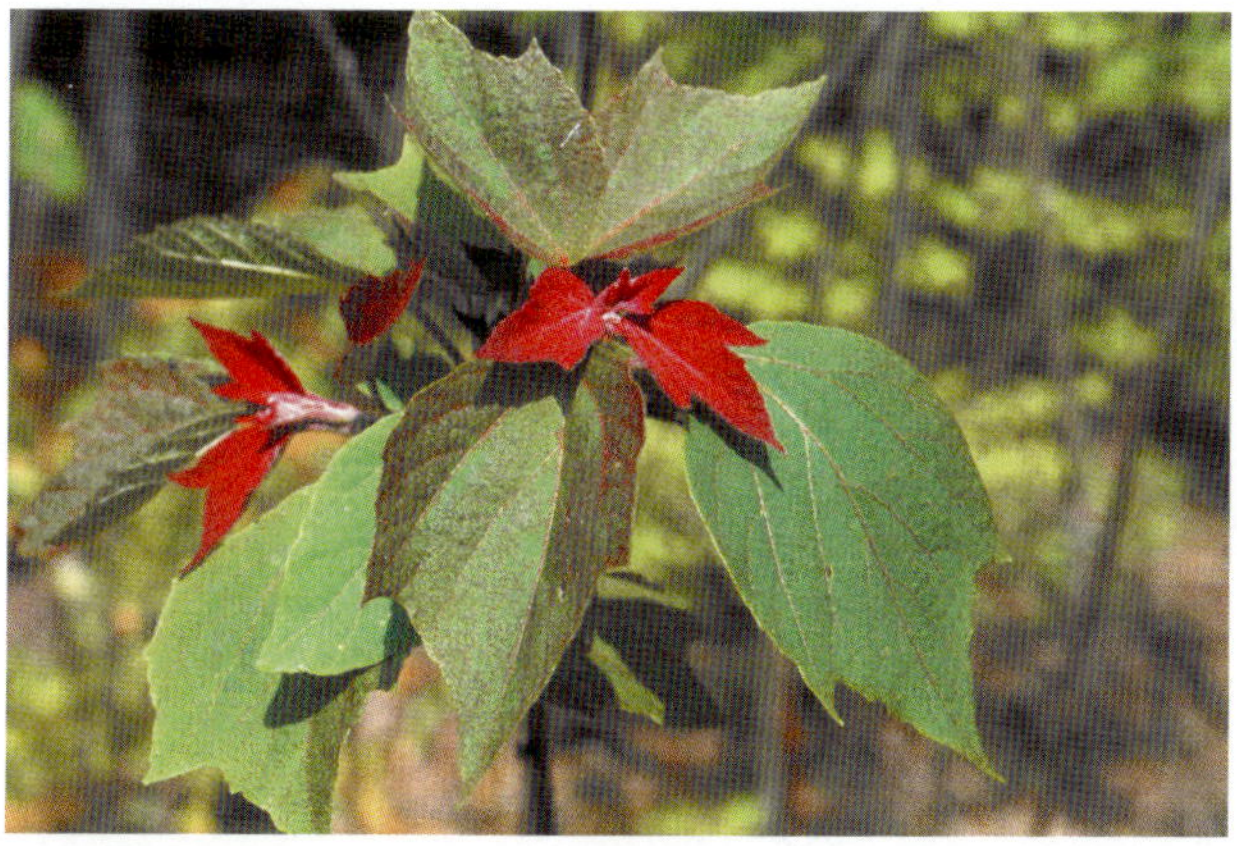

アカメガシワ
肝臓病、脳梗塞、糖尿病、風邪など。土用のころに、葉、枝の皮を乾燥させ、細かく砕いて煎じる。(撮影　小倉かよ)

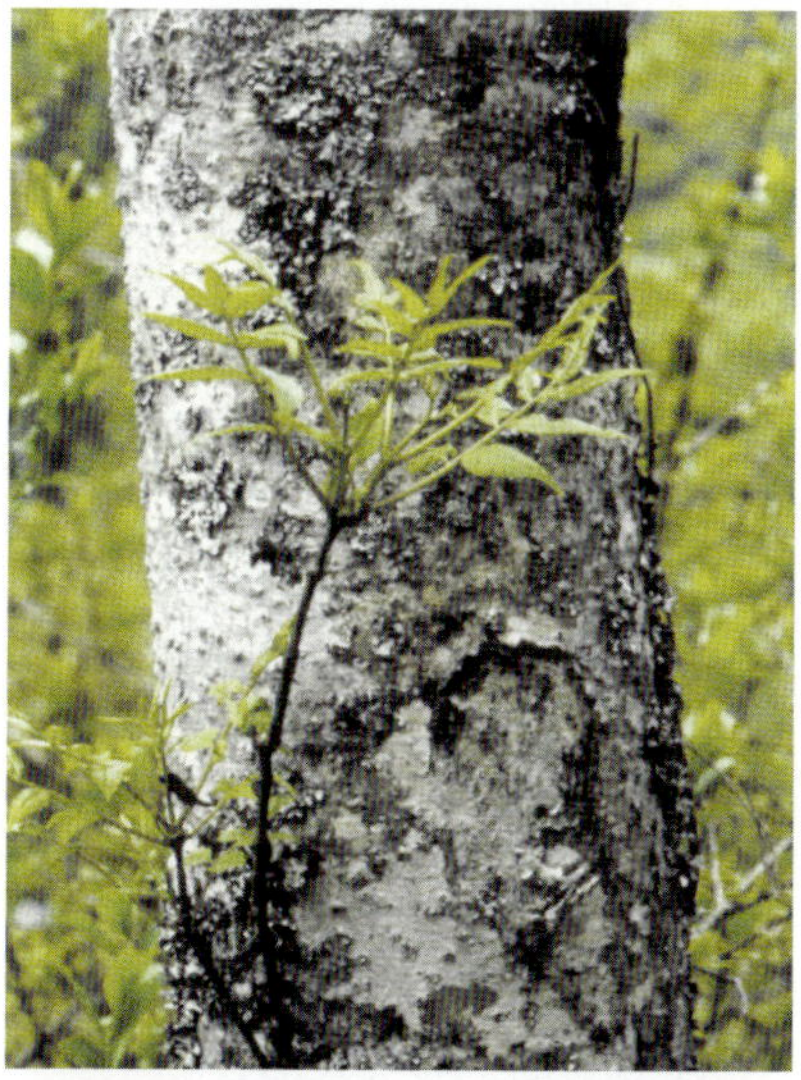

キハダ
胃腸の調整。内側の樹皮を利用する。
(撮影　橋本)

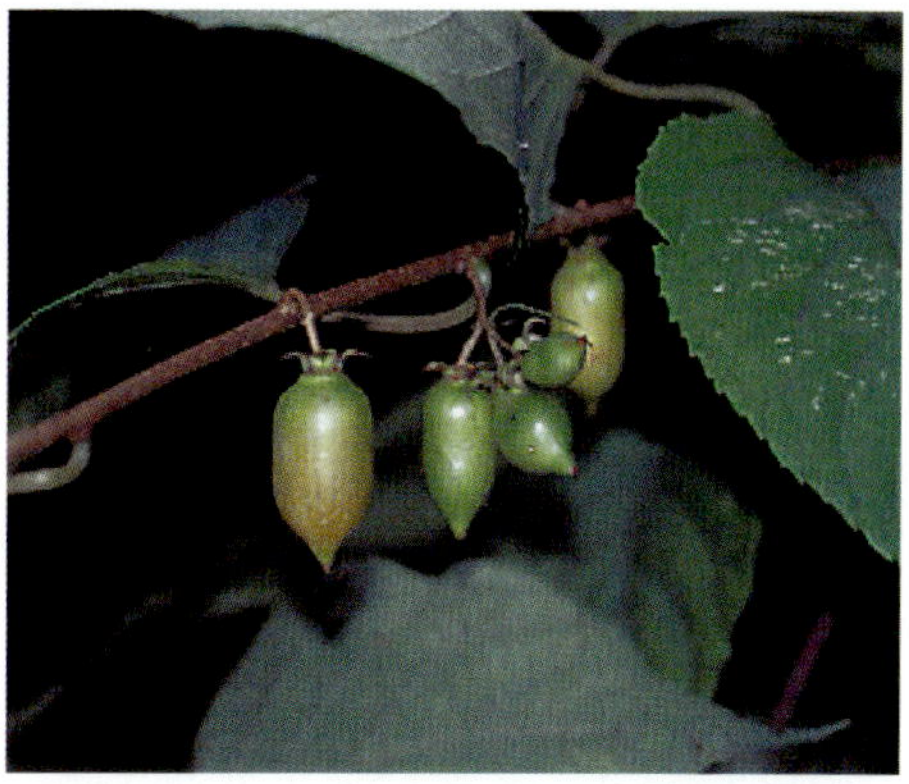

マタタビ
強壮、利尿、腹痛、リウマチ、神経痛、腰痛、脚気、腎臓病、頻尿、冷え性、高血圧など。

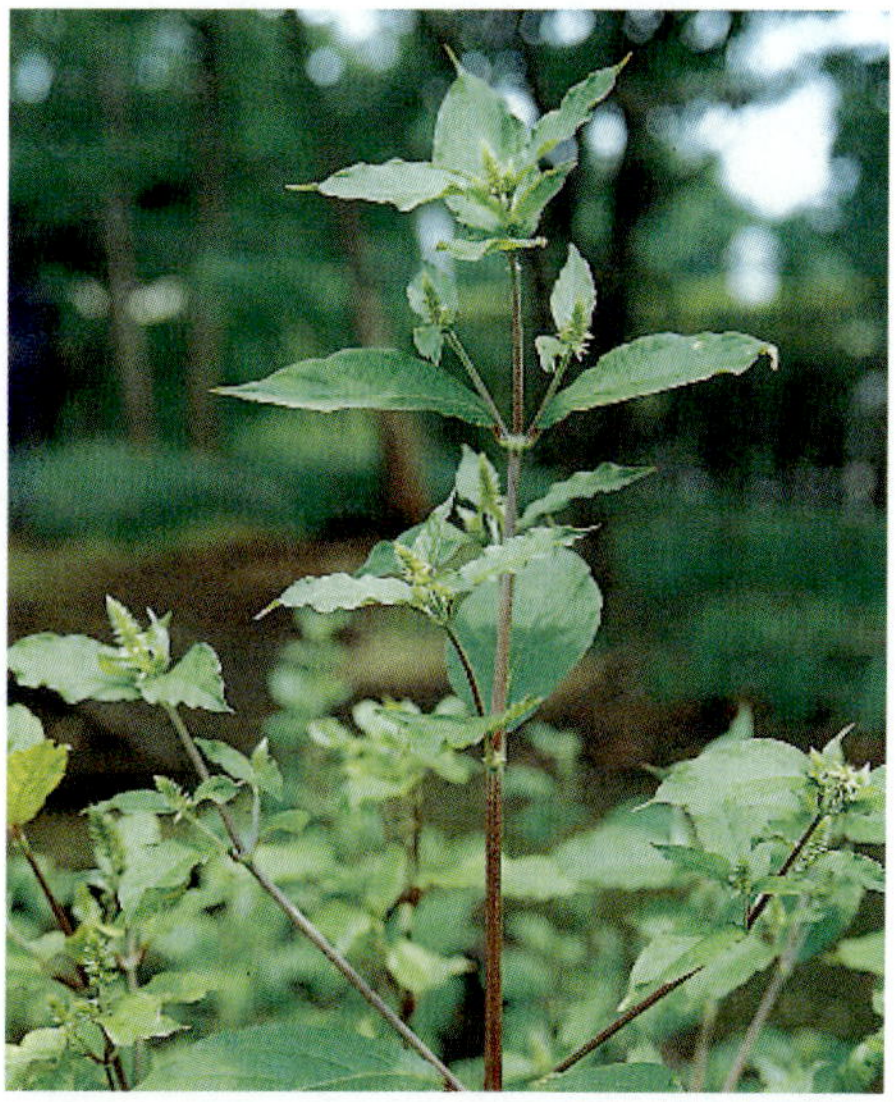

イノコズチ
神経痛、リウマチなど。(撮影　小林)

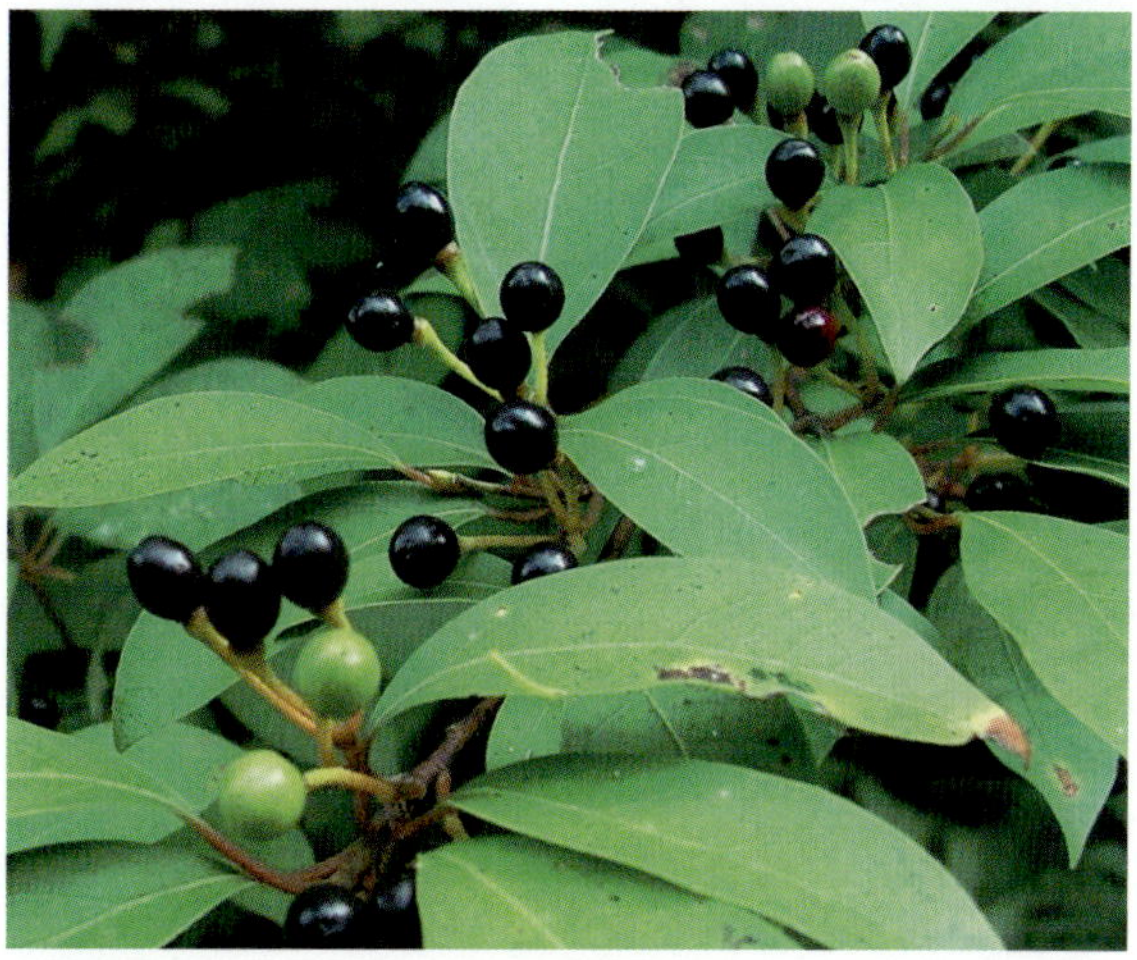

クロモジ
枝、葉、根皮を約10g煎じて服用し、煎液で湿布すると関節リウマチ、ねんざ、いんきん、たむしなどの皮膚病や湿疹に効果。陰干しして、入浴剤にしてもよい。
(撮影　野津貴章)

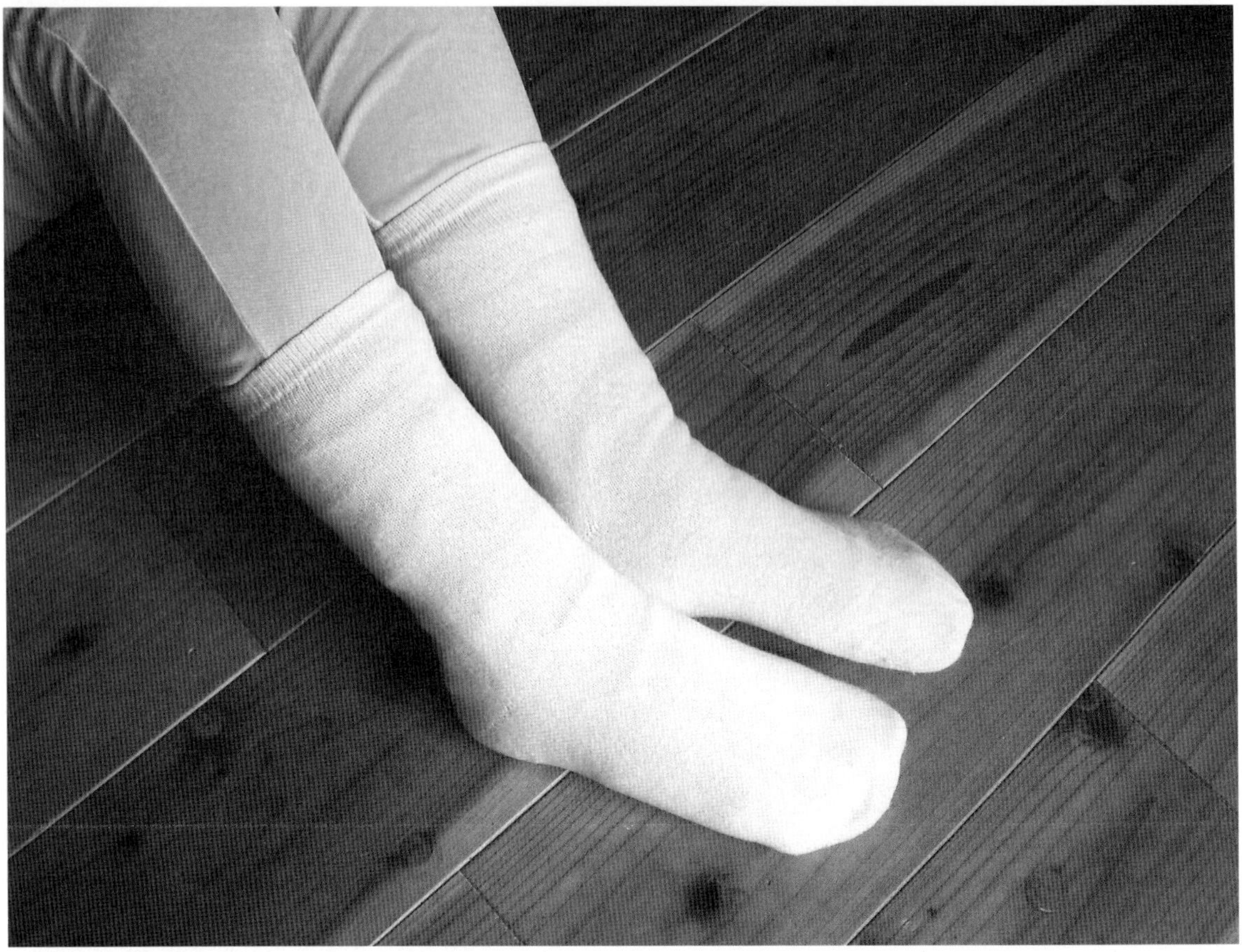

足元の冷えが感じられなくなるまで、絹と綿の靴下を交互に重ねばきする。写真は6枚重ねてはいたところ。

靴下で冷えとり

「大勢の患者さんの中に、一人でも順調に直らない人があると、医者としては何とか直す方法はないかと苦労するものです…。」耳鼻科の医師として、長年そのような悩みを抱えていた進藤義晴医師は、局所ばかりに注目する西洋医学に満足せず、東洋医学も勉強し始めた。東洋医学と西洋医学を併用するようになると、治療成績はあがり、耳鼻科以外の喘息、糖尿病、神経痛なども診療できるようになった。病気の原因として、「寒邪」に注目するようになり、研究と治療を重ねる中で、半身浴や靴下の重ねばきなどの治療効果を確信した。また、頭寒足熱だけでなく、正しい食生活（腹八分目）が健康の基本原則である、としている。

本文九二ページからの記事もご覧ください。

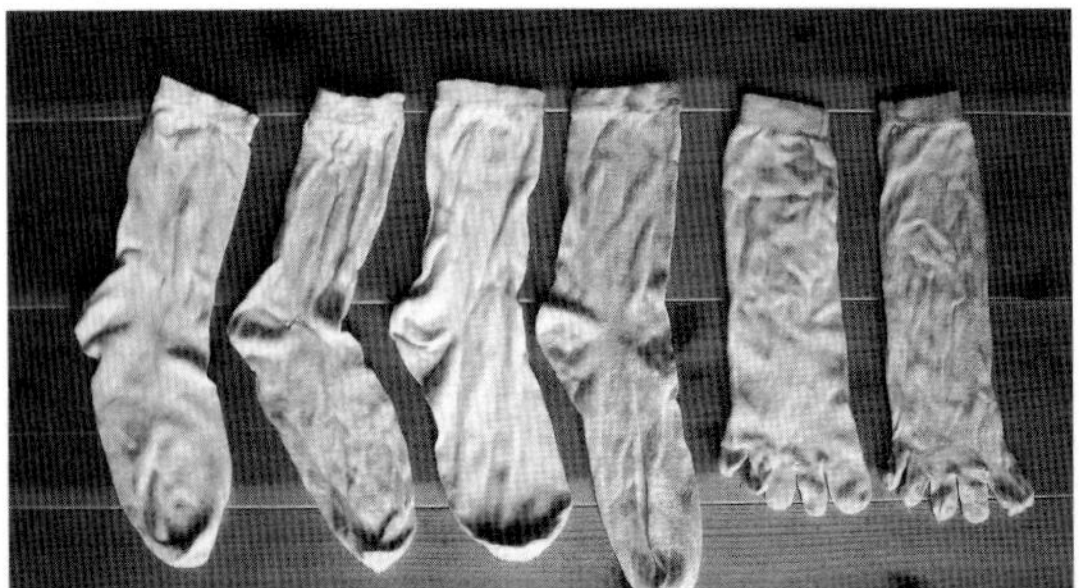

右から絹の5本指、綿の5本指、絹先円、綿先円、絹先円、綿先円。（写真　本田進一郎）

はじめに

ふつう我々は病気になると、病院で西洋医学を基本とする治療を受ける。もともと西洋医学は、ギリシャ、ローマ、イスラム、インド（アーユルヴェーダ）などの伝統医学がその源流といわれている。ヨーロッパで近代科学が成立すると、それをすみやかに取り入れて、急速に発展した。とくに、コレラや結核など感染症に対して大きな効力を発揮し、現代医療の主流になった。

しかし、医療が専門化、巨大化し、生命現象の驚異的な複雑さが次第に明らかになるにつれ、西洋近代医学の問題点も指摘されるようになってきた。科学や医学の有効性を強調しすぎる傾向が強い。個々の患者の特性や事情を無視しがち。患者を子どものように扱う。また、生活習慣病のような慢性疾患や、原因のはっきりしない体調不良などには、有効な治療法がないなどである。

現在では、インフォームド・コンセントや、ＱＯＬ（生活の質）が考慮されるようになった。さらに、権威のある理論や新薬の実験データはじつは不確かであり、大規模な無作為の臨床試験の結果を広汎に検討し、個々の患者にとって最良の方法を選択するという考え方(Evidence-based Medicine）が広がっている。

伝統医学に対する関心も高まっており、治療に取り入れる医師が増えている。たとえば、エイズ治療におけるカクテル療法（複数の薬を患者の症状や体質に合わせて組み合わせて投与する）は、中国伝統医学の影響を受けているといわれている。日本の医師のほとんどが漢方薬を処方したことがあるといわれ、医学部の九〇％で、漢方医学や東洋医学の授業が行なわれるようになった。

本書では、できるだけ、伝承医療が長い歴史を通じて蓄積してきた知恵や知識に学びながら、月間『現代農業』で評判をよんだ記事を中心に、自分で安全にできる健康法について掲載しました。

農家が教える とことん健康術

■症状(テーマ)別記事掲載ページ

Part 2 冷えとり健康法・ウォーキング

Part 3 医食同源　食べもので健康

レイアウト・組版　ニシ工芸株式会社

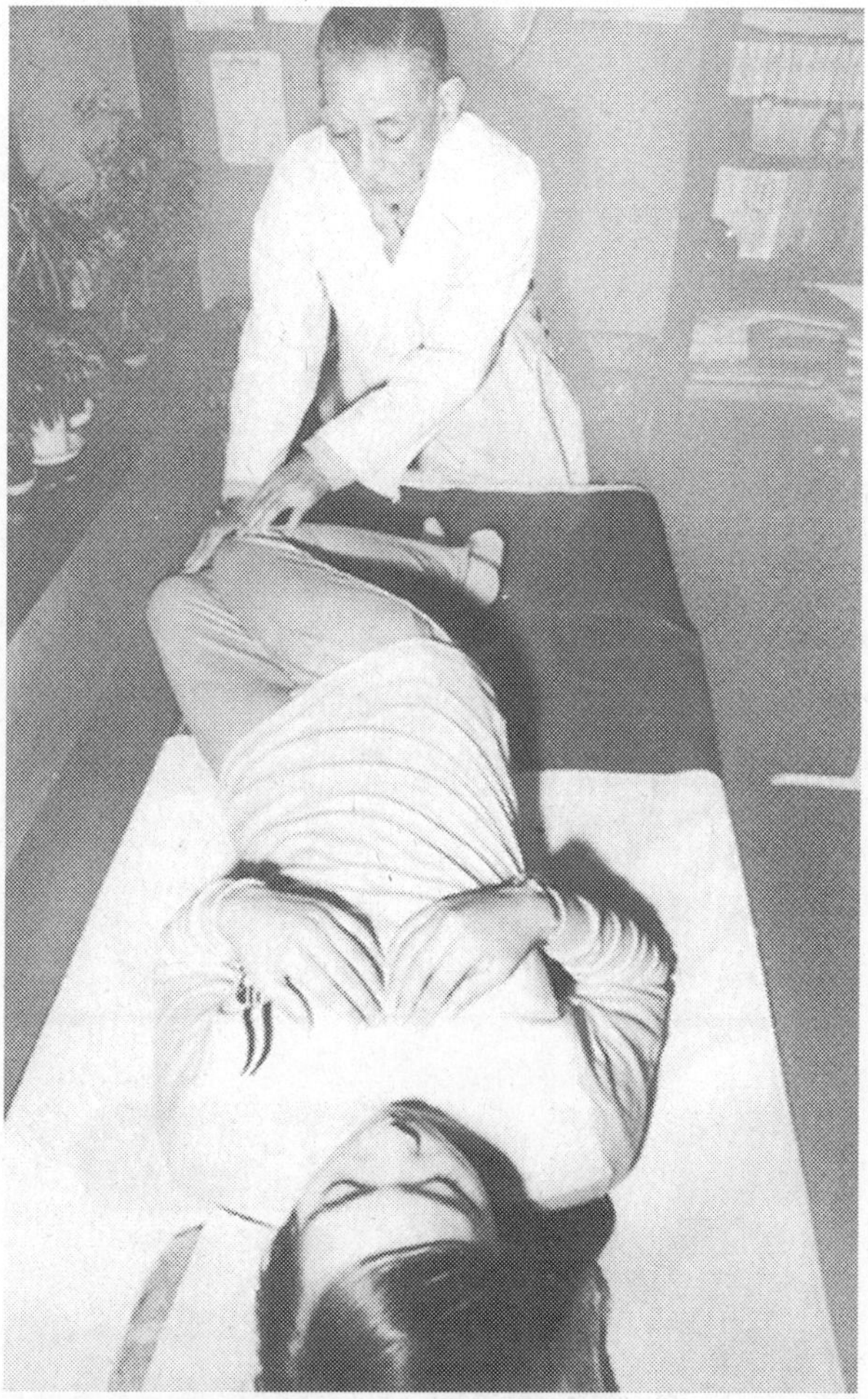

西洋医学の開業医であった橋本敬三医師は、正体術を始めとする東洋医学的な治療法を研究し、誰もが実践できる「操体法」として体系化した。

疲れたからだを自分で治す　自力整体

芹田妙子さん　秋田県大潟村

小倉かよ（文・写真）

疲れが腰にズンときたとき

芹田妙子さんは、秋田県大潟村で農家のお母さんたちと会をつくって「自力整体」に取り組んでいる。

稲作農家でもある芹田さんは今年の田植え仕事を振り返る。田植えの苗箱運びは草取り以上に体にこたえる。十分に水を含んでずっしりと重い苗箱を娘と二人で一日六〇〇枚くらい運んだ。家に帰ると肩・腕・背中がこわばり、腰にズンときた。

芹田さんに、田んぼや畑の草取りで腰にくるあの「ズン」をやわらげるのにぴったりの体操を教えていただいた。

こりを探り、ほぐす「四つん這い体まわし」

「四つん這い体まわし」は四つん這いになって体を前後左右に動かすだけの簡単な動き。簡単だけど、自力整体では準備体操ともいえる基本的な動きである。

腰が痛むとき、試しに立ったまま、または座ったまま、腰を前後左右に動かしてみる。すると、ひどいときは痛くて痛くてほとんど動かせない。それほどでないときでも、痛むんじゃないかと気になって思うように動かせない。でも、四つん這いになると腰が不思議と動かせてしまう。人間は他の動物と違って二本足で立っているので、重たい上半身を腰がまともに支えている。四つん這いになることで腰にそのような負担がかからなくなり、動かせるようになるのだ。

私も四つん這いになり、自分の好きなほうへ体をまわしたり、前へ後ろへ動かしたり、右へ左へ適当にごねごねしてみた。すると、不思議と背中が軽くなっていく。それで、「今まで気がつかなかったけど、本当は背中がつっぱっていたんだな」ということがわかる。わきと肩のあたりも気持ちが良い。猫もこんな格好してあくびをしてたっけ、と思う。

お母さんたちによると、「寝る前に四つん這いになるとそれだけで腰がらくになる。体を動かしてみるとほとんど動かせなかった腰がびっくりするくらい動かせるようになる」「動かしているうちに、ここが凝っていたんだなとわかる。さらに動かしているうちに、そのこりがほぐれていくのがわかる」そうだ。ぎっくり腰の人はゆっくり動かせばよい。すっかり気持ちが良くなるころには動かせる範囲が広がり、らくになっているという。

そのままの姿勢で「手首腕ほぐし」

そのままの姿勢でやれる動きが「手首腕ほぐし」。田んぼや畑の草取りでこわばった

四つん這い体まわし

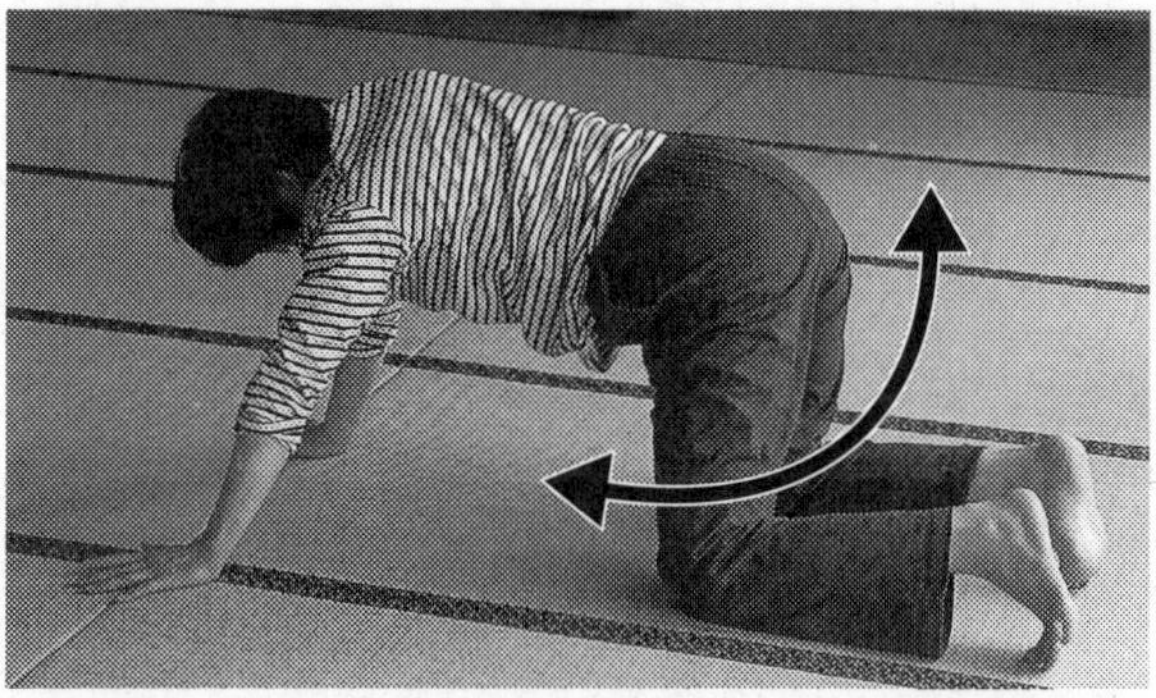

四つん這いになり、手はひざの幅より少し広めに開き、指先はなるべく外側に向ける。足は爪先を立ててそらす。体を気持ちの良い方向に、ゆらーりゆらーり気持ちの良い速度で動かす

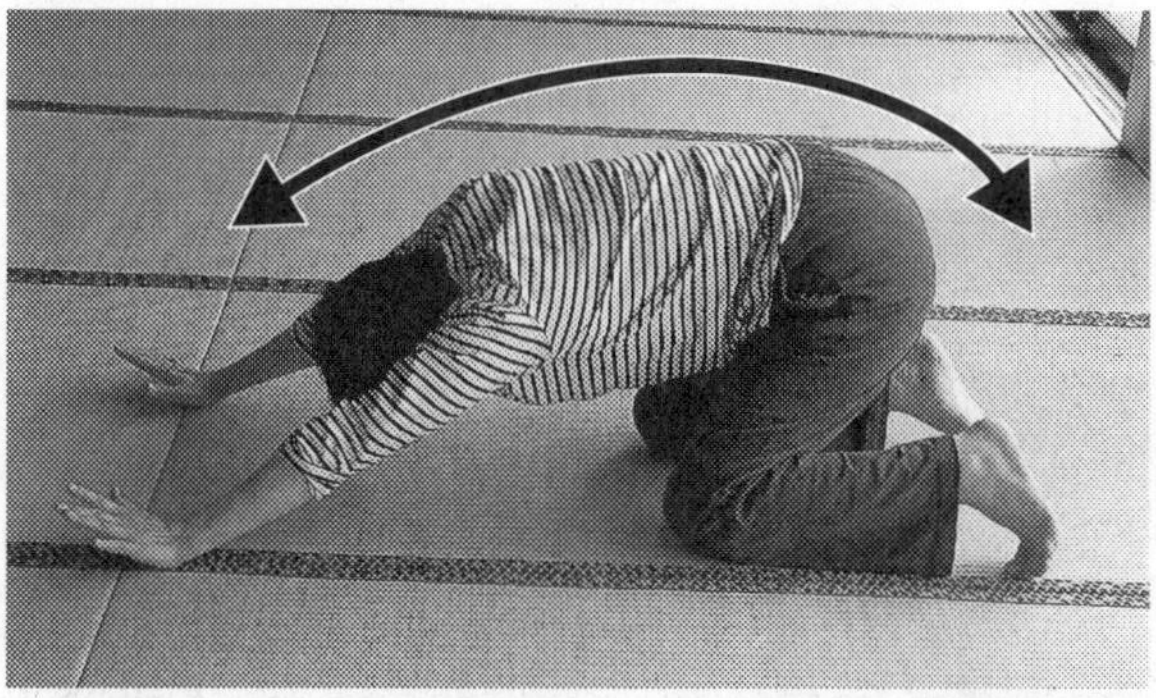

体を後ろに引いたときはおでこが床につくぐらい腕を伸ばし、体を前に出すときは腕よりも前に体が出ないようにする。だいたい5分くらいが目安だが、すっかり気持ちが良くなるまでやる

上半身をほぐすのにぴったりの動きだ。草取りのほか、米袋のひも結びや米俵の移動などで、手がしびれたりはれたりしてグローブのようになっているとき、夜寝る前にこの体操をやると翌朝手がやわらかく治っているという。

直接力を加えるのは手、指、腕だが、やってみると肩から背中にかけて効くのがわかる。これらの動きは、慣れた人がやっているのを見ると簡単そうだが、実際にやってみるとできない人が多いという。手や指は意外と曲がらず、腕もなかなかまっすぐには伸びないらしい。また、意外にも利き手のほうが深く曲がると思いきや、曲がらない人が多いそうだ。自覚はなくても、使っている手のほうが凝っているのだ。

この動きでは、体操始めに比べて体操終わり、昨日よりも今日、先週よりも今週というように、徐々に曲げられる角度が深くなっていく。深くなっていくほど、体のこりがほぐれ、多少の

自力整体とは

芹田さんに「自力整体」を教えているのが矢上裕氏。矢上裕氏は、二〇代のころに、鍼灸師の勉強をしながらマッサージの仕事をしていた。その当時から、自分の疲労を自分で回復できる方法はないかと考えていた。やがて兵庫県西宮市で鍼灸院を開業したが、不摂生やストレスが重なり、椎間板ヘルニアや座骨神経痛を発症して歩行さえ困難になった。鍼灸では治らず、食生活の改善とヨガによって健康を回復した。

その後、ヨガの指導員をやりながら、自己マッサージ法を模索。ヨガは、効果はあるがポーズをつくらなければならず、痛くて苦しい。また、立つ・歩く・座るなどの基礎的な体力が弱まっている人では、いくら整体治療しても、しばらくすると痛みがもどってしまう。そんなとき、橋本敬三氏の「操体法」と出会い、大きなヒントを得た。そして、ヨガの矯正法、操体法、ツボ療法、自らの整体治療の経験などを加えて、他力ではなく自力で治す、自力整体を考案した。

さらに、より総合的に健康をとりもどすためには、①自力整体で、筋肉の「ちぢみ」や「こり」をほぐし、骨格の「歪み」を正し、「ゆるみ」引き締める。②正しい食べ方で、疲れにくい体重を維持し、贅肉を無くし、骨や筋肉を育てていく。③気持ちの持ち方を、他力依存から、自力で治すという考えに変え、毎日の生活習慣を自分で健康なものに変えていく、ことを提唱している。

手指腕ほぐし

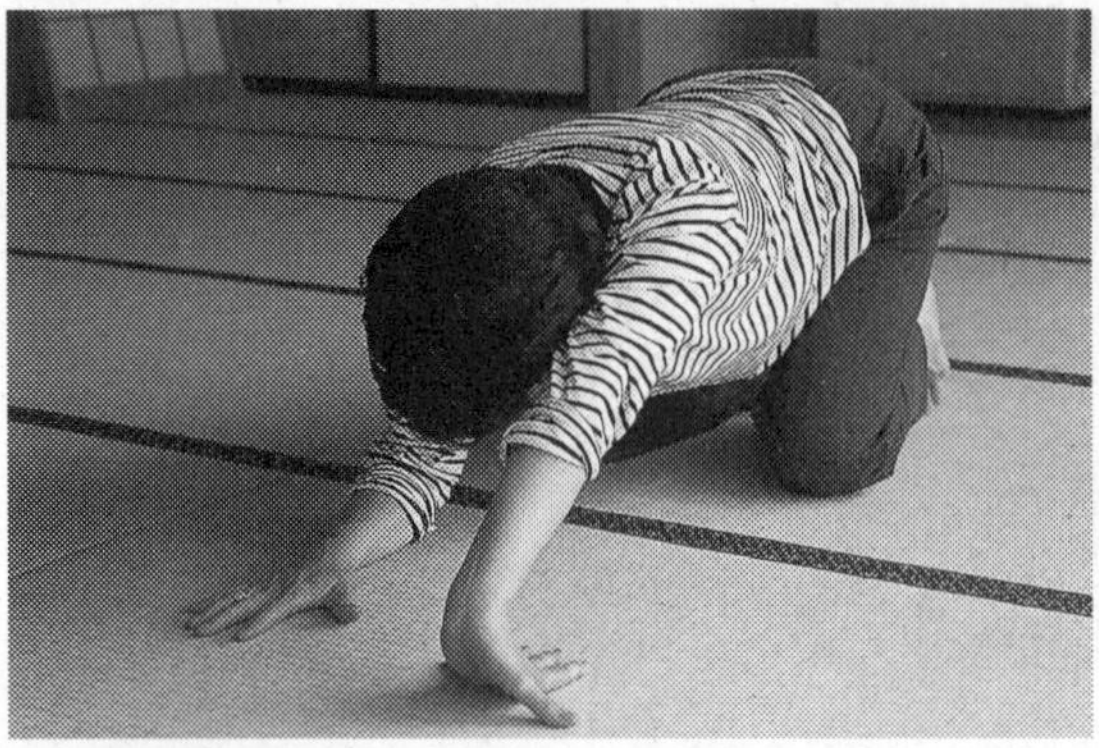

手指の加圧伸展
片方の手のひらを前にし、床に指先をつけ、手と指の付け根が直角に曲がるまで前下方に力を加える。手は片方ずつ行なう。直角まで指を曲げると今まで感じたことのない刺激を感じ、気持ちがスーッとしてくる。脳・心臓の血管をひろげる体操というのがわかる気がする

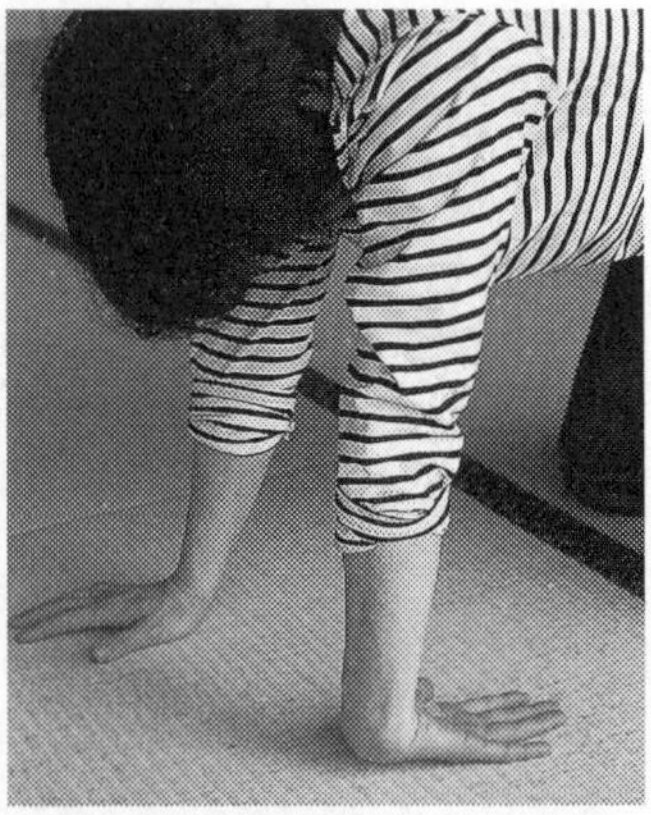

手首甲の加圧伸展
四つん這いの状態で、片方の手を招くように手の甲を下にし、床に押し付ける。手の甲に体重をかけ、ひじを伸ばす。手は片方ずつ行なう。はじめはもう片方の手のほうの腕に力が入り、手の甲に力が入らない。ゆっくり恐る恐る手の甲に体重をかけてゆく。腕の筋がジーンと伸びてゆくのがわかる

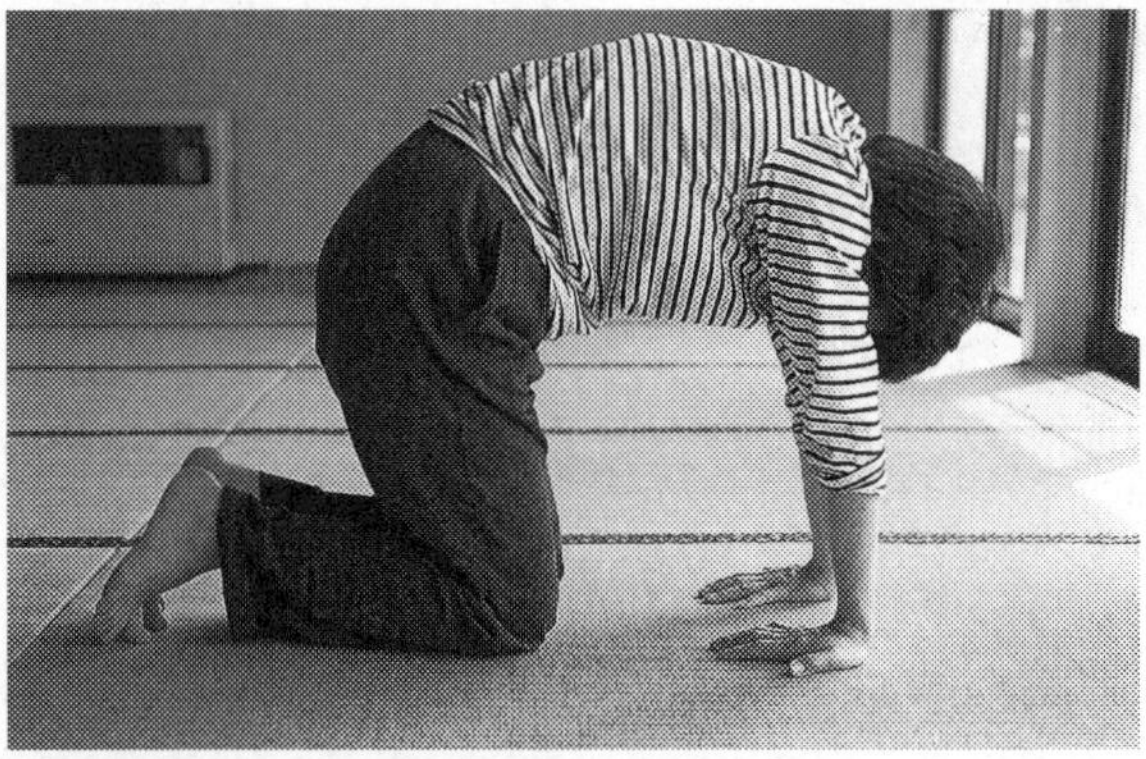

手首伸ばし
手首内側の加圧伸展を両方の手で同時に行う。背中を丸めたり、体を後ろに引き、腕の内側を伸ばしたりする。気持ちが良い。背中や肩がやわらかくなるような気がする

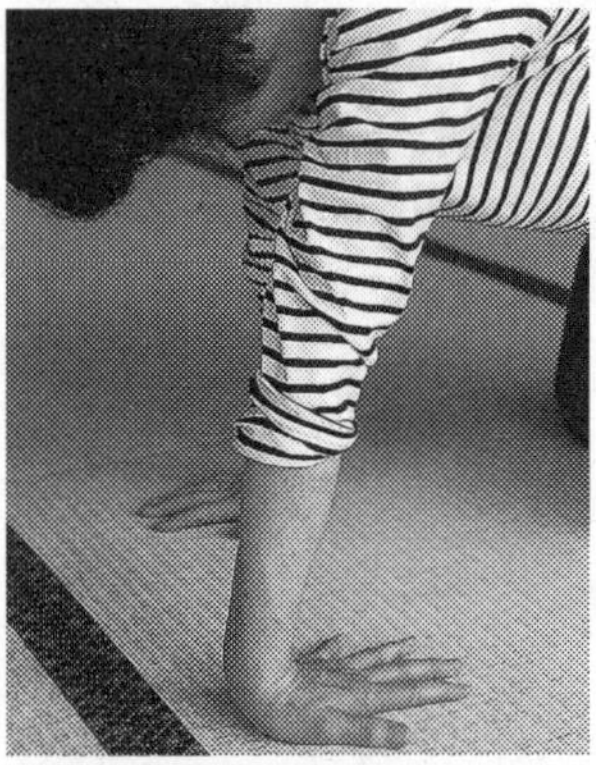

手首内側の加圧伸展
手指の加圧伸展の状態で、指だけでなく手のひらごと床にぺたんとつける。そのまま、腰を少しずつ後ろに引いてゆく。手は片方ずつ行なう。手首から腕にかけてジンワリとした痛みが生まれる。もう少し腰を後ろに引けるかな、ここまでかなと腕と相談しながらやってみる。手の甲にかかる圧力もジンワリと気持ちが良い

長時間の仕事で張りができたとき

大潟村の田んぼは大きい。一戸あたりの農地面積は、一五ha以上ある。芹田妙子さんの田んぼでは今年、欠株が目立ったので三日間も補植に歩いた。腰に苗をつけ、左手に苗を持ち、右手で植えていく。身体をくの字に曲げて一日前かがみの姿勢だ。

田仕事が落ち着いた今時期は地這いメロンのわき芽かき。中腰のまま、立ち上がることなく、株から株へと身体を移していく。「農家は同じ姿勢で長時間っていう仕事が多いのよ」と芹田さんはいう。

身体のあちらこちらに突っ張ったようなこりができる。こりだけでなく、身体の歪《ゆが》みも大きくなっていくそうだ。仕事をしても疲れにくくなっていく。

自力整体では徐々に刺激を受け取り、痛みを感じる部分に意識を集中し、呼吸はゆっくり長く力強く行なう。がんばりすぎないのもこつという。

芹田さんは中腰で腰が痛くなったとき、立ち上がって「ひざこすり」をする。この動きで腰のあたりにある仙腸関節のズレを直し、こりがひどくならないようにするためだ。

一日が終わると、「ひざこすり」でだいぶんやわらいでいるものの、腰、太もも、足の裏といった下半身がパンパンに張っている。「ここは平地だからまだいいけど、畑が斜面の人は足で踏ん張らなければならないから、もっときついはず」。姿勢に無理があればあるほど身体が歪み、それだけこりもひどくなるのだ。

同じ姿勢で長時間仕事を続けて起こる下半身のこりと歪みを直す動きを教えていただいた。でも、その前に小手調べ。下半身の歪みを自分の目で見てみよう。

身体の歪みが見える「親指ほぐし」

両足のかかとをあわせて手前にひき、ひざを左右にひらく。いわゆる合蹠《がっせき》という姿勢をとる。左右それぞれの足の親指を手で握り、外回りにゆっくりまわす。まわしているうちに股関節《こかんせつ》がやわらかくなり、持ち上がっていたひざが下りてゆく。股関節がやわらかくなると足腰が強くなり、それだけこりが起こりにくくなるのだそうだ。「親指ほぐし」は正式には「外反母趾矯正マッサージ」という。

私は合蹠《がっせき》をすると、自分の目から見てもわかるくらい左足が上がっている。合わせたかかとも身体からずっと離れている。しかし、何も考えずに親指をまわし続けると、だんだん左足が下がってくる。かかとも近づいてくる。何回と数えてないので、ラジオを聞きながら、この曲が終わるまでとかを目安にやる。

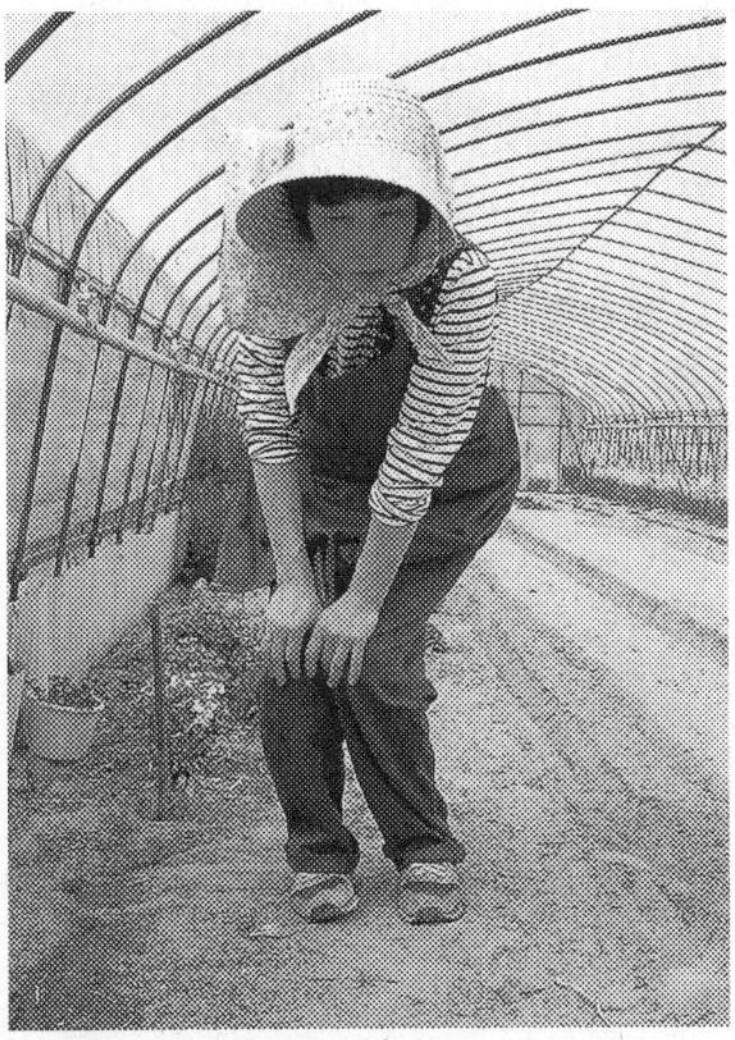

ひざこすり

ひざの内側をつけて交互にこすり、骨盤を動かす感じで腰を左右に揺らす。仙腸関節のズレを直し、こりがやわらぐ

親指ほぐし

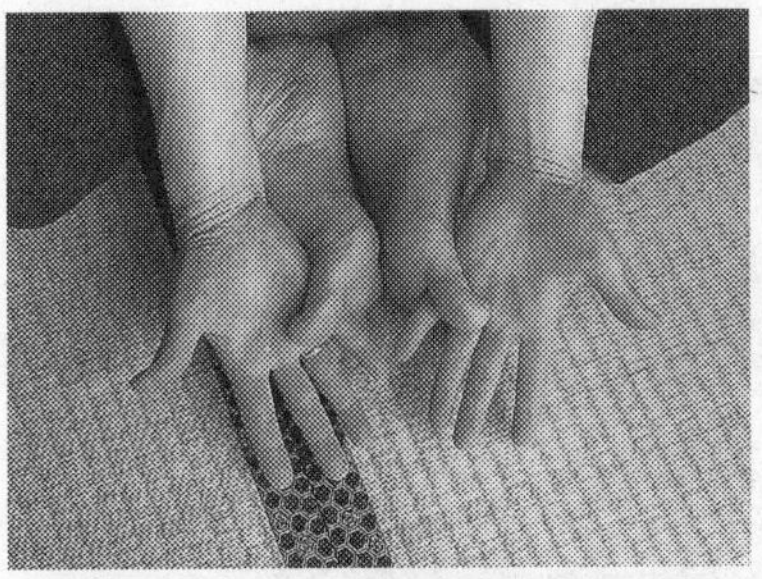

「がっせき」の姿勢をとり、左右それぞれの足の親指を手で握る

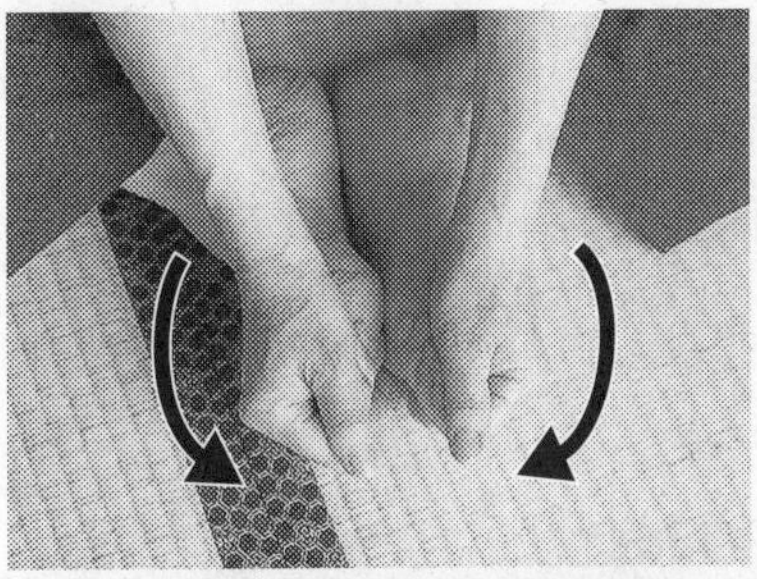

握った親指を外回りにゆっくりまわす

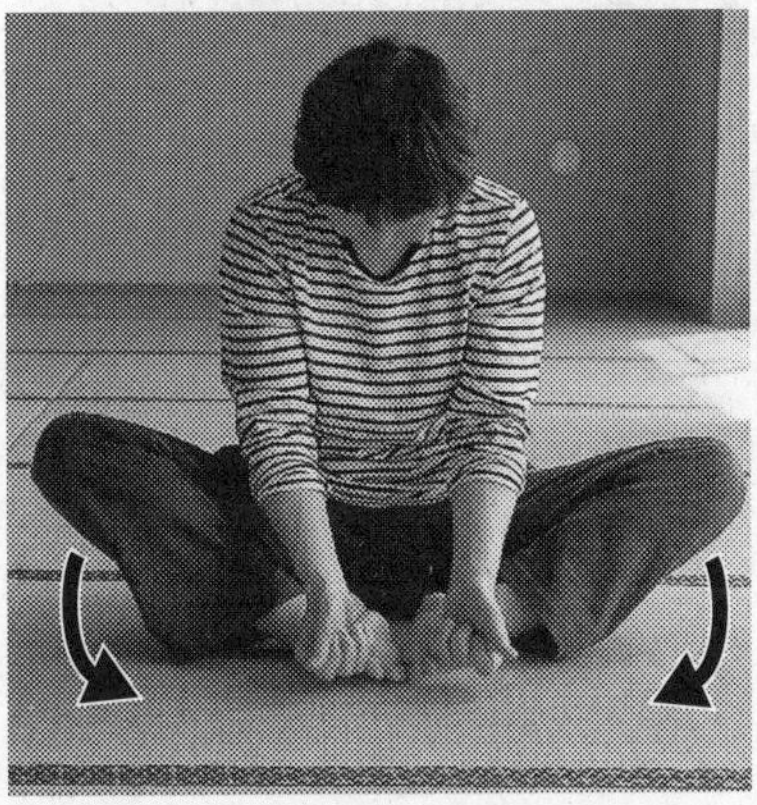

股関節がやわらかくなり、左右のひざが下りてゆく

なんでもない動きだが「足の親指から身体を思っているのだな」という気になってくる。昼間のざわざわした気分も落ち着いてくる。

芹田さんによると、合蹠の姿勢で「親指ほぐし」をして、持ち上がったひざがなかなか下りなければ仙腸関節が開いている証拠だという。左右どちらかが上がったままなら、そちらの仙腸関節が開いている。自力整体では仙腸関節の開き＝歪みが、身体のすべての歪み、こりの源と考える。

普段から正しい姿勢でよく歩く人、身体を鍛えている人は仙腸関節が締まっているので「親指ほぐし」でひざが下りていく。身体がやわらかい人は両ひざが床にペタンとついてしまう。歩き方がおかしい人、正座などでO脚になっている人はひざが下りない。一般に横座りする女の人より、あぐらをかく男の人のほうがひざがよく下りるという。

腰がホカホカ「おやすみ前体操」

さて、下半身の歪みが見えたところで、次はその歪みを直す動き。正式には「伸筋、屈筋の調整と骨盤のねじれ直し」といい、「疲れていてもこれだけはやる」というお母さんたちが多い。足の裏の筋が伸びて気持ちよいし、骨盤のあたりがホカホカして血行がよくなっていくのもわかる。布団の上でやってそのまま「おやすみ」。気分がリラックスしてよく眠れるそうだ。

そして何よりもこの動き、美容効果があるのだ。身体を雑巾みたいにねじるので、腰のまわりの肉がとれ、ウエストが締まって細く

おやすみ前体操

—両足一緒に—

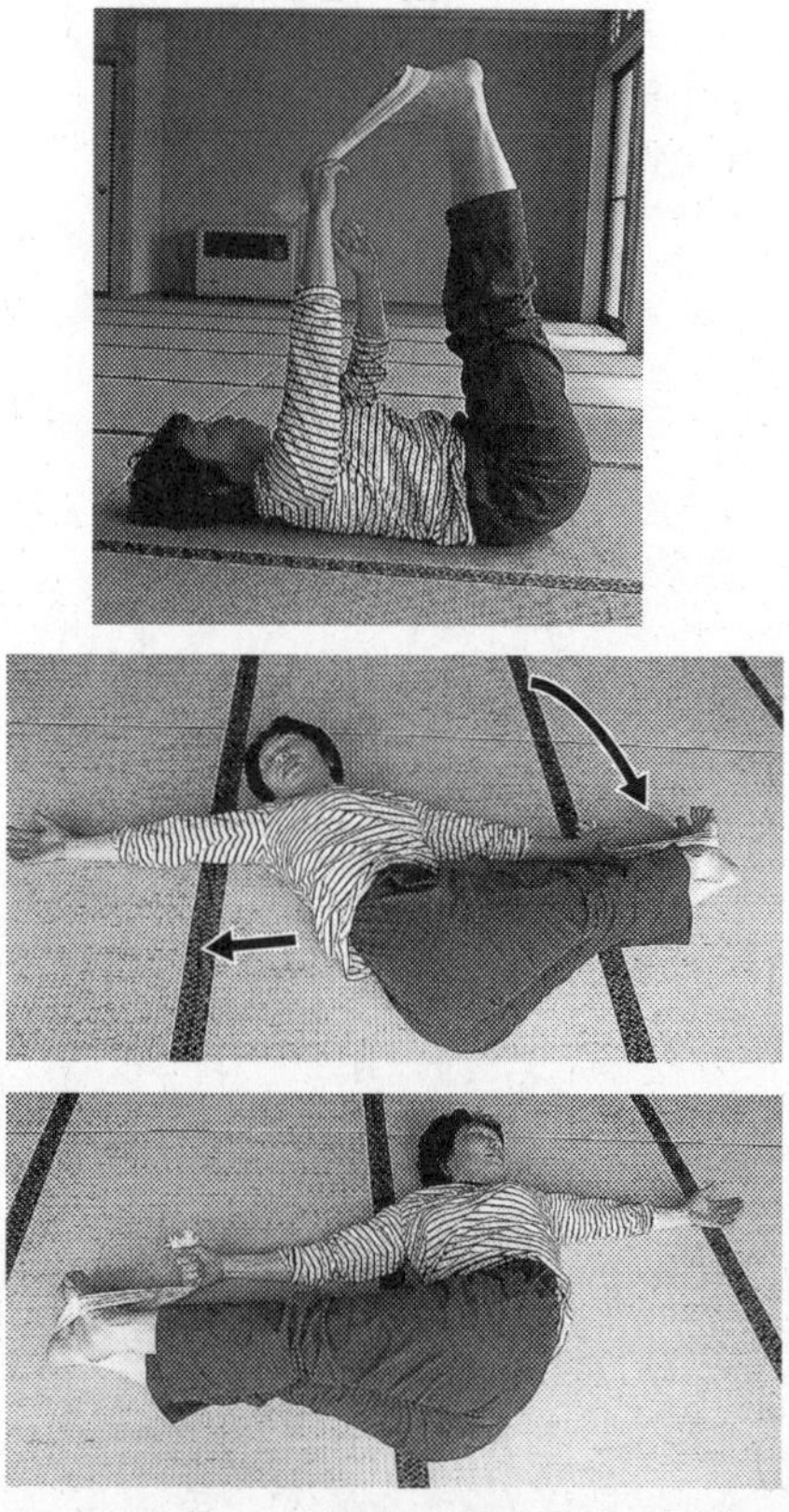

タオルを使って両方の足を上に伸ばす（上）。ため息をつくような感じで息を何回か吐きながら、伸ばした足をゆっくりと倒していく（中）。足を倒した方向と逆方向にお腹をねじる。逆方向にも同様にやる（下）

—片足ずつ—

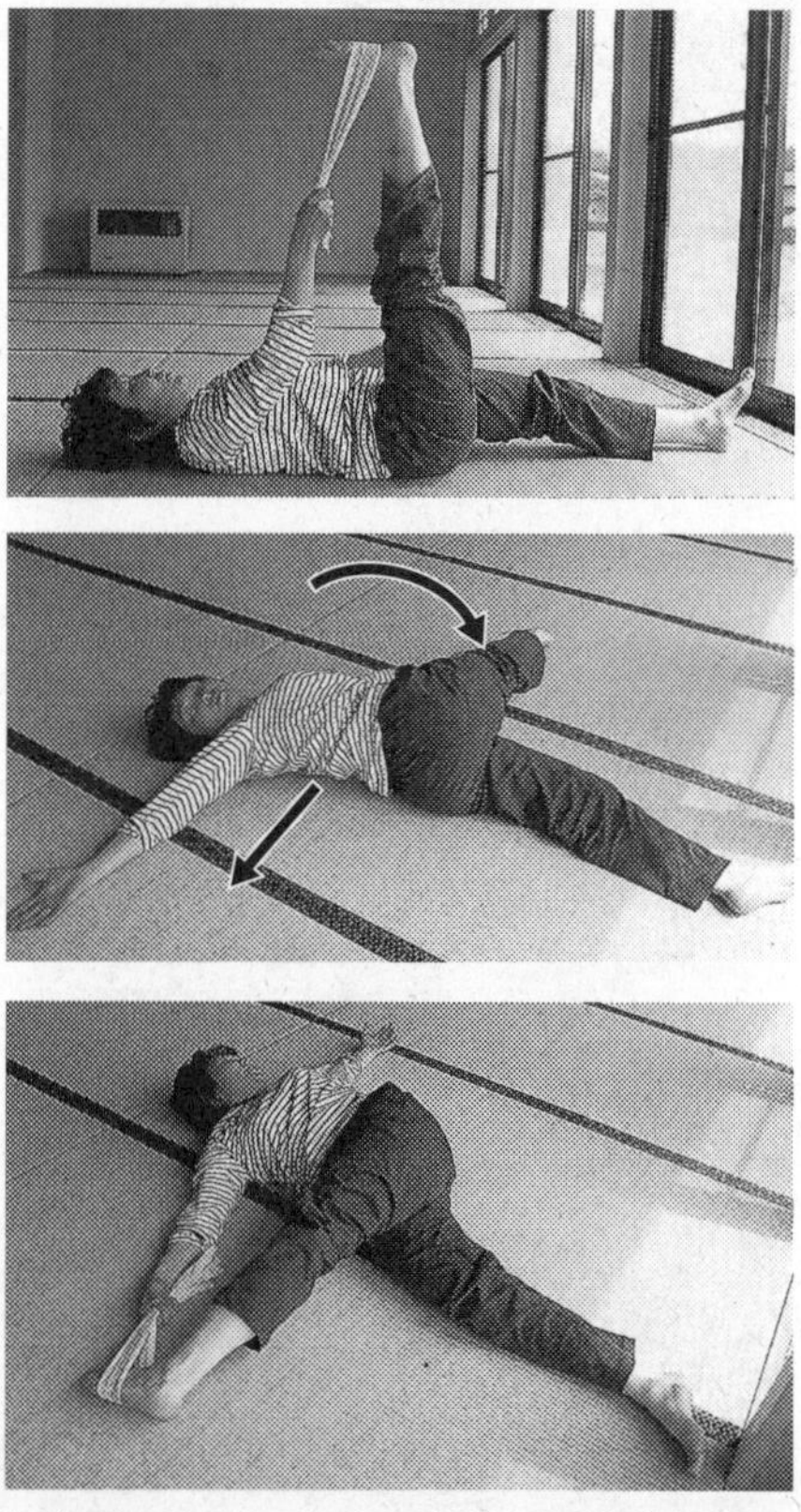

仰向けになり、タオルを使って片方の足を上に伸ばす（上）。ため息をつくような感じで息を何回か吐きながら、伸ばした足をゆっくりと身体の反対側に倒していく。足を倒した方向と逆方向にお腹をねじる（中）。もう片方の足も同様にやる（下）

なる。垂れたお尻もプクッとなるのでヒップアップにもなる。「身体はゆるみや歪みを直してやれば自然と美しくなる。食べ過ぎなければ無理なダイエットも必要ない」という。

タオルを使って左足を伸ばす。左足を天井に高く上げているだけでも、ひざの後ろが伸びて気持ちが良い。左足をゆっくりと右側に倒していく。足を倒すとき、ハァーとため息をつくような感じで何回か息を吐く。何回か息を吐くことで筋肉がゆるんでいくそうだ。

私は左足を倒したとき、腰のあたりに痛みを感じ、左肩が畳からうんと上がってしまった。タオルをゆるめ、だましだまし身体に聞きながらもう一度やる。最初に骨盤のあたりが気持ちよくなり、お尻、太ももの後ろ側、ふくらはぎと順に気持ちよくなってゆく。腰からお尻全体にかけて暖かくなってゆくのがわかる。

足を上げてひざを伸ばしたときのタオルの長さがポイントという。みんなでこの動きをやっていると、よく「イテッ、イテッ」という男の人の声が聞こえてくる。男の人は我慢して無理しがちなので要注意。無理をしたまま足を倒すと体がこわばり、呼吸もままならなくなる。痛みを感じたら、身体と相談しながら、タオルの長さを調節して足の高さと角度を整えていく。動きはゆっくり、気持ちを集中することが大切。身体がやわらかい人は、タオルを使わずに手で直接足の指をつかんでやれるそうだ。

朝、目が覚めたら「仰向けひざ倒し」

この動きは布団の上で寝たまま、半分眠った状態でボーッとしていてもできる。どんなにだるい朝でも、腰が軽くなり、気持ちよく起きられるようになる。「仰向けひざ倒し」は「四つん這い体まわし」などとともに自力整体の準備体操でもある。この動きから「おやすみ前体操」などの動きへと移っていける。

息を吐きながらゆっくりとひざを倒す。息を吸いながらゆっくりとひざを戻す。繰り返しているうちに、家族の誰かが起きてくる音が聞こえてくる。不思議と目が覚めてきて、「さて、今日の段取りは…」なんて考えるころにはすっかり身体も起きている。そういえば腰が柔らかくなっている。背中の張りも感

仰向けひざ倒し

仰向けに寝たまま、両ひざを立てる。左右の足は肩幅くらいに開き、両手は身体と直角に左右に伸ばす

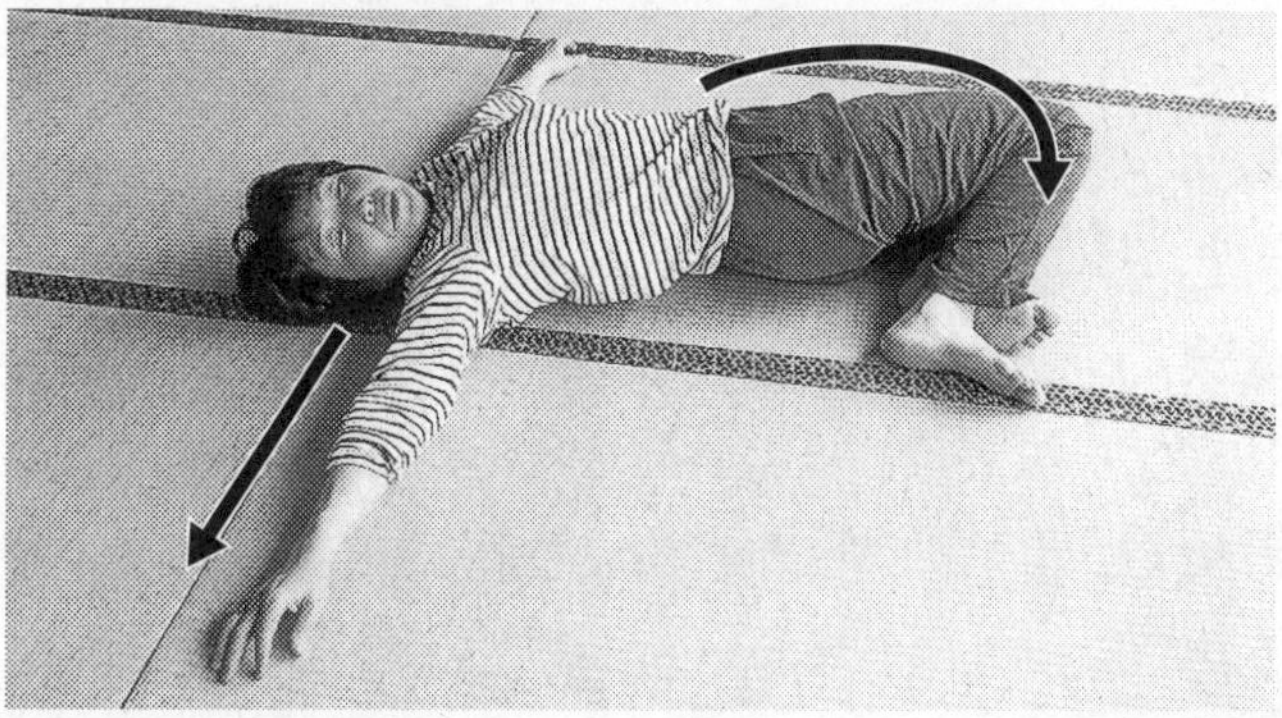

息を吐きながら、両方のひざを左側にたおし、左ひざを床に押し付ける。その時、顔は右側に向ける。それから、息を吸いながら両ひざと顔をそれぞれもとに戻す

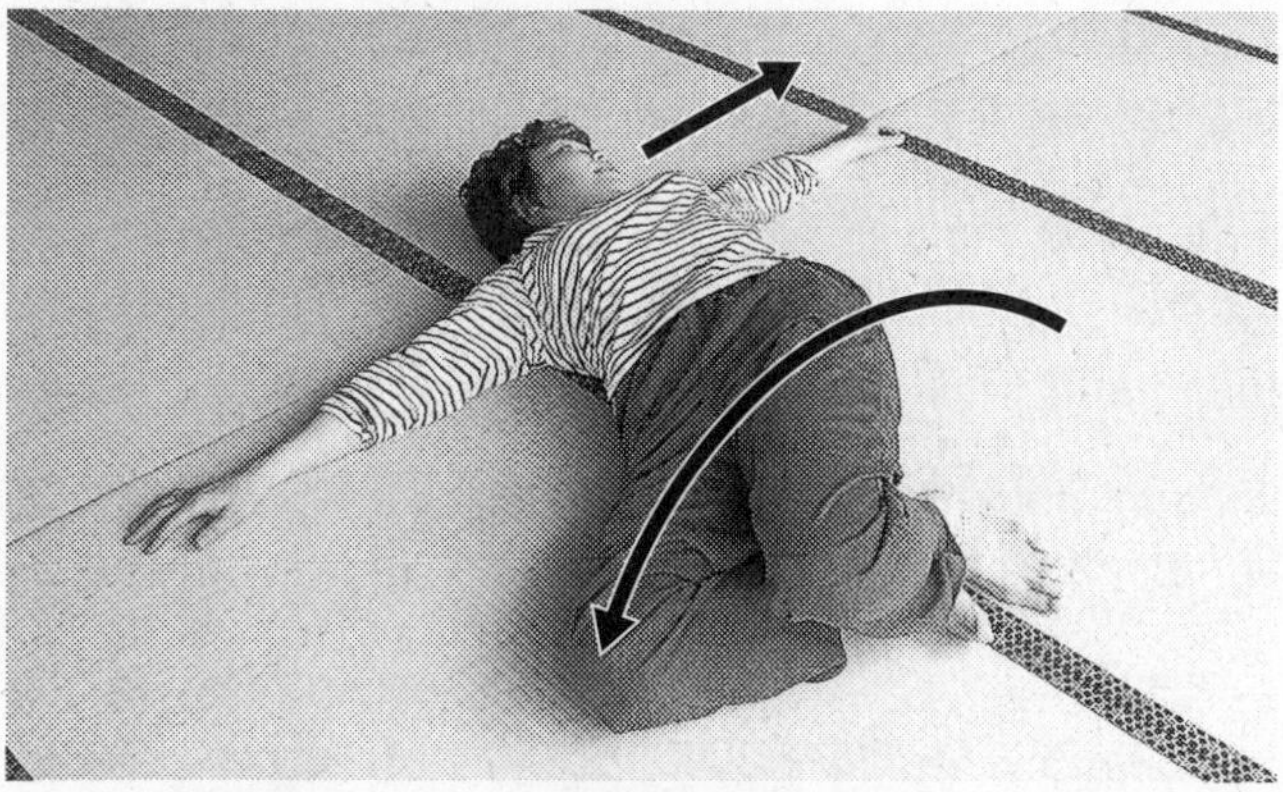

同じように右側にひざを倒し、顔を左側に向ける。ゆっくりと左右30〜50回やる

じなくなってる。

倒したひざが床につかない人は倒せるところまでで良いそうだ。無理せず気持ちよくやること。倒す回数や時間も自分が気持ちよく起きられるまで。ウエストを細くしたい人は五〇回でも一〇〇回でもどうぞ。毎日続けることで効果が高くなる。

朝、「よし、やるぞ！」の一念発起でやる動きじゃなくて、何となく動いてるうちに「今日も頑張るぞ！」になる、そんな動き。私にピッタリだ。

夜、寝る前に「ひじ関節ほぐし、三角筋伸ばし」

この動きは、肩から首にかけてのこりがほぐれるほか、目・鼻・耳の不調、頭痛などの症状も和らげる。指圧・マッサージの効果もある。「その日のこりはその日のうちにとる。お顔の手入れも毎晩するでしょう。それと同じよ」という。

最初はちょっと難しそうだけど、覚えてしまえば簡単。効き目もよくわかる動きだ。慣れてきてもなるべくていねいに、少し時間をかけるつもりでやる。

ひじの曲がる部分を太ももにのせ、体重を

ひじ関節ほぐし、三角筋伸ばし

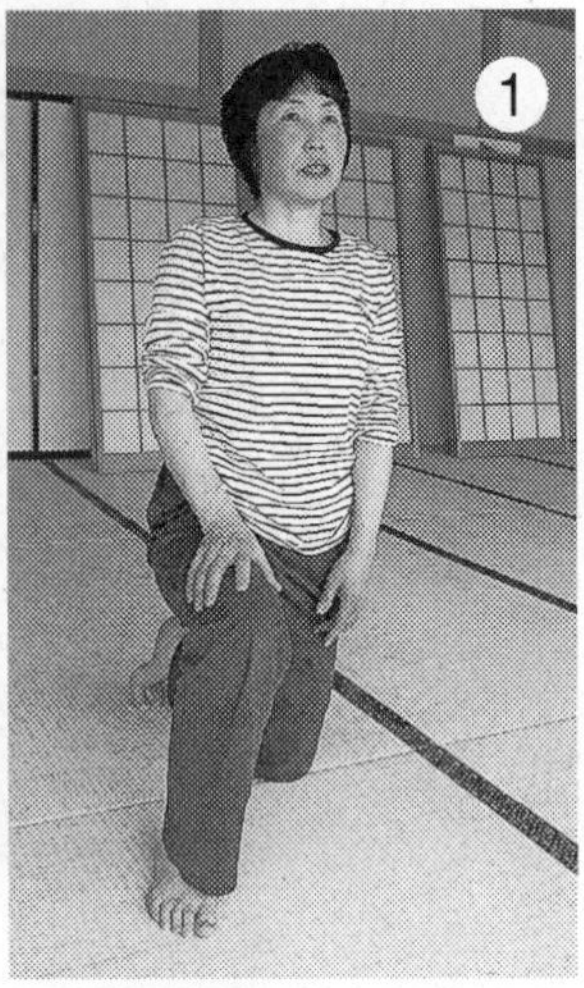

右足を前に出してひざを立て、左足を後ろに引いてひざをつき、上体を起こす

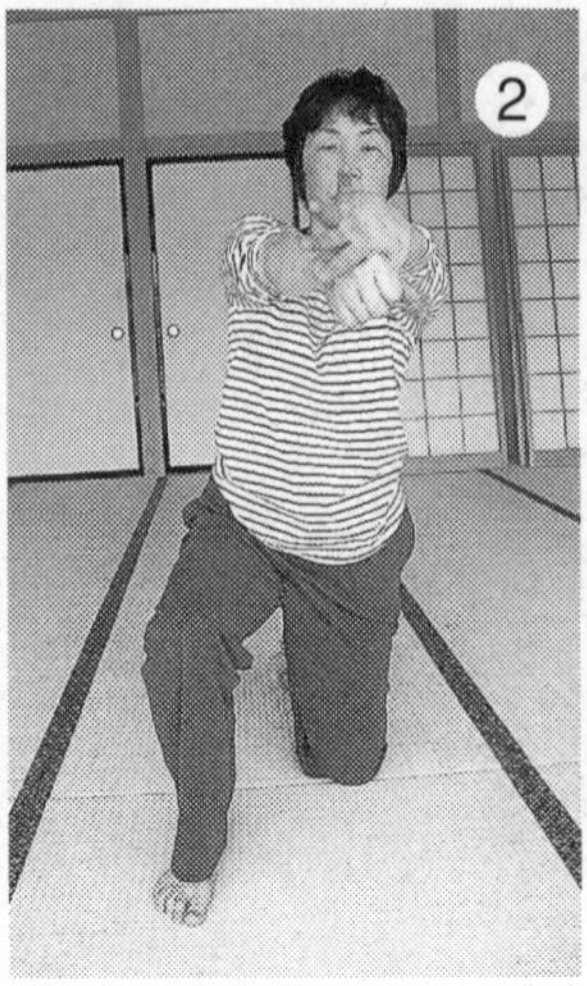

左腕を手のひらを上にして前に伸ばし、右手で左手の親指をつかむ

●指の握り方

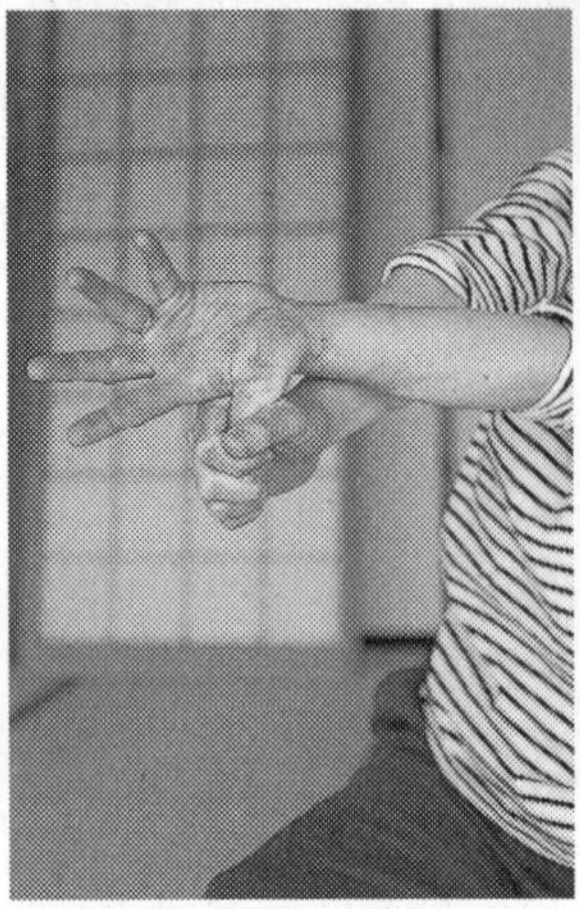
左腕の下に右腕を入れ、右手の親指と人差し指が手前になるように握る

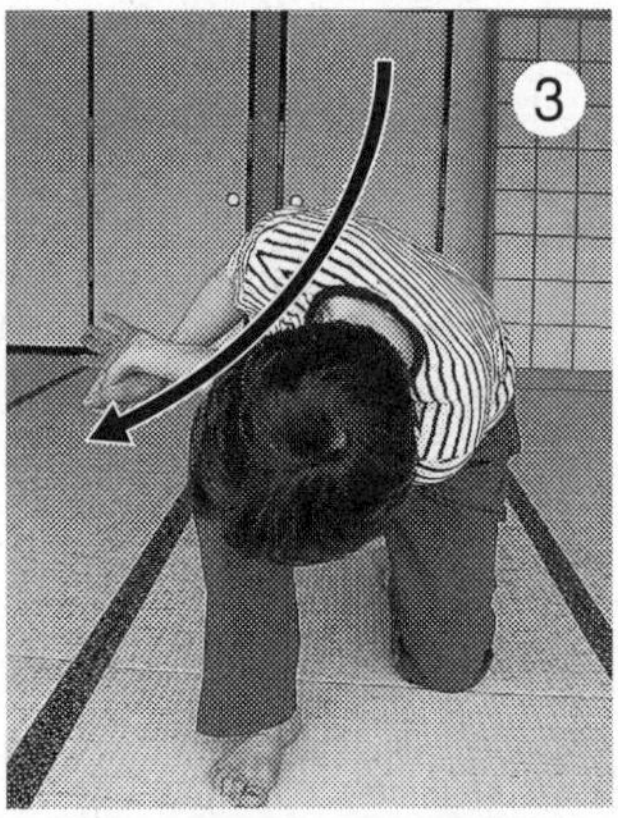

上体を倒しながら左手を右手で引いていく。この時、左腕は強くそらせ、ノの字を書くように斜め右下に引き寄せる

●横から見ると

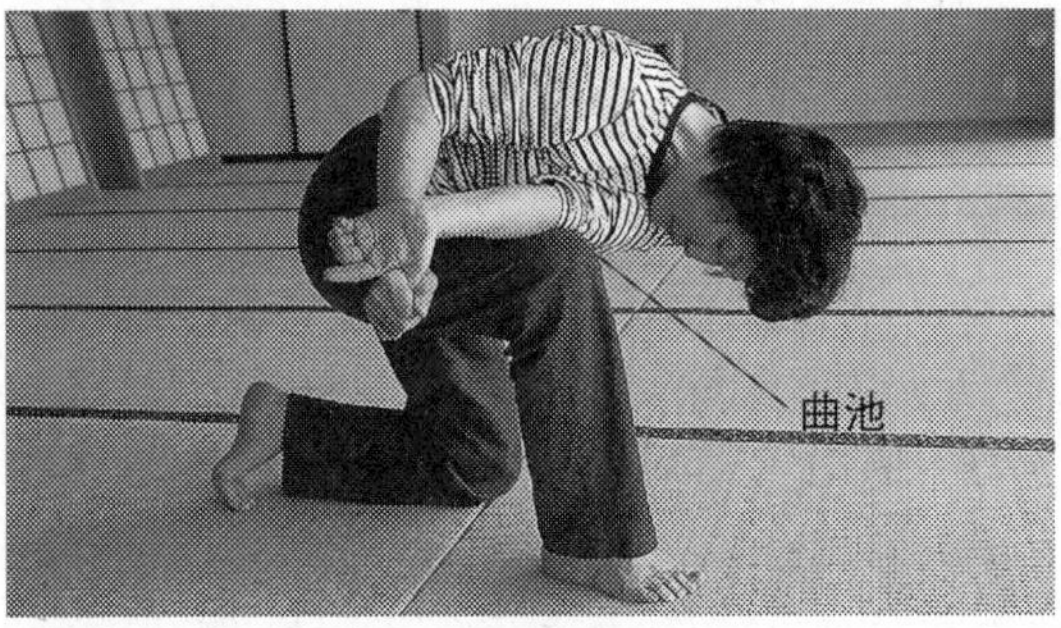

右ひざの少し上の太ももに、左ひじの「曲池」（ひじを伸ばすとできるシワの先端にあるツボ）が当たるように位置を調節する。息を吐きながら上体の重みをかけ、左の肩をできるだけ床のほうに下げていく

④ 気持ちよくなって何も感じなくなったら、左手の親指をつかんでいた右手を離し、右足の太ももの上に右手を置き、右手で支えながら上体を左側にねじるようにゆっくりと起こす。右腕も同じ要領で行なう

かけてゆくと、徐々に腕の付け根、首の後ろに刺激が伝わってくる。太ももをクッションにし、自分の上体の重みで「曲池《きょくち》」を指圧、マッサージ。ジーンと気持ちがよい。上体を倒すときは頭の重さで首すじが伸びるような感じ。上体を起こすと肩から背中や首にかけてすっきり、目がぱっちり開いて意識もしゃんとする。

　ポイントは上体を倒したときに無理をしないこと。重みをかけたりゆるめたりで痛みがそれぞれ違う。その痛みを感じながら力を入れる。自分自身に聞ききながらやるのが自力整体の基本。また、終わりの動作もなるべくゆっくりやるのがこつ。ゆっくりもとにもどしていくと手の先にまで血液が流れてゆくのがよくわかる。

腕が上がらないときは「腕もみほぐし」

芹田妙子さんのお姑さん、キワ子さんは七〇歳。自力整体に熱心で、今や自分で組み合わせを考えてできるほどに上達した。とにかく元気なキワ子さん、めったに仕事がきついと思わないそうだ。二反歩の畑で野菜をつくり、一部加工したりして村の産直センターに出している。畑におじゃましたときも、せっせと赤かぶの種をまいていた。整然と手入れが行きとどいている畑で、野菜が元気に育っている。

　そんなキワ子さんだが、ある夜、食事中に突然右腕が上がらなくなり、茶碗がもてなくなった。上腕部が痛むらしい。その日は一日中、鍬《くわ》をもって草刈りしていたが、そのためだろうか。一緒に食事をしていた妙子さんが、キワ子さんをうつ伏せに寝かして「腕もみほぐし」を始めた。

　腕もみほぐしが終わったら嘘のように痛みが消えていた。腕が上がらなくなったのは後にも先にもその夜だけだったが、キワ子さんも「これには驚いた」そうだ。自力整体は一人でやるのが基本だが、その原理を応用して二人でやる動きもある。一人でやるのは面倒だという人、誰かにやってあげたいという人は試してみたらいい。

腕もみほぐし

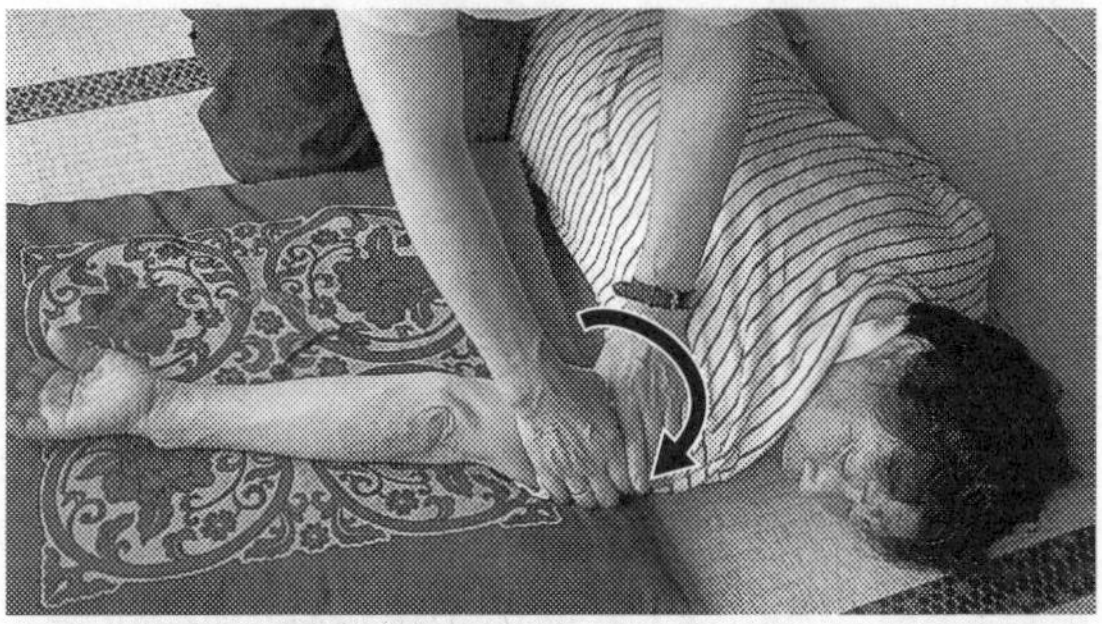

うつ伏せに寝かしたら痛いほうの腕を真横に伸ばす。手当てする人は痛いほうの腕と身体の間に座り、まず肩口のところを両手（順手）で握る。両手で強く握りながら、腕の向こう側へ向こう側へと、ギュウッと絞り込んでゆく。ゆっくり絞り込み、ゆっくりもとに戻す

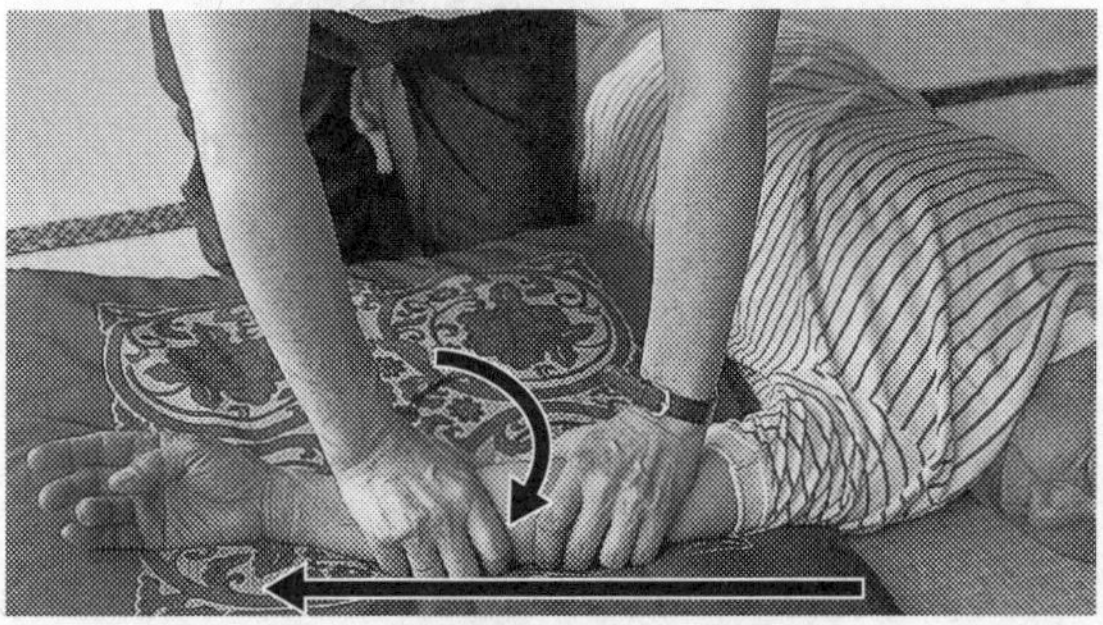

ギュウッを、肩口から手首のほうに位置をずらしながら繰り返していく。ただし、位置をずらすときは、肩口のほうの手は握ったまま、手首のほうの手をずらして握り、肩口のほうの手をずらして握るという具合に進めていく

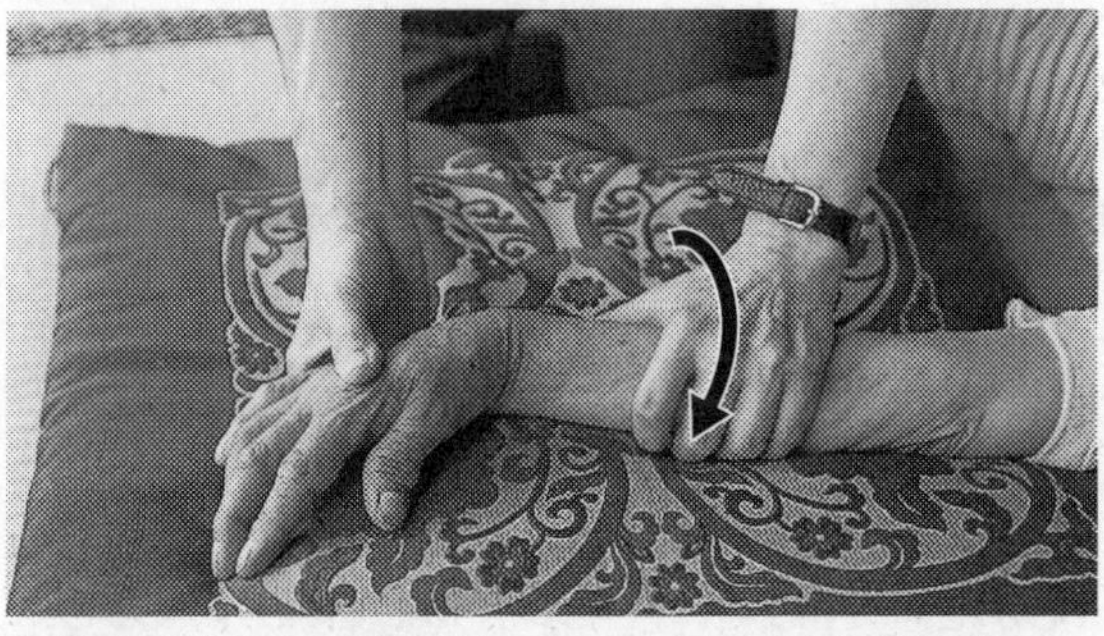

手首まできたら手を添え、肩口のほうの手で絞り込む

この腕もみほぐしと同じような効果があって、一人でやれる動きを紹介しよう。

腕、肩、首が気持ちよくなる「腕わき伸ばし」

「これからの季節、稲刈りが始まると忙しくなるのよ。機械がみんなやってくれるっていっても、いろいろ手仕事があるのよね。コンバイン入れるのに田んぼの隅を刈ったり、倒れた稲を起こしたり」。今年は何俵とれる

腕わき（外腕）伸ばし

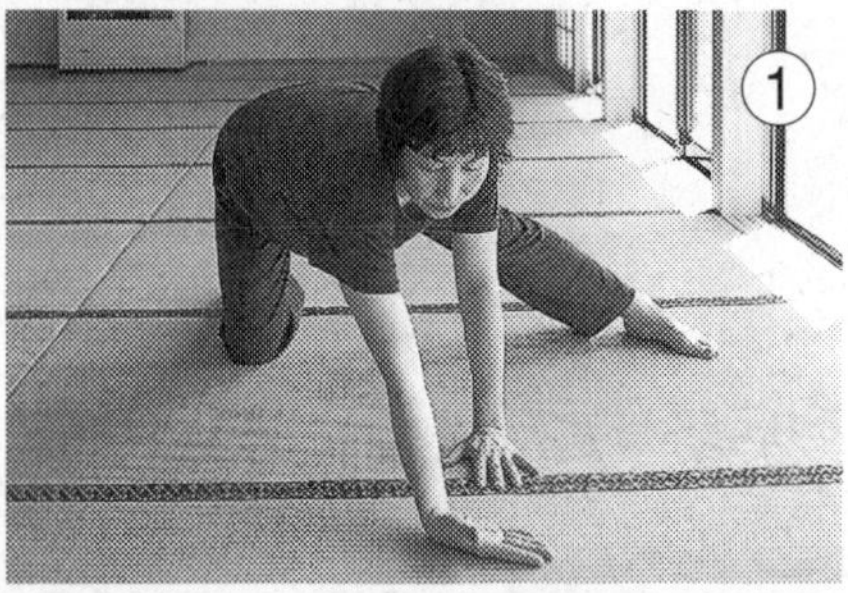

四つん這いになり、右ひざに重心を置き、左足を真横に伸ばしてつま先をつける。右腕を手の平を上にして前に伸ばし、左腕で身体を支えながら、上体をおろしていく

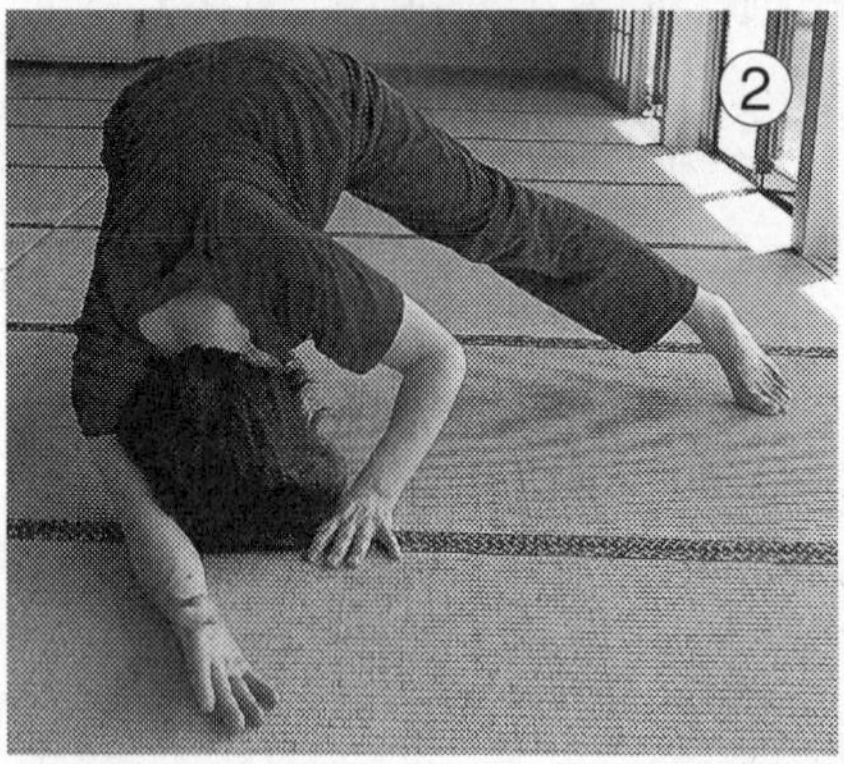

上体をおろすとき、顔を左に向けて天井を見ながら、ゆっくりと手と手の間の床に右のこめかみをつける。体重を右の肋骨にかけると肋骨が伸びてゆくのがわかる。肩が痛くなる人は体重が肋骨にかかっていないのでやり直す

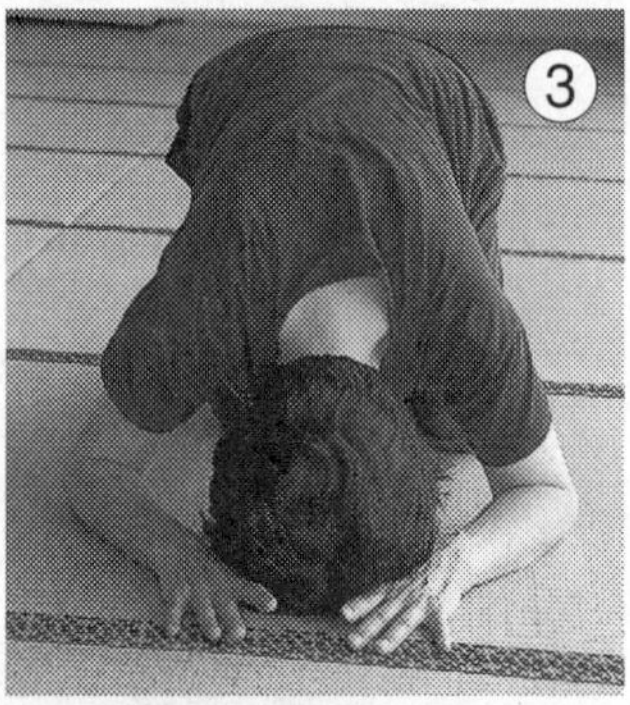

しばらくして気持ち良さを感じなくなったら、伸ばしていた左足をもとに戻し、上半身を手前に引いて両手で三角形をつくり、その間に顔を埋めて休憩する。左腕も同じように行なう

腕わき（内腕）伸ばし

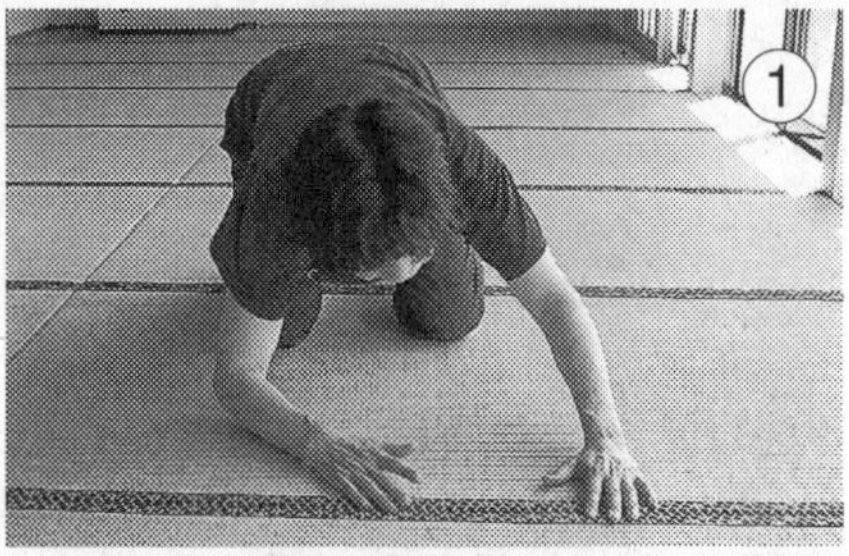

四つん這いになり、左腕を斜め前に伸ばす

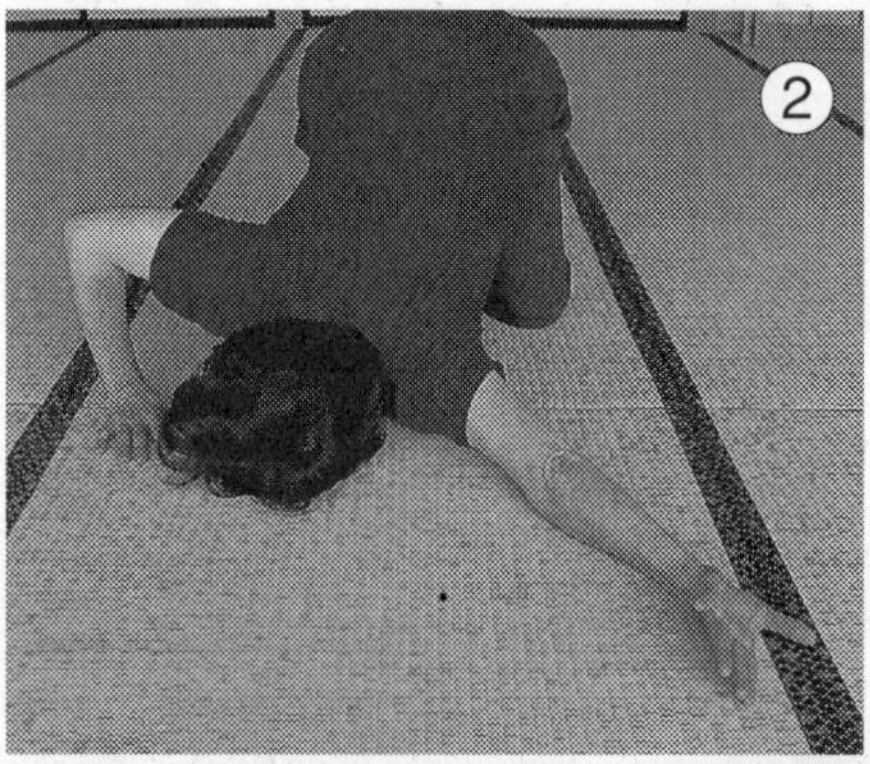

手首を時計回りにねじり、親指と人差し指の股を床につける（小指は天井を向いている）。頭を床につけ、顔を右に向け、左肩を床につける。この時、反対側の右腕のひじを立て、手の平で床を押すと、左肩が床につきやすくなる。太ももは床に垂直に立てたままにしておく。これを意識しないとお尻が足の上に座ってしまい、効果がなくなる。また、伸ばした左手は身体に近づけるほどラクになり、前に出すほどキツくなる。自分の身体に聞きながら「痛くてもうだめ」と思う一歩手前の角度とする

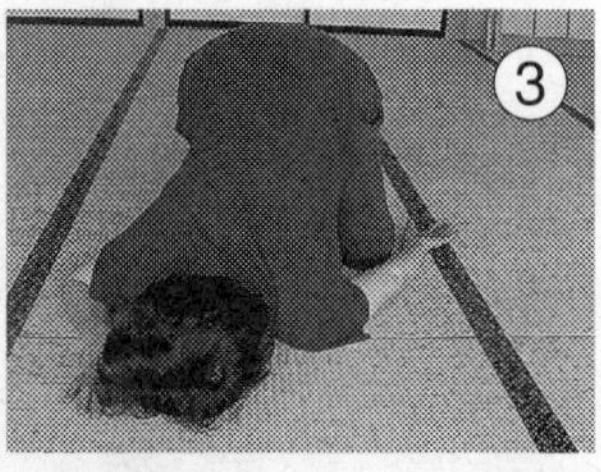

20秒くらいやったら、左手を大きく回転させながら足にもってくる。右腕も同じように行なう

かな、なんて考えながらやる仕事は楽しいものだが、いつもより気が張ってるからか、肩から腕にかけてこりができるそうだ。

「まず、便秘と肩こりがなければ一日中気持ちいい（笑）。便秘はともかく、肩こりはとれるから、この体操を覚えておくといいわ」。年中肩こりに悩んでいる私には嬉しい体操だ。

外わき伸ばしは意外に簡単で、難なくクリア。身体の右側から右腕の外側にかけて一直線に伸びていくようで気持ちが良かった。問題は次の内わき伸ばし。頭を床につけようとするやいなや首に痛みが走った。肩を床につけても、とにかく首が痛くて痛くて、腕の内わきに意識がいくどころじゃない。妙子さんは実に気持ち良さそうにしているのに…。

見かねた妙子さんが教えてくれた通り、腕を少し身体に近づけ、具合の良いところでジッとしてみた。左右二回ほど繰り返したら、あら不思議、首の痛みを感じなくなってしまった。

首の痛みは肩こりからきていたのかな。肩こりはわきのちぢみから起こるそうだ。肩は揉むのではなく、わきのちぢみを伸ばしてやれば首の痛みまでとれる。腕わき伸ばしは頭の後ろが重いとき、目が疲れたときにも良いそうだ。こつをつかめば難しくない。何回か練習して自分のものにしよう。

「座って」疲れをとる

芹田さんのところでは、十月上旬から豆の収穫が始まる。六haもの畑を黄大豆、青大豆、黒大豆、小豆の順に一条刈りのバインダーで刈ってゆく。刈り終えたら豆束の運び出しで何度も畑の中を往復する。作業中、刈株に足を取られそうになっては、下半身に力が入る。仕事が終わると腰も足もだるくなっている。座敷に上がって「やれやれ」と座る。

座る。一日に何度もやってるこの動き、「今、私は座ってる」なんて意識する人はまずいないだろう。でも、「座り方で体の歪みがわかる」そうだ。お釈迦様だって座って悟りを開いたというから、けっこう大切な姿勢だったりする。

稲刈りや豆つみなど、収穫作業の疲れを「座って」とる動きを教えていただいた。いつも何気なくやっている「座る」も、意識して「座れ」ば自力整体になるのだ。

骨盤の開きもわかる「正座」

ふだん私達がやっている座り方は足の間にお尻が入ってしまう「割り座」。自力整体では両方のかかとの内側をピタリとあわせ、その上におしりの坐骨をのせる「金剛座」。骨盤をしめた座り方だ。金剛座は自然とお腹が引っ込み、腰・背筋が伸び、姿勢がよくなる。二本の足に全体重がのるのではなく体重の半分、上半身を腰で支えるような感じになる。長時間座っても足がしびれない。

やってみよう。かかとを合わせ、お尻をゆっくりと下ろしてみる。すると、お尻がつく前にかかとが開き、つま先とかかとの三角の中にお尻がのってしまう。けっこう難しい。かかとが開くのは骨盤が開いているからだそうだ。

自力整体を続け、金剛座ができるようにな

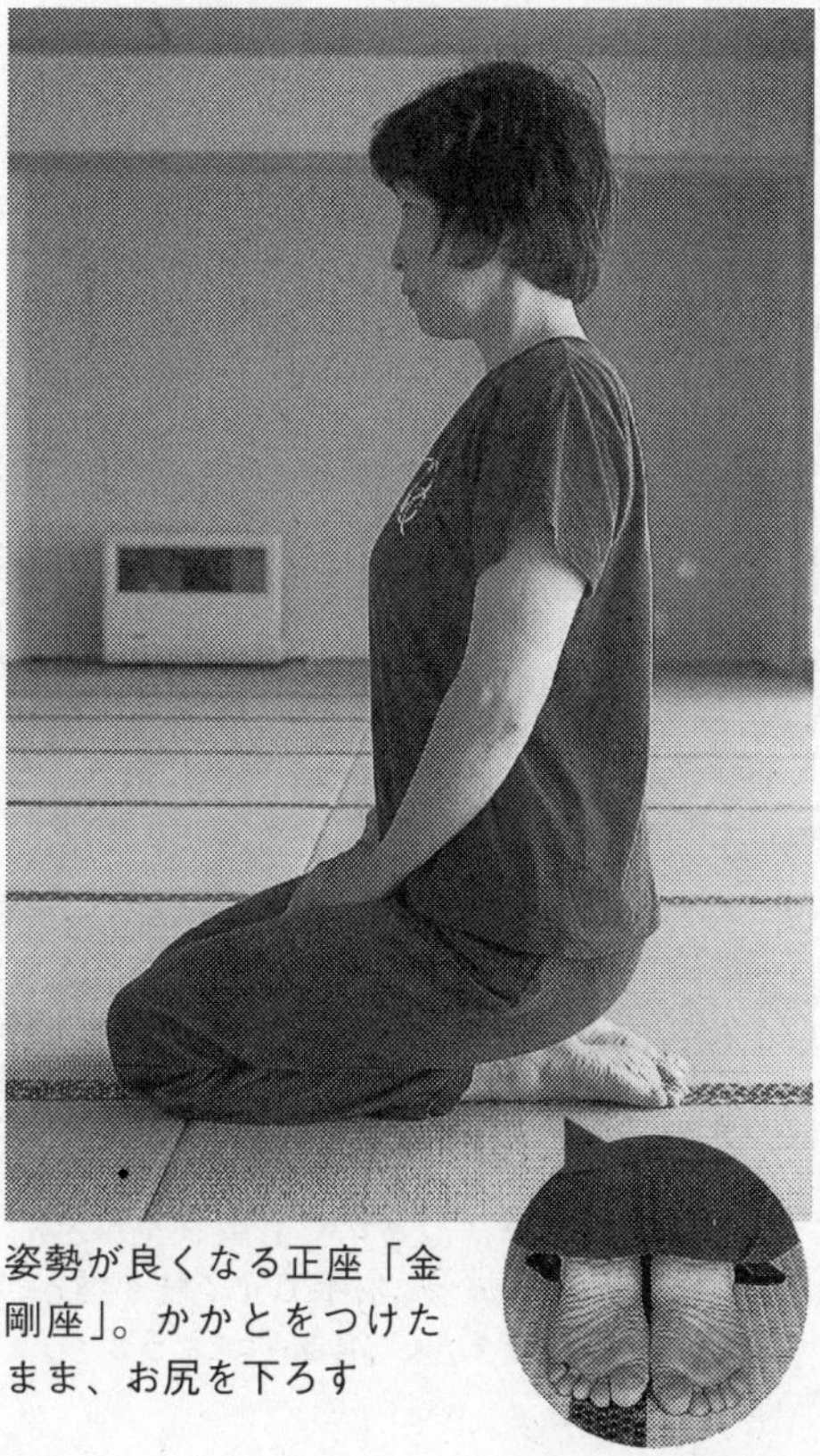

姿勢が良くなる正座「金剛座」。かかとをつけたまま、お尻を下ろす

ったら、骨盤がしまってきたなと考えてよい。妙子さんもかかとが離れないようになってきた。つい先日、葬式でお焼香を待つ間、後ろに並んだ知らない人から「姿勢がいい」と感心されたそうだ。

どうしてもかかとが離れてしまう人は、朝起きてすぐやるとよい。朝起きたときは骨盤が一番しまっている。ぴたっとかかとがつき、その上に坐骨がのったときの気持ちの良いこと。うれしくなってしまう。

「長座」からの動き

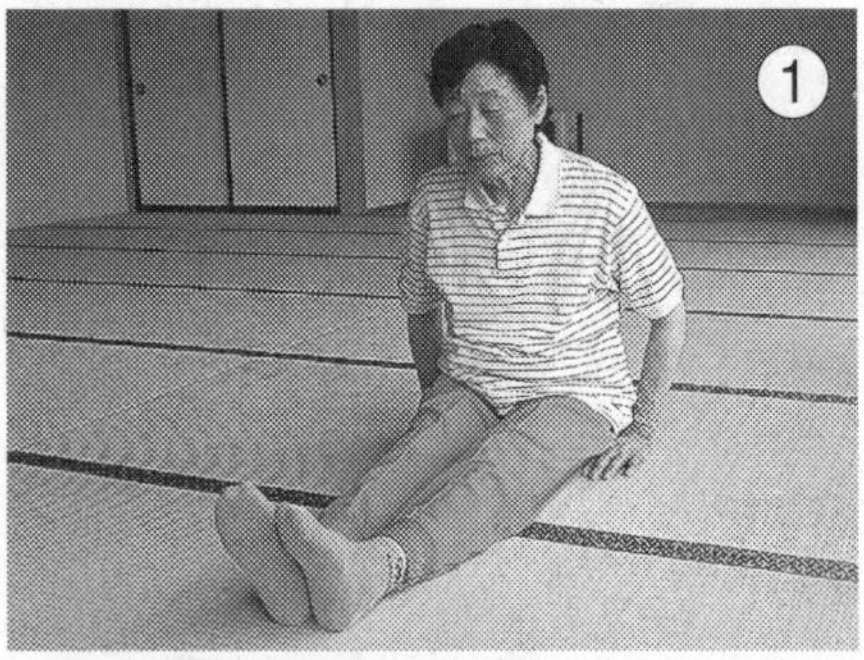

長座の姿勢をとる

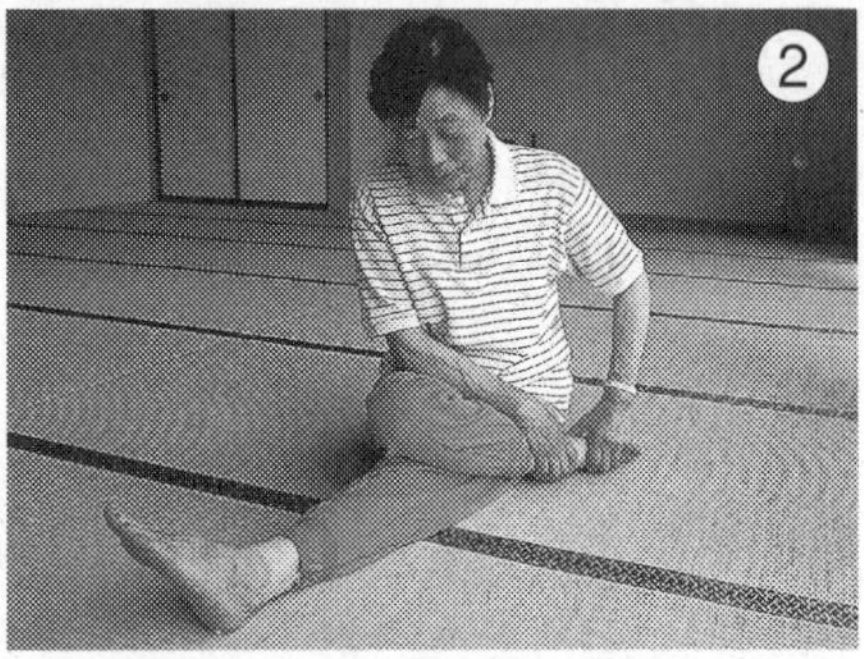

左足を伸ばし、その上に右足を乗せて右膝を曲げ、右足をぐっと左の腰のほうに引き寄せる。このとき、右太ももの甲を伸ばすように引っ張りながら、膝が上下に重なってくっつくように上から押し付ける

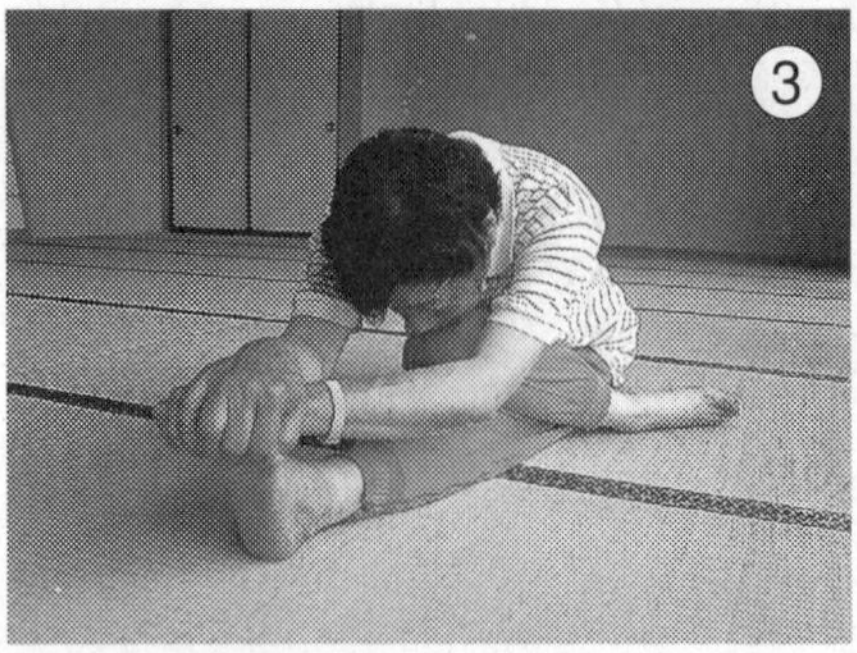

体を少しずつ前に倒してゆく。ここまででもよいが、さらにできれば…

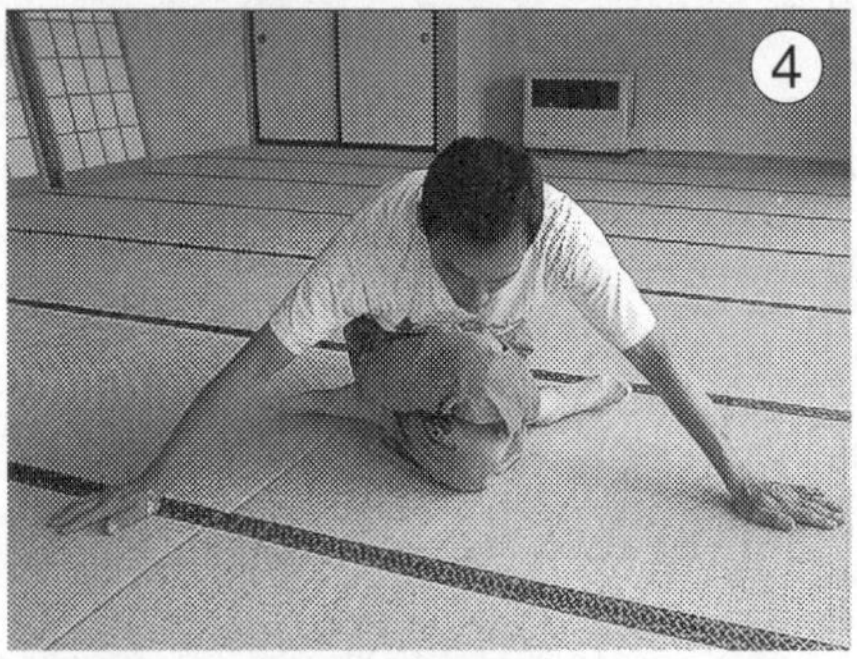

伸ばしていた左足を右側にたたんでゆき、体の前で折った左右の膝を重ね合わせる。体を前かがみにして顎で膝を押し、なるべく両膝をくっつけるようにする。（①②③は芹田キワ子さん、④は芹田省一さん）

「立てひざ」からの動き

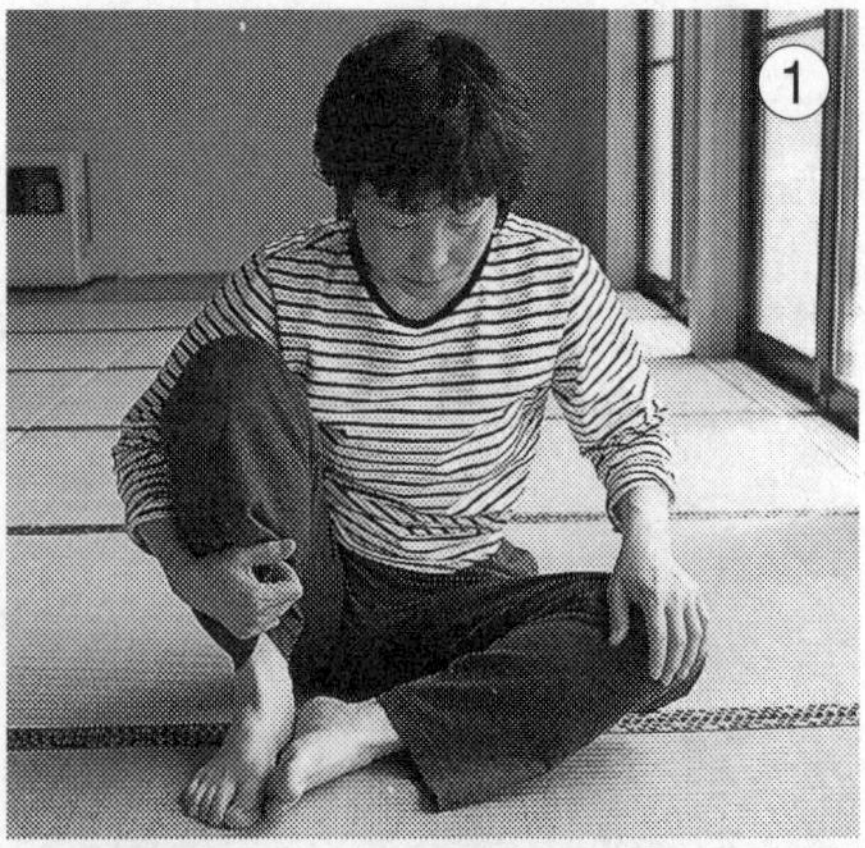

右足を立て膝にし、左足を「くの字」に曲げて床につける。なるべくお尻をかかとに近づけるようにする。右手で立て膝を抱き、左手も大きくまわして抱きかかえるようにする

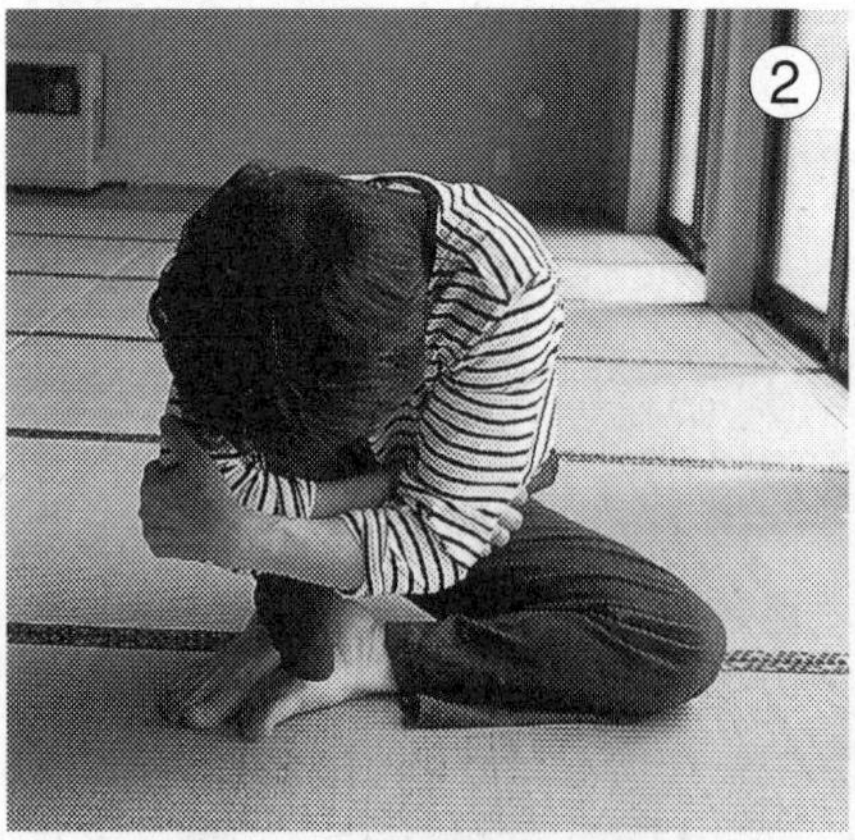

首を右に傾け、左の肩を少し持ち上げ、左のお尻で床を押す。右の頬を右の膝にあて、「ううん」と伸ばしたり揺すったりしてみる

「長座」で片ひざ引き寄せ、「立てひざ」の抱きかかえ

長座は二本の足を前に投げ出す座り方。自力整体ではこの姿勢から両足を重ねたり、体を前に倒したりする（「長座」からの動き参照）。この動きで足の外側がほぐれてゆき、刺激が腰にくる。腰とお尻のこりがとれてゆく。腰の下がぐーんと伸びて、気持ちが良い。このままの形でテレビを見ながらくつろいだりできる。なお、ひざを引き寄せたとき、ひざが上に高く上がる人ほどO脚になっているそうだ。

また、「立てひざ」からの動きもある。腰の横が伸び、肋骨と腰が開く。骨盤をしめるにはこの辺りの神経の解放が大切。

「開脚座」で脚・ひざをもみ、体をねじる

開脚座は両足を開く座り方。体をねじったり、手を足先に伸ばしたりする。

体をねじりやすいほうとねじりにくいほう、手が足先に触れるほうと触れないほうがわかる。それが左右の歪みだ。何回かやると体をねじりやすくなり、手も足先につくようになる。ただし、無理な前屈はしないこと。体の硬い人はただ座っているだけでもよい。ひざの悪い人は壁に背中をあてるか、座布団をおしりの下に敷くとよい。

この動きは、こりをほぐすだけでなく、ガニ股の矯正にもなる。「長座」と組み合わせると、より効果的に足の疲れがとれる。また、新聞を読んだり手紙を書いたりするとき、揉みほぐさなくとも、開脚で脚・ひざを床にピタリとつけるだけでも随分違う。

ただ座るだけでなく、ちょっと意識して座るだけで体の疲れがとれ、歪みが直る。ふだん何気なくやっている恰好も、少しの工夫で自力整体になる。

「開脚座」からの動き

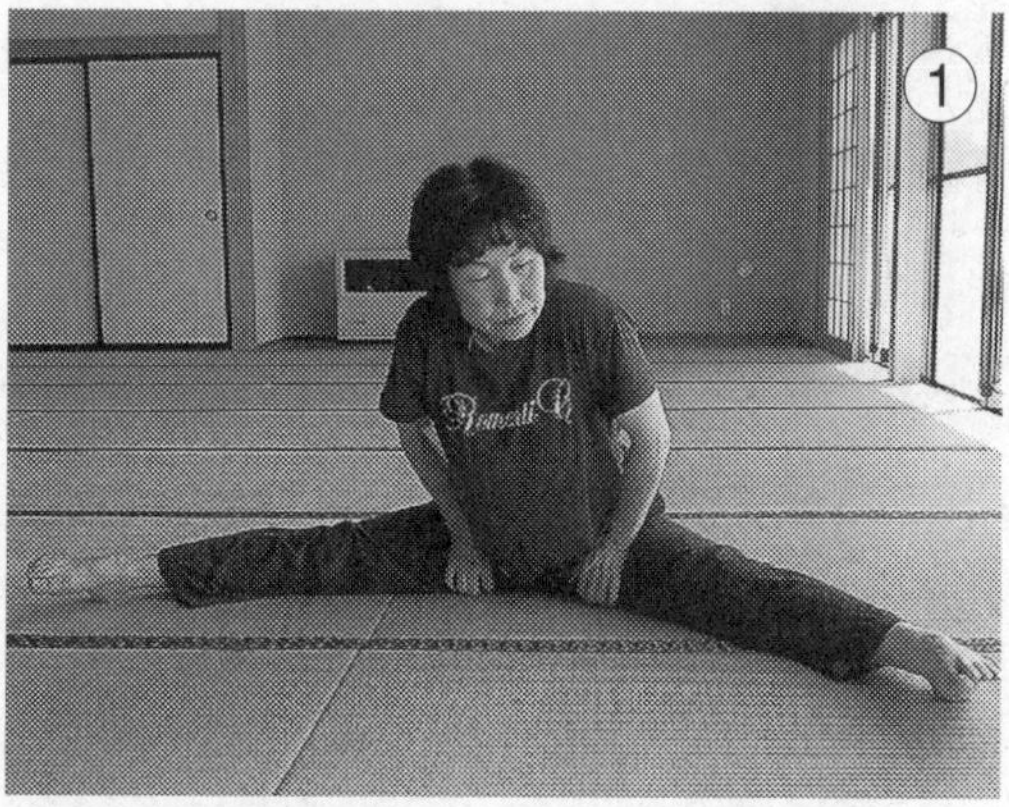

開脚座の姿勢をとる。体をやや前に傾け、伸ばした脚と膝の裏を床にピタリとつける。太ももを両手でギュウッと前にもってゆく感じでもみほぐす

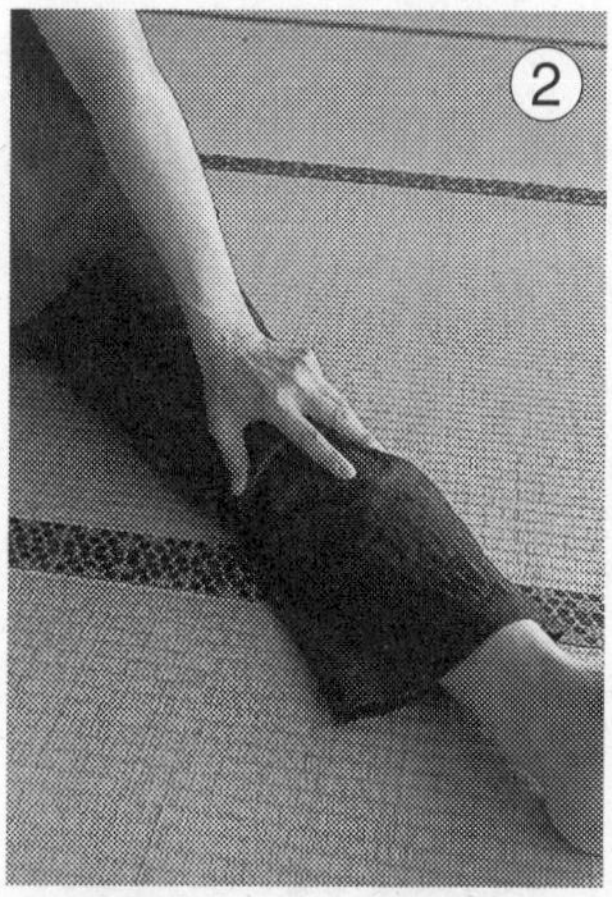

膝頭を足先に向かってもみほぐす

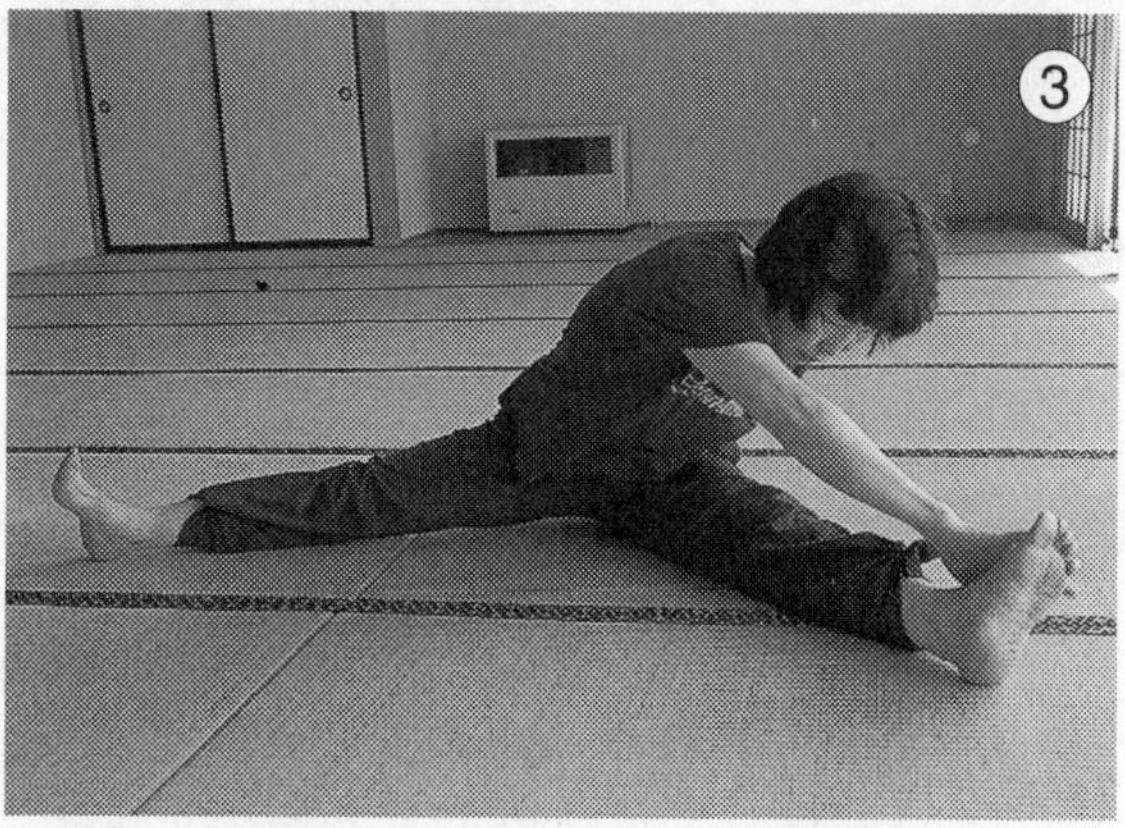

開脚のまま、右へ左へと体を向け、手を足先にもってゆく

知らない間に体は歪んでいる

稲刈りや豆つみなどの畑仕事は一段落

しても、今度はお客さんに新米を送る作業。米のほかに餅や味噌なども注文に応じて段ボールにつめる。発送は結構な量になるし、手間もかかるから、大変な作業になる。

作業の最中、妙子さんは体の真ん中で仕事をする、左右同じように力を使う、交互にできることはそのようにする、といったことに気をつけている。少しでも身体の歪みにつながるような動きは、その場では何ともなくとも、いずれ大きな歪みにつながり、こりや痛み、体の不調をもたらすからだ。

しかし、ラベル貼りや米袋の移動など、つい、どちらか一方の腕や足に負担がかかったまま続けてしまっている。そんな作業のあとは、実感はなくともきっと体が歪んでいるに違いない。

骨盤の歪みを整える体操

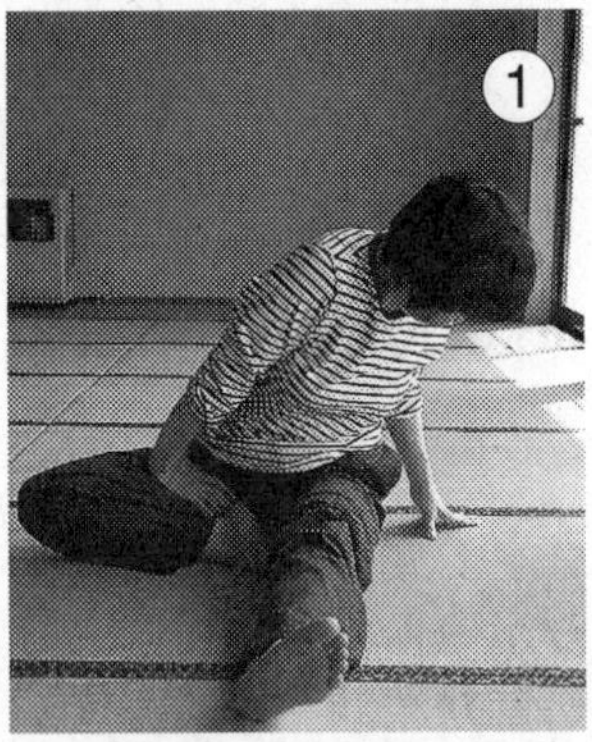

左足を伸ばし、右足を曲げ、右足の裏を左足の内ももにつける。左手は左足の外側に置き、上体を支える。右手を右足の太ももの付け根に当てて押さえ、上体を左にねじる

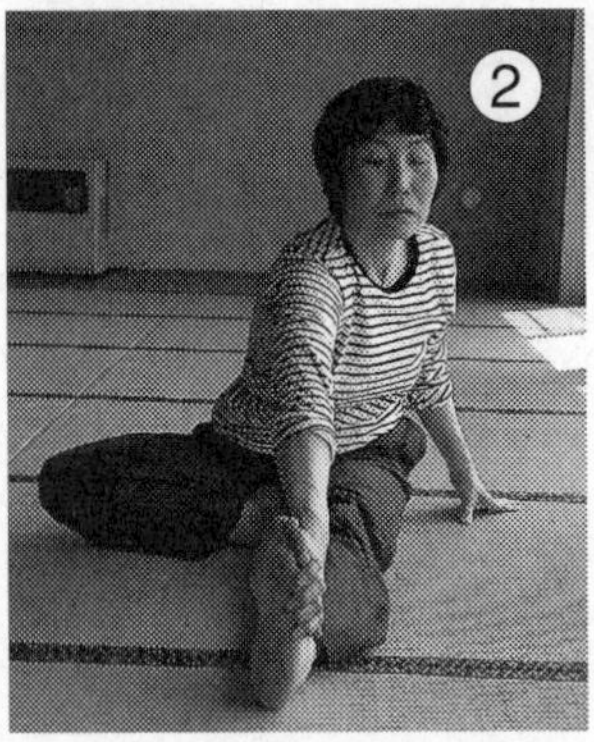

太ももを押していた右手を離し、左足の小指側をつかむ。腹を引っ込ませながら上体を左へねじる

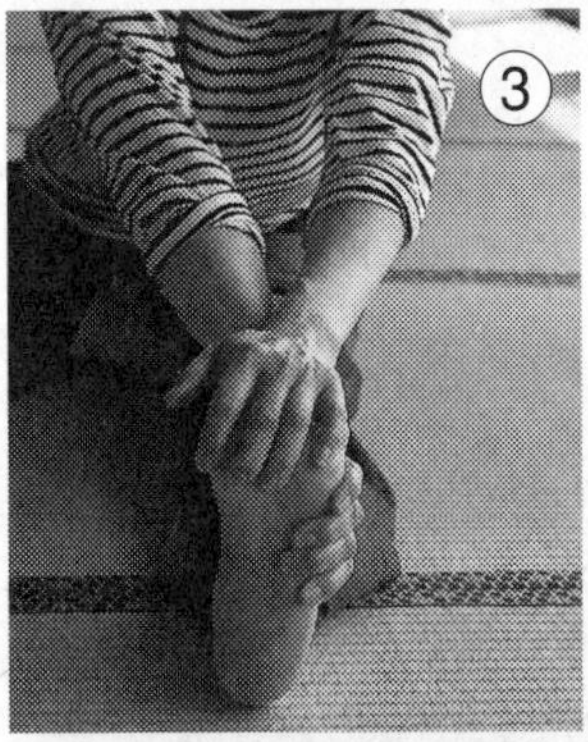

床を押さえていた左手を前に伸ばして左足の指をつかむ。足を反らしてアキレス腱を伸ばし、足裏の土踏まずを伸ばす。このまま足首を回転させたり、つま先を前後左右にゆする。この時、つま先に左手が届かなかったらタオルを使ってもよい

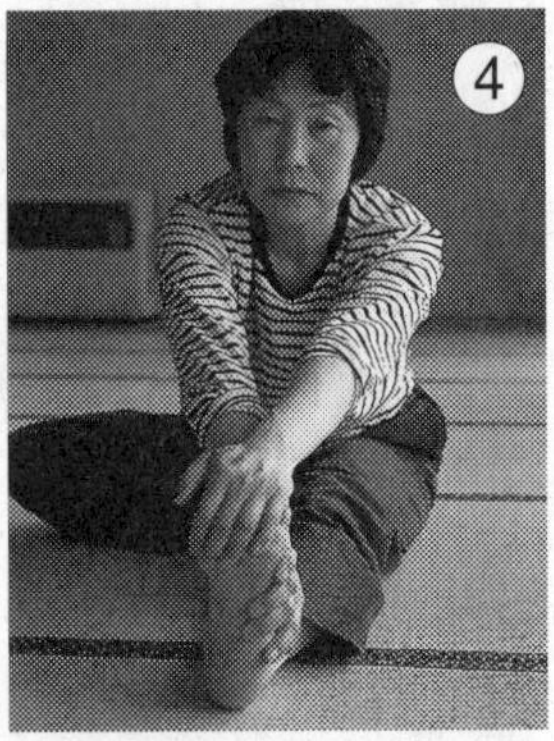

上体を反らせ、ひざの裏を強く伸ばす

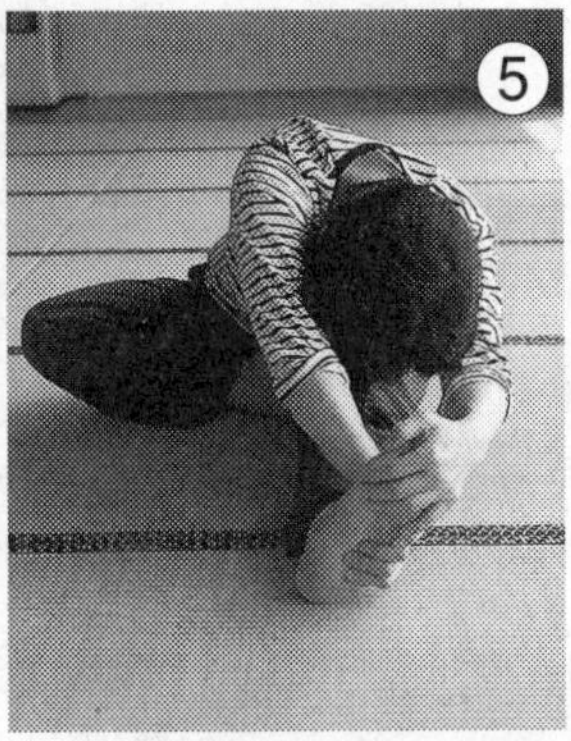

上体を前に倒していき、その重みで、ひざの裏に刺激を与える。この時、注意することは、前屈ではなく、ひざの裏を伸ばすことを意識する

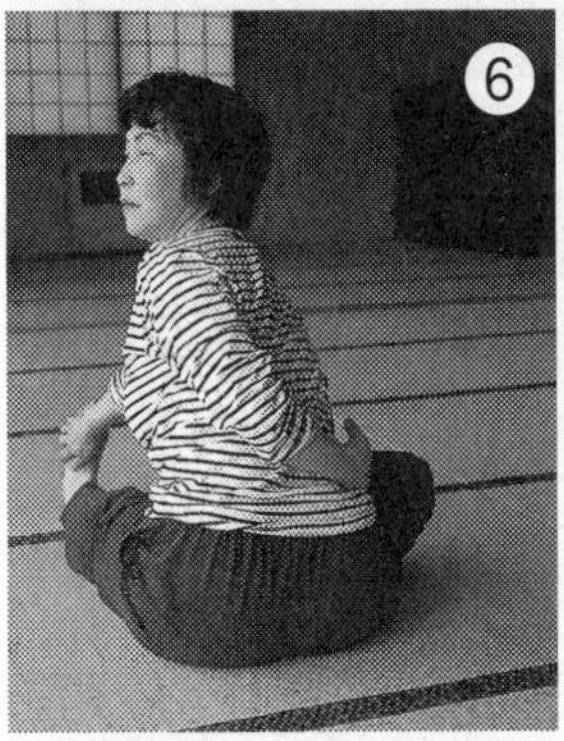

つま先に当てていた左手を離し、手の甲を体の後ろから右腰にあて、上半身を左側にねじる。次に右足を伸ばし、同じ手順でやる

骨盤の歪みを整える

「骨盤の歪みを整える体操」は、自力整体では、基本中の基本の動きだ。この動きで仙腸関節を直す。

仙腸関節は仙骨と左右の骨盤を結んでいる一対の関節で、上半身と下半身をつないでいる関節。走る、歩く、ねじる、前にかがむ、

後ろにそるなど、人の動きの要になるところだ。体の片方の痛みやこり、首・肩・背骨の歪み、頭痛や肩こり、歯のかみ合わせのズレなどは仙腸関節を正しくすれば治ってゆく。

さっそく、やってみる。ひざの裏を伸ばしてアキレス腱を伸ばすと、刺激が足の裏側をジーンと走っていく。気持ちが良い。回を重ねるごとに、上体のねじれ具合がより深くなり、小指をつかむのがやっとだった前屈も足裏全体をつかめるほどになる。

私は、いままで教わった体操の中で、これが一番汗をかくし、覚えるのも少し大変だ。でも、結果が体感できるから面白い。たとえば、体操のあと、合蹠《がっせき》がらくにできるようになる。それだけ骨盤がしまったのかな、と思う。

ただし、一週間もさぼろうものなら、再び体はねじれず、手は足の小指につくかつかないか。根気とやる気で続けよう。

正しい歩き方

冬の作業は暗渠《あんきょ》づくり。芹田妙子さんも田んぼに溝を作り、もみ殻を入れ、足で踏み込んでゆく。もみ殻といっても一袋五〇ℓも入っているから結構重い。袋が置いてある田んぼの脇と溝とを何往復もする。全部で二三〇袋。「いい田んぼにしたい」と思えば寒くたって一生懸

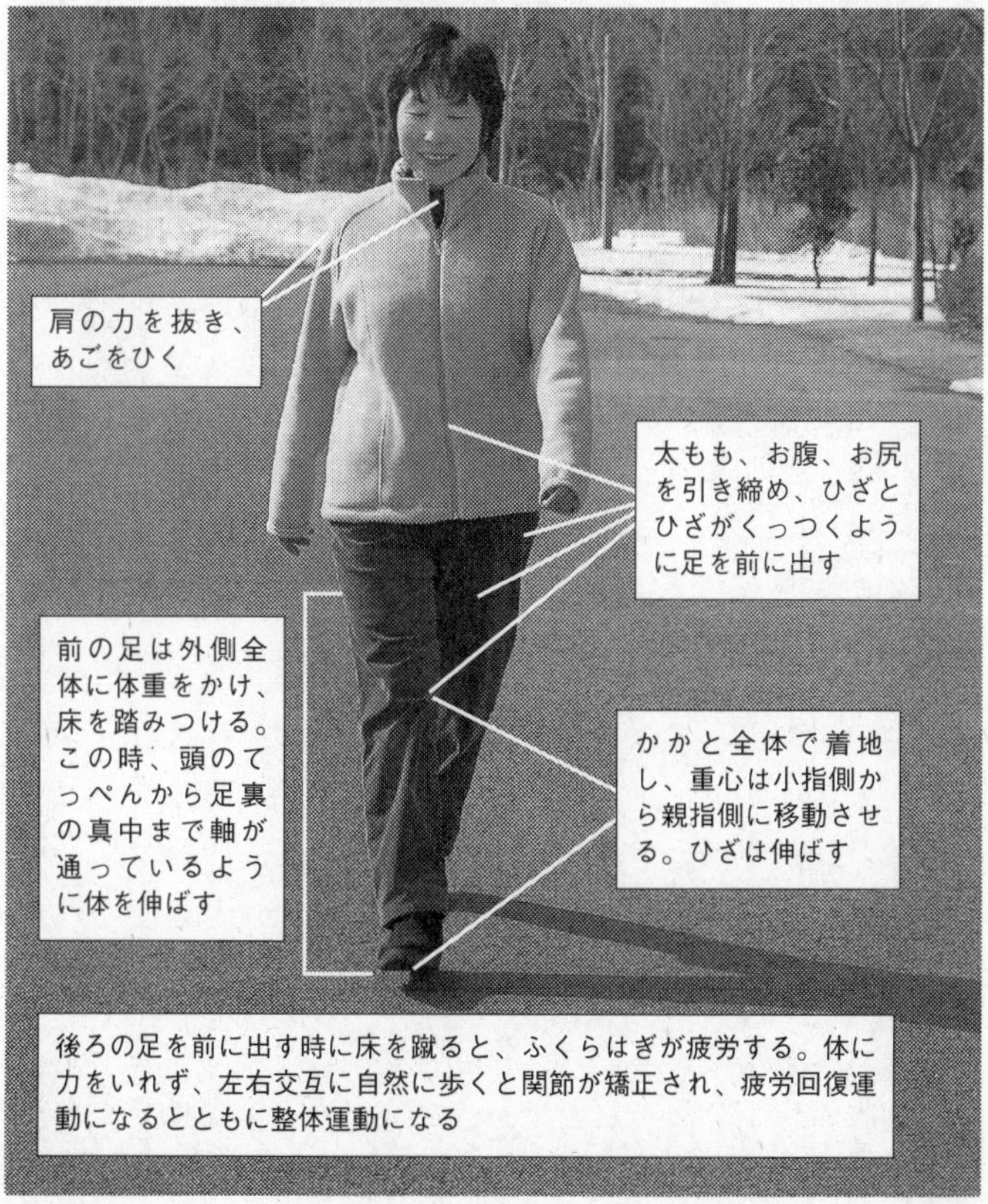
肩の力を抜き、あごをひく
太もも、お腹、お尻を引き締め、ひざとひざがくっつくように足を前に出す
前の足は外側全体に体重をかけ、床を踏みつける。この時、頭のてっぺんから足裏の真中まで軸が通っているように体を伸ばす
かかと全体で着地し、重心は小指側から親指側に移動させる。ひざは伸ばす
後ろの足を前に出す時に床を蹴ると、ふくらはぎが疲労する。体に力をいれず、左右交互に自然に歩くと関節が矯正され、疲労回復運動になるとともに整体運動になる

太もも、お尻、お腹を引き締める歩き方

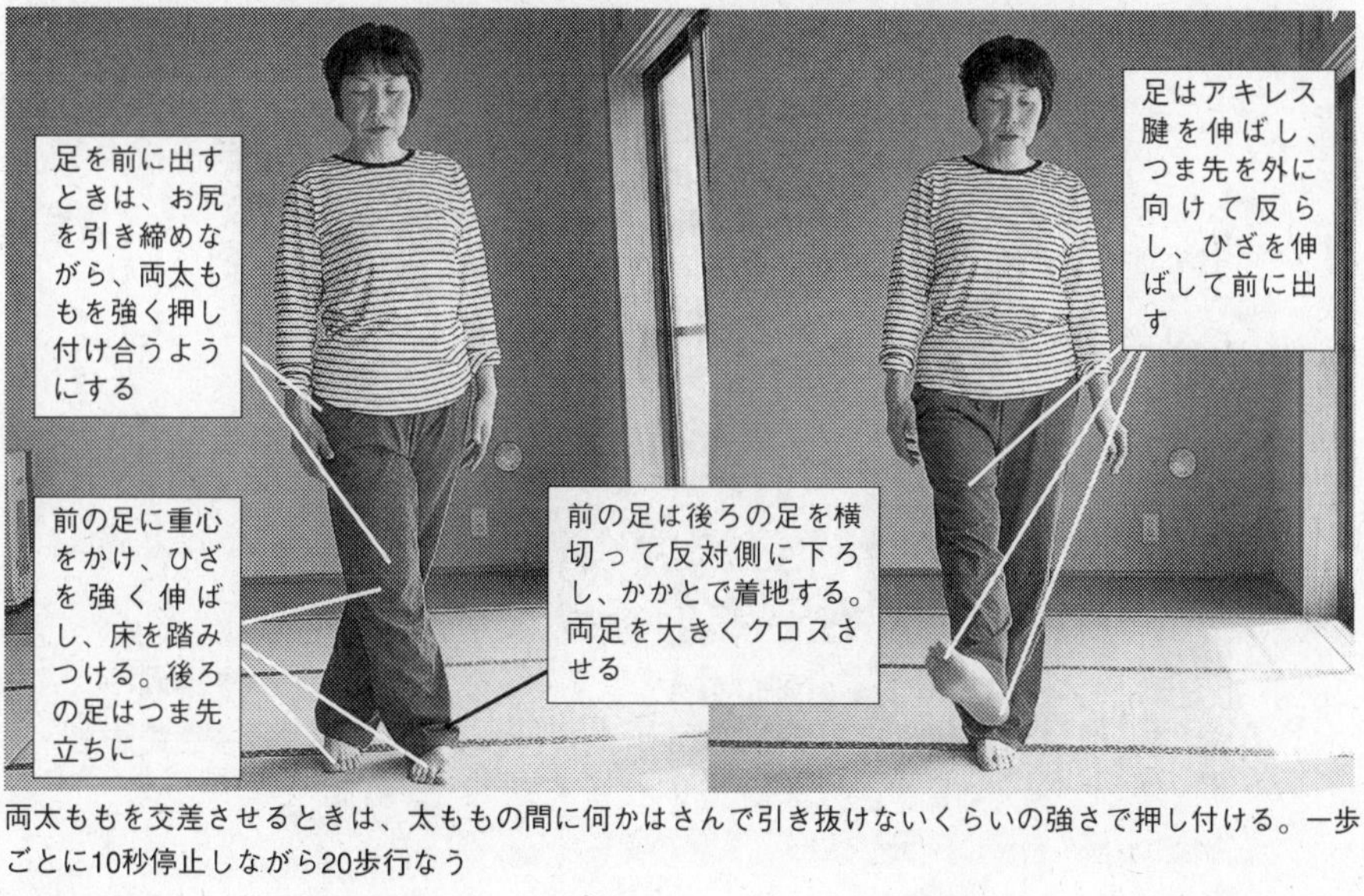
足を前に出すときは、お尻を引き締めながら、両太ももを強く押し付け合うようにする
前の足に重心をかけ、ひざを強く伸ばし、床を踏みつける。後ろの足はつま先立ちに
前の足は後ろの足を横切って反対側に下ろし、かかとで着地する。両足を大きくクロスさせる
足はアキレス腱を伸ばし、つま先を外に向けて反らし、ひざを伸ばして前に出す

両太ももを交差させるときは、太ももの間に何かはさんで引き抜けないくらいの強さで押し付ける。一歩ごとに10秒停止しながら20歩行なう

正しい立ち方

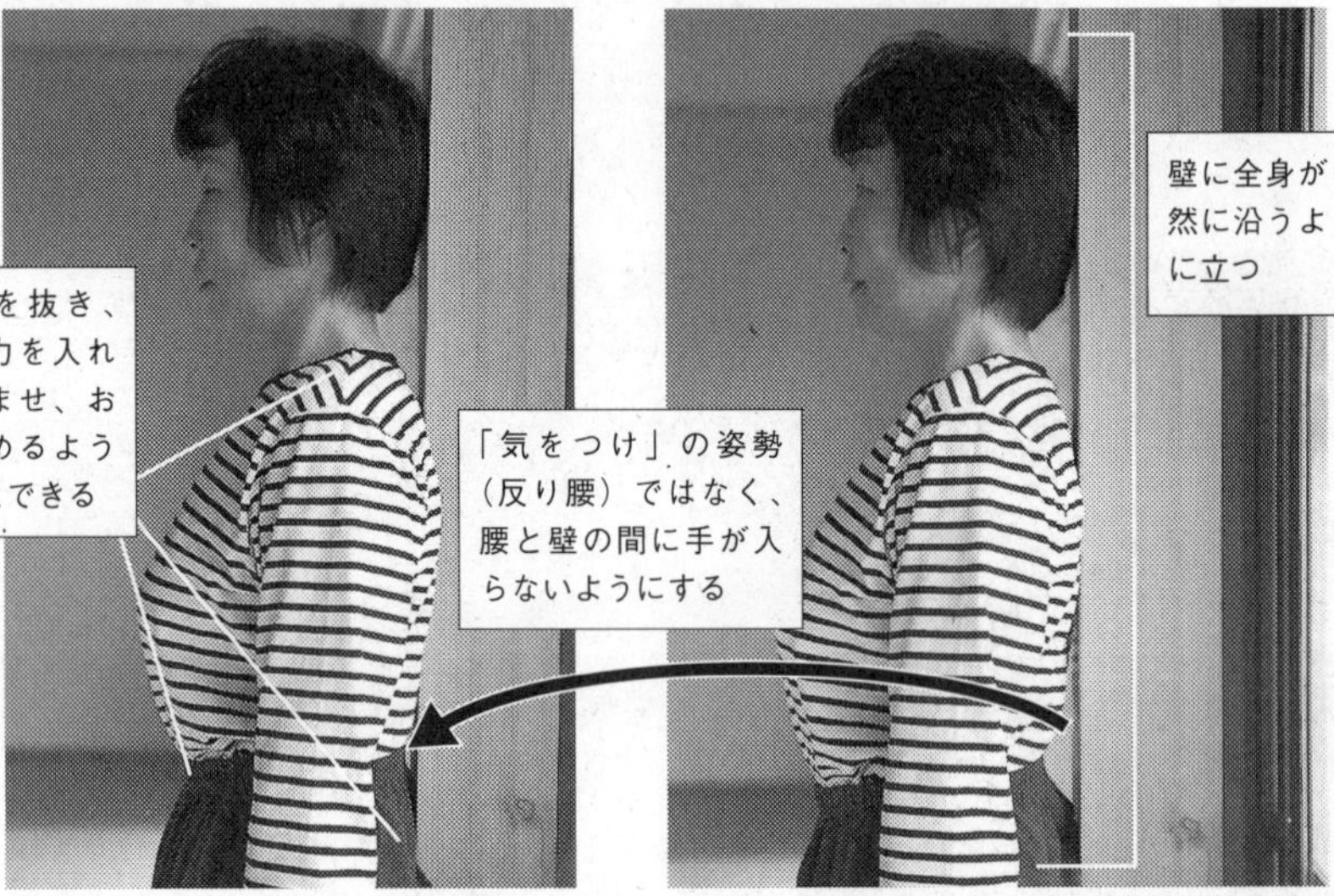

壁に全身が自然に沿うように立つ
肩の力を抜き、お腹に力を入れてへこませ、お尻を締めるようにするとできる
「気をつけ」の姿勢（反り腰）ではなく、腰と壁の間に手が入らないようにする

かかとをつけて立ち、つま先は60度に開く。足裏にかかる力の配分はかかと50％、親指の付け根30％、小指の付け根20％を目安にする

命やってしまう。だから、暗渠づくりが終わると足が疲れている。

　妙子さんは仕事が終わって家に戻ったら、三〇分散歩する。「歩くのは楽しい」。正しい歩き方を頭に思い浮かべながら歩くのだそうだ。「私たち、どこでも車で移動するでしょう。普段、なかなか歩かないのよね。だから、なるべく歩くようにするの。それも、正しい歩き方でね」。整体教室のお友達も「教えてもらってよかった。体も楽になったし」という。

　「正しい歩き方」で疲れがとれるし、気分もよくなる。そして、正しく歩くために大切なのが「正しい立ち方」。さらに、太もも、お尻、お腹を引き締める歩き方も教えていただいた。

　私は、ちょっとでも長く歩くと疲れるし、すねが痛くなる。でも、この正しい歩き方だと不思議と少しも疲れないし、どこも痛くならない。以前なら「今日は面倒だし、歩くのはよそう」だった道も、「なるべく歩こうか」という気になる。思い切って三〇分ほど歩いて汗ばんで帰ってくると、その後はすっきり。体が軽くて気分がいいし、頭も冴《さ》えてくるようだ。

「両わき伸ばし」で肩こりをほぐす

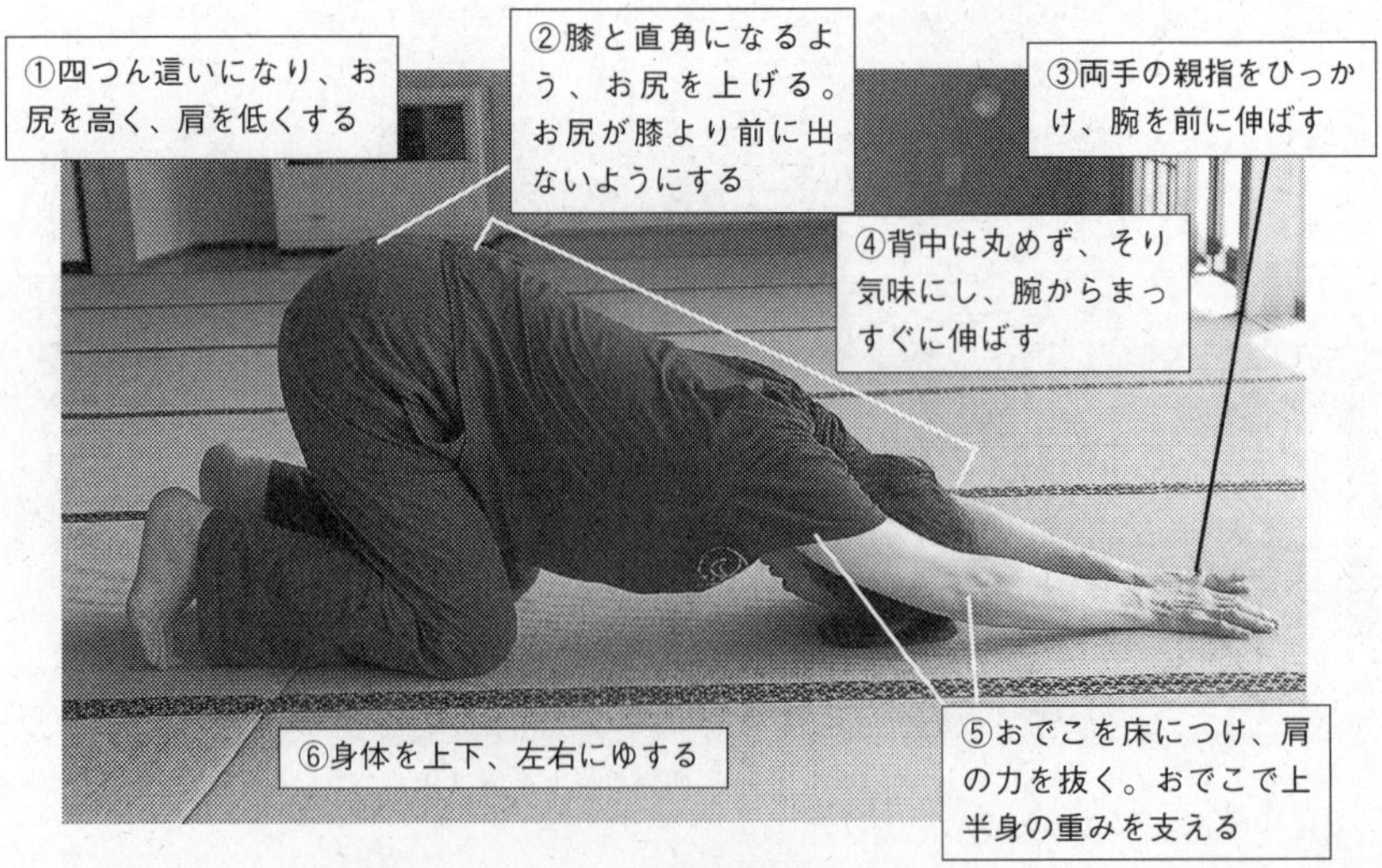

①四つん這いになり、お尻を高く、肩を低くする
②膝と直角になるよう、お尻を上げる。お尻が膝より前に出ないようにする
③両手の親指をひっかけ、腕を前に伸ばす
④背中は丸めず、そり気味にし、腕からまっすぐに伸ばす
⑤おでこを床につけ、肩の力を抜く。おでこで上半身の重みを支える
⑥身体を上下、左右にゆする

肩こりをとる「両わき伸ばし」

　カメラなど重たい機材を担ぐ仕事がら、私も肩こりには悩まされてきた。腕を伸ばすと、

肩甲骨に刺激がじぃーんと伝わる。そして、わきの下から背中にかけての筋がすーっと伸びていく。なるほど、立って伸びをするだけではここまで筋は伸びないだろう。

落ち着いたら、左右に体をゆすってみる。妙子さんによると、上半身を半回転させるような感じでゆったりと、ごろん、ごろんとするのがこつ。自分の体に聞きながら、気持ちのよいほうへ動かせばよいそうだ。終わってみると、確かによく効いている。簡単にできるのもいい。

わきが硬くて伸びない人は、内臓が下垂し、肋骨が下がって猫背になっている証拠。わきを伸ばすことで、肋骨《ろっこつ》が上がって呼吸が深くなり、上半身全体がらくになるそうだ。

「ツボ内関穴」で胃の疲れをとる

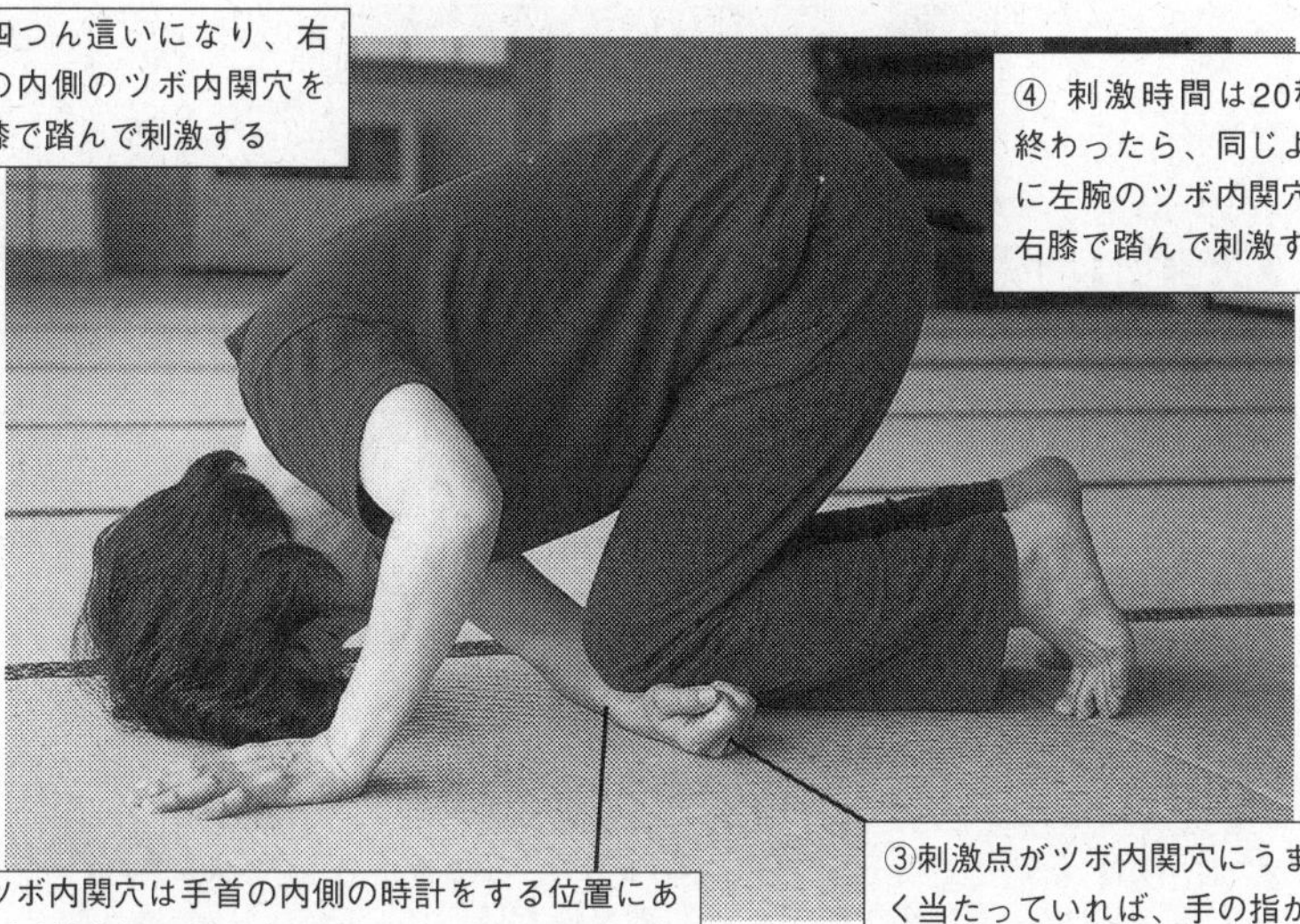

①四つん這いになり、右腕の内側のツボ内関穴を左膝で踏んで刺激する

②ツボ内関穴は手首の内側の時計をする位置にある（手首内側の縦に走る2本の太い筋の間。手首から5cm離れたところ）

③刺激点がツボ内関穴にうまく当たっていれば、手の指が曲がったまま動かせなくなる

④ 刺激時間は20秒。終わったら、同じように左腕のツボ内関穴を右膝で踏んで刺激する

胃の疲れをとる「ツボ内関穴」

次に「ツボ内関穴」。ここかな？と思いながらツボをひざで押してみる。すると、本当に手の指が曲がったまま伸ばせなくなる。でも、これといって何も感じない。妙子さんによると、何も感じないのは胃に問題がないからだそうだ。これをやった後は「両わき伸ばし」もやりやすくなる。

普段から胃が悪い人は、胃の疲れ、つかえをとり、胸のこりをほぐし、呼吸がらくになるという。

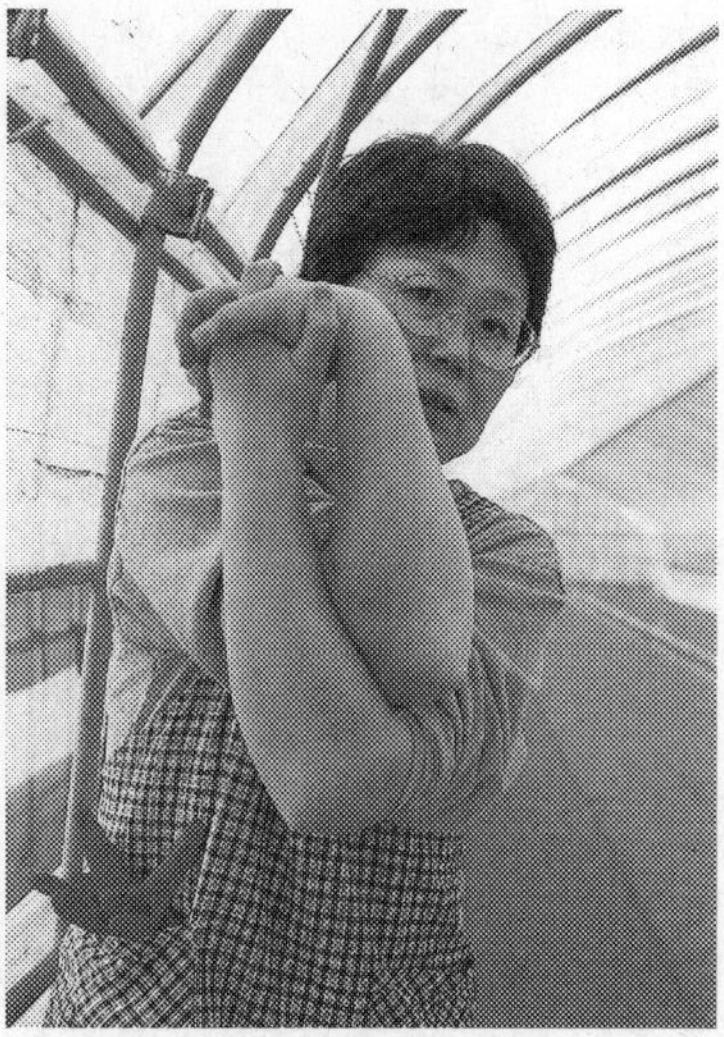

右腕と左腕を体の前で交差して組み合わせ、両ひじを上に曲げて両手を握り、それを胸から顔の前へ持ってくる。このとき、なるべくひじとひじが離れないようにする。肩甲骨がねじった腕に引っ張られてグーッと伸びる。仕事中、手軽にでき、腕・肩のこりをほぐす体操だが、肩が硬い人にはできない（写真は隣のハウスの佐藤良子さん）

肩こりに備える、こりをほぐす

お姑さんのキワ子さんは肩こりや腰の痛みにはとんと縁がない。「肩こりっていうのはね、首が歪《ゆが》んでたり、肩の筋肉が弱ってるから起こるのよ」。肩がこるのは、重たいものを扱うからというよりも、身体の歪みやゆるみが根本的な原因。自力整体であらかじめ首の歪みを正し、肩の筋肉を強くしておけば、多少の負担がかかったところで肩こりにはならないのだ。

首のねじり矯正と肩筋肉の強化

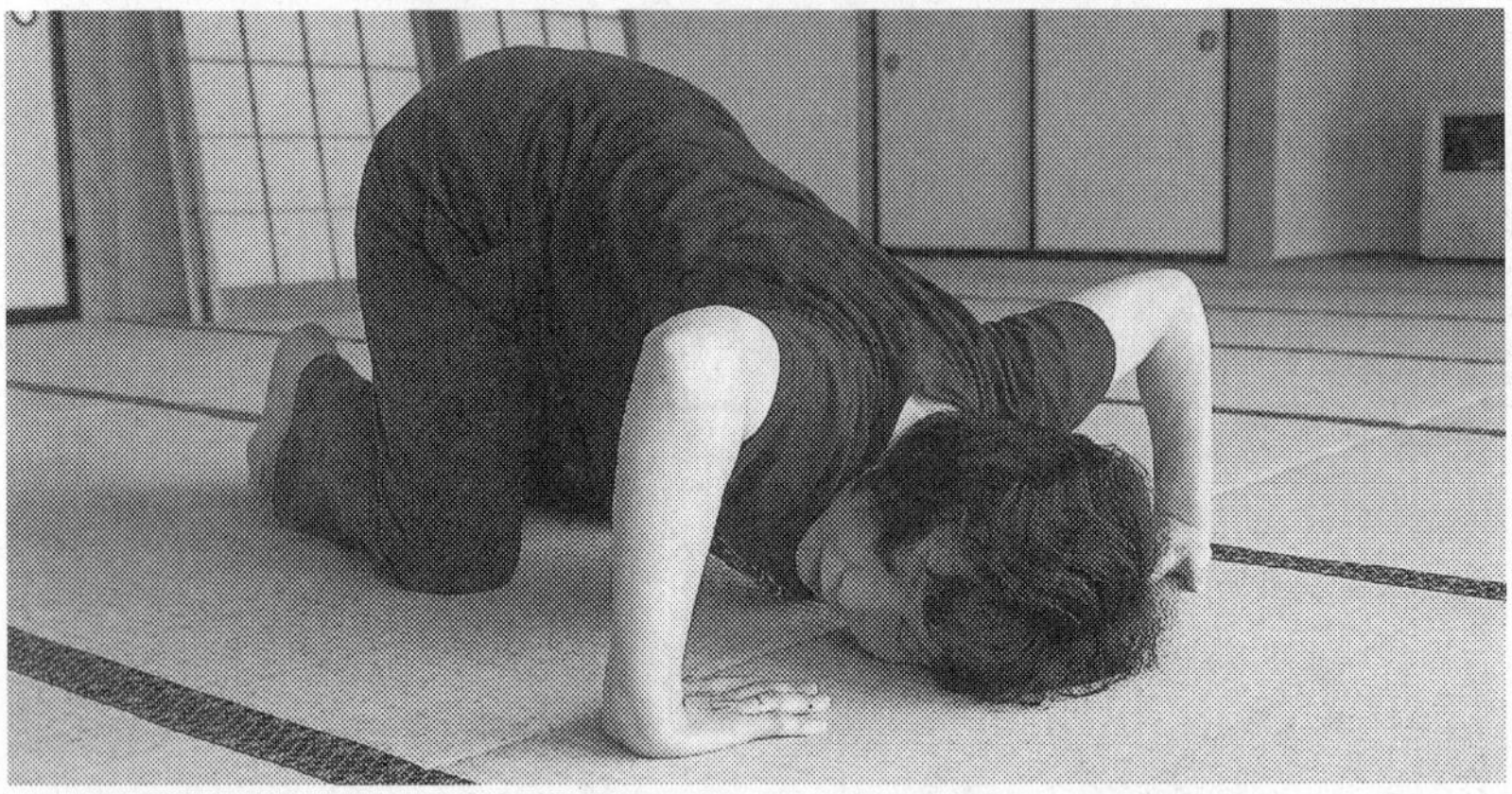

①四つん這いになり、両手を大きく開いてひじを直角に曲げ、指先を内側に向ける。肩が頭の重さから解放されるのがわかる
②ゆっくりと、腕立て伏せのように胸を下げてゆき、あごを床につける。のどがグウッと伸び、肩甲骨が縮んで刺激が伝わる
③左の頬っぺたを床につけ、首をねじる。頭の重さで左の首すじがジーンと伸びて気持ちがよい
④首を真ん中に戻して少し休んでから、同じように右の頬っぺたを床につける
⑤右の首筋を伸ばし終わったら首を真中に戻す。髪の生え際のあたりを床につけ、額を床に押し付けたり離したりする
⑥額を床から離すときは1cmくらい、息を吐きながらゆっくりと50回程度やる。肩甲骨が背骨に向かってグイグイと入る感じ

「首のねじり矯正と肩筋肉の強化」は肩こりにならないようにするだけでなく、なってしまった人の症状も和らげる。肩甲骨のあたりのこりやうっ血がとれて肩がらくになる。私は重たいものを持つと後頭部にこりができるが、それがほぐれていく。さらに、この体操で胸が広がるのも気持ちが良い。

仰向けリラックスと尻上げ体操

いよいよ田植えが始まる。芹田妙子さんの田んぼは一枚一・二五haで一三枚、すべて植え終わるのに一週間はかかる。苗箱運びや空箱の始末などが連日続けば身体は結構こたえてくる。そこで欠かせないものがあるという。「お昼を食べたらね、車のシートを倒したり、あぜの上にマットを敷いて軽く昼寝。三〇分くらいだけど、結構スッキリするのよ」。そんな短い時間で疲れが取れるのかな?と思うけど、昼寝も自力整体なのだ。

「仰向けリラックス」をやってみる。畳の上に仰向けになり、深い呼吸を静かに二、三回。頭、肩、背中、お尻、太もも、ふくらはぎが畳に吸い込まれるようになり、いつのまにか寝てしまう。目が覚めたら本当にスッキリしているが、五分くらいしか経っていない。板の間より畳のほうがいいみたいだ。

仰向けリラックスが好きで、自力整体の教室に通い続ける人もいるという。「体操の間にね、五分くらいやるんだけど、寝息やいびきが聞こえてくるわよ」。ただの仰向けに耐

仰向けリラックス

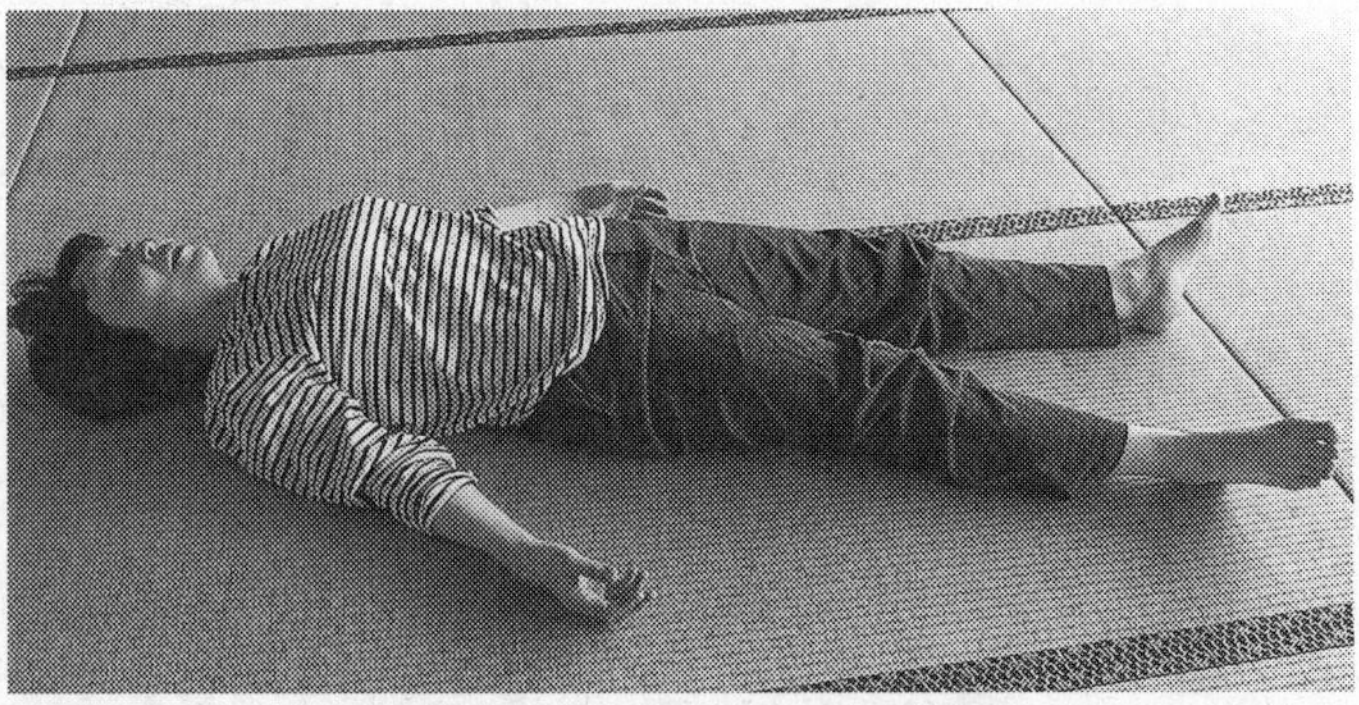

仰向けになって身体の力を抜くと手足が自然に開き、手のひらが天井を向く。手足を開く角度はそこを風が通り抜けていくようなイメージ。床につく背中の面積が広ければ広いほどリラックスする

えられず、横を向いたり枕が欲しくなる人がいる。そんな人は肩が上がっていたり、首や腰が歪んでいる証拠。身体のちぢみや歪みがとれている人ほど、床と一体感が味わえて気持ちよくなる。

仰向けリラックスのついでに両足を踏ん張り、お尻を持ち上げてみる。お尻がぎゅーっとしまるように感じる。自力整体で大切なのが仙腸関節をしめること。歩くときもここがしまるよう意識する。でも、身体のどこをどういうふうにしめるのか、なかなかわからない。

実は、この「尻上げ体操」のぎゅーっがその感覚なのだ。この感覚をつかんでおけば、立っているときも歩いているときも仙腸関節が意識できるはず。「それからね、この体操、ヒップアップにもいいの」。私のお尻がたれてきたのは年のせいではあるけれど、引き締め、鍛えていかないと、いつまでも元気でいられなくなる。身体のゆるみは健康の敵、美容の敵だ。

首・胸・腰の「さび」落とし

芹田さんの田んぼのうち二枚は無農薬栽培。だから、草取りが大変だ。また、メロン苗を一〇〇本植え付ける。田の草取りも、メロンの植え付けも、前かがみで中腰の姿勢が続く仕事なので、首の後ろが痛くなり、肩が

尻上げ体操

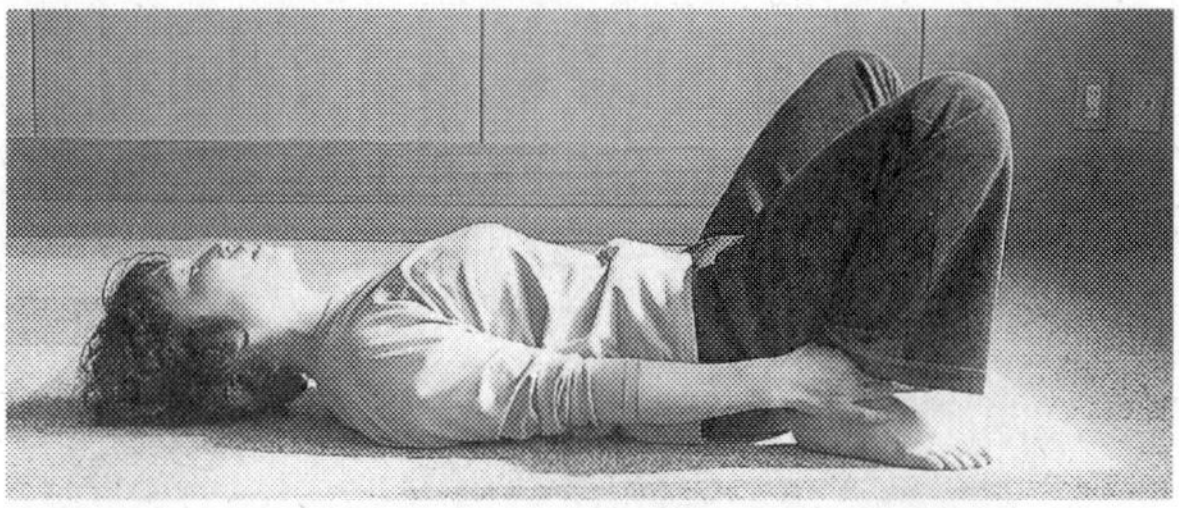

①仰向けになって両膝を曲げ、足を腰幅に開き、両足首に手をそえる

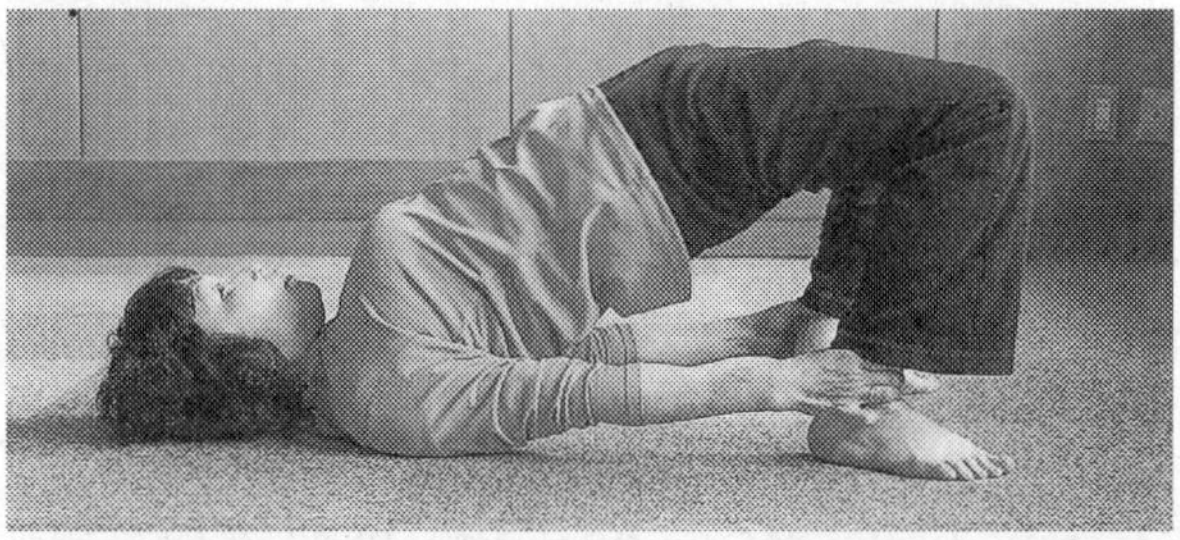

②お尻を持ち上げる。このとき、両足を踏み込むのがコツ。自然にお尻が突き上がる。また、身体は首でなく両肩で支えるようにする。首に力が入ると痛めるので注意

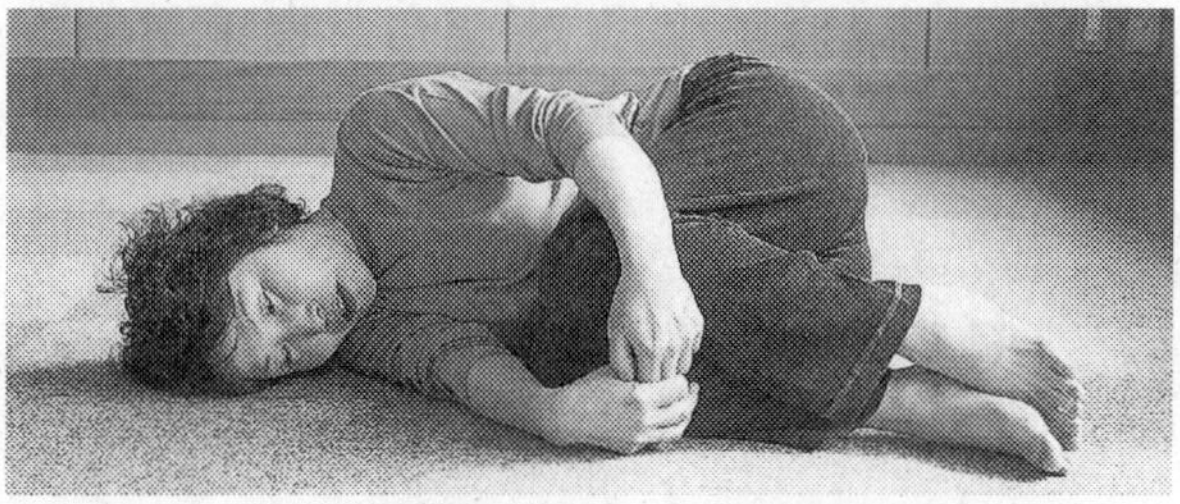

③終わったら身体を横向きにし、膝を抱えて腰を伸ばし、休む

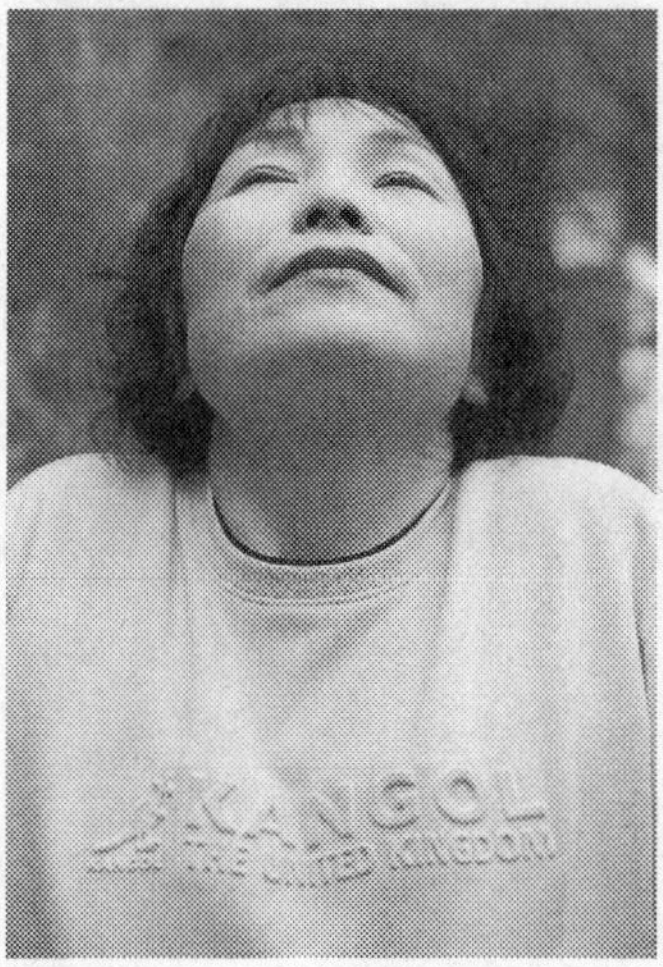

頸椎のさび落とし

頸椎のすきまの緊張をとり、首のめり込みを引き抜く動き。両肩を耳まで持ち上げ、あごを上げて首をすくめ、頭の後ろを背中のほうにぐっと押し付ける。30秒たったら力を抜く。肩の力が抜け、首がすーっと伸びたようで気持ちがよい。首を押し付けて筋肉を縮めることで、関節に圧力をかけ、血液の流れをせきとめ、こりのもとである乳酸を搾り出す。その後、ゆっくり解放すると乳酸が押し出され、新しい血が流れ込む

こり、背中も張ってくる。

「こんなときは、体のすきまを広げて、さびをとらなきゃね」と妙子さん。私は、体のどこに「すきま」や「さび」があるのだろう?と思うのだが、聞けばなるほど、こういうことだ。すきまとは車のハンドルの遊びのようなもので、脊椎、肋骨、骨盤、そのほか関節にもある。このすきまがせまくなると、さびになる。さびが進むと体の動く範囲が狭くなり、変形を起こしたり動かなくなって痛くなる。最後は固まってしまう。

さびはネジを思い浮かべてもよい。いったん、さびついてしまったら、あわてて油をやっても動かない。日常の手入れが大切だ。体のすきまを広げて筋肉の緊張をゆるめ、全体を伸びた状態にする。体はいつでも気持ちよく動くようにしておかなくてはいけない。今回の自力整体は「すきま」を広げ、「さび」をとる動き。農作業の合間にもできるので、覚えておきたい。

胸椎のさび落とし

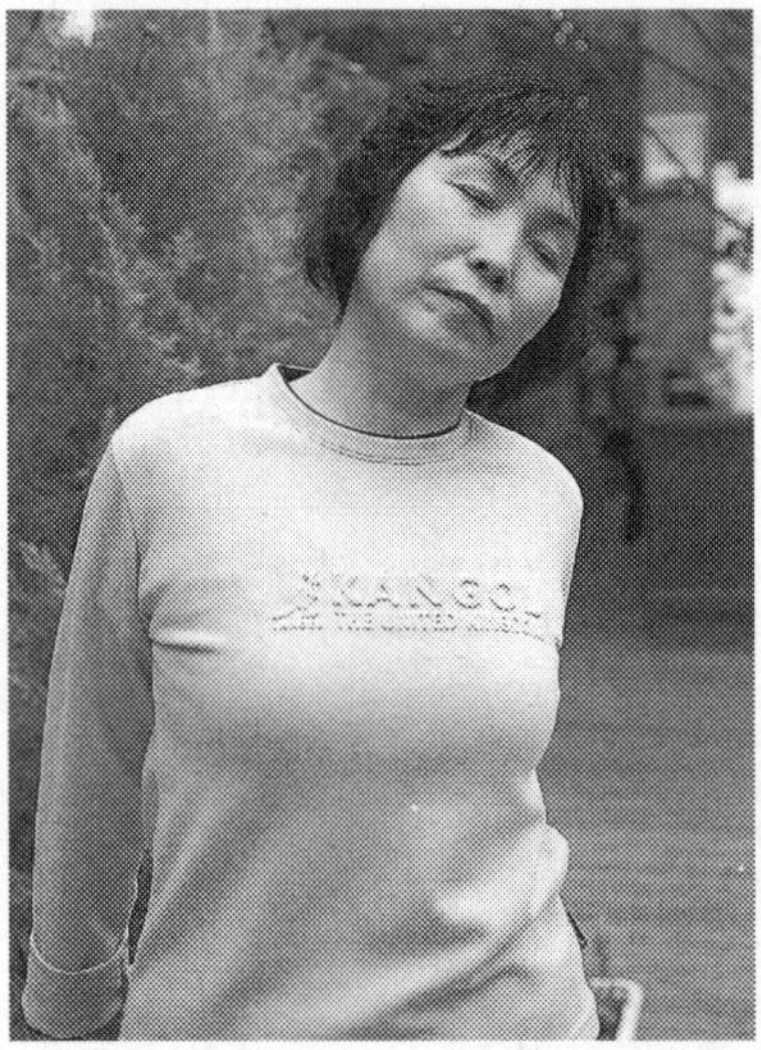

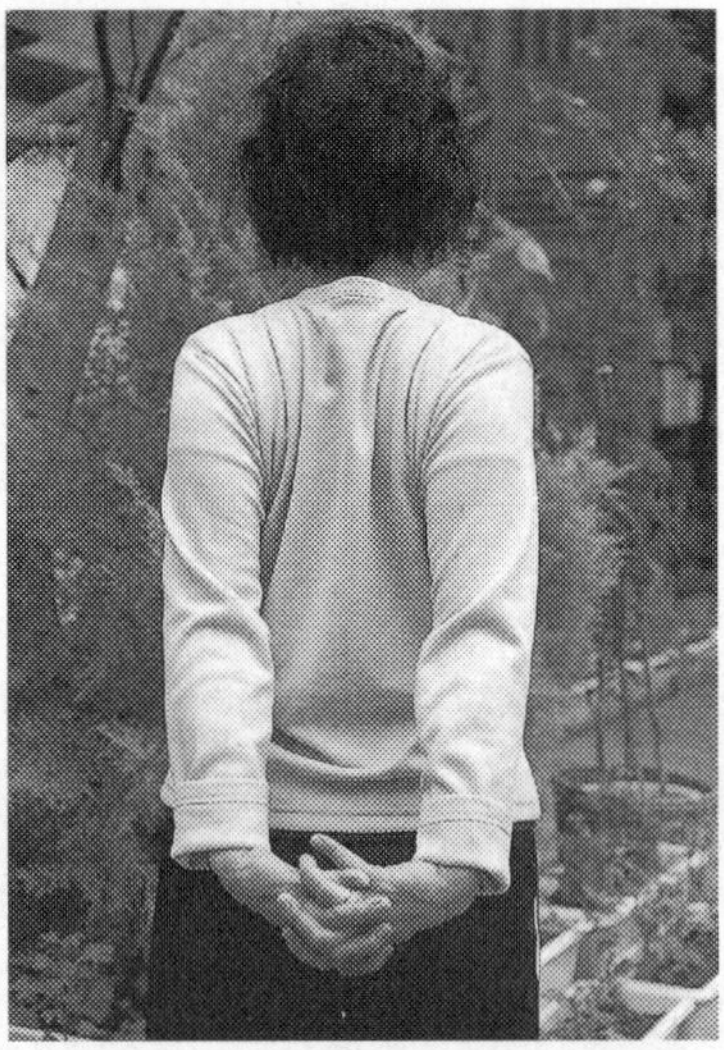

胸が広がって肩こりもらくになる動き。両腕を後ろに伸ばして両手を握り、そのままグウッと腕を下げる(右)。このとき、背中の筋肉を絞るようにすると、胸がグウッと広がる。腕を上げたり左右にゆすってやると、さらに背中に圧力がかかり、刺激が深くなる(左)。ただし、さびの典型「五十肩」の人は後ろで両手を握ろうと無理しないこと。腕を後ろに伸ばしたまま、できる範囲で、硬くなった筋肉や関節を引っ張ったり、ねじったりして筋肉の汚れを搾り出すとよい

ひざ立ち骨盤ゆすり

ひざ立ちになり、骨盤の上に手をあて、骨盤を左右交互に上下にゆする。1分間行なう。右と左で動きにくいほうがあれば、そちらに体のこりや痛みがあるはず。左右同じになるように続ける

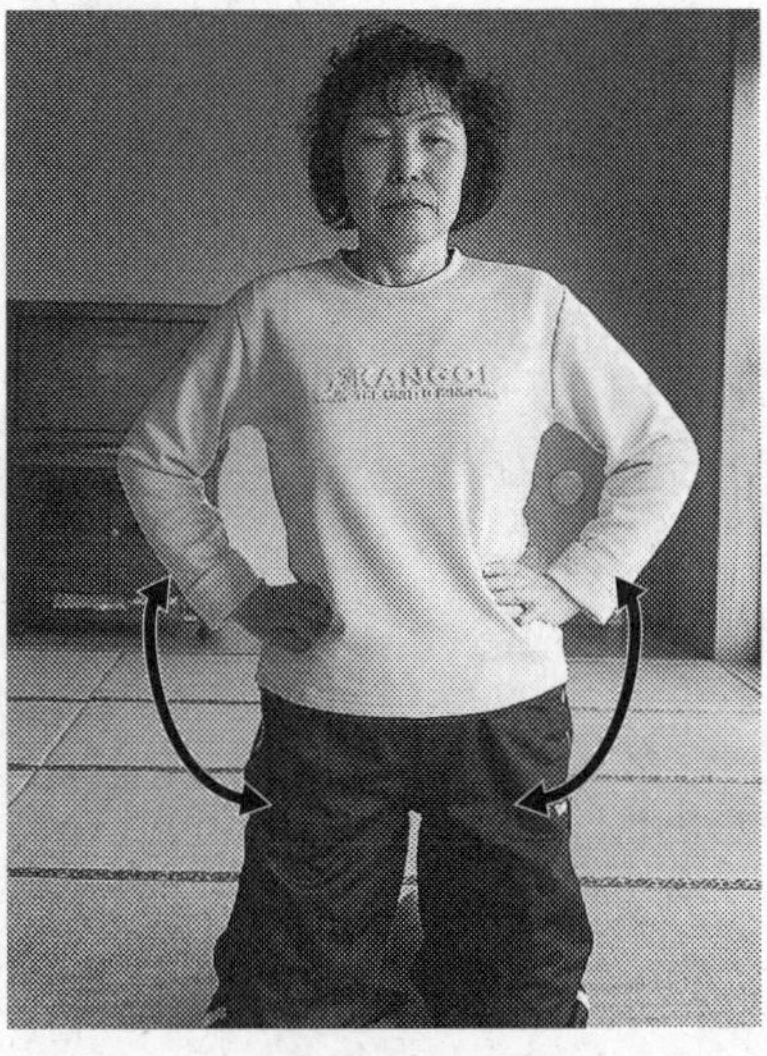

腰椎のすきまを広げる「ひざ立ち骨盤ゆすり」

「ひざ立ち骨盤ゆすり」は、仙腸関節を刺激し、腰椎のすきまと関節を広げる。でも、「これはできそう!」とやってみても、なかなかできない動きの一つ。腰に手をあて、

「骨盤を下げよう、下げよう」とすると、肩やおなかに力が入って苦しくなる。私の動きはぎこちないのに、妙子さんは涼しい顔で腰をくねくね。「どこに力をいれるの?」と聞くと、「どこにも力は入ってないのよ。骨盤なんか、そんなに簡単に下がらないのだから、ゆっくりした気持ちで一、二、……とやればいいの。そのうちスムーズに動くようになるわ」。根気よく続けないとできないらしい。

すきまを広げるだけでなく、体の基本である腰の位置を正しくすることで歪みも矯正され、やせすぎの人は太り、太りすぎの人はやせ、適正な体重に変化していくそうだ。

土踏まず、足指のマッサージ

「農家は大地に足を踏ん張ってやる仕事。それで雨にも風にも立ち向かうわけだから、当たり前なんだけど、足はとっても疲れる」そうだ。妙子さんは以前、ある人から足首が硬いといわれ、「合蹠《がっせき》で親指回しが上手くできないのはそのせいかもしれない」と思い当たった。そこで、足首、足指、足裏を特に念入りにマッサージ。すると、しばらくして親指回しがらくにできるようになった。さらに、象の皮膚のようにごわごわしていた足の裏がやわらかくなり、敏感になった。やがて、足指がすべて広がったり、ハンカチをつかんだりと、自由に動かせるようにもなった。

足が敏感になり、足指が自由になればつまずかなくなるし、転ばなくなる。きちんと正しい姿勢で立ったり歩くためには足が基本だ。よく手入れし、大切にいたわってあげたい。

足指マッサージでは一本一本ていねいにも

● 足裏踏み ●

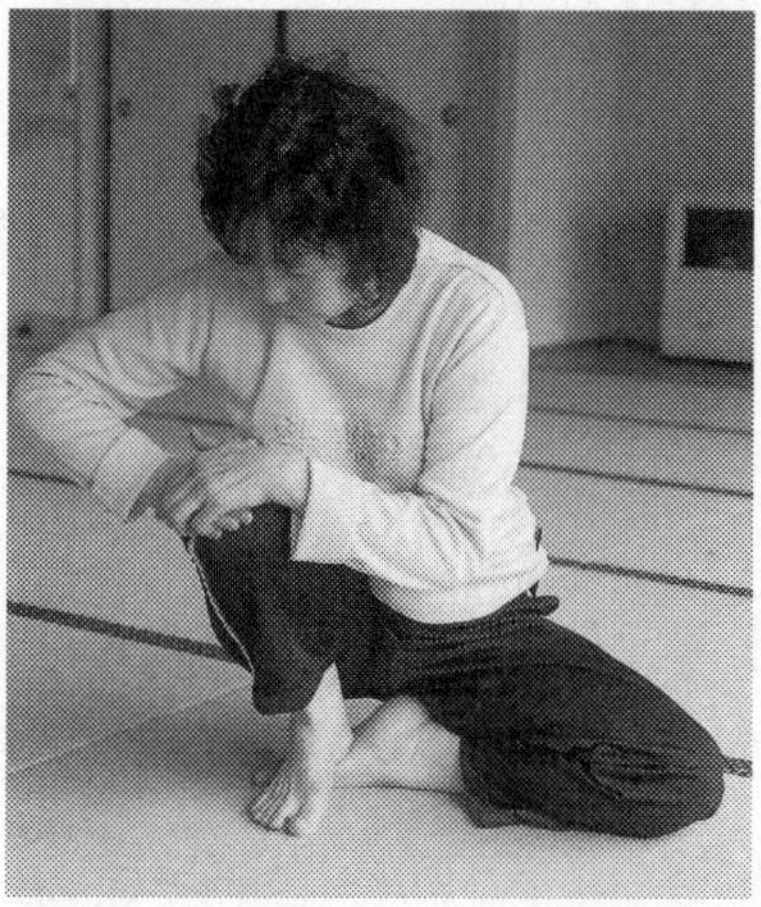

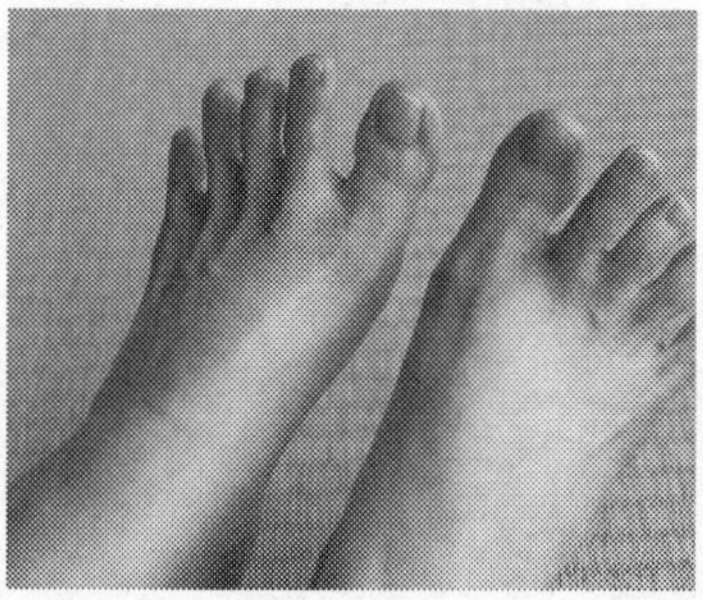

足指を広げる。足指が自由になればつまずかなくなるし、転ばなくなる

土踏まず全体のマッサージ。自分の体重を利用して押し込んでいくのでかなり効く。左足を開き、その土踏まずに右足のかかとの硬い骨をあて、おしりを上げて体重をかけて20秒踏む。右ひざを左右に動かし、右足首も回転させて、土踏まずをほぐす体重のかけ方は、かかとに50%、つま先に50%が目安。かかとの乗せ方が悪いと甲が痛む。体重をつま先にうんとかけ、少しずつ土踏まずに移してゆくとこつがわかる

● 足指マッサージ ●

足首を強くする。足指は足首を要に脚へとつながっている。足首が弱るとひざ、腰、股関節も弱り、歩き方もぎこちなくなってつまずきやすくなる。

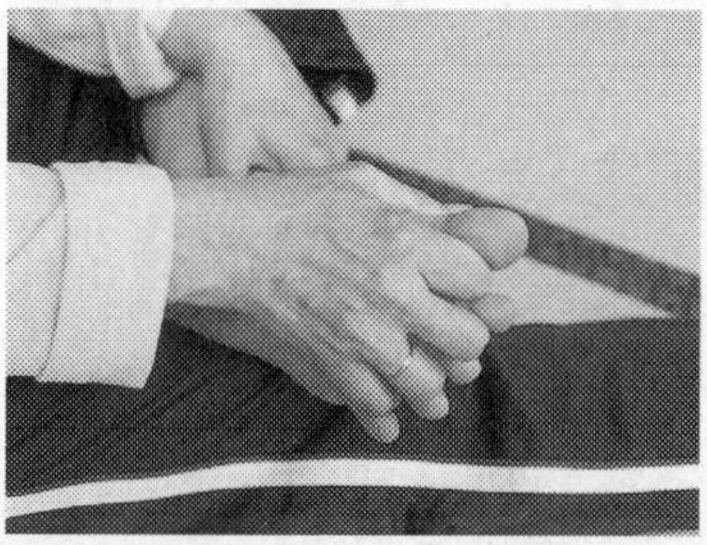

足指の間に手指を入れ、グルグルまわす。さらに、足の親指の付け根、土踏まず、かかとを指圧。ふくらはぎをほぐし、足首を回す

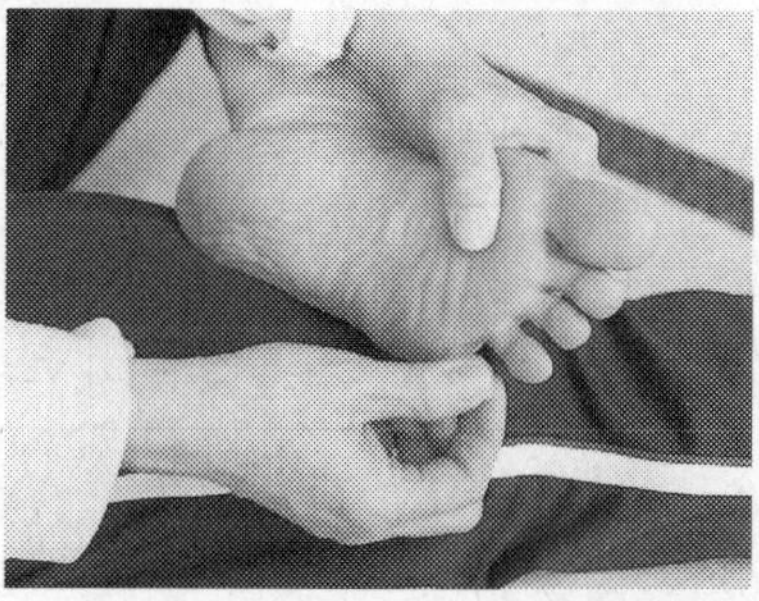

足の指を小指から親指まで1本ずつていねいに回す。指と指の間を広げる

腰ねじり

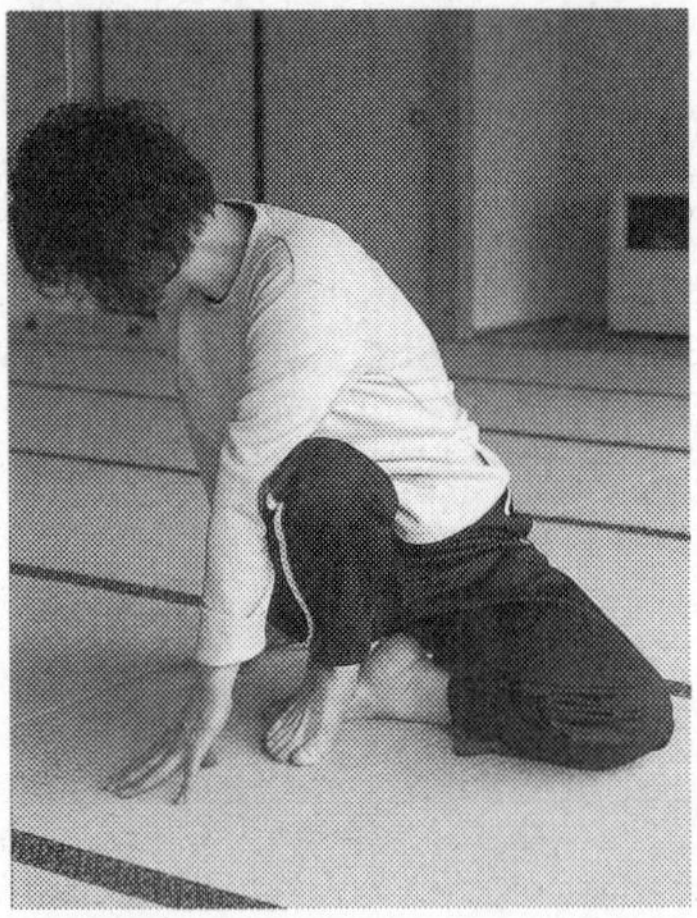

足裏踏みの姿勢から、右ひざを内側へ押し込み、左ひじを右足の太ももの外側にかけ、右手を後ろの床について、上体を右側にねじる。このとき、お腹をへこませる。終わったら同様に左側にねじる

足甲伸ばし

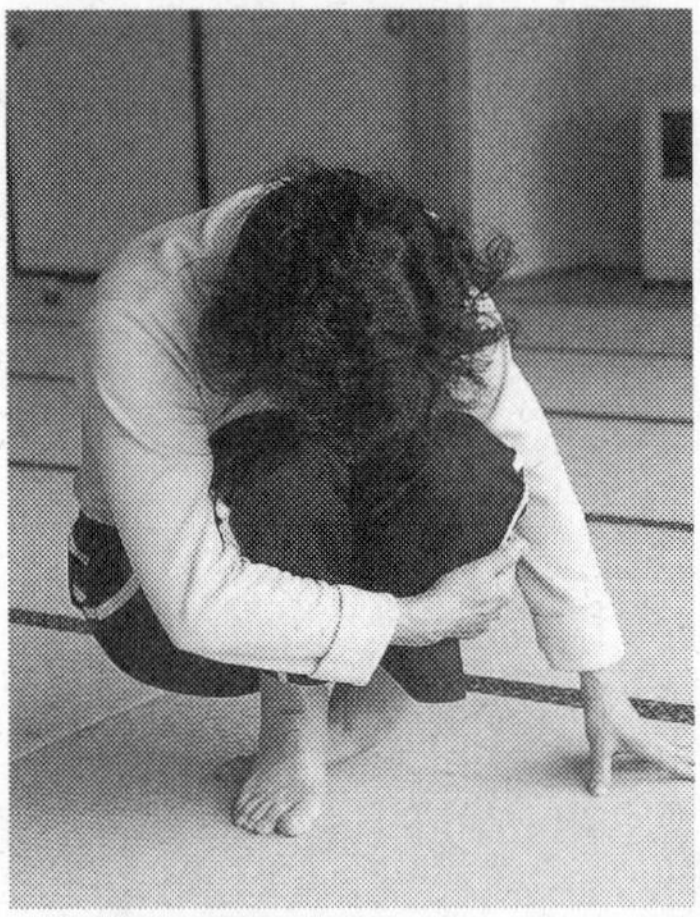

足裏踏みの姿勢から、左手を床について体を支えながら、右手で左ひざを引き寄せ、左足の甲を伸ばす。終わったら右足も同様に

アキレス腱ほぐし

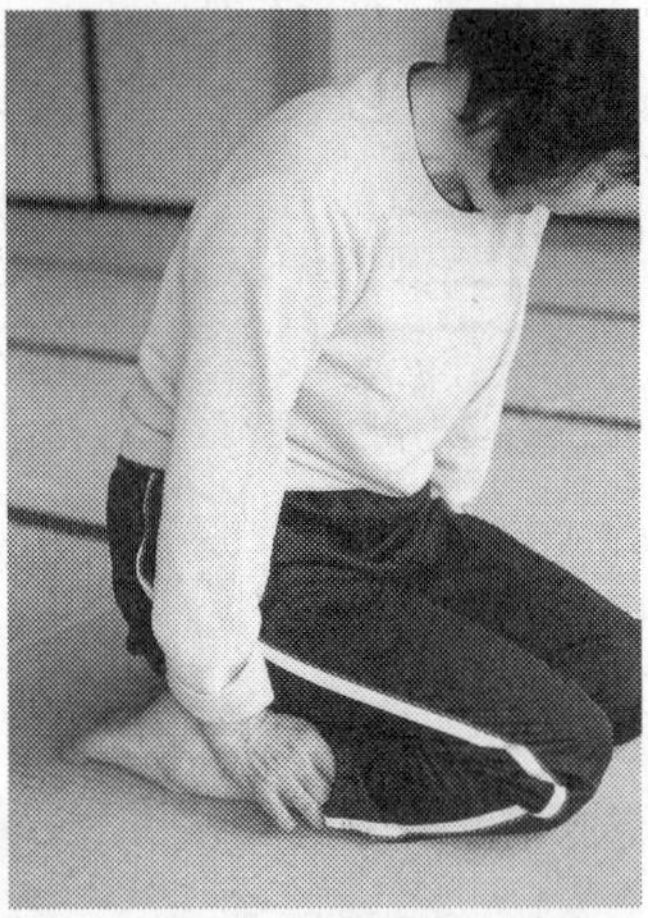

かかとの間にお尻が入るくらい足を開いてすわり、腰を少し浮かし、手の平でアキレス腱をマッサージする。すねが痛いときはふくらはぎの筋肉を外側に押し出すようにするとよい

み、指と指を真横に開く。足の指が解放された気分になって気持ちがよい。「こんなに横に広がるんだ」とも思う。でも、足首はなかなかスムーズにまわらない。足首が硬いのかな？芹田さんに聞くと「やればやるほどスムーズにまわるようになるから続けるのが大事。まわりにくいときはゆっくりまわすのよ」という。とにかく続ける。

足裏踏みでは目をつぶり、左足の裏の形を思い浮かべながら右足のかかとで押し込む。土踏まずのかかと側からつま先側へとかかとの位置を移してゆく。お尻を下げると、かかとにグンと力が入ってじわーっ、「効いてるなぁ」と実感する。痛いときにはつま先に力を入れてゆるめる。

アキレス腱ほぐし

アキレス腱はひざの裏、腰、首へとつながっているので、ここを柔らかくしておくと腰痛や肩こりを予防し、足裏の冷えもとれる。アキレス腱ほぐしは、お尻を浮かし、アキレス腱に手の平を当て、体重を左右の手の平にかけてゆく。痛ければゆるめたりと、自分で力をコントロールする。やっているときは何も感じないけど、終わって立ってみると足が軽い！

さらに、足甲伸ばしは足の疲れをとるだけでなく、ねんざ予防、冷え性、階段を下りるときにひざが痛む人にも効果があり、腰ねじりは腰椎のずれを矯正する。

足のマッサージを意識して四日間続けたら、足のだるさ、重さが消えてしまった。立って左右の足の感覚を確かめてみると何の違和感もない。きちんと意識しながらやること、続けることがやっぱり大切だと感じたのであった。

一人でやるむくみとり

芹田さんが指導を受けている矢上裕先生が、大潟村で「自力整体」の実演と講義をされるということで、私もお邪魔してみた。

今回のテーマは「体の老廃物・むくみ・滞留便をとる」。まずは、「むくみって何ですか？」という男性参加者からの質問で会が始まった。

矢上先生、「この質問は初めてです」とおっしゃりながら説明に入る。

「たしかに男性は、飲み過ぎたときに頬のあたりがふくれるくらいで、あまり経験はないですよね。でも女性はわかりますよね。むくみとは水分です。むくみはひざから下にたまりやすく、体に水分が多いということは冷えにつながります。ゆるみ、むくみ、冷えは三点セット。おなかの水分は滞留便として体に負担をかける。下腹が出てるのは老廃物がたまっているということです」。体の話はもちろん、食べ物の話、働き方の話を織り交ぜながら、楽しい話が進んでゆく。「むくみをとるにはねじるのが一番いい。雑巾をしぼるようにね。圧力をかけてねじるこの要領です」。

最初は遠巻きだった参加者も、実技をまじえた楽しい講義にだんだん前におし寄せてきて、やる気まんまん。内臓を引き上げ、足のマッサージをし、水分・老廃物を体の外に出して、足首・ウエスト・顔をひきしめようという自力整体。やる前に、足首の回りに指をまわしてだいたいの太さを測っておいたのだが、終わって測り直すと「細く

一人でやるむくみとり

講習会後、芹田さん宅で改めて、むくみとりの体操を教わった

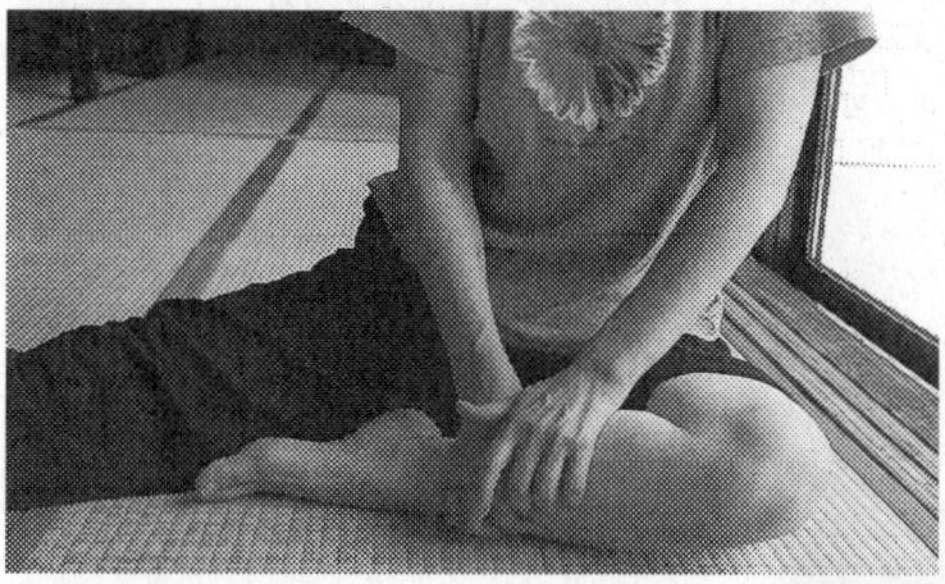

①まず左足の足首からふくらはぎにかけて、両手でギュッとつかんでもみあげる。かなり力を入れて、足全体をつかむ感じでマッサージ

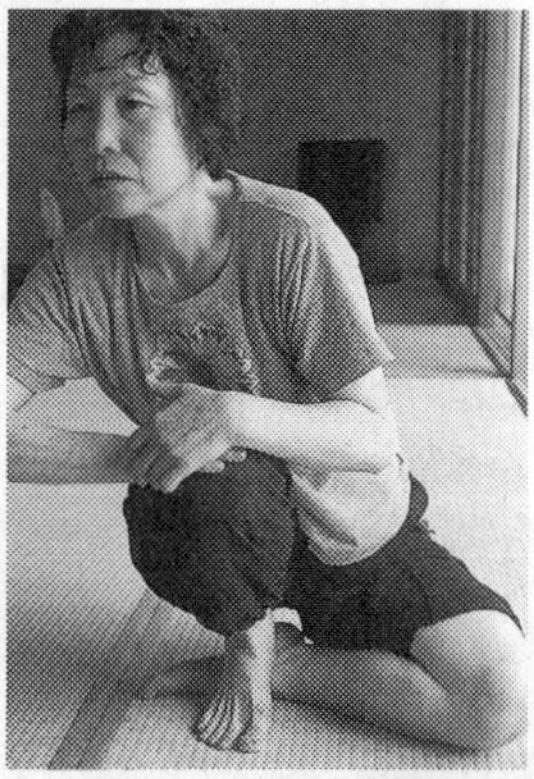

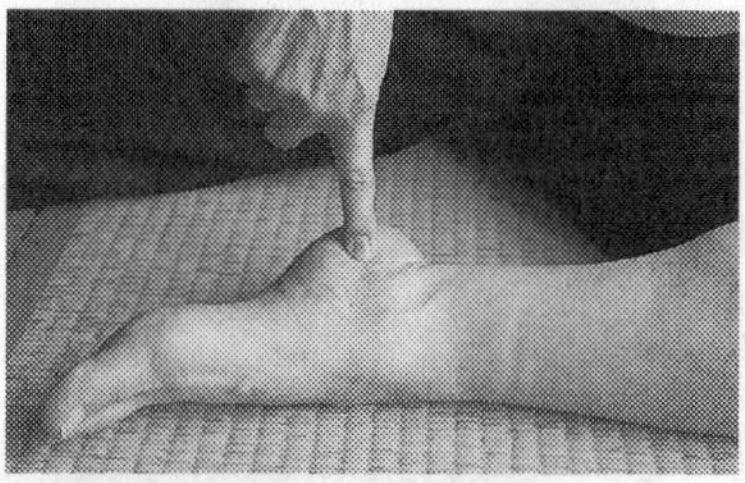

②内くるぶしの真下の、骨のない少しへこんだ部分が、むくみをとるツボ。左足のこのツボに、右のかかとをのせて押し込む。ちなみに、43ページの足裏踏みの場所とは違うので注意

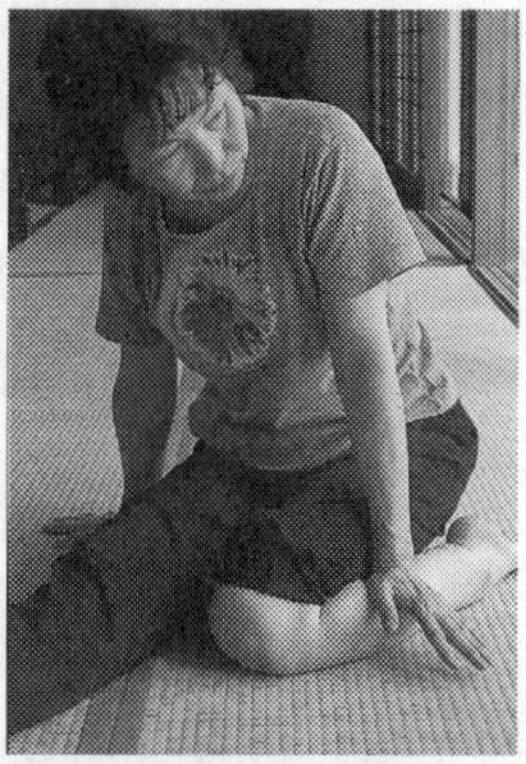

③①で内側へ筋肉をもみあげたので、今度は外側へ押し広げる。右手で体を支え腰を浮かし、左手に力を入れてもみこむ

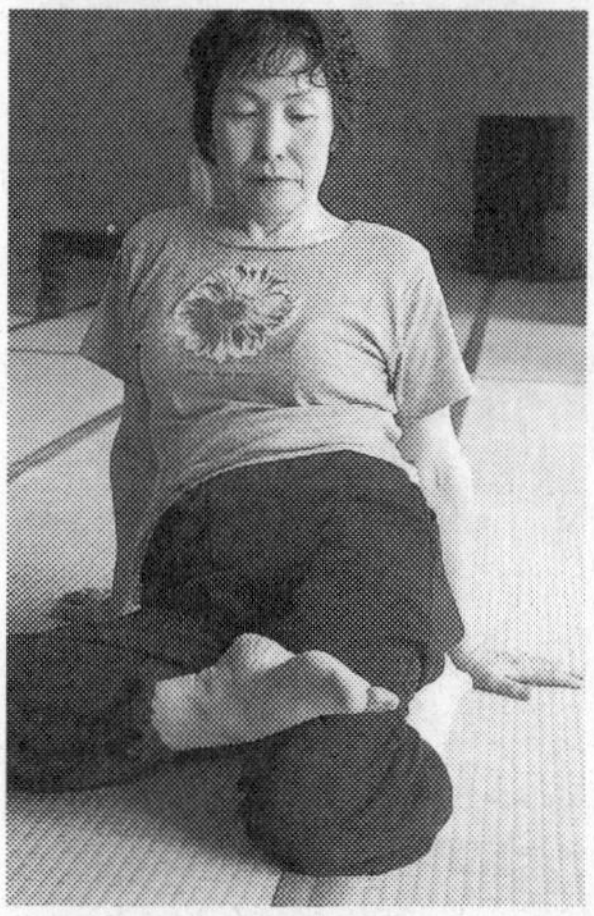

④右足を左のひざの上に重しとしてのせ、圧力をかける。右ひざは床につける。この形からあおむけに寝られる人は寝る。内臓を引き上げる効果がある。

ここまで終わったら、左右の足を替えて、また①〜④

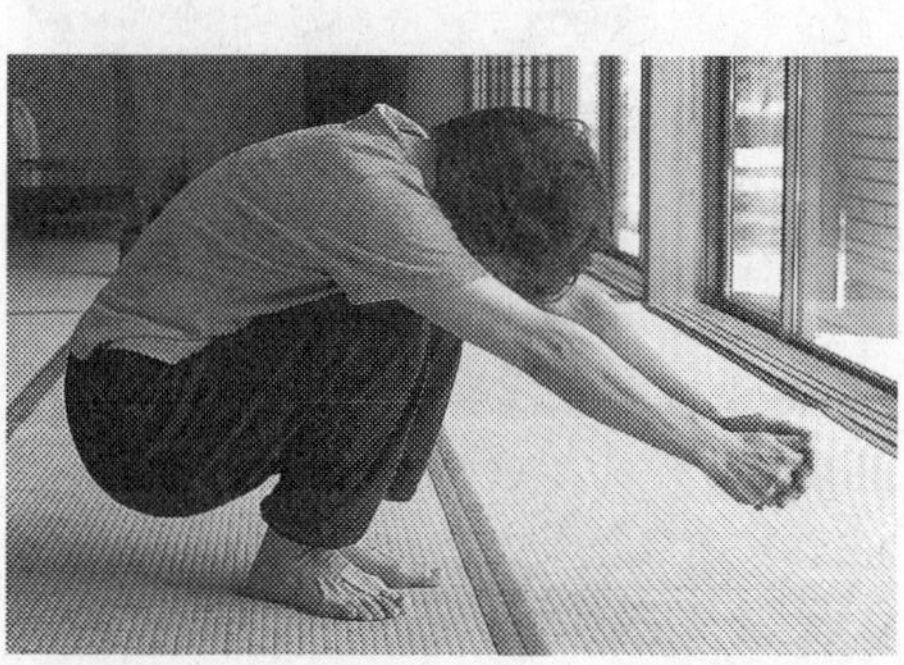

⑥腰を後ろにさげ、かかとをつけ、両手を前に出してのびる

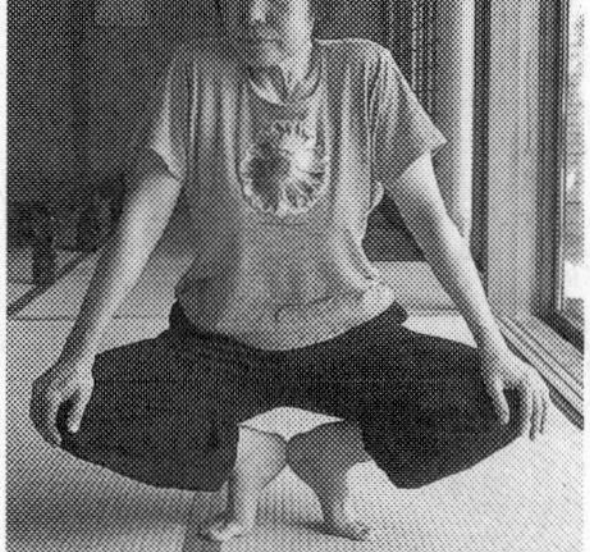

⑤そんきょの姿勢をとり、ひざを閉じたり開いたりする。アキレス健・ふくらはぎに圧力をかける

二人でやるむくみとり①

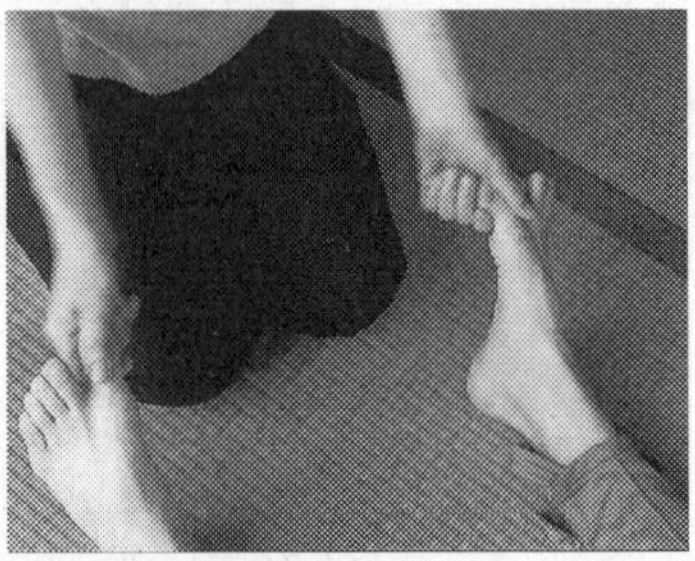
①足指を1本ずつ、ゆすったり、そらせながらまわしたり

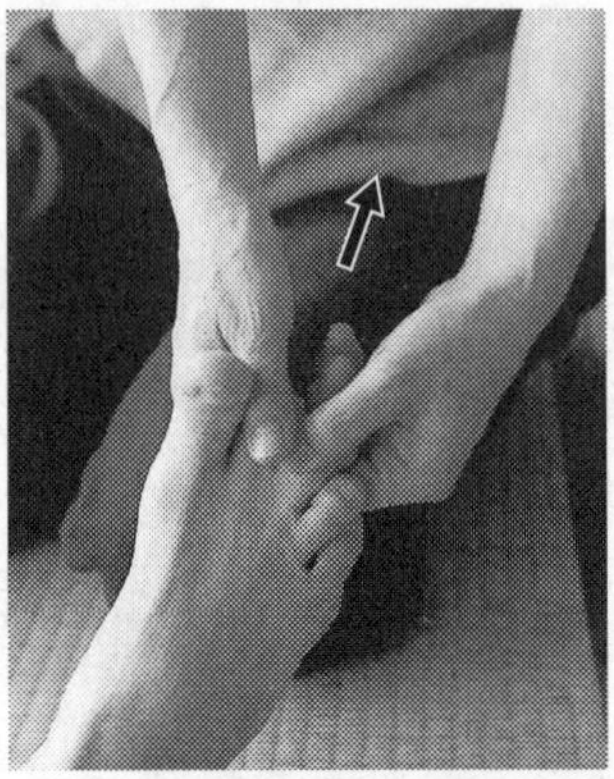
②足指を根元からつかんで、1本ずつ引き抜くようにする（ポキッとなるように）

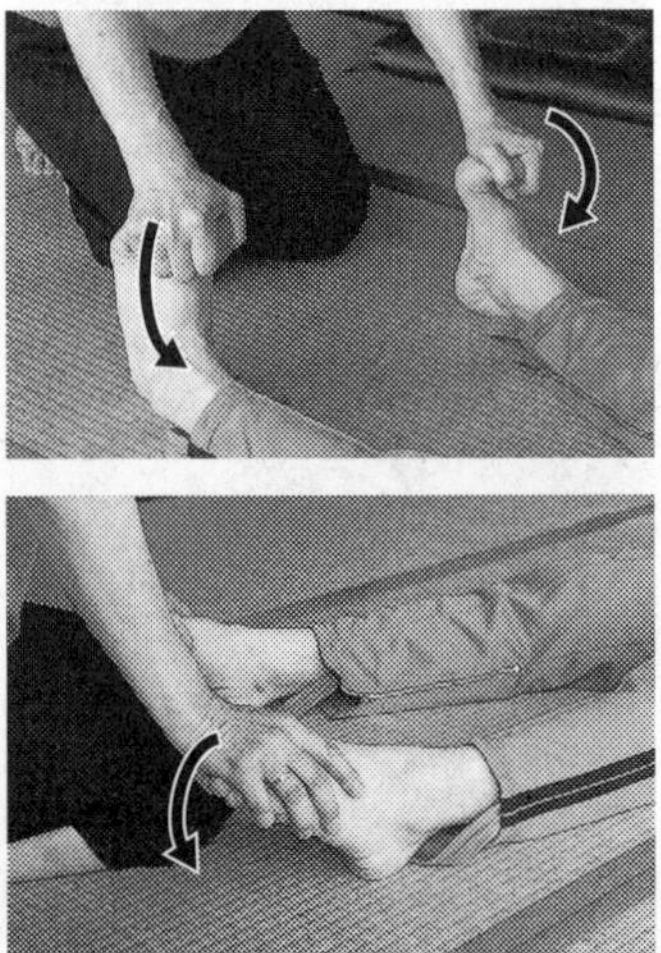
③全部の足指をつかんでグーッと押したら、今度は逆に手前に引いて甲を伸ばす

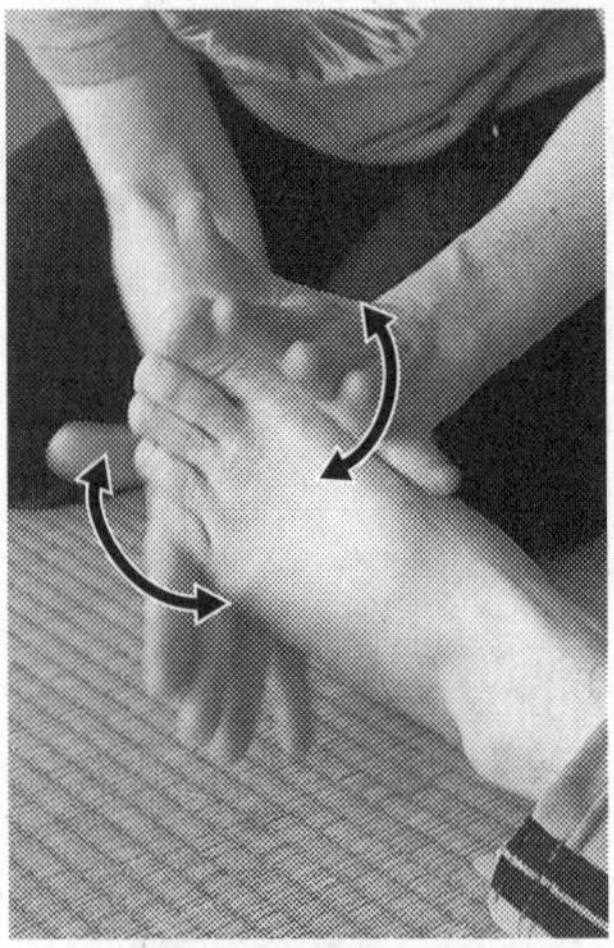
④両手で脇から足をはさんでゴリゴリともむ。5本の指の間の血液の流れをよくする

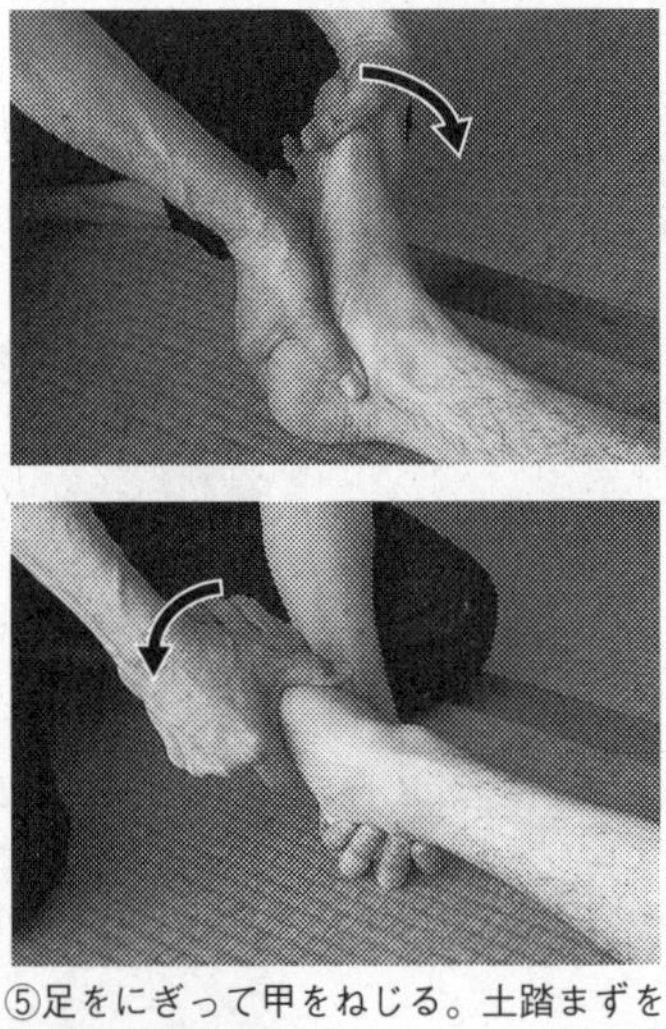
⑤足をにぎって甲をねじる。土踏まずを外側に内側に開く感じ。（ここまでやるだけでも、足がすっきりしてきます）

なってる！」と声が上がった。

二人でやるむくみとり

むくみとりは、正しくは「足の血液循環法」。妙子さんと省一さんご夫妻に「二人でやるむくみとり」を教えていただいた。「お父さんが水虫のときは、五本指靴下をはいてもらうの」と妙子さん。

省一さんも自力整体にはかなりくわしい。毎日やっているし、これがあるから農作業もやっていける、ともいう。「指に力が入ってると痛いよ。手の平全体で体の重みを利用してやってね」。やってあげるほうは、相手にどこが気持ちがいいか、痛さはどうかなど聞きながらやる。やってもらっているほうは、そのうち気持ちよさそうにうとうと…。「これは寝る前にやってもらうのが最高だね」。

同感。

骨盤の歪みも矯正する

まず、うつ伏せになって両足を左右に倒し、どこまで倒せるか、どちらが倒しにくいか試してみよう。下半身が硬い人ほど足が倒れにくく、倒れにくいほうの股関節に歪みがある。この体操は刺激を与える動きではないので、痛みを感じたり、腰が浮くくらいまで倒さないよう注意。

マッサージは、指、手のひら、足を使う。指圧は左右の親指を交互に「ぎゅーっ、ぎゅーっ」とゆっくり押し進めていく感じ。手もみも左右の手のひら全体で「ぎゅーっ、ぎゅーっ」とゆっくりもみながら移動させる。足は重みがかかとやつま先に偏らないよう足の裏全体に力をかけてぐーっと踏む。ただ押したりもんだり踏んだりするのでなく、相手に聞いて気持ちのよいところは長くしたり強くする。

一通り終わったら再びひざを曲げ、両足を立てて左右に倒してみよう。深く倒れればそれだけ下半身が柔らかくなった証拠。左右いずれも同じように倒れるようになれば骨盤の歪みが矯正された証拠。妙子さんは「このマッサージで左右の骨盤の動きがらくになる」という。骨盤の動きは歩いてみれば私にもわ

二人でやるむくみとり②

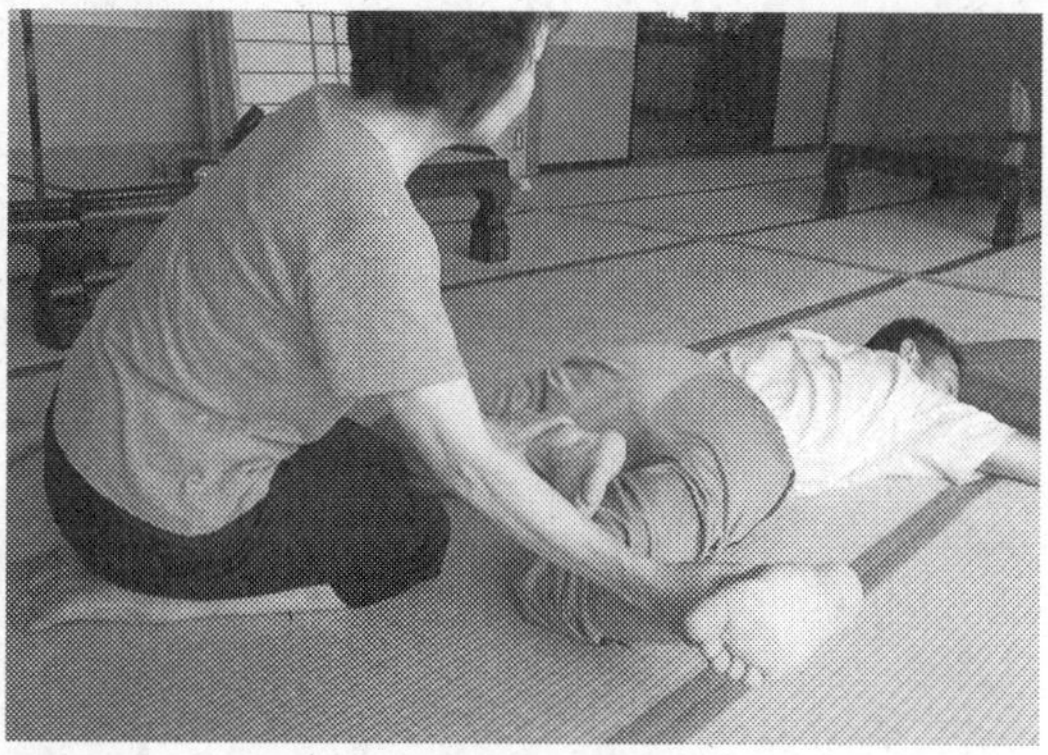

①うつ伏せの状態でひざを曲げ、両足を上に向けて立てる。両足をユラーッとゆっくり右に左に6回くらい倒してみる。それぞれ、どこまで倒せるかを覚えておく

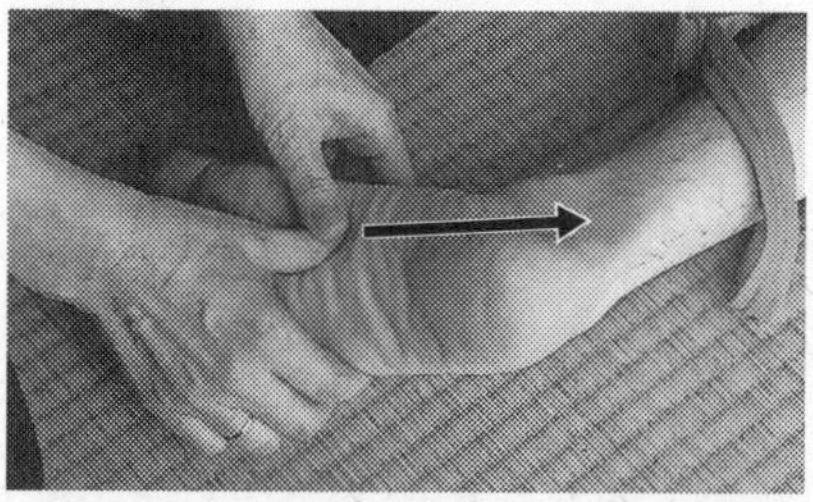

②両足を下ろし、膝を軽く曲げて下半身を左に向ける。右足の親指から土踏まずを通り、内くるぶしの下、アキレス腱の左内側のあたりまでを指圧。内くるぶしとかかとの間のへこみにむくみ取りのツボがある。ここはていねいに

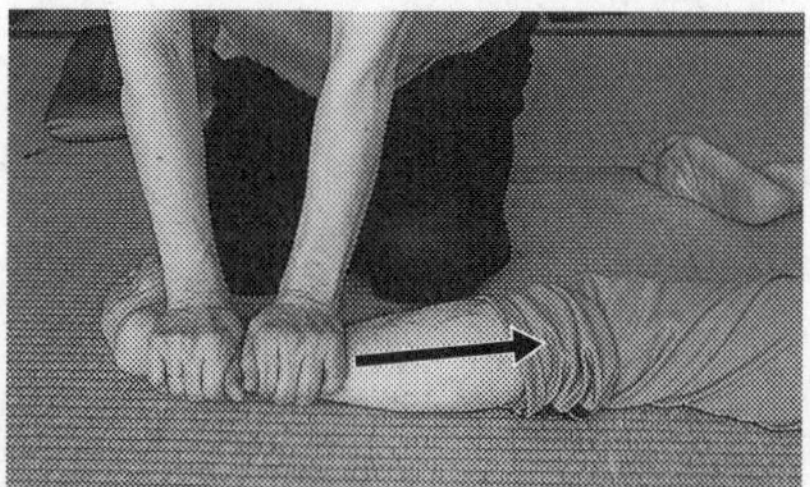

③両手で足首をつかみ、ゆっくりもみながら左に移動させ、ふくらはぎを通って膝の付け根のあたりまで手もみ

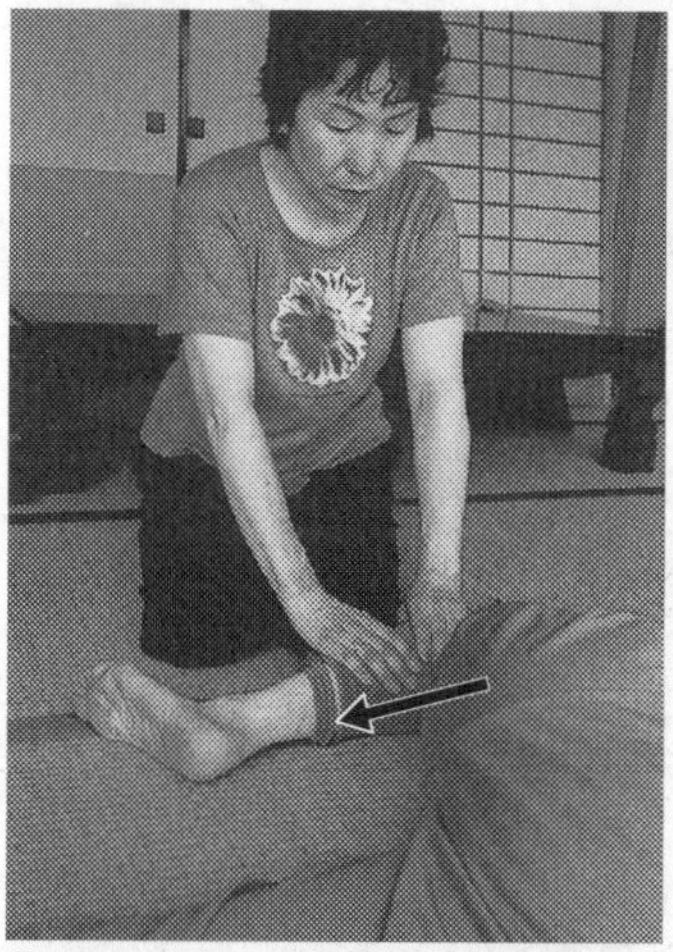

④左足に移り、膝の左下にある三里のツボから足の外側を通って足首まで同じように手もみ

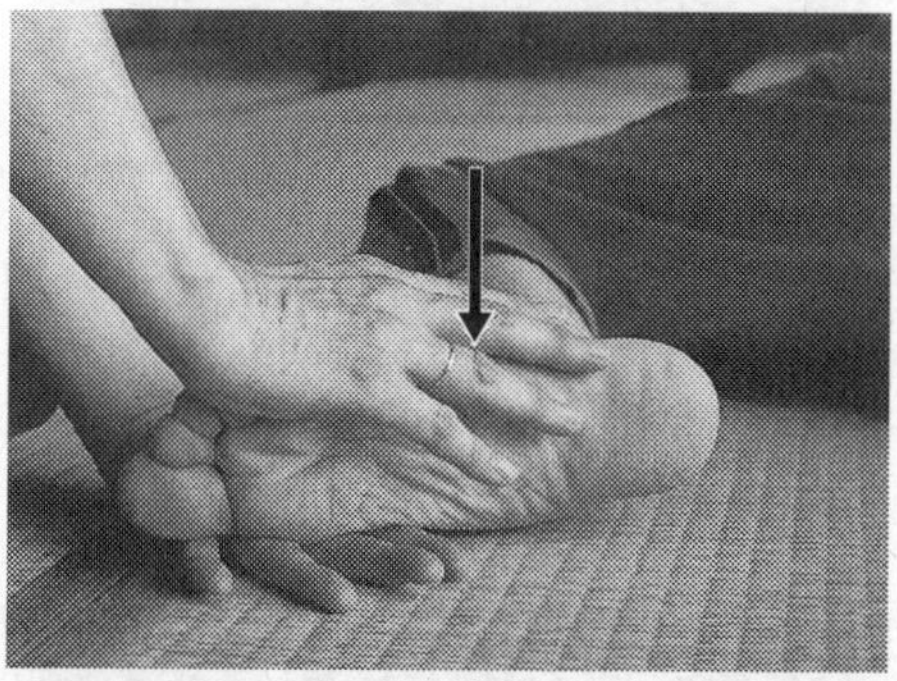

⑤最後に左足の小指と親指の付け根を両手ではさみつけて押す。
同じように今度は膝を右に向け、左足も内側を指圧・手もみし、右足の外側を手もみし、右足の先を両手ではさむ

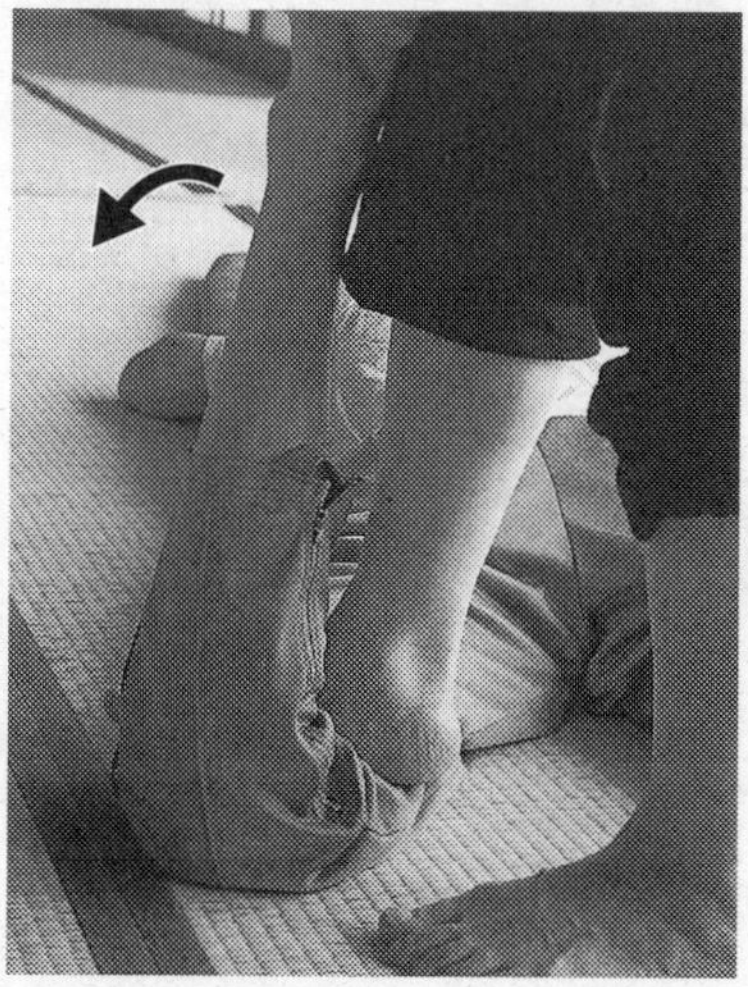

⑥膝を曲げて左足を上に向けて立てる。左足を軽くゆすってから、ももの裏側の膝の付け根を踏む。
左足を身体の外側（左側）に倒し、ももの内側（右側）を同様に踏む。ゆっくりと左足を体の内側に倒し、ももの外側を踏む。足をかえ、右足も同様に踏む

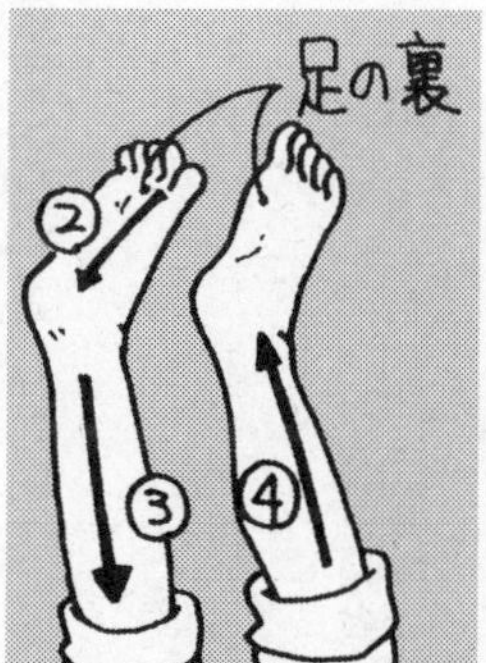

かる。左右の足が大きく前に踏み出せ、重心が下丹田（おへその下）のあたりにしっかり感じられる。とにかく真っ直ぐ！という感じで、身体も軽くなって気持ちいい。

足の倒れ方には個人差がある。私の娘（二〇代）はマッサージする前から両足ともペタンと床についてしまった。

太もも踏み

夫に「妙子さんに教わったんだけど、やってちょうだい」と頼んだ。壁に背をあてて座り、片脚を伸ばし、まずは、「そぉーっと押してよね！」と断っておく。ゆっくりと足で踏んでもらうと、脚の付け根のあたりが気持ちいい。付け根を踏んでもらうと、ひざのほうに刺激が伝わる。

刺激に慣れてきたので、「もう少し強く踏んでみてよ」というと、夫は「これくらい？」とぎゅーっと体重をかけてくる。「イタタタタッ、それ強すぎる！」というと、「じゃ、これくらいかな…」。そういうやりとりをしながら強さを調節していく。男の人は力が強いので

太もも踏み

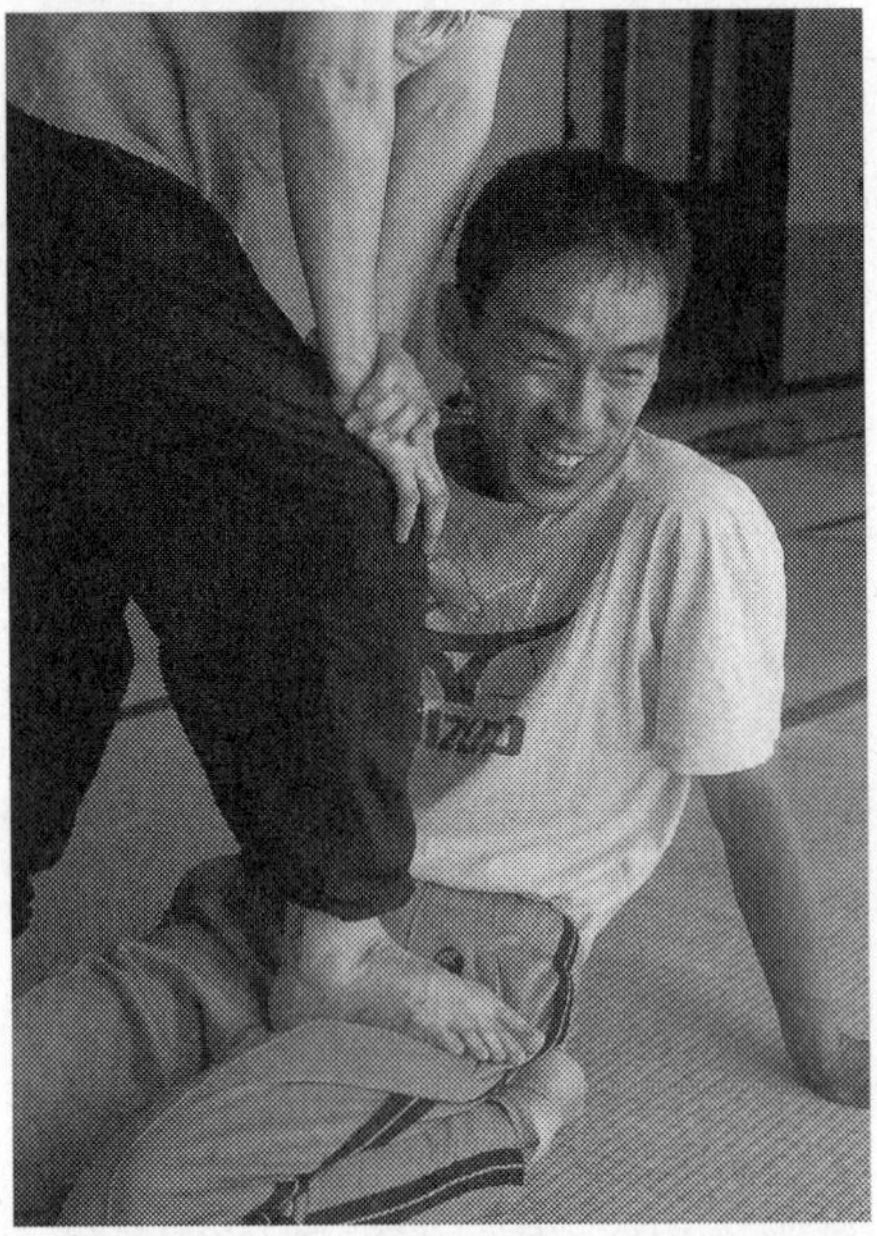

正座の状態から片脚を伸ばしていないほうの脚の太ももの付け根、真ん中、ひざの近くを踏む。いきなり足をのせて押し込むのではなく、ひざに手を添え、力を加減しながら踏む。脚を替えて同じようにする

後頭部の指圧

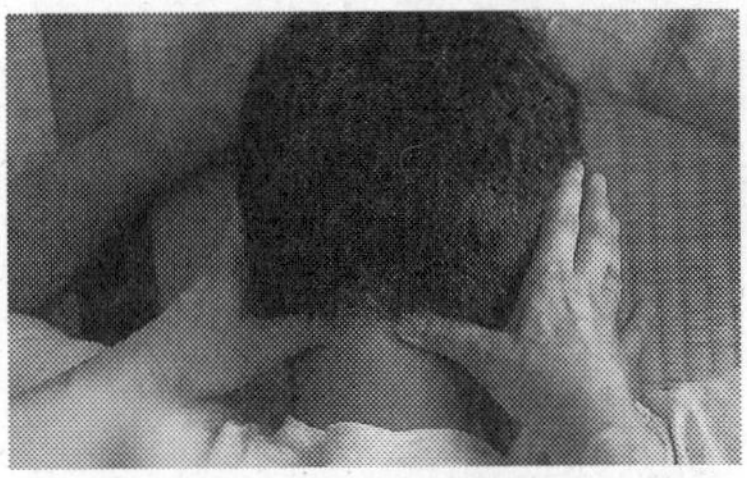

髪の毛の生え際に親指をあて、他の指はそっと添える。親指でグーッと相手のおでこに向かって指圧。このとき、指圧する手のひじにひざを当てると力が入る

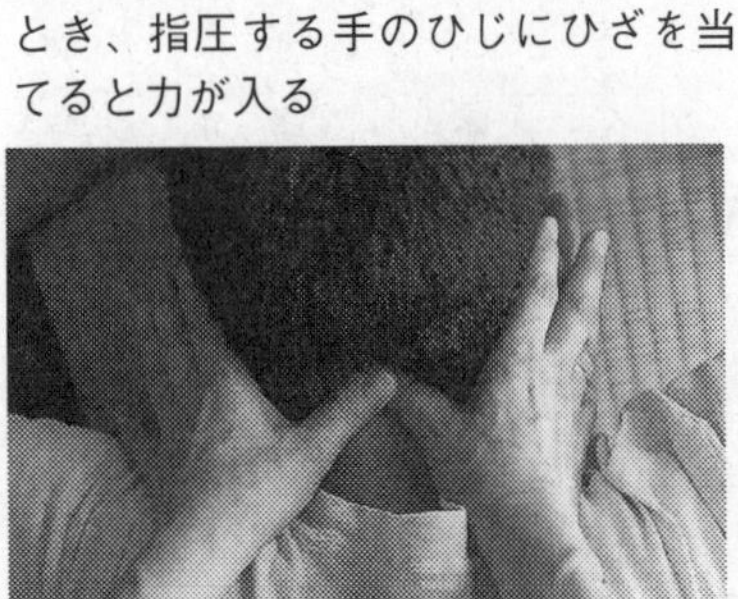

首との付け根のへこんだところ「ぼんのくぼ」を親指で軽く押さえる

腰・肩ほぐし

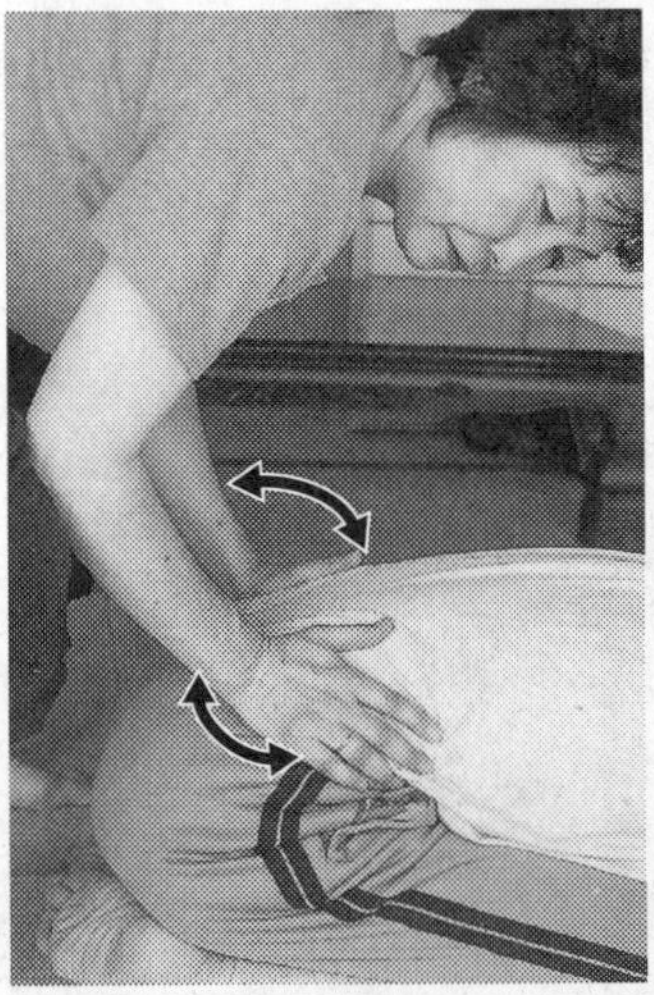

正座の姿勢で上半身を前に倒し、両手をつく。腰に手をあて、回転させる。最初はまわらないが、力を抜いてもらい、いろいろ動かすうちまわるようになる

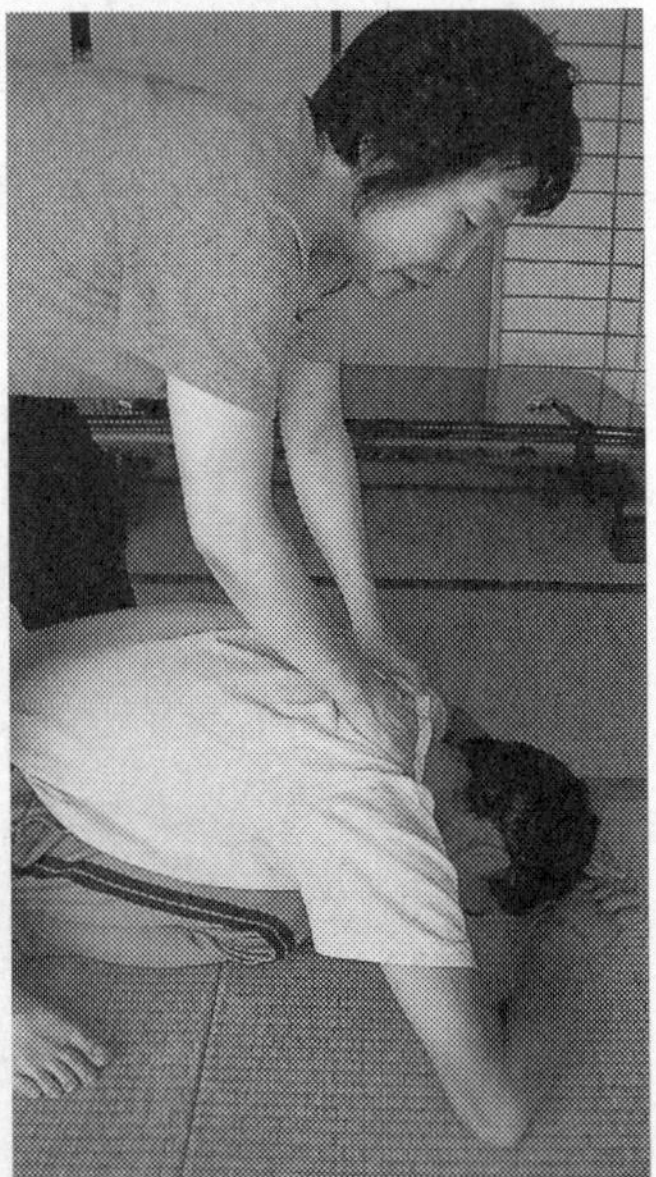

両手で両肩をギュッ、ギュッ、ギューッとつかむ

意識的に手加減してもらったほうがいいみたいだ。

あんまり見た目に簡単なので、「この整体のどこが気持ちいいのだろう？」と思うかもしれないが、だまされたと思ってやってみるといい。とにかく気持ちがいいので、「あな

経絡をほぐす「手の体操」（カッコ内は私・小倉の実感）

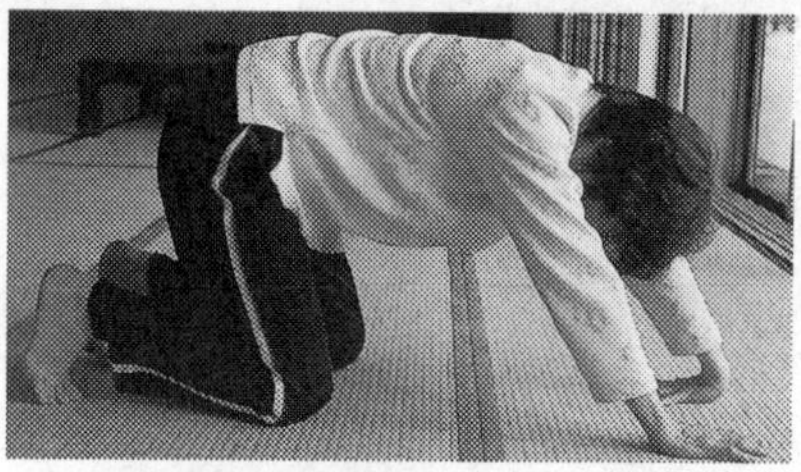

①手の三焦経ほぐし
（手指腕ほぐし：26ページ）
手のひらを手前に向け、手首に体重をかけ、少しずつ肩を後ろに引いてゆく（腕の内側に刺激が走る）

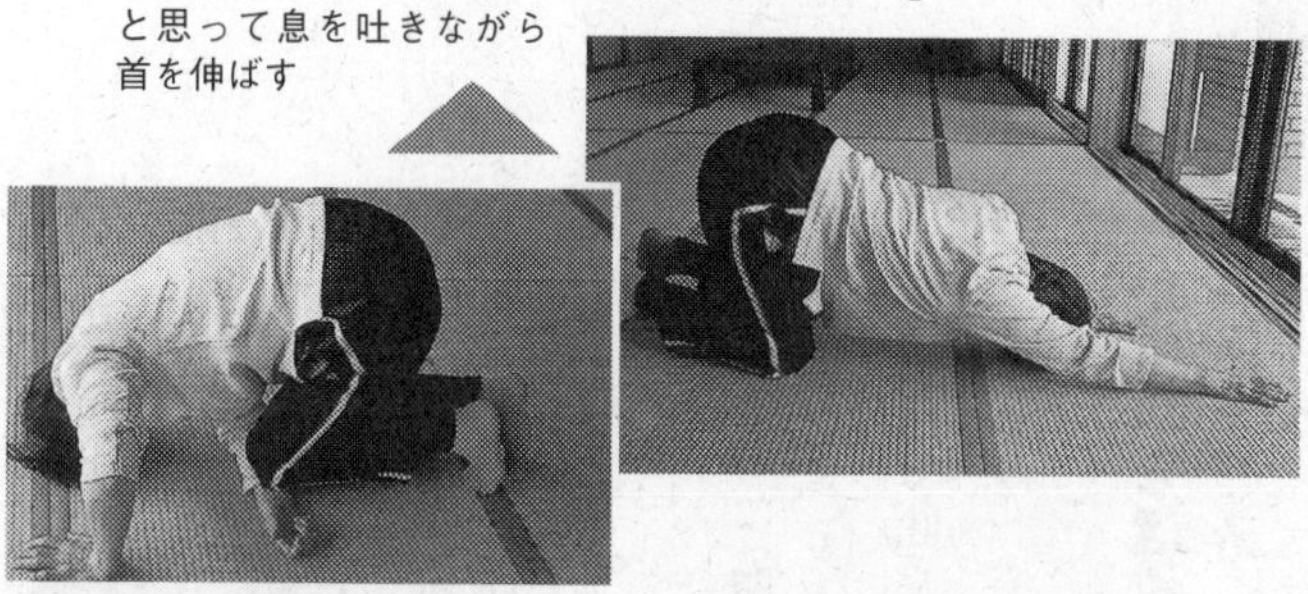

②手の心経心包ほぐし
（両わきのばし、ツボ内　関穴：38～39ページ）
わきを意識しながら腕をピーンと伸ばす（右）。わきをグーッと伸ばしながら、「血も水も気もサラサラと流れますように」と思いながらフーッと息を吐く（お腹がグルグルと鳴り、肩のあたりが楽になってくる）。腕の内側の手とひじの真ん中のあたりをひざで押す（左）

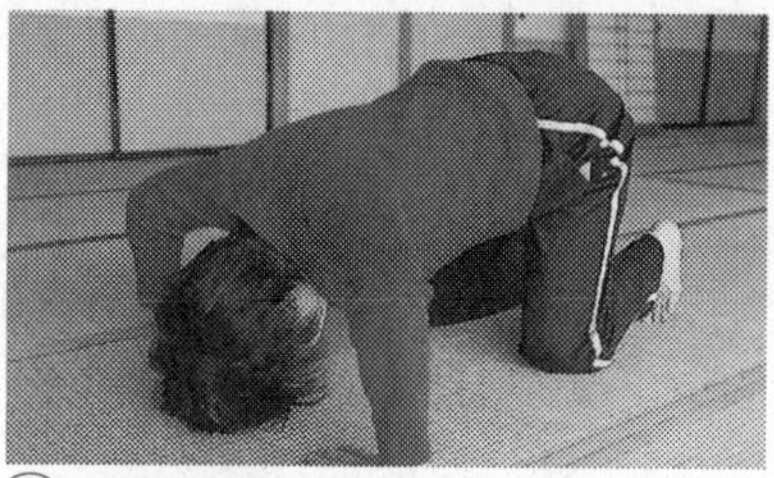

③手の肺経ほぐし
（首のねじり矯正と肩筋肉の強化:40ページ）
腕を直角に曲げ、首を前にウーンと突き出してから、床におでこをつける。首を突き出すときには「首の横シワ、二重アゴが消えますように」と思って息を吐きながら首を伸ばす

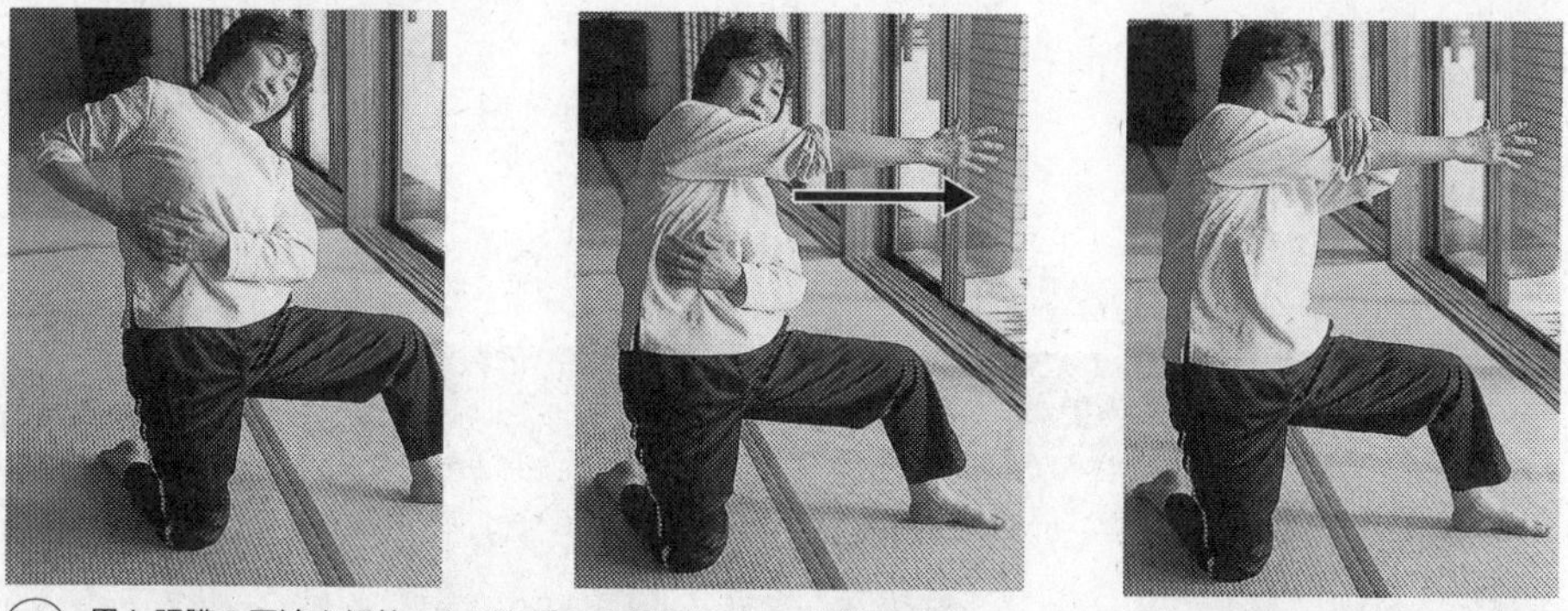

④胃と肝臓の圧迫を解放しながら手の小腸経ほぐし（新規紹介）
左足を立て、両手で肋骨を持ち上げるような気持ちで引き上げる（左）。引き上げた力を左手で支えたまま、右腕を真っ直ぐ前に伸ばす（中）。左手で右ひじをつかみ（右）、右腕をそのまま真っ直ぐ上に伸ばす（冒頭写真の状態）。身体の左側も同様に

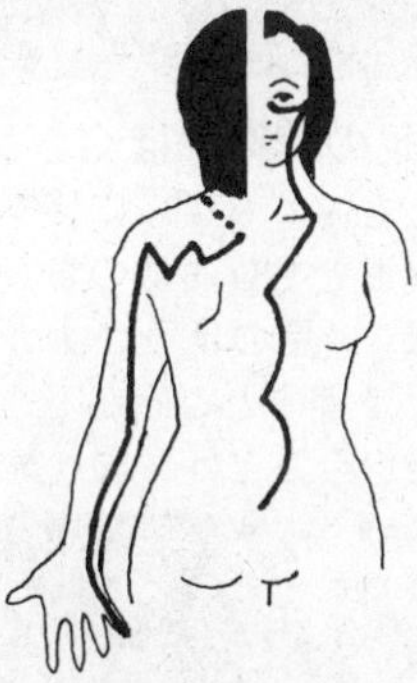

経絡の一例　小腸経（首・腰痛、ぎっくり腰に関係）

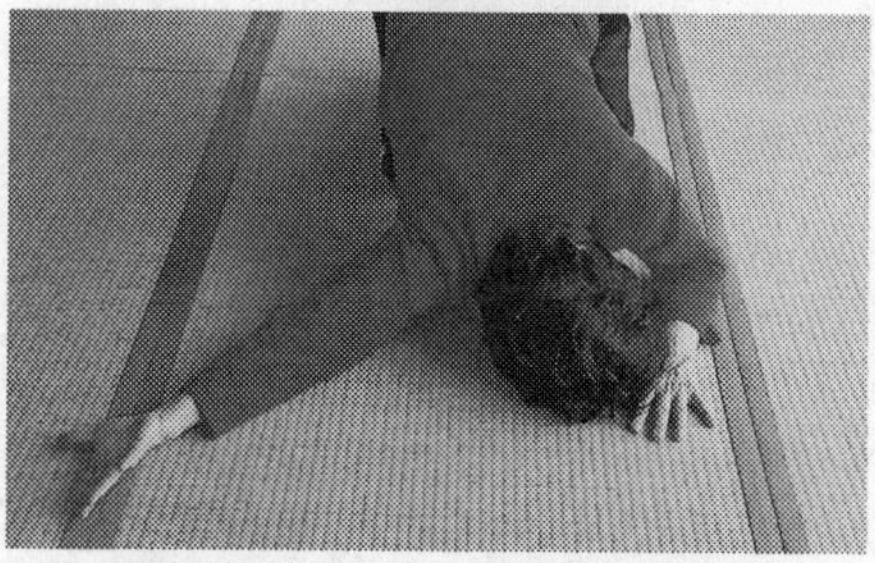

⑤胸の圧迫を解放しながら手の大腸経ほぐし
（腕わきのばし：32ページ）
畳に肩をつけ、ゆっくりと腰まで腕を下げる（少し脱力する）

＊このあと、3「手の肺経ほぐし」をもう一度やり、畳の上で仰向けリラックス（40ページ）を5分やる。この休みの時間が大切で、今までの動きの刺激を体の隅々に行き渡らせる（確かに上半身が軽くなっている）

たもやってあげるわよ！ほら、座って座って」と、いわずにはいられなくなった。

経絡をほぐす「手の体操」

「矢上先生に教えていただいたんだけど、東洋医学から生まれた〝経絡〟というのがあるの。簡単にいうと経絡は道のようなもので気が走ってる。体に一二の道があって、その停留所をツボと考えればいい」。元気・天気・のん気・空気・気分など、「気」には広がりがあって奥の深い意味がある。「食物は地の気、天気は天の気」といって命を育むそうだ。

妙子さんが教室でやっている経絡を整える自力整体には「手の体操」（写真左と前頁①〜⑤）と「足の体操」（①〜⑦）があり、全一四の動きで九〇分。「伸ばすときには糸を張るようにぴーんと張り、その糸の上に体重を乗せる。呼吸も伸ばした糸の上に乗せるように吐きかける」というイメージが大切。呼吸は隣の人に聞こえるくらい大きく〝ハー〟とする（大きく吐くと自然に吸い込める）。

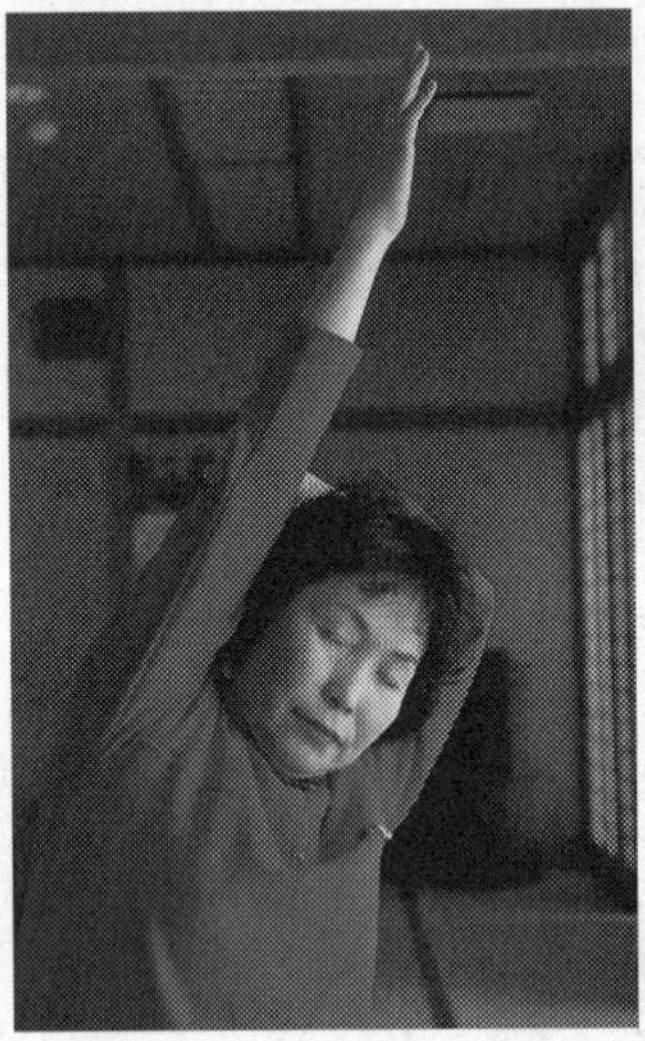

胃と肝臓の圧迫を解放しながら手の小腸経ほぐし。「ぴーんと伸ばす」を意識しながらやると、指先、腕、肩、わき、腰が一本の線のようにイメージできる

経絡をほぐす「足の体操」

経絡というと、私のような素人にとってはとらえどころのないものだが、実際にやってみれば、わかりやすい体操だ。体操の順番もすぐに覚えられる。

手の体操が七つ、足の体操が七つ。「今日は歩きすぎて足が疲れた」なんてときは三つの足の体操をやれば十分に疲れがとれる。

経絡をほぐす「足の体操」

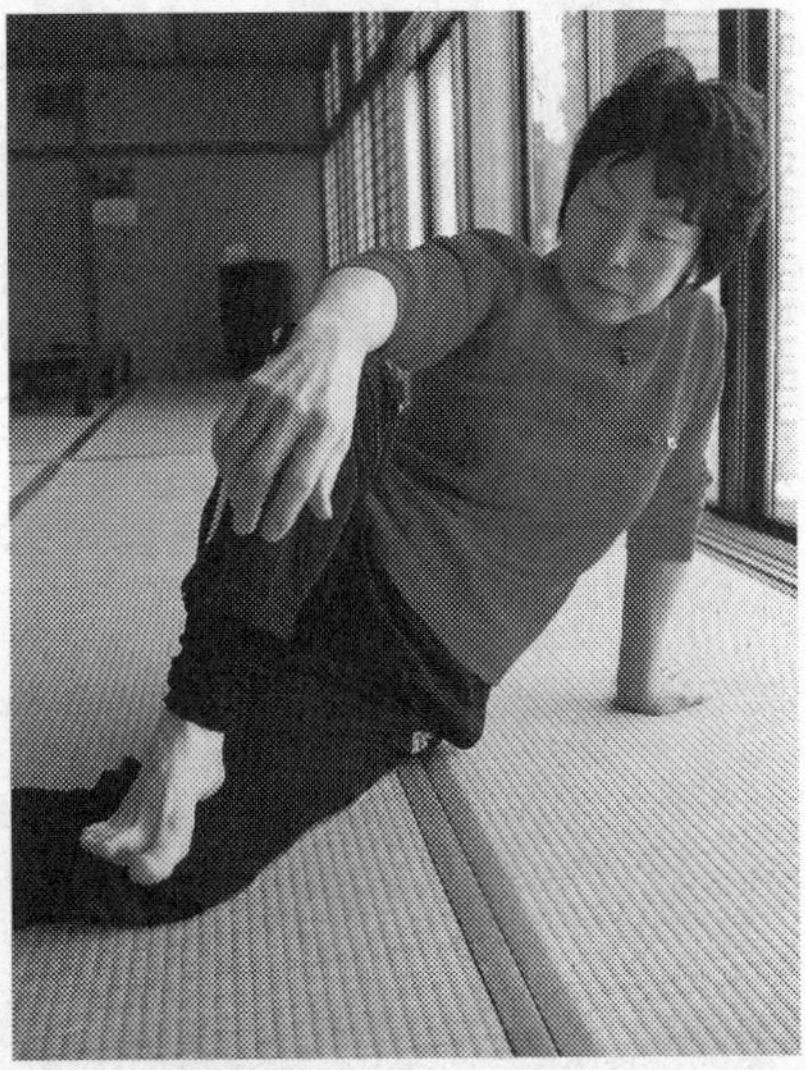

①「足の肝経」ほぐし
両足を前に投げ出し、リラックスしてすわる。片方の足のかかとで、もう片方の足のひざの内側を押す（押される方の足を「くの字」に曲げるとやりやすい）

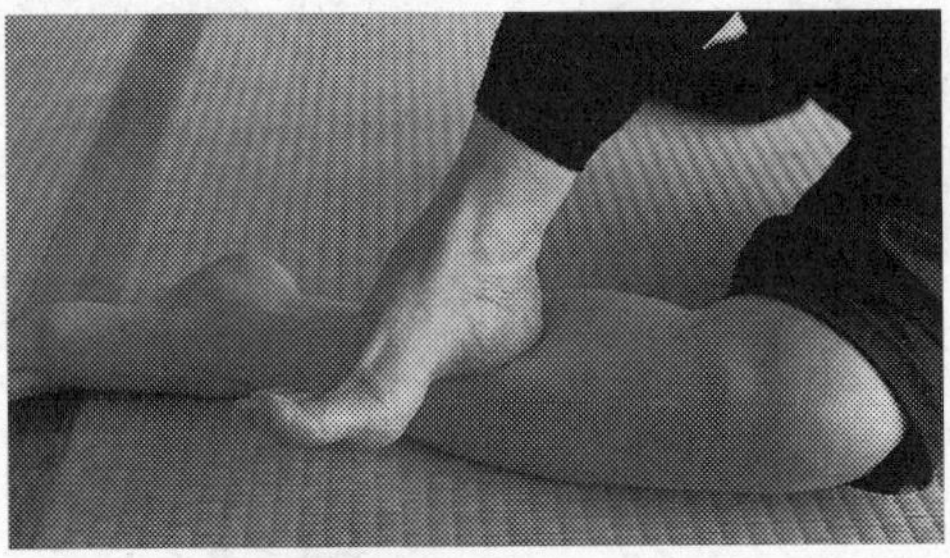

②「足の脾経」ほぐし
かかとをふくらはぎに移す。手で体を支え、右足で踏むときは右側のおしりを上げ、力を入れてみる。（足のほうが力が入り、気持ちいい）かかとで押すところがふくらはぎのどのあたりか、ということはあまり気にせず、全体を押す

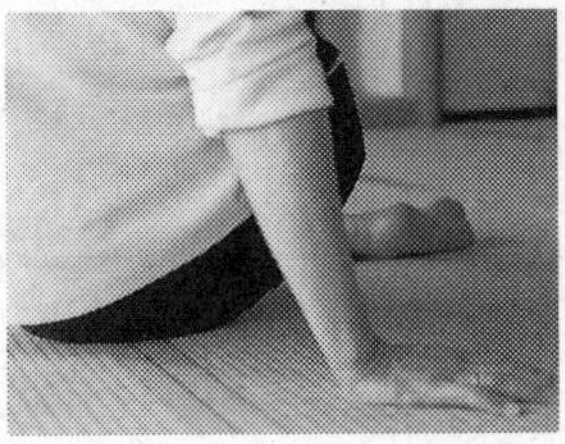

片側のおしりを浮かせ、その浮かし具合でかかとで押す力を調整する

ひざからくるぶしまで順に、ごりごりともみほぐしていくと、どこにも無理がかからず、足の疲れがとれる。何だか得した気分

になる。

経絡だからといって難しいことは考えず、とにかく「ぴーんと伸ばす」「大きく息を吐く」を頭に置いてやってみよう。

「足の肝経」伸ばし（④）は内股の筋がぴーんと伸びて気持ちいい。「足の脾経」伸ばし（⑤）は、片ひざずつなら難なくできるけど、両ひざ一緒には床につかない。力を入れ過ぎてイタタタッ。「無理してはいけない」と、いつも妙子さんにいわれる。

「足の胆経」ほぐし（⑥）は、「体が重いな」という日は足が頭までこない。でも、体操後は足が長く伸びたように感じる。「足の胃経」ほぐし（⑦）は、おしりまでは上がるけど（毎朝ふとんの中でやっている）、片足が上が

③「足の腎経」ほぐし

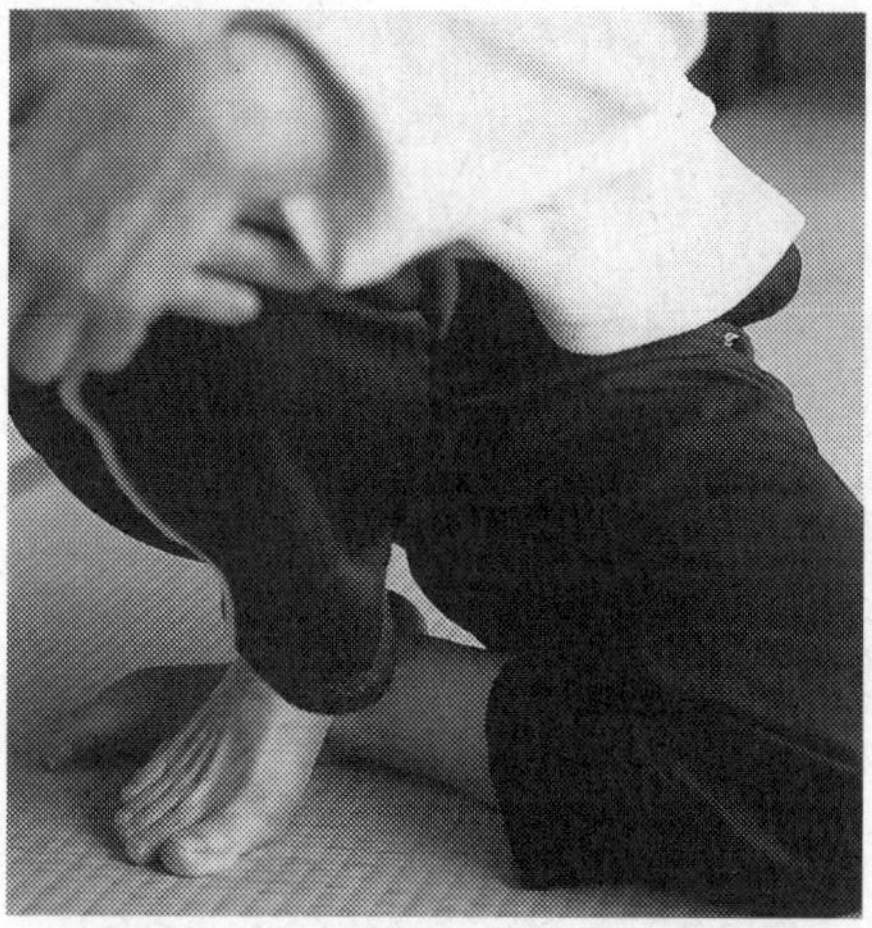

かかとをくるぶしの横のあたりに移し、おしりを全部上げてしゃがんだ姿勢になり、体重をのせる。「かかとをのせるところはどこかな？」とくるぶしのあたりを探っていくと、ちょうどかかとがのるようなへこみがある

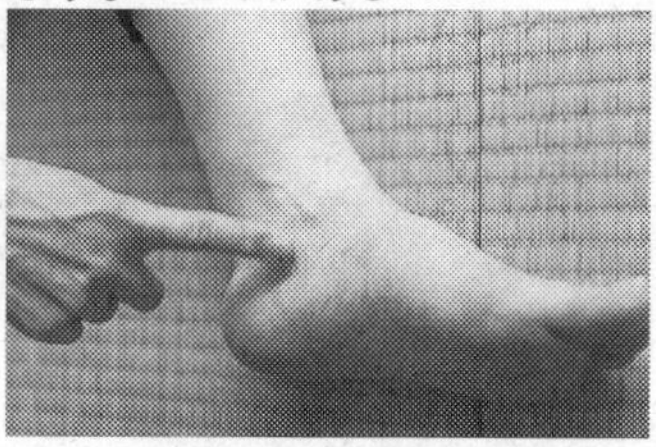

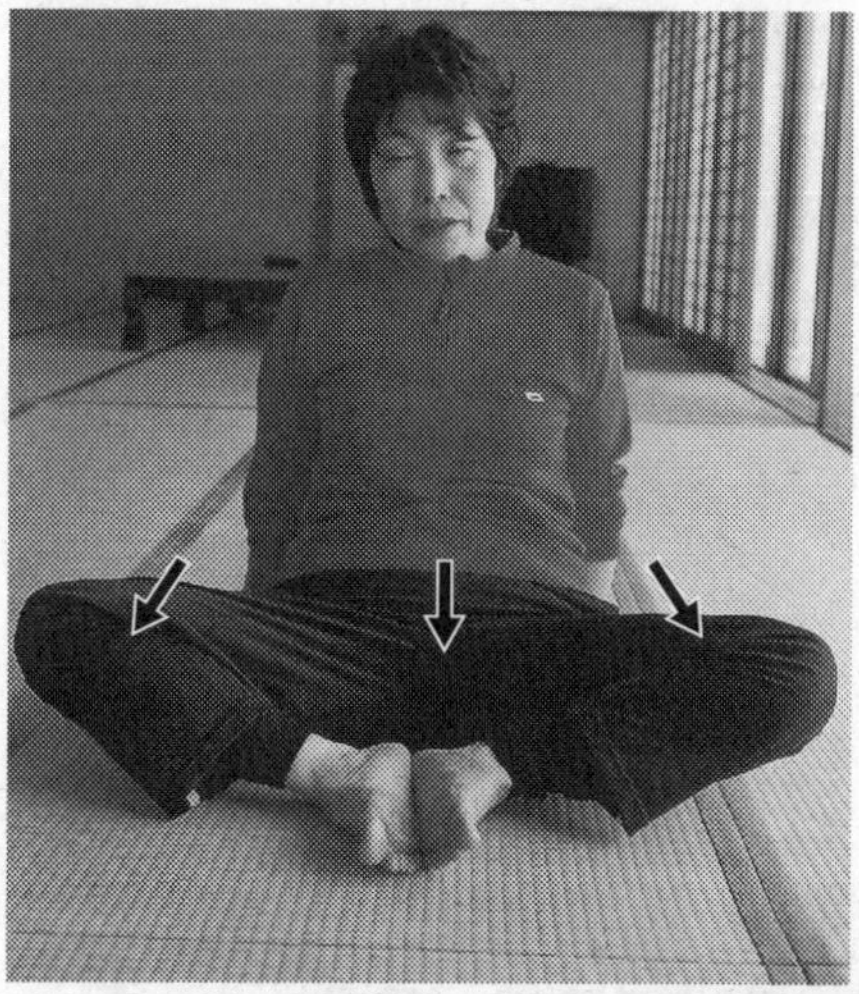

④「足の肝経」伸ばし

両ひざを開いてかかとをあわせ、合蹠のポーズをとる。体の少し後ろに手をつくと内股が張る。腕に力を入れ、おしりをかかとに近づけようとグッグッとすると、内股が張るのと同時にひざが床についてゆく

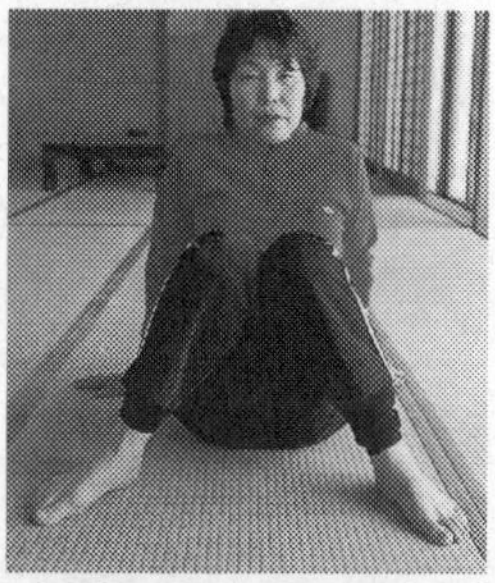

⑤「足の脾経」伸ばし

ひざを立ててすわり、足を開いて両ひざをつける（右上）。片ひざを内側に倒す（右）。倒したひざを元に戻してから、もういっぽうの片ひざを同様に倒す。最後に両ひざをつけたまま、内側へ倒してゆく（下）

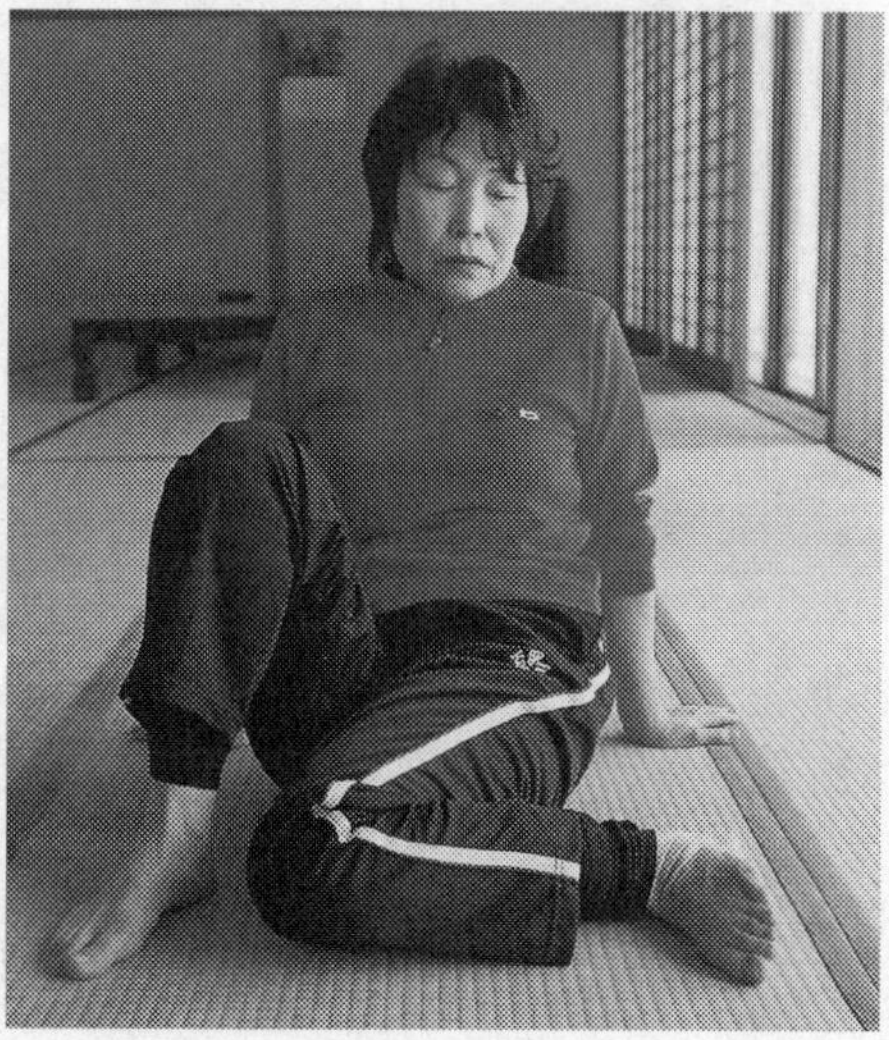

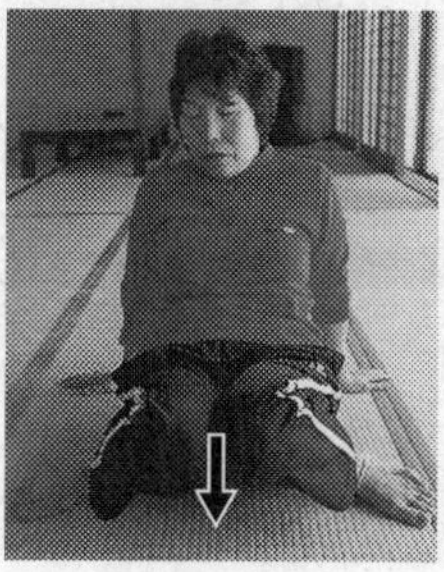

らない。天井に向かってエイッ！と気合を入れる（こつがわかると結構できる）。動きがきついぶん、やってて「効くなぁ」と思ったりする。

「元気に体を動かすのに自力整体はなくてはならないの」と妙子さん。がんばります。

⑥「足の胆経」ほぐし

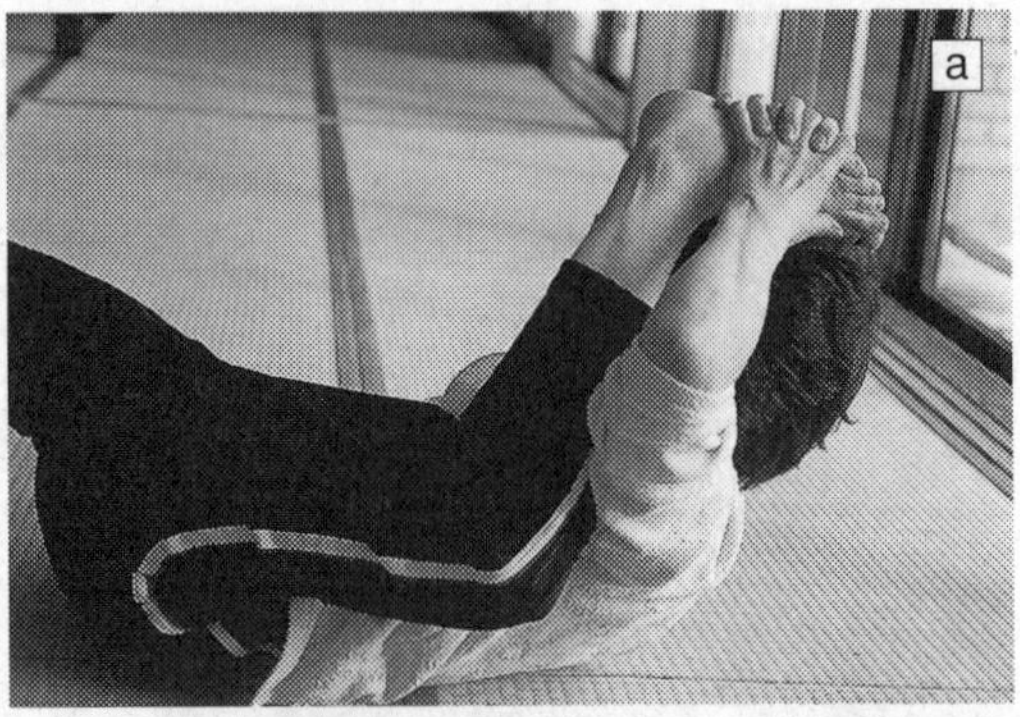

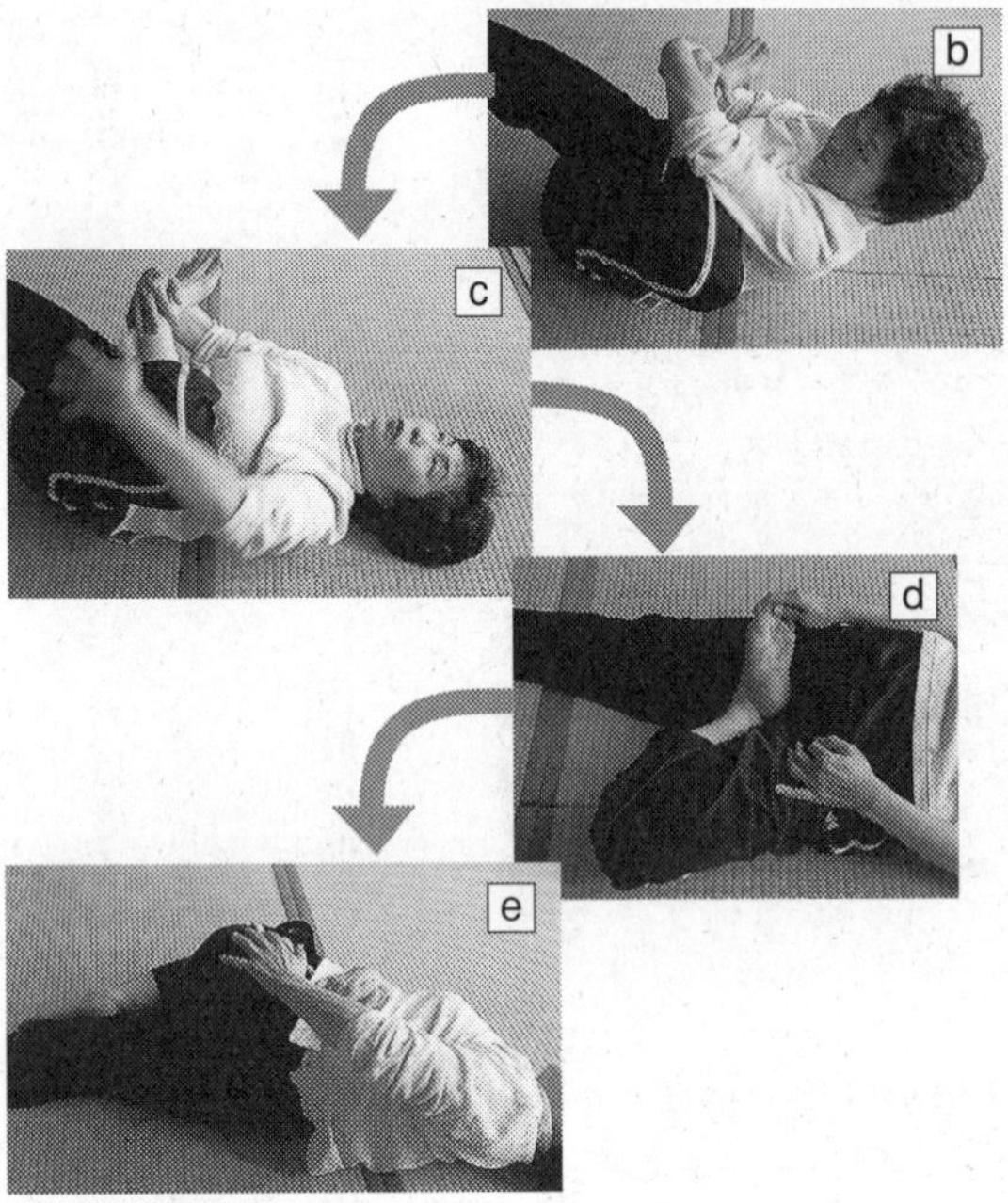

a. 床の上に仰向けになり、左足を両手で持って頭の上まで引き上げる。20秒くらいそのままで（以下同じ）
b. 左足の位置を下げ、胸にグイグイと引きつける
c. さらに左足の位置を下げ、おなかにグイグイと引きつける
d. 左足から手を離し、伸ばした右足の上に左足をかけ、左ひざを床につける。股関節が伸びる
e. 腰を右側にひねり、さらに手で左のおしりを押し、左ひざを反対側の床につける。右足も同様に

⑦「足の胃経」ほぐしと骨盤引き締め

仰向けに寝て、両足を肩巾に開き、腰を天井に向かって持ち上げる。両足に力を入れ、床を押し、おなかを持ち上げる気持ちでやってみる（右）。次に片足を上につきあげる。片足で体を支え、片足を高く上へ上へと持っていく（下）

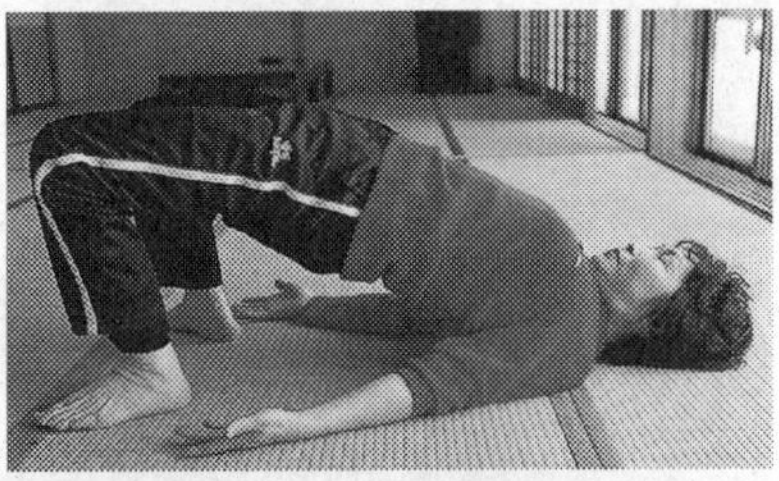

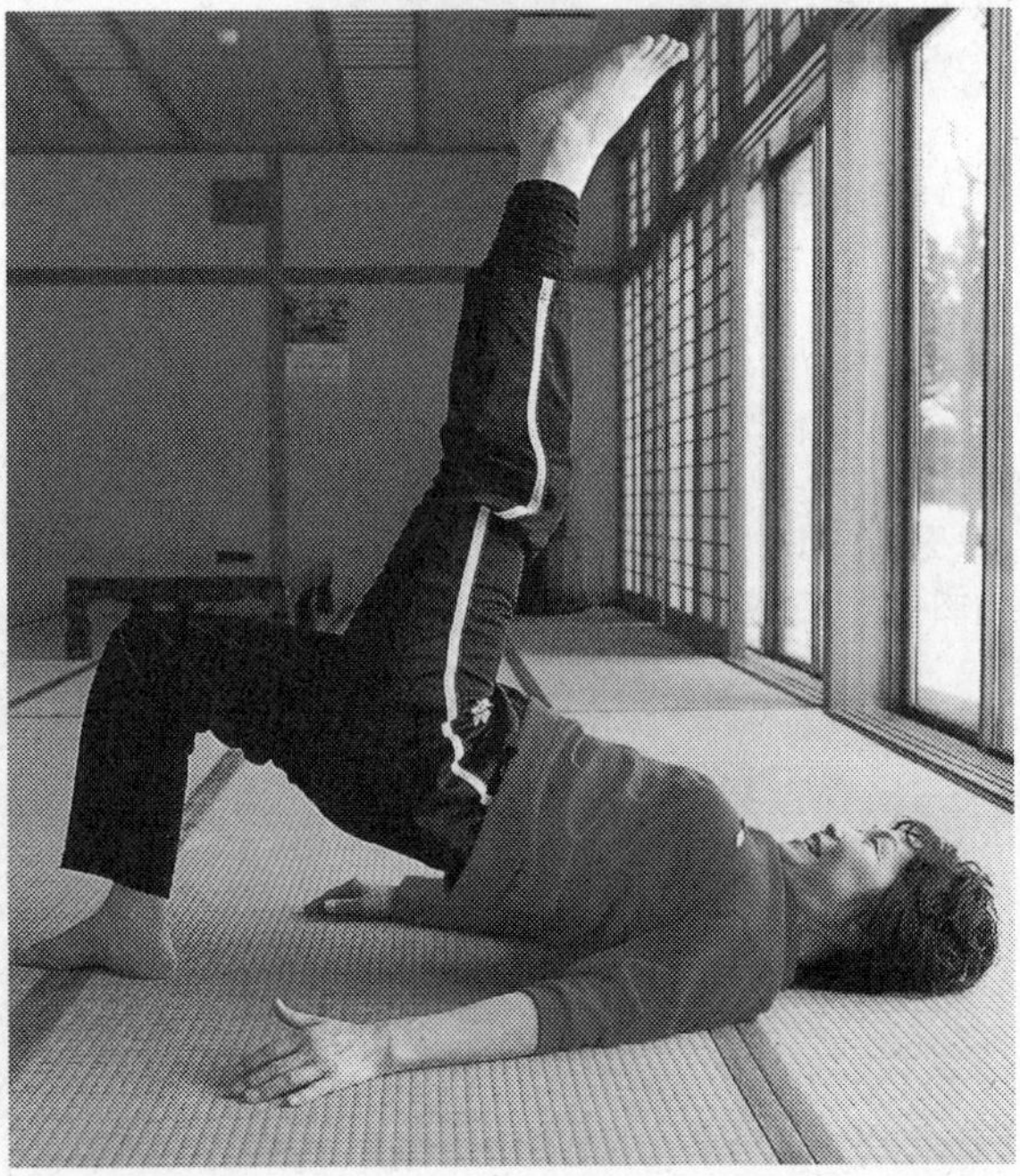

＊芹田さんは矢上裕先生に学んで、自力整体の指導員の資格をもっています。自力整体についてもっと詳しく知りたい方は、矢上裕著『自力整体法の実際（音声指導CD付）』（定価一六五〇円）、ビデオ『矢上裕の操体体操シリーズ』（全三巻定価一万八九〇〇円）をご覧ください。お問い合わせは農文協まで。

二〇〇一年七月～二〇〇三年五月号　お母さんたちの「自力整体」

自分でできる膝《しっ》痛《つう》療法

大重宗比古

ここで紹介する方法には、お金がかかったり、特別な器具は必要ありません。一つだけでもいいですし、組み合わせてもいいと思います。

ひざの痛みとり操体法

①足伸ばし　仰向けに寝て、左右の足を交互にかかとに力を入れて伸ばし、気持ちよく伸びるほうの足を力を入れて伸ばし、その状態でしばらく静止し、急に脱力。これを数回くり返します。

②左右ひざ倒し　ひざを立てて寝て、ひざを左右に倒してみて、左右どちらか気持ちの良い方向に息を吐きながら動かします。これを数回くり返します。

③腰浮かし　ひざを立てて寝て、重ねたふとんの上に足を置き、腰を浮かしてしばらく静止して、急に全身から脱力。

④つま先上げ　ひざを立てて寝て、つま先を上げてかかとに力を入れて、しばらく静止し、急に力を脱いてつま先を下ろします。

お灸で膝痛をやわらげる

お灸をやけどの跡がつくほど強くする人が多いのですが、そこまですると逆効果です。直径五㎜大にもぐさを丸めてツボに置き、線香で火をつけ、熱いと感じたらサッと取る。これを一度に一〇回ぐらい繰り返し、局所が少し赤くなる程度でとどめるのが良いのです。

症状によってお灸するツボが違ってきます。

①坂を下るときや、階段を降りるとき、あるいは立ち上がるときに痛む場合。（次頁図①）

内膝眼　ひざを直角に曲げたときにできるひざ頭の下の内側のくぼみ。

外膝眼　ひざを直角に曲げたときにできるひざ頭の下の外側のくぼみ。

②坂を上がるときに痛む場合や、正座ができないとき。

ひざの痛みとり操体法

（気持ちのいいほうだけ数回）

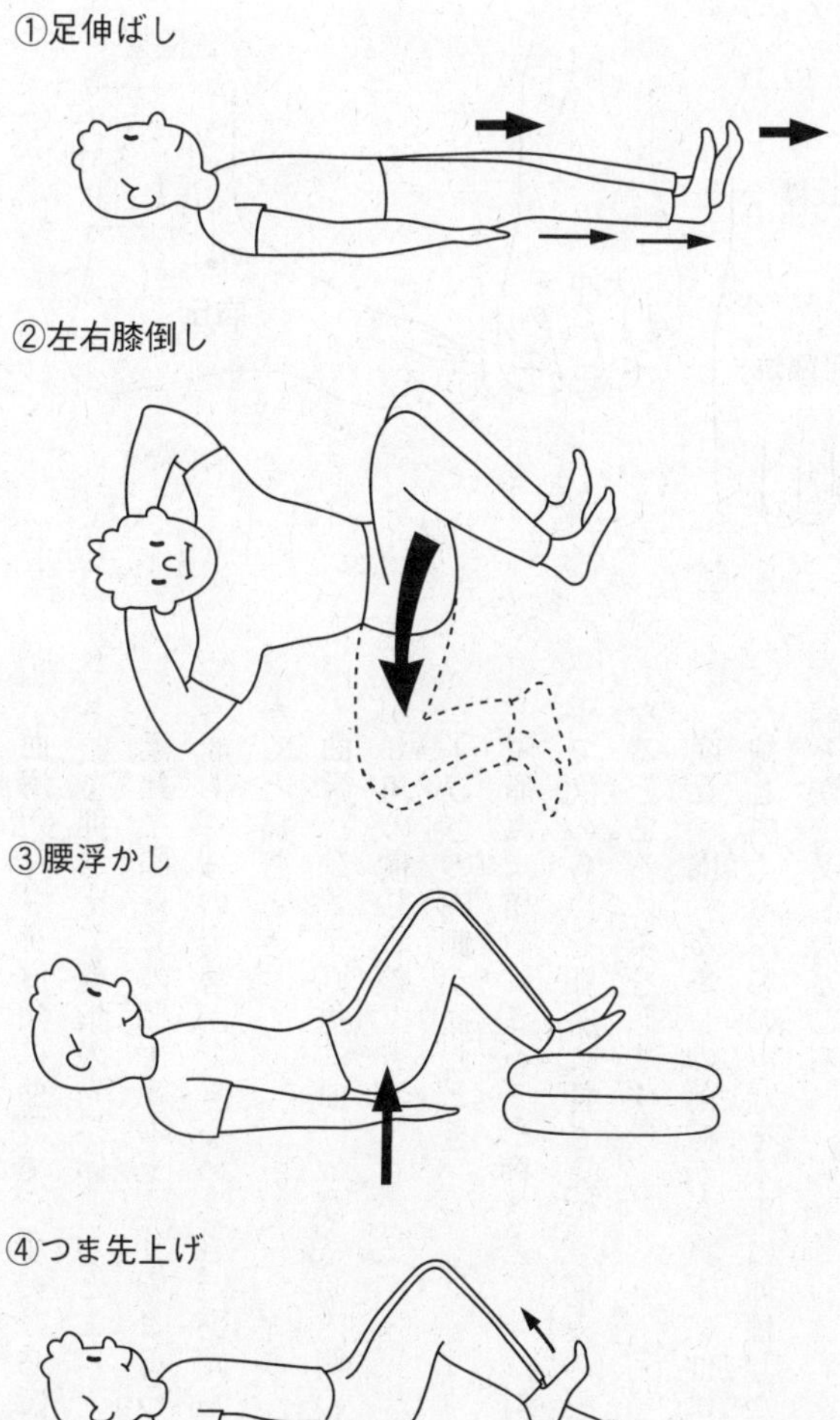

症状別お灸のツボ

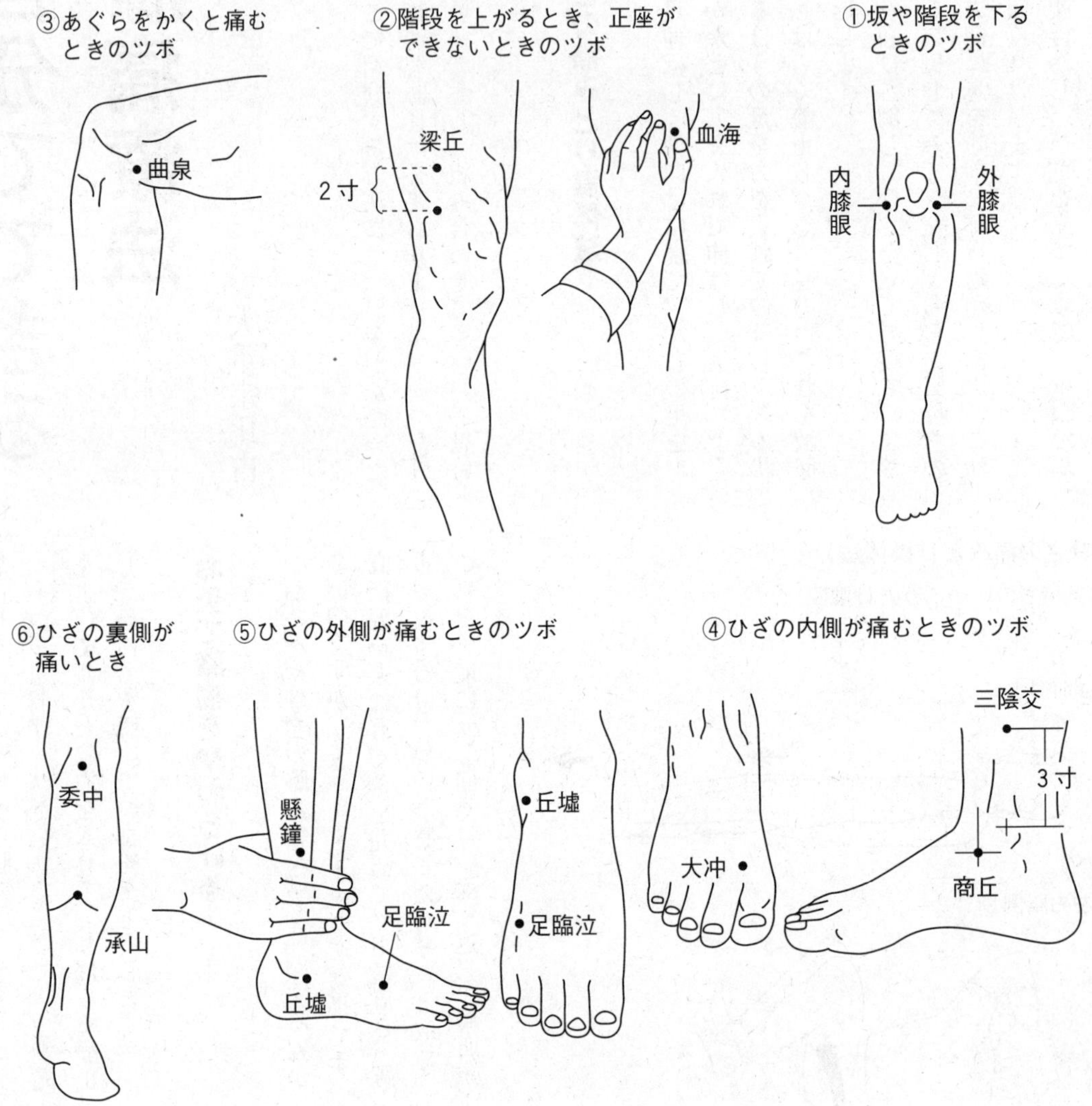
③あぐらをかくと痛むときのツボ
曲泉
②階段を上がるとき、正座ができないときのツボ
梁丘
2寸
血海
①坂や階段を下るときのツボ
内膝眼
外膝眼
⑥ひざの裏側が痛いとき
委中
承山
⑤ひざの外側が痛むときのツボ
懸鐘
足臨泣
丘墟
丘墟
足臨泣
④ひざの内側が痛むときのツボ
三陰交
3寸
大冲
商丘

血海　ひざを直角に曲げて、手のひらでひざ頭を押さえて親指の先が届いたところ。

梁丘　膝蓋骨外側上縁の上二寸のところ。

③あぐらの姿勢ができないとき、あぐらをかくと痛むとき。

曲泉　ひざを直角に曲げ、ひざの内側の曲がり角の横じわの上方。

④ひざの内側が痛むとき。

圧痛点（痛いところ）を押さえて、反対の手で図の各点を順番に押さえて、痛みの軽くなるところに灸をします。

商丘　内くるぶしの前縁から真下に伸ばした線と内くるぶしの下縁を水平に伸ばした横線とが交叉したところ。

三陰交　内くるぶしの頭から三寸上のところで頸骨後縁の位置。

大冲　足の第一指と第二指の間を指で上のほうになぞって、最初につきあたったところ。

⑤ひざの外側が痛むとき。

圧痛点を押さえて、反対の手で図の各点を順番に押さえて、圧痛が軽くなるところに灸をします。

丘墟　外くるぶし前縁を下りた直線と、下縁と水平にひいた横線が交わる点。

足臨泣　足の第四指と第五指の間をなぞって、最初に突きあたったところ。

懸鐘　外くるぶしの後縁の上三寸の点。

⑥ひざの裏側が痛いとき。

委中　ひざの後ろ側にある横じわの中央にある点。

承山　うつぶせにさせ、足首のほうからふくらはぎの中央をなぞっていって、突きあたった点。

温熱療法の場合は、イトオテルミー（購入先＝イトオテルミー親友会　神奈川県川崎市高津区久地二―六―二八）などがあります。火をつけた線香を入れたテルミー筒で、関節のまわりを時間をかけてなぜてやります。

ひざの筋肉を鍛える

①ひざを伸ばす筋肉（大腿四頭筋）

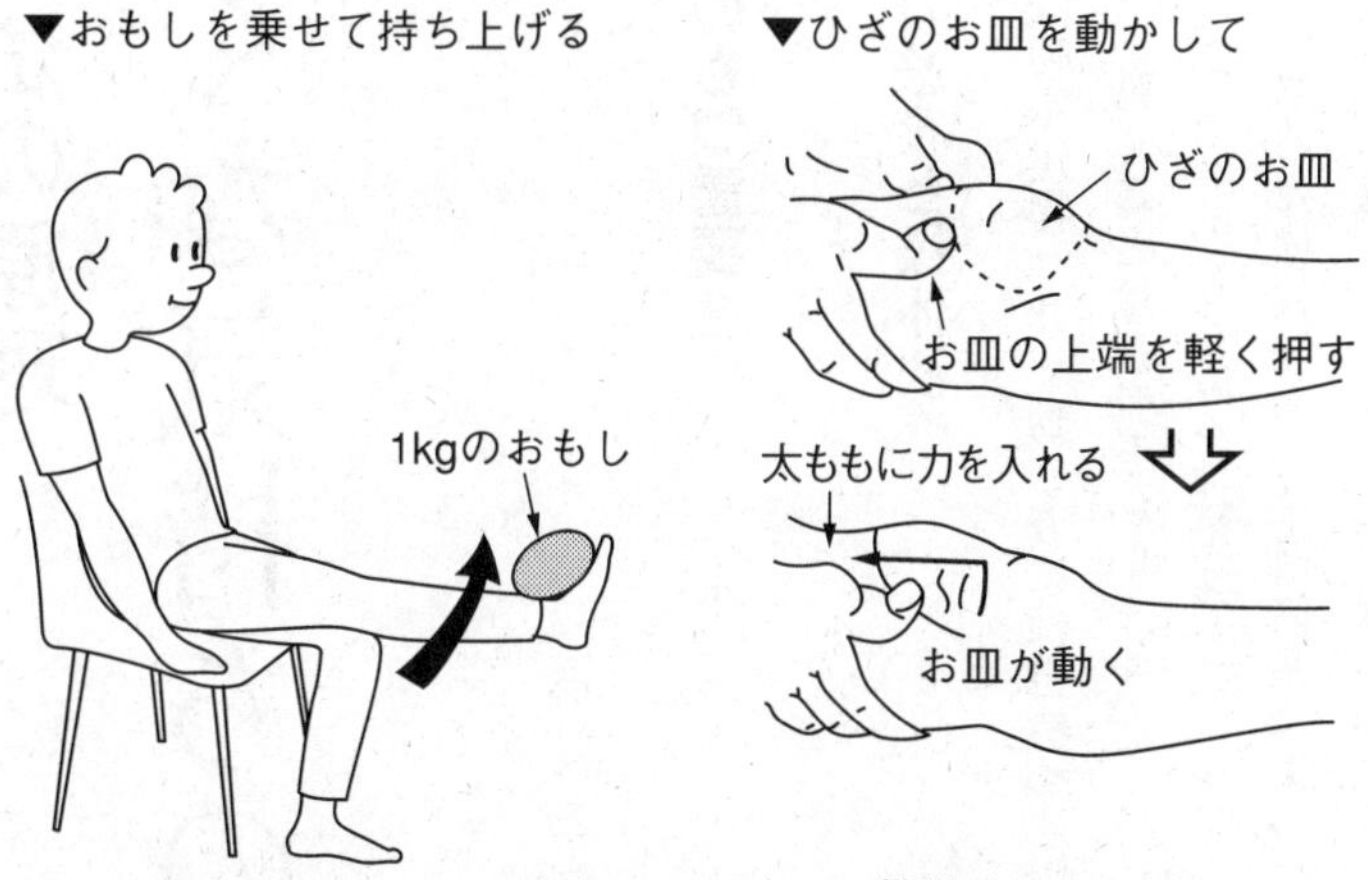
▼おもしを乗せて持ち上げる
1kgのおもし
▼ひざのお皿を動かして
ひざのお皿
お皿の上端を軽く押す
太ももに力を入れる
お皿が動く

②ひざを曲げる筋肉（下腿三頭筋）

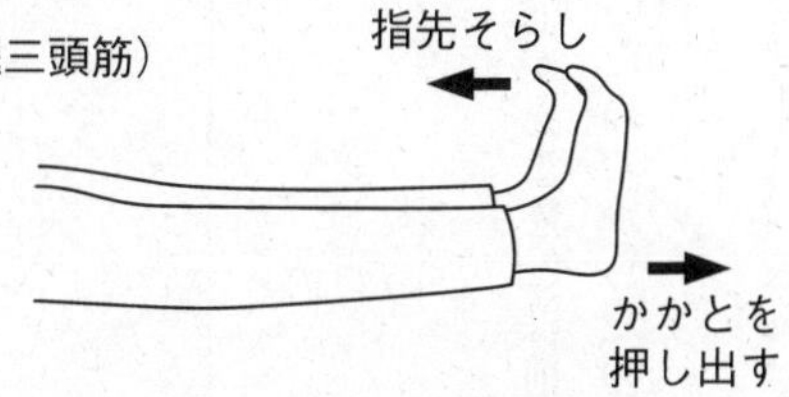
指先そらし
かかとを
押し出す

再発を防ぐには

いったん良くなっても、ちょっと無理するとまた再発するのが膝痛です。そこでぜひ、痛みが軽くなったときには、ひざを守っている筋肉を強化したり、積極的に減量作戦に取り組んでください。

ひざを伸ばす筋肉とひざを曲げる筋肉の二つを強くすることが必要です。

①ひざを伸ばす筋肉（大腿四頭筋）　椅子に腰かけて、足首に一kgのおもり（砂袋や砂糖の袋でよい）をつけ、ひざを伸ばしたままでゆっくりと水平まで上げていきます。少しそのままの姿勢を保ち、またゆっくりと足を伸ばしたまま下ろしていきます。

これを楽に何回もできるようになったら、少しずつ（五〇〇g刻み）おもりを増やしていき、三kgくらいまで続けます。

足を伸ばしてすわり、両手の親指でひざのお皿を軽く押します。その状態のまま太ももに力を入れ、少し頑張ってから力を抜きます。

②ひざを曲げる筋肉（下腿三頭筋）　仰向けに寝て、つま先をできるだけ曲げて、かかとを突き出した姿勢で力を入れます。しばらく我慢して力を抜く。それをくり返します。

太っている人は、体重を減らすと症状が軽くなります。といっても無理な減量はやめて、月に一kgやせるよう頑張ってみてください。

また、農村地帯であれば、身近に薬草がたくさんあります。生薬として使えるものも多いのです。ひざの痛みに関係する薬草を紹介しておきましょう。

ニワトコ（生薬名「接骨木」）　乾燥させてきざんだものを煎じて、一日三回に分けて服用します。

オオツヅラフジ（生薬名「防已」）　乾燥したものをきざみ、煎じて三回に分けて服用します。

（岡山県吉井町国保佐伯北診療所）

一九九〇年五月号　医者が薦める自分で治す膝痛療法

操体法の原理

らくな気持ちのよい方向に動かせばよい

橋本敬三

運動系のもつ重要性

運動系の意義と操体法

「人間は動く建物」で、動き方には自然の法則があることは前に述べました。動くことは運動といいますが、そのためのからだのしくみがあります。そのしくみを運動系といいます。

運動はもちろん横紋筋系・平滑筋系によって営まれ、これは互いに相関しているはずですが、このメカニズムはまだ確認されていません。

平滑筋系は自律神経に支配され、意志によっては支配することはできません。いま、とくに私がとりあげて問題にしたいのは意志によって支配できる横紋筋系の観察についてです。私が運動系というのは、この横紋筋系運動系のことです。

この横紋筋系運動系（以下運動系と呼称）は、第一に運動作用をもっており、第二に全身の支持作用をいとなみ、第三に重要器官（中枢神経および内臓）を特定の位置に確保する作用をもっています。骨および軟骨からなる硬組織の骨格が基盤になり、その骨につらなる腱《けん》、筋肉と腱鞘《けんしょう》、筋膜、関節を形成する内容と、外包する嚢《のう》、靱帯《じんたい》などを主として、それを包囲し筋骨の運動にともなって動く皮膚も含めたいっさいの軟部組織です。私はこれを運動系として定義しています。これらが形態的に自然であり、どこにも変形したり変位したところがなく、また機能的に、すなわち運動になんの故障もなければ、そのままではふつうは異常感覚はおこらないし、健康です。

人間のからだは、誇張していうならば、無数の細胞が体液にひたされてつながり合っている一つのかたまりです。細胞が単位になっているのですから、細胞の変化と病気の関連を追究する細胞病理学は成立しますし、同様に体液病理学もなりたちます。しかし、この全身というかたまりは、統合された一つの有機体です。だから、各部分は独立しているようでも、必ず互いに関連しており、しかも一定の法則によって定められているのです。刺激感受の器官、生活運営の器官、運動変化の器官、興奮伝播の器官などに大きく分けることはできますが、こうした器官がバラバラに単独で病むことはありませんし、ある細胞群だけが独立して異常をきたすことはありません。

この人体の基礎構造の総合的な相関をとらえるには運動系の認識が不可欠なのです。現代医学にはこの考え方がないので、化学的で精緻な細胞や体液の研究がされても、全身相関的な認識ができないのです。私は、この運動系が健康と疾病に重大な意義をもっていることを主張し提唱しているのです。操体法はこの運動系の法則の認識によって組み立てられた健康の復元法なのです。

運動系の秘密の原則

ところが、運動系の生理機能には、おもしろい秘密などといってはみても、現代医学が指摘しないだけのことで、いたって素朴な原則があります。

相関連動装置

第一に運動系は、全系統的に、相関連動装置になっているということです。こころみに、あおむけに寝て足の親指を動かしてみるとよい。なんらかの抵抗がなければ、足の親指のみが動きます。ところが、これに抵抗をあたえて固定するようにして曲げたり伸ばしたりしようとするならば、どうでしょうか。力がはいるにつれて、足首から腰、脊柱《せきちゅう》、手の指先、頸《くび》、顔面の筋肉まで動きます。同じ側だけでなく反対側すらも動いてきます。このように運動系は全身が連動するようになっているのです。

足の指を動かすだけで、腰や背中、頭まで動かすことができるのですから、この連動の原理をうまく応用すると、かかとや指の運動によって、肩こりや頭痛のような遠隔の異常感覚、すなわちすでに当該する部位に存するアンバランス、軟部組織の緊

操体 A

脚腰の痛み、ダルさの消去、全身異和の少なくとも半分はこれでよくなる。

(1) からだから力を抜き、両手は胸におく。
(2) 両膝が軽く触れるくらいにして、膝を立てる（1/2屈曲）。
(3) 膝のうら側（下腿上部）屈曲部を横断的にさぐると、ものすごく圧痛のある筋緊張にふれることがある。内圧に異常変化があるためだ。

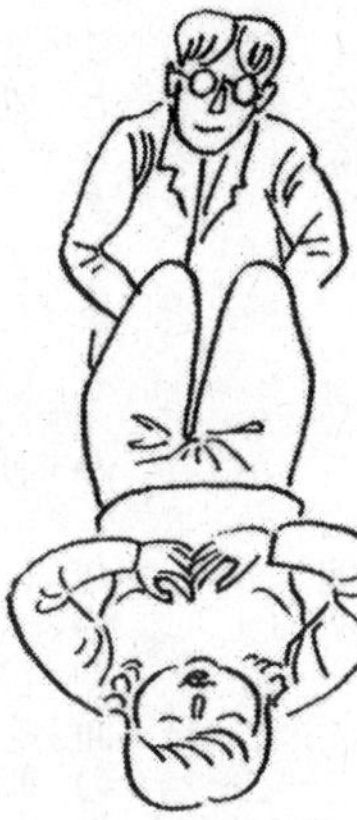

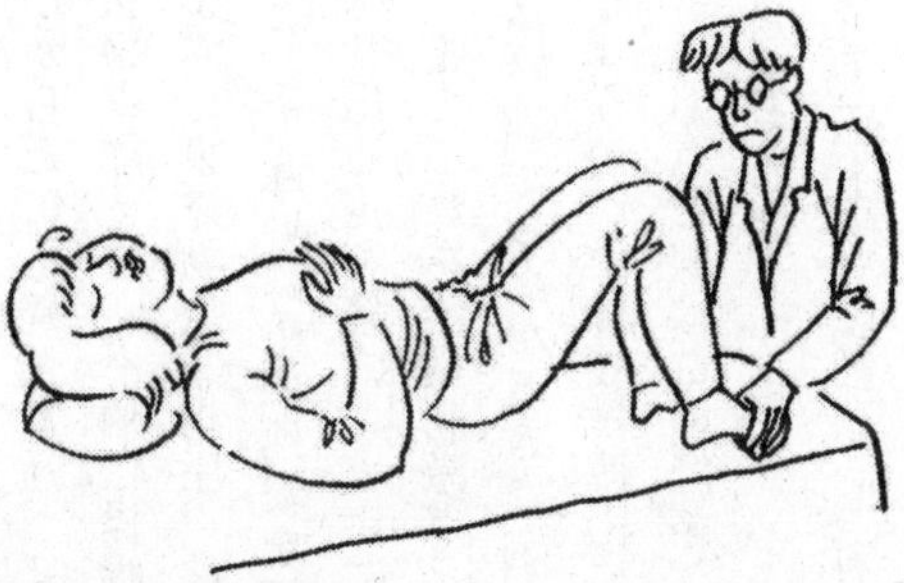

(4) 術者は両手を患者の足背部におく。
(5) 患者はかかとを支持点として、圧痛のあった側の足指をそり返らせ、足背部を徐々に持ち上げていき、術者はそれに対して若干の抵抗を与える。

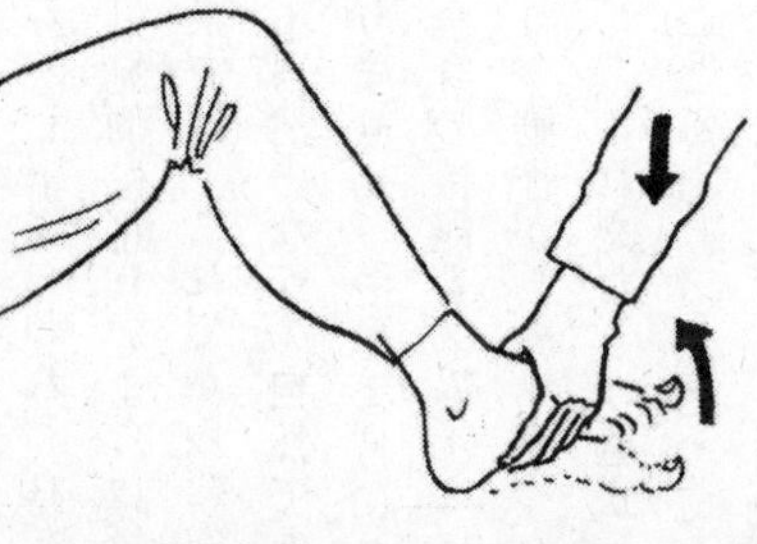

(6) 持ち上げた足先を3〜5秒間保持したあと、ペタンと脱力させる。（2〜3回反復）圧痛のある筋緊張は消失する。

張異常や頸椎《けいつい》および上部胸椎、または肩甲《けんこう》などの硬組織の配列異常までなおすことも可能なのです。

ですから、東洋医学では、上肢《じょうし》および下肢《かし》の皮膚に屈伸側各六条の縦線を仮定し、これを頭部およびからだにも延長貫通させ、さらに頭部およびからだの前後正中矢状線を加えて、滑伯仁《かつぱくじん》提唱の一四経絡《けいらく》（一三四一年）を記載しています。東洋物療（指圧、按摩、鍼灸など）は、これを正規基準経絡として互いにその連繋を探究し、また各経絡上にとくに反応のはっきり出る点を経穴（ツボ）と仮定して、疾病の反応や表現を観察し、またこれを治療刺激点として処方し、応用しているのです。じつは経験から点がさきに定められ、経絡はあとから仮定されたものでしょうが、中谷義雄博士による電気探索機（ノイロメーター）による反応点と線はこの経絡、経穴に一致するし、これを治療に応用して効果をあげています。

異常感覚は、ときに潜在していることがあり、指で圧してみたり、他動的にまたは自動的に関節を動かしてみたりしないとわからないこともあります。からだの表面のうち、ある一部を軽く手のひらでさすると、とくに快適な感覚に気づく個所があることがあります。ここは、負荷がかかっているところであり、この力学的ストレッサーを除けば、ただちに他所と同じ感覚にもどるのです。同様に、ある軟部組織に軽く振動をあたえると、くすぐったいようなところがあります。これも同様で、前者よりはやや程度がすすんでいる状態であり、負荷をとるとくすぐったさはただちに消失します。圧診点として知られているところは、これよりさらに程度の高い局所ストレスをあらわしているところであり、これも同様、ストレッサーの除去処理が成功すれば即時解消しうるものです。

むりな矯正はからだを歪める

全運動系が相関連動性になっていることから、重要視しなければならない第二の秘密がわかることになります。体育の指導についていえば、個々の局所を重視するあまり、全体を忘れてはいけないということです。

たとえば、よい姿勢はもちろん要求されるべきです。だからといって、もし一方の肩があがり、首が一方に傾いていたからとしても、むかし軍隊でわれわれがやかましくいわれたように、そこをむりに、外見的に正しいように矯正してはならない。これは歪みのある運動系では、これでからだのバランスを調節していることがあるのです。不自然のなかの自然であるばあいを考慮にいれてかからなければなりません。そのようにしているほうが、脊柱がより正しく保たれ、全身の機能もスムーズにカバーされて、たとえば呼吸が楽であったり、動作がしやすかったりして、ある程度適応しているのです。もし、これをむりに矯正しようとするなら、苦痛でがまんができないこともあり、かえってどこか不調和になってくるのです。だから、最も正しい指導は、不正を起こさせた原因になっている個所を整復して、自然に肩や頸が平均するようにもっていってやることです。

痛くない動きが痛みをとる

関節のあり方が自然の状態よりもずれているばあいは、バランスがくずれているから、これに関連する筋肉を主とする軟部組織は緊張に変化をきたしています。関節の運動も、屈伸、回旋、牽引、圧縮など可動的に分析して、自動的に、また他動的にいろいろ動かしてためすと、ある一定方向には異常感覚、主として痛苦を自覚し、運動も制限されているが、その反対方向には苦痛なく楽に動き運動量も大きいのがふつうです。ただ、どちらの方向の運動にも苦痛を訴えるほど損傷程度が大きいばあいは、ここで論ずる範囲外です。そして、この方向がはっきりしたばあいに、運動が困難で痛みのある方向から、対称的な逆の方向へ静かに自力を誘導して快適な位置にまで動かし、ここで少しこれに抵抗をあたえて力をたわめてやり、患者自身に急速瞬間的に脱力させると、配列異常と緊張異常とが一挙にとれて、同時に異常感覚も解消するという事実があります。ただし、この手技には多少熟練を要します。

一例をあげると、寝ちがいというのがあります。首がまわらない、動かすと非常に痛みを訴える。このとき、首の運動をいろいろ分析してみる。前後、左右、上下、回旋、どれかいちばん都合のわるい方向がある。その反対方向に逆モーションを誘導しておいて急に脱力させると、うまくいけば首はなんの支障もなく一挙にもとどおりになります。しかし、頸椎間の関節の配列異常や、椎の両側に着いている軟組織の緊張異常からばかりきているとはかぎらない。もし、肩甲関節の異常が原因していれば、そこを同様に操作すれば効果は同じようにあらわれます。他動的に補助・誘導してやってもよい。

頭に鍋をかぶったような気がするということがよくあります。椅子にかけさせるか坐らせて、椎間《ついかん》を伸ばすように、首を垂直に上に引きあげてやります。すなわち頸椎に牽引、遠心力を加えてやると、急にスーッと目が覚めたようだということもあります。同様の意味で、後頭骨下端と第一椎の境に、手の親指と人差し指の股をあてておいて、患者に脊柱を腰まで伸ばすような気持ちであごを突きあげ、顔が水平になるように静かに頭をうしろに倒させておいて、急に脱力させても、同様に即効があります。この習性というか原則というか、逆モーションの誘導法は、どの関節でも共通です。無麻酔で行なう整骨術式の、患者に非常な痛みをあたえてやる暴力矯正法とは雲泥の差です。この習性の秘密を知って、多少修練とくふうを加えるならば、だれにでもできるからこころみていただきたい。

自力でも痛みがとれる

術者が手を触れて操作しなくとも、この逆モーション法を患者自身に、繰り返して行なわせても効果は同様です。

例を示せば、腰痛を訴えられたとき、自然体（腰幅に

操体Ｂ

背・腰痛の消去

(1) 患者はリラックスして両手を胸におき、膝を立てる。
(2) 術者は膝頭を軽くおさえ、左右に傾倒させ、その左右の感覚差を聞く。
（左右のどちらがらくか、やりにくいか？）
↓
（かりに、膝を左に倒すと異和感があるばあいは）
↓
(3) 上図のように左に倒して異和感の生じた点（角度）から、右へ膝を立て起こし、さらに右に倒させ、それに対して術者は軽く抵抗を与える。
（患者は異和感の生じる部位から“のがれる”ような気持で動く）
(4) 右に倒して膝が床面近くにきたら、3～5秒間保持し、瞬時に脱力させる。(2～3回反復)

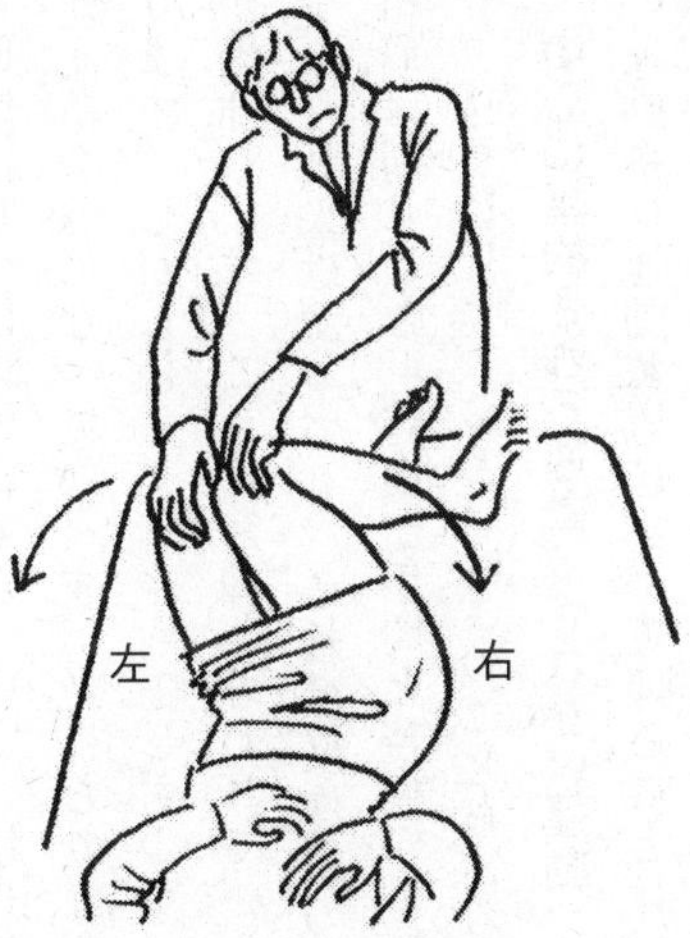

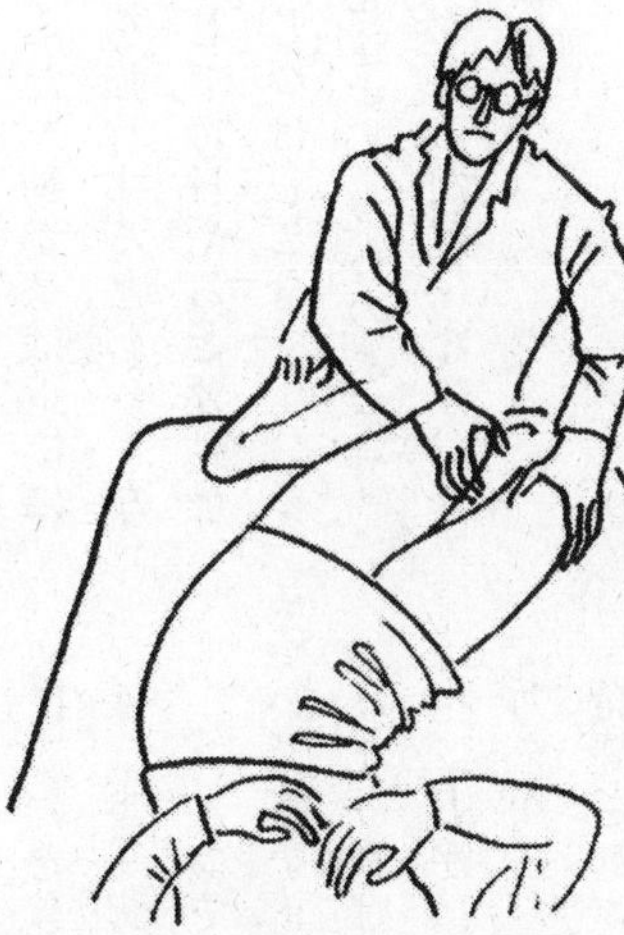

足を開き足の内側の線を平行にして立つ）で立たせておいて、前後・左右の屈伸、左右への回旋、しゃがみの屈伸などをこころみ、難易を分析・判定します。一番やりにくい運動の逆モーツョンを、静かに繰り返してやらせてみるとよい。効果は歴然です。肩甲関節でも同様で、手がうしろにまわらないという患者がよくありますが、術者はぜんぜん手をかけず、口先だけで治療ができます。しかし、観察眼と指導要領は高度に要求されます。スポーツコーチャーにもこの原理は通じます。バッターのかかとの開きや腰のひねりを口で注意してやっただけで、ホームランもうてるようになります。からだの動作の扱い方のこつは、痛いことをむりしてさせないことです。

自然はじつに巧妙にできていて、快適にからだを動かせば正位にかえるようになっています。逆にむりな動きを強行するとわるくなります。しかしむりな動きも少しずつ繰り返して毎日やると運動量が増加します。これが鍛錬と思われているがじつはしごきです。多少なり効果はあっても、それは反作用力が発達するからのことで、結局は同じこと。時間と手間と苦痛がよけいかかるだけになるのです。リハビリテーションはこのことを知るべきです。

中心に集約される運動・されない運動

運動系は連動装置によっていることは繰り返し述べました。一関節だけが全系に無関係に連動することはないが、正反対両動の支点のおきどころが問題なのです。支点はからだの中心にあるほどよく、末梢《まっしょう》におくと歪むおそれがあります。

運動系には、数多くの関節があるが、主要なものをあげれば、上肢における手腕関節、ひじ関節、下肢の足関節、膝関節、からだにあるものでは、首の運動をする頸椎の各関節、同様に全脊柱の椎間関節、骨盤と脊柱とのつくる仙腸《せんちょう》関節、四肢《しし》とからだを結ぶものでは上肢の肩甲関節、下肢の最大の股関節《こかんせつ》があります。

人体では骨盤が中心になるから、股関節の運動がもっともたいせつです。末端のこまかい運動も、腰の運動と一致しないとうまくいかない。いいかえれば、いかなる運動も腰に支点が集約されるように行なえば高能率です。

剣道を例にとりましょう。上段に構えて面をとるばあい、柄の握りは、手拭《てぬぐい》を絞るようにと教えられる。右ききの人では、柄の末端が左の小指の握りにあたるようにするとよい。足・腰の構えはどうとかくわしいことははぶいても、柄を握る指導要領を守ると、両手の小指が働くようになる。こうすると、両ひじが自然に正中線に寄ってくる。動作時の力は、中心に集約されるようになる。こころみにこのとき、ひじを張りひろげたまま切りおろしてみればよい、物はうまく切れない。非能率的な運動になります。

ゴルフでも、膝《ひざ》を外にむけてはクラブも振れないし、球も飛ばない。膝を正中線に寄せるためには、足では手と反対に親指に力をいれなければならない。乗馬の手綱は小指でしめる。相撲では足の親指に力がはいらなければ腰がくだけて倒される。運動は、全身の重力をからだの中心に近づけてやらなければ非能率であり、形態美は発揮されず、疲労するのみならずからだが崩れて運動系のアンバランスをまねくのです。下腹に力をいれてとか、気海丹田に力をこめてというのは、みなこのためです。

中心に集約されない運動は、系のアンバランスをまねくのですが、中心に集約、統一、平均した運動は、アンバランスを調整します。ボデービルも、局所の整形的目的に終始してこの原則を忘れるなら、破綻をきたすでしょう。文部省の体育指導も、この原則を確持する重大な責任があるのですが、さっぱりうたいあげていません。アンバランスのあるからだでも、ある程度重いものを背おわせたりしたときは全系がしゃんとするのは、自然にそうならざるをえない約束があるためです。

重力のかかった側が伸びる

ところでここに、はなはだ重要な原則があります。運動系の組織は、運動にさいして重力のかかった側が伸びるし（反るという意味ではない。伸びて長くなる意味）、また伸ばすようにしなければならないということです。

ここで、左右重心のかたよりが問題となります。右ききの人がだんぜん多いが、ふつう、人体の動作というものは、前屈動作が一般的です。天井の壁画を描いたミケランジェロのような動作は特殊のものですが、それにしてもそのばあいには、足のつま先に力をいれ、腰を前にだして、腹が充分に伸びなければできないでしょう。

一般の前屈動作で、右ききの人は重心をそのまま右足にかけてやる場合が多い。一般人の運動系の歪みは、ほとんど、この動作からきているといってよいほどです。このことが理解できると、じつにおどろきに値することです。

こころみに、からだの正中正面の床に物をおいて、右手でこれを

操体 C

背痛・腰痛の消去

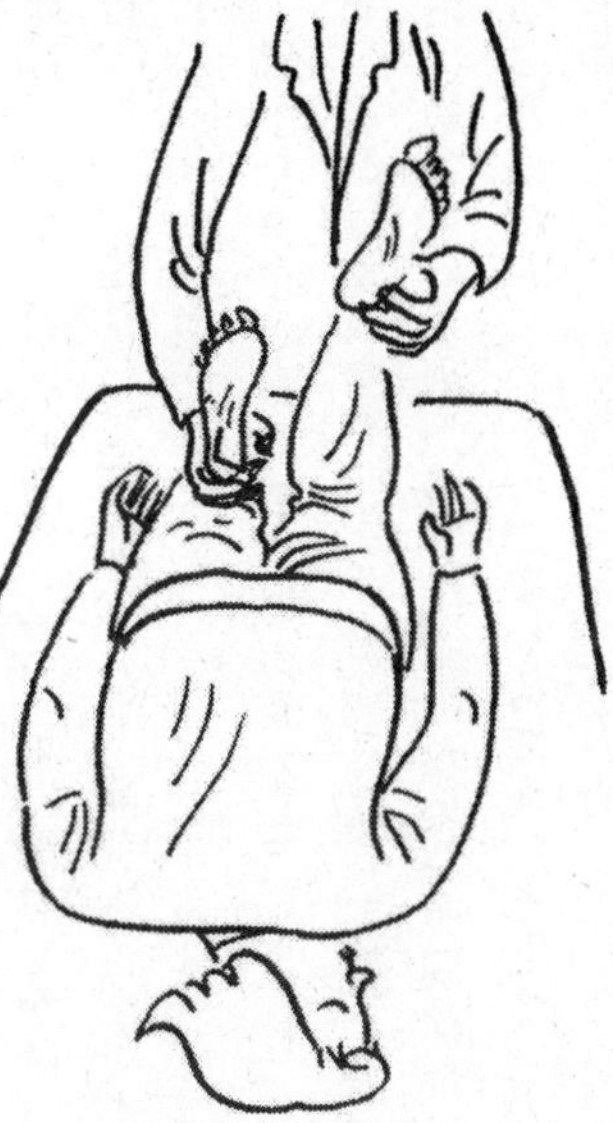

（1）全身の力をぬき、顔は向けやすい方向に。
（2）術者は足首の関節を持ち、膝屈曲を行ない、かかとをお尻につけるように押し倒し、その左右の異和感を聞く。
（膝屈曲による苦痛、圧迫、突張り感が腰・膝・大腿部に生ずる）
（3）かかとがお尻につかない人の大多数は肉食過剰者で、スポーツ選手に多い。
（4）人間は足を土台にして立ち動く。足の歪みは全身の歪みをつくる。

●かかとがお尻につかない。
●かかとはつくが、動きがなめらかでなく、ぎこちない。抵抗感がある。

↓

この場合は次の動作を

（イ）

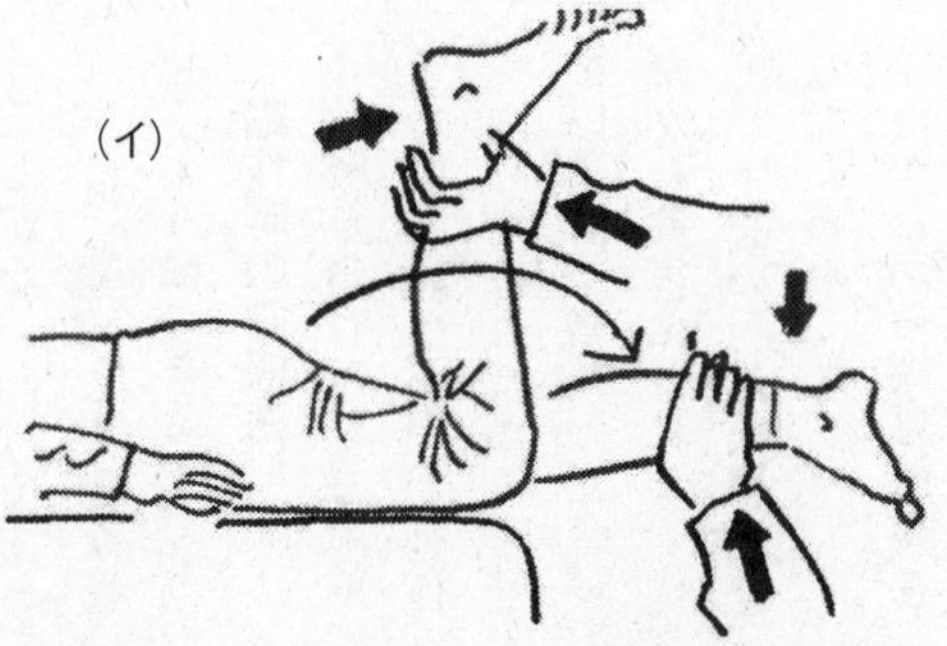

膝を曲げた位置から伸展を行なわせ、術者は足首を持ちあげるようにしながら抵抗を与え、下肢が伸びきった3〜5秒後に瞬間脱力させる。

（ロ）

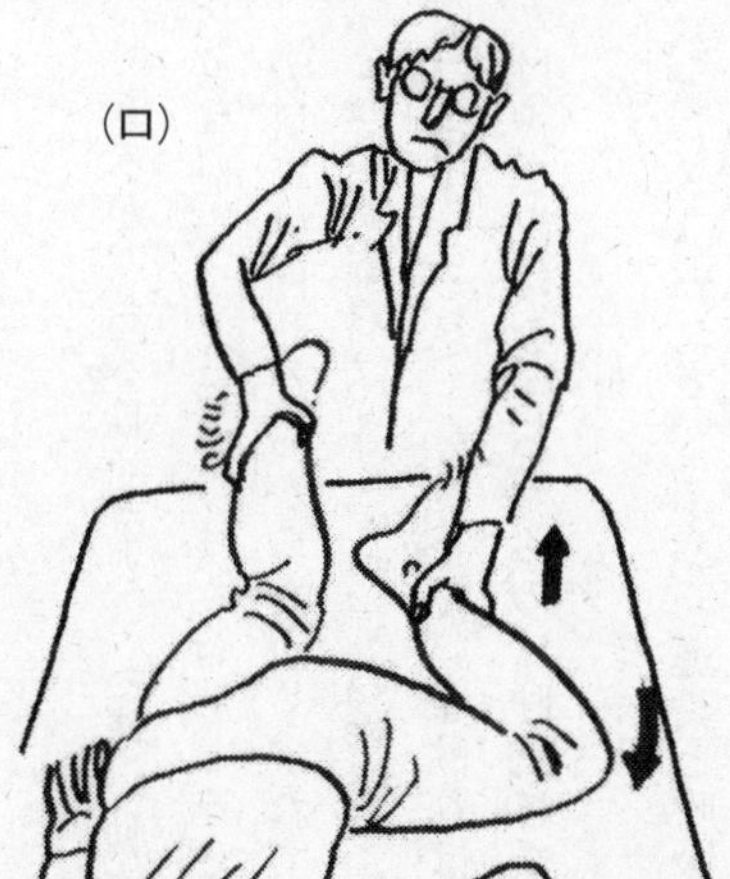

膝頭を体側にそって上にあげさせ、術者は足首を持って抵抗を与え、かかとが他方の膝まできた3〜5秒後に瞬間脱力。これでもう一度かかとをお尻につけてみる。つくようになる。つかなくとも前よりよほど曲がるようになっている。

拾う動作をしてみよう。右膝を折り曲げず、右足にからだの重みをかけて拾うのと、同様にして左足に重力をかけ、腰を左後に引いて拾うのと、比較してみるとよい。前者は苦渋であり、後者はやすやすと快適にできるはずです。

動作を中心である腰に集約するといっても、この左右の屈伸の適・不適は重大な結果を生むのです。一般に右ききの人の骨盤は右前に傾いているのが多い。そのため左股関節部は外後方にずれて、ここが凝縮しているのが多いのです。そして、左半身がちぢみ、右半身が伸びているのがふつうです。

したがって、左の股の付け根や左のひざかがみがこって、左の胸郭《きょうかく》の前後径が右より厚くなり、左背がこる。これらの事実から、さまざまの故障がおきているのです。

患者を台上にあおむけに寝させて、脚をそろえて、内くるぶしの位置で比較すると、外見上左脚が短くみえる者が多い。腸骨前上棘で比較すると、左が頭のほうにずれています。骨盤からずれているのです。

全身の重心の理想的なあり方はどこに指示されるべきでしょうか。はやまって統計上から推定してはなりません。左右重心のかたよりを考慮にいれて、からだの使い方を考えなければならないのです。

右重心の人は前屈動作のとき、少し左足を前にだして動作すると、全系が平均してバランスがとれ、からだを崩さず、故障もおこらないのだが、右足を前にだしてやる人が多いことは留意すべきことです。運動は、支点を中心にして正反両作用によっていとなまれるのです。その支点がからだの中心に近いほどよいことは前述しました。

野球投手のモーションをみれば、だれにもよく理解できることです。腰を中心にして左足を前にだし、右手を大きくうしろにひき、予備モーションをつくり、投げるときは右手が前に伸びて、左足は腰よりはるか後方に伸びます。正動点、中心支点、反動点が一直線になるのが理想でしょう。

筋肉も、一方が緊張すれば他方が弛緩するよう、互いに桔抗していて、そのぬきさしが円滑に行なわれればよいのですが、一方が張りきってゆるまなかったり、ゆるんで張らなかったりしては、どちらも具合がよろしくない。動作ごとに緊張と弛緩ともにバランスのとれていた原状にかえれば、力の残りができて、こって疲れるということがないわけです。ですから観察は、緊張方面ばかりにとらわれずに、弛緩して働かないでいるところをみつけて、これを活用させるようにできるまで進めていく必要があります。

動作時の呼吸法

呼吸と歩行は無意識的にもできるが、ある目的をもった速い動作、または力のはいった動作は、必ず呼気でやるか、または吸気をとめてやらなければなりません。吸気で動作したらからだがくずれてしまいます。格技の立合いで隙をつかれるのは、必ず吸気の瞬間です。だから武術には必ず、残気（はき出せる息）をもっていなければ対抗できない。体操のとき、かけ声をかけながらやるのは呼気になるのでよいのです。

むかしから調息法などとやかましくいわれていますが、運動と呼吸を協調させてうまくできれば、百事如意のからだということになります。

病体を健康体へ逆転する

病気とは、健康とは

組織の緊張が病気の原因

生命体が自然環境に適応するということ、これは生命の至上命令ですから、この絶対原理は自然の救いになっているのです。しかし、それが現実においてなかなか満たされず、病人、半病人が巷《ちまた》にあふれているのはなぜでしょうか。

生命が宿る生命体が、自ら営まなければならない生活のあり方において、自然法則にはずれるところがあるからです。古来さまざまな健康法が提唱されてきました。それぞれ効果はみとめられますが、普遍的論理を欠くようです。個性の差もあります。

そこで生きるための絶対必須条件を最小限にしぼってみると、呼吸、飲食、身体運動、精神活動の四つとなり、これらは他人に代わってやってもらうことのできない、自らの責任においてやらなければならない営みです。これらの営みは、どれ一つが法則にはずれても、互いに影響しあう同時相関相補性になっており、環境適応に影響するわけです。もちろん環境自体の変化とも相関するのです。このことは前にも述べました。

ところで、これらの営み方が自然法則にはずれてくると、生命エネルギーの収支のバランスが乱れることになり、その結果として生命体の基礎構造、すなわち運動器系統に歪みができてきます。これが、感覚異常をおこし、病気へと進んでいくのです。

ところで、東洋物療に鍼治療があります。急所（ツボ）の最大圧痛点に刺せば緊張がほぐれて不快感がとれるのです。これはなぜか。刺針の物理的な何らかの効果があったにちがいありません。しかも針先は神経そのものに達していないというならなおさらであって、からだの組織内の内圧に何らかの変化がおきたのにちがいないでしょう。私のみるところ、軟部組織の緊張のしすぎが緩和されているのです。

すなわち、からだの組織の過度の緊張によっておこる内圧の変化、それが神経を刺激して痛みをもたらしていたのだと考えられます。それが、鍼によってなくなったため、気持ちがよくなったのだと逆われます。私は、この経験から健康から病気になるすじ道、また逆に病気から健康になるすじ道についてのヒントを得たのです。すなわち、組織の緊張が病気の原因につながっているのではないかということです。

病気と健康のプロセス

さて、組織の過緊張は何によって誘発されたのか。組織といってもからだの運動系の軟組織ですが、その基本は横紋筋で、これは関節をまたいで二つの骨を結ぶものです。関節は可動性で、運動過多によって筋が緊張しつづければ、連結した骨は変位するし、何かの異常運動で骨が変位してしまえば、筋の緊張が変わります。裏と表の変化がおこります。

正常な位置をくるわされた関節によって、骨格とこれを結ぶ筋を主とした軟組織に歪みが生じたことになるのです。正にあらずんば歪みである。このように歪みが出たからだを歪体《わいたい》といいます。これによって運動系内に配線された神経系や循環系が物理的刺激をうけることは自明の理です。

図（次頁）で説明しましょう。歪みの程度の進みぐあいにより、感覚の変化がおこり、これが異常感覚（A）すなわち愁訴となるのです。これはストレスの警戒反応期です。やがて歪体への傾斜が進めばこれに加えて、機能障害（B）がおこり、さらに進めば、A、Bに加えて、器質破壊（C）がおこり、はじめて立派な現代医学的病名が診断されます。健康が傾斜して疾病に至る過程は歪み→A→$A'+B$→$A''+B'+C$となります。この過程は可逆性になっているから、歪体から正体に逆転させると、健康はとりもどされ、さらに増進も可能です。このばあい、第一に感覚異常が消え、次に機能異常が回復し、最後に器質破壊も修復されてくるという順序をとります。

診断と治療の原理

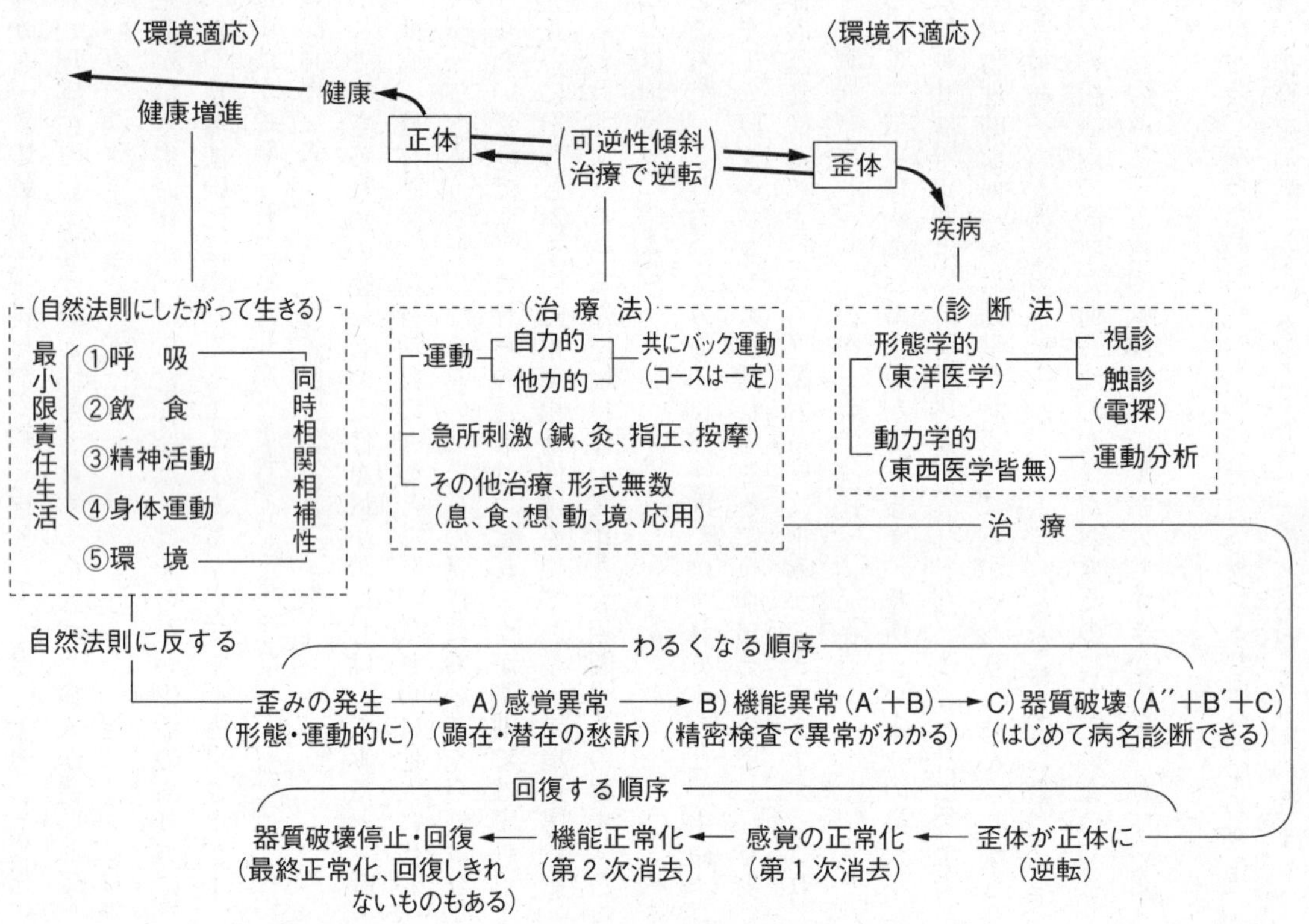
〈環境適応〉
〈環境不適応〉
健康
健康増進
正体
可逆性傾斜
治療で逆転
歪体
疾病
(自然法則にしたがって生きる)
最小限責任生活
①呼　吸
②飲　食
③精神活動
④身体運動
⑤環　境
同時相関相補性
(治　療　法)
運動
自力的
他力的
共にバック運動
(コースは一定)
急所刺激(鍼、灸、指圧、按摩)
その他治療、形式無数
(息、食、想、動、境、応用)
(診　断　法)
形態学的
(東洋医学)
視診
触診
(電探)
動力学的
(東西医学皆無)
運動分析
治　療
自然法則に反する
わるくなる順序
歪みの発生
(形態・運動的に)
A)感覚異常
(顕在・潜在の愁訴)
B)機能異常(A′+B)
(精密検査で異常がわかる)
C)器質破壊(A″+B′+C)
(はじめて病名診断できる)
回復する順序
器質破壊停止・回復
(最終正常化、回復しきれないものもある)
機能正常化
(第2次消去)
感覚の正常化
(第1次消去)
歪体が正体に
(逆転)

ただし、前にも述べたように、器質破損の修復は、その時点により限度があります。

何々病を治すは考え方が逆

結果として病気になる

このように考えますと、「内臓がわるいのでからだの調子がわるい」というのがまちがいだということがわかると思います。実際は内臓がわるくてからだの調子がわるいのではなく、からだの調子をわるくするような状態にしておいたから内臓がわるくなっているのです。

最初にからだの基礎構造が歪み、腰が痛いとか、からだの調子がなんとなく変だとかいうように自覚されてくるのです。この状態ではまだからだの歪みの初期の段階です。すなわちA段階です。

それをかまわないでおくと、働きがわるくなってきます。このときには、ある部分、このばあいには胃としますと、そこに集中して現われてくるのです。尿の出がわるくなったとか、下痢するとかいうように、働きがわるくなった結果が出てきます。この段階では、からだの感じがなんとなくわるいというA段階に、さらにある部分の働きがわるくなったというB段階が加わっているのです。すなわち、A十B段階です。

さらにこの状態が進行すると、胃に創がついて、胃潰瘍《いかいよう》という現代医学で診断できる病気にもなるわけです。胃が痛む、嘔吐、吐血、下血などの自覚症状もあらわれます。胃に創がつくことはC段階ですが、このときには、からだの調子がわるい、胃の働きがわるいというA十B段階にさらに加わるわけで、A″+B′+Cということになります。

ところが、これになかなか気づかず、胃に創がついたことが原因で、からだがだるかったり、尿の出がわるくなったり、下痢になったりしているように考えがちです。しかし、事実はまったく逆であり、からだがだるいというように歪みがあるから、それが蓄積・進行してついには胃に創がついたのです。

まず正体にもどす

だから、胃についた創がふさがるにしても、からだの歪みがよくなることからはじまります。その過程は、まず最初にからだのだるさや気分のわるさがとれて快適になってきます。それによって胃の働きがよくなってきますから、創もふさがってくるわけです。こういう順序で胃潰瘍が治るのです。

これにはなかなか気づかない。胃に創がついていれば、まずその創をふさごうということから発想する。だから、からだの調子がおかしいといって病人が医者にかかると、まず病気の個所がないかをさがしはじめます。次々と検査して働きのわるい部分を見つけて、ここがわるいからからだの調子もわるいという診断を下して、わるい部分を治そうとするのです。これが現代医学のやり方です。

わるい部分があったから診断を下せるけれども、そこまで進んでいないがからだの調子がわるい、そういう患者にはこたえられないわけです。物事をさかさまに考えているため、健康から病気に傾斜することも、病気から健康に回復していく仕組みもはっきりしないのです。そして、「過労のせいだ」とか「ノイローゼ気味だ」「自立神経失調症だ」と、あいまいにして逃げざるをえないわけです。

歪体を正体にもどすことが治療です。同時相関相補性の営みの自然法則を応用して、その方法はいろいろあるし、いくらでも開発は期待されます。

医学は少なくとも四つの営み方の自然法則を明らかにすることと、内外の歪体に傾斜する過程の可逆的メカニズムを究明する科学でなければなりません。医師はこの医学を修めて、プロセスを正体にむかわせる技術の分野において予防、治療、さらに健康増進に挺身《ていしん》しなければならないのです。

歪みを治す極意は一つ

気持ちよく動けばよい

つらい動きを我慢してやる必要はありません。なぜか。みなさんは用足しに外出するのと、お宅に帰るときとどっちが気持ちよいですか。家に帰るときのほうがよいでしょう。もとにもどることは気持ちがいいのです。もとのからだはもともとよいのです。気持ちよく動くともとにもどるように人のからだはできているのです。こんなありがたいことはないでしょう。これが自然の法則なのです。

人間は元来、つらいことをするより、気持ちよいことが好きなようにできています。無意識のうちに、いつもらくなようにらくなようにと動きまわっています。ですから、たいていの病気は、お医者にかからず放っておいても、いつのまにか治っていることがあるのです。らくな動きは歪んだからだをもとにもどすからです。

なんべんもいうように、もとのからだはわるくないから、病気もとりついていられないことになるのです。おもしろいと思いませんか。

現代医学の常識で、内臓機能の障害をおこす病名は、それぞれ腎臓病とか○○病とかいわれて、みなさんもそう思いこんでいますが、その病気だけ治そうとしてもなかなかうまくいきません。けれども、からだ全体が気持ちいいように動くことは自分でできます。この原理をのみこめば、自分のからだは自分で正すことができる。正体になれば病気は消える。これが自分の健康を自分で守る〝健康学の根本原理〟であり、操体法の基本です。

自分のからだの動きをさまざまに工夫して試してみる研究心がないと操体法の極意はつかめません。左右・上下・前後の差をたしかめてもとにもどせばよくなるのです。痛いところを、まだ痛いまだ痛いと繰り返して試しているとだんだんわるくなります。逆の快適運動を繰り返せば、もとの正体にもどってきて、警戒信号として出ていた赤ランプに相当する苦痛は消えてしまいます。形のうえからだけみて、動きにくいから動かしてやれとしごくとだめです。

これだけわかれば頭のいい方ならもう操体法の真髄を体得されたことになりますから、いかなる障害も治しうるわけです。これは建前ですが、本音はまだまだ練習しないとそう簡単にはいかないでしょう。

テクニックにこだわらない

人間のからだは、もともとよくできているのです。それが歪むことによって不健康になっているわけですから、その歪みを治してやれば健康になるのです。歪みを治すには苦しいほう、痛いほうに動かすのではなく、らくな気持ちのよい方向に動かせばよいのです。これが操体法の原理であり、健康の原理です。しかし、もとにもどしても、生活が乱れるとまたこわれてしまいます。

もとにもどす方法はいくらでもあります。注射してもよし、鍼でも灸でもどんな方法でもよい。おしても引いても返ることがあります。ところが、そういうテクニックに皆こだわりすぎます。テクニックは手段だから、どんなテクニックでももとに返ればよいのです。だから他人の方法をとり上げて批判するのは意味がない。名人はたくさんいるのです。しかし、そうした名人がなぜ効力を発揮するのかといえば、どんなばあいにしても自然のバランスがとれるようにもっていくからです。

私のところに来て勉強している人は、皆治せるようになります。しかし、名人の弟子になって勉強しても名人のようにはなれません。名人一代で終わり。名人は自分の弟子を皆名人にすることはできないのです。さらには、自分でこつを知っていても、その秘伝をなかなか教えようとしない名人もいます。

私の弟子に対しては、有名な人のところへ行ってぬすんでこいといっています。原理がわかっているからすぐわかる。「ハハー、こんなうまいことやっているな」という具合にわかります。

どんな方法でもいいのです。どんな方法でも四つの責任生活（呼吸、飲食、身体運動、精神活動）と環境との五つの同時相関相補性の中に入っているわけで、そのうちのどれを選んでも、それは個人の選択の問題なのです。そのどれがよいのかは、選んだ人の選び方もあるし、選ばれた人の適応性もあります。つまり、こういう医学が発達してくればよいのです。

それを、何でもかんでも一つの方法がよいということでは賛成できません。

他力でなく自力が最高

胴体の痛みや異常感覚、背中、腰、肋《ろく》、胸、腹の痛み、皆これらは背骨が自然状態からずれて筋がつっぱり、神経や血管に物理的圧迫や緊張や、引っ張りを与えて不自然な歪みをつくっているから具合がわるくなり、内臓にも影響して病気をわるくするのです。

背骨のでこぼこを治して病気を治す術にはいろいろあります。カイロプラクチックや整体術などは、たいてい他力を加えて出たところをグッと押したり、ガリッとひねったりして治しますが、もとにもどる運動のコース（道順）は一定しているのですから、名人でないとコースにうまくスッとのせかねることがあります。コースを外しますとかえってわるくすることがあるのです。名人でも失敗してわるくする例がたくさんあります。ところが操体法は本人がいちばん気持ちよい動きをするのですから、絶対失敗してわるくなることはありません。痛いことをむりしてやらない限り大丈夫です。

指圧法という治療法がありますね。これは骨組がずれるとそれに必ずついている筋がこってきますから、そこを圧すると痛いのです。圧して痛いところを圧痛点といいます。そこを上手に圧すのです。そうすると筋の緊張がゆるんできて、ある程度骨組みのずれがもとにもどるために、病気もよくなってきます。

しかし他力療法は上手下手があって、効果は名人ほどよいが、名人はそうどこにでもいるわけではない。鍼灸もそのとおりです。みんな間接に筋を治して骨組みをもとにもどしているのですが、やっている人はからだの構造運動力学のことはほとんどわかっていません。自力での快適運動＝操体法をおすすめします。

自分で守る自覚を

健康というものは自分の責任で守るものです。しかし、どうしたらいいのかについてのだいたいの道すじを教えるのが医者です。あとはあなたがやるかやらないかの問題で医者の責任ではないのです。

ところが民間の治療師というのはそれがわからない。私が治してやったとかいうけれども、そのときの痛さだけ取り去ってそれで治したつもりでいるのです。痛いということはありがたいことで、健康の危険のサインなのです。痛さがあるおかげで、人間は大怪我をせずに助かっている。だから、そのサインがあったときに、そのサインの原因がどこにあるのかを見つけて、それをとりのぞくことも指導するのが医者です。つまり、医者というのは治療師ではなく、コンサルタントなのです。そして、治すのは患者自身であり、自然なのです。

だから健康というのは、患者自身に自分で守るという自覚をもってもらわないとだめなのです。少しもよくなりません。私は、歪みをもとにもどす方法について考えることができますし、教えることもできますが、それをするかしないかは一人一人の問題なのです。

患者は医者にたよる気持ちがあるから、いろいろいうことにはほとんどすなおに聞いてくれる。しかし、実際には私がいったことを実行してくれないことが多い。たとえば、患者にいろいろ説明して三つだけ守りなさいというと、そのときにはわかったとうなずくが、帰るときに三つは何かと確かめると、答えられる人はほとんどいない。一ついえればいいほうです。

それで患者によくいうのですが、「自動販売機に金を入れると、ほしい物が出てきて自分の要求が満たされるのと同じように病気を考えてはだめだ」ということです。これは横着もの。こんな横着していては健康にはなれません。一時的によくなったとしても、そのうちばちがあたって再発してしまいます。だいいち病気になるということは、自然法則に反したためにおこることであって、ばちがあたったことなのです。悪意に対してでなく、無知に対するばちあたりなのです。お釈迦様は、最大最悪の病は無知だという意味のことをいいました。

『万病を治せる妙療法　操体法』（農文協

橋本敬三　一八九七年福島県生まれ。新潟医専卒。兵役、除隊後に東北帝大医学部で、生理学を学ぶ。函館市の病院で勤務し外科を担当していたが、不定愁訴（体調不良を訴えるが、検査をしても病名がはっきりしない）の患者が多く、そのような患者に対しては、「医学書どおりではさっぱりだめ」という問題に直面した。鍼灸、整体、漢方を学ぶようになり、その中で、痛くない方向に動かして治す方法（高橋迪雄氏の自力矯正法、正体術）があることを知った。やがて函館市内で全科で開業し、骨格（体の基礎構造）と疾病との関係について探求した。一九四一年、仙台で温古堂医院を開業し、鍼と手技療法を中心に治療を続けた。一九七五年に『現代農業』誌に「操体法」の記事を連載、大きな注目を集め、全国各地に実践が広がった。一九九三年没。おもな著書に、『万病を治せる妙療法　操体法』（農文協）、『誰にもわかる操体法の医学』（農文協）、『からだの設計にミスはない　操体の原理』（たにぐち書店）など。一九九三年没。

肩こり、ひざ、腱鞘炎、足、腰痛
簡単に痛みがとれる操体テープ

辻良國　厚生連南島病院
（現在・厚生連松阪中央総合病院）

簡単だけど奥が深い操体法

今から二五～二六年くらい前でしょうか。有吉佐和子さんの「複合汚染」を読んで『現代農業』という雑誌の存在を知り、ずいぶん長い間購読していました。操体法の存在を知ったのも『現代農業』を通してでした。連載中は「新しい農民体操かな」というぐらいに考えていて、正直いって、たいして気にもとめていませんでした。ところが、その後、考案者の橋本敬三先生の著書「からだの設計にミスはない」に出会い、橋本先生の治療理論にふれ、感銘と共感を覚えてからは、操体法に関する本を次々と買い求め、臨床の場で少しずつ試しながら自己流で技術を磨いてきました。そして今では私の治療法の重要な柱の一つになっています。

操体法は危険がほとんどないので、とても取っつきやすく、誰でも簡単にある程度の効果を出すことができます。私も最初、診療所で試したとき、たぶん腰痛の患者さんだったと思うのですが、本当に簡単に治ってしまったので、嬉しいというよりむしろ不思議な気がしたのを覚えています。

ただ、一見簡単に見えるこの操体法ですが、原理が簡単で自由度が高いぶん無限の奥行きがあり、成功しては失敗し、また成功しては失敗しての連続で、何度も壁に突き当たりました。それでも途中で放棄せずに続けてきたのは、たとえ治療に失敗しても、ただ効果がないだけで危険がまったくなく、しかも成功の確率が高いうえに、時には劇的治癒を目の当たりにできたからでしょう。そして、私の中で操体法は今も成長を続けています。

操体法の原理に基づいたテーピング

さて、それでは「操体テープ」とはいったい何なのかということですが、ひとことでいうと、操体法の原理に基づいたテーピングです。

操体法の原理は実に簡単で、「気持ちいい（身体の）動きは身体の歪みを解消し、逆に不快な動きは歪みを助長する」というものです。この身体の歪みが痛みや、場合によっては内臓の機能不全の原因になると考えます。操体法は、患者さんが気持ちのいい方向に身体を動かすのを介助し、身体の歪みをとり、症状を和らげたり解消したりする治療法です。

ただ、誰でもできる簡単な方法でありながら、患者さんが自分で動けないときには何もできないという大きな欠点があります。また、緊張体質で身体の力がうまく抜けないという人にも、あまり効果が期待できませんでした。

私が操体テープを思いついたのはまさにそういった場面です。外出先で転倒したときに変なかばい方をしたために、帰宅してから次第に腕が動かせなくなった患者（じつは家内）ですが、最初、腕のひねり運動をするときだけ痛みを感じていたのが、やがて腕が全然動かせなくなってしまいました。夜、床についても、腕をある一定の角度に保たないと激痛が襲うため、腕の力を抜くことができず一睡もできない状態です。もちろん操体法を施しましたが、まったく効果がありません。鎮痛剤が飲めないたちで、しかも肌がかぶれやすいので貼り薬もできません。家内はそのままじっと痛みと腕の荷重に耐えながら横たわっていました。そのときふと、キネシオテープ

操体テープの貼り方—肩こり編

その1 気持ちのいい動きを探る

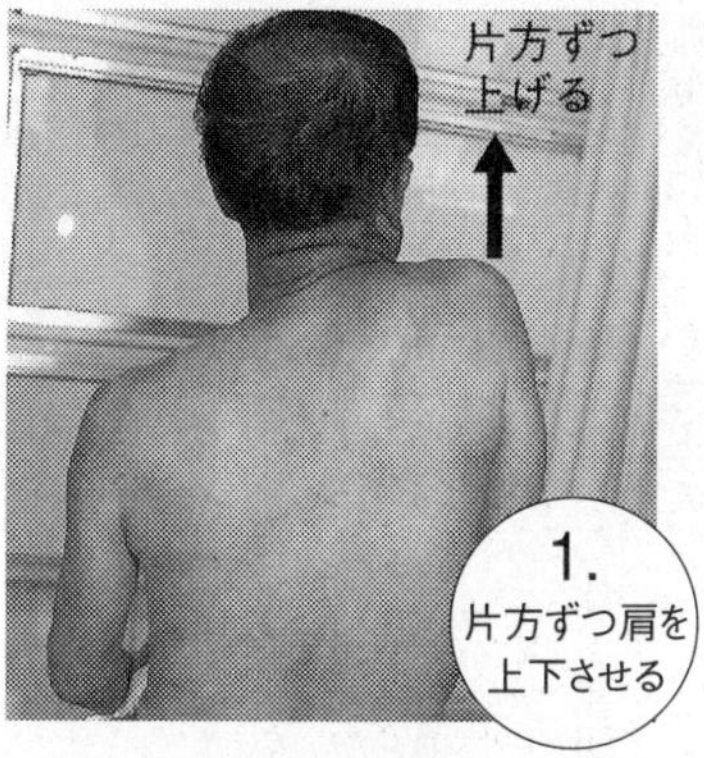
片方ずつ上げる
1.
片方ずつ肩を上下させる

頭はまっすぐのまま肩を耳に近づけるように上げ（左右どちらからでも可）、どちらが上げやすいかを感じ取る。

これでわからなかったら、手を思いっきり上げる。

これでもわからなければ、逆に手を下げてみて、畳を下に押しつけるようにして、どちらが押しやすいかをみる。（以下撮影小倉かよ）

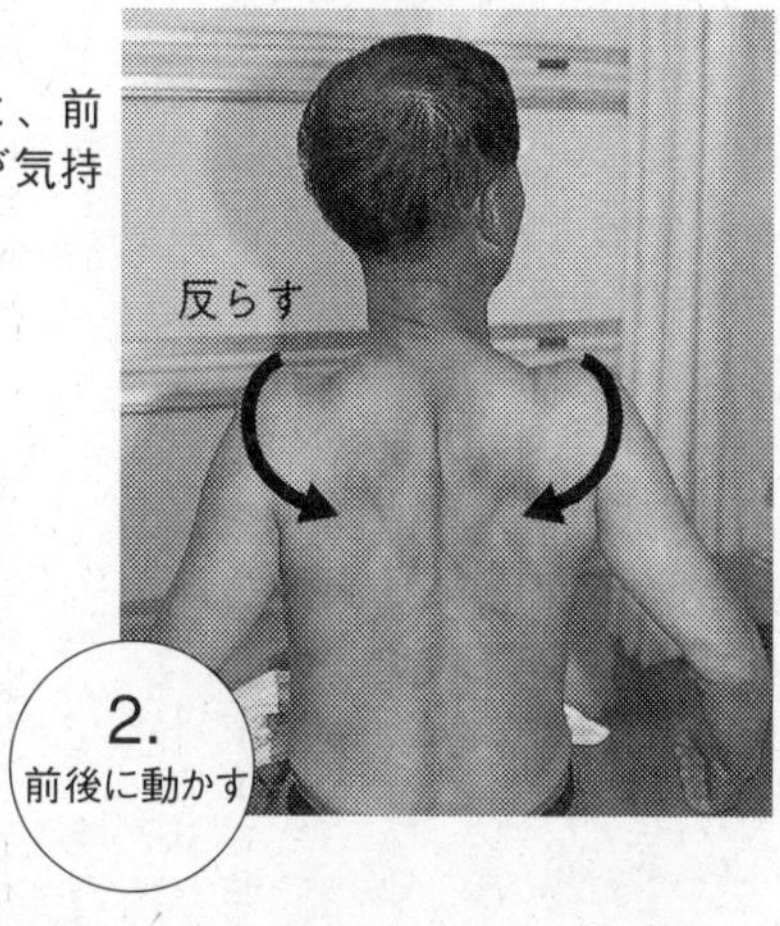
反らす
2.
前後に動かす

肩を開いて、反らしたときと、前にすぼめたときと、どちらが気持ちいいかを感じ取る。

今回はこういう場合

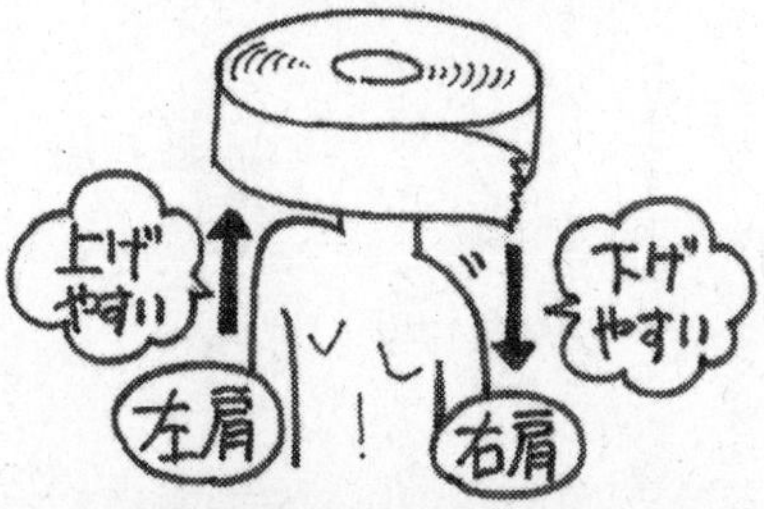
上げやすい
下ゲやすい
左肩
右肩

その2 テープを貼る

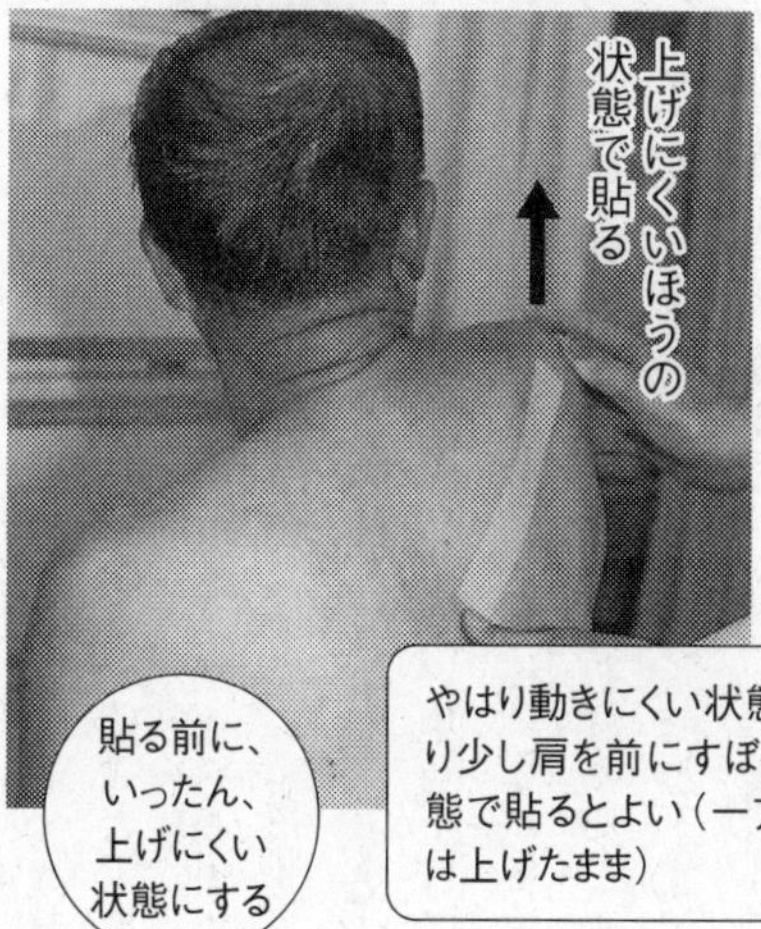
上げにくいほうの状態で貼る
貼る前に、いったん、上げにくい状態にする

左右同じ高さのまま貼ると、気持ちいい動きをする（左肩を上げる）際、テープがつっぱって妨げとなるので、いったん上げにくいほうの肩を上げる。

肩は痛くない範囲で最大限に上げた状態で貼る。動作時に違和感が出たり、かぶれやすくなるので、テープはあまり引っ張りすぎない。


やはり動きにくい状態、つまり少し肩を前にすぼめた状態で貼るとよい（一方の肩は上げたまま）

反らしたほうが気持ちいい人は、背中側に貼る

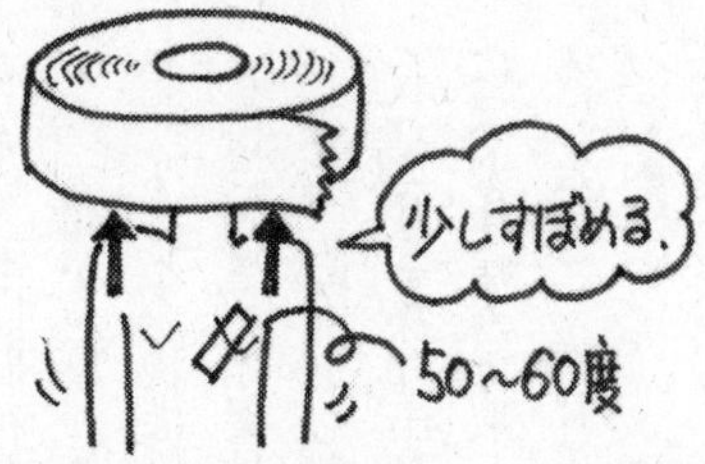
少しすぼめる。
50～60度

前にすぼめたほうが気持ちいい人は前面に貼る

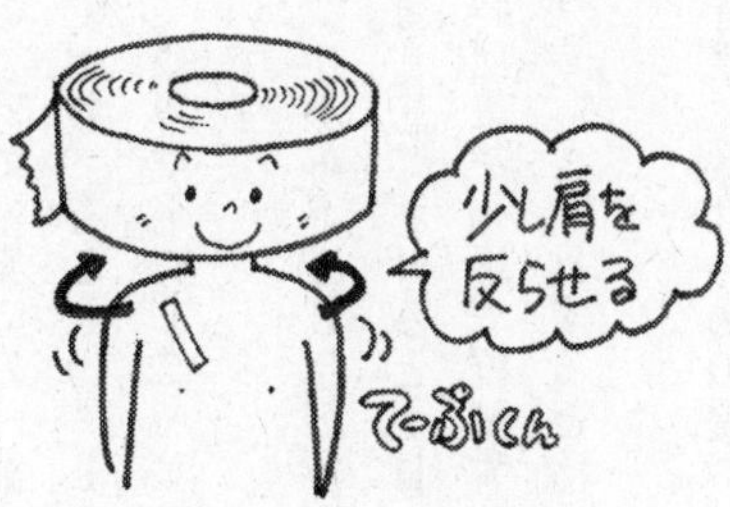
少し肩を反らせる
てーぷくん

Qテープを貼るとなぜいいの？

上の写真のように、右肩にテープが貼られると、右肩が上がるという「気持ちよくない動き」のほうは自然に制限されるので、同時に、左肩が上がるという「気持ちいい方向」に自然と動くようだ。

「人間と同じで、得意なことを好きにやらせていると、自然と苦手なことまで克服できてしまうでしょ」と辻先生がいうように、テープを貼って気持ちのいい動きをすることで自然と痛みも消えるのだ。

（七三頁参照）を操体法風に使ってみようと思いつきました。

キネシオテープを一〇cmほどに切り、内側と外側の両方向へのひねる動きを抑制するように、斜めに二本貼り付けました。これがびっくりするくらい劇的に効いたのです。貼った途端、嘘のように痛みが消え、腕を動かしてもほとんど痛まなくなり、翌朝には完璧に症状が取れていました。

その後、四〜五年の間は家族と知人だけを対象に、主として肩こりや腰痛などに治療をしてきましたが、かなり効果があったと思います。そして、昨年の夏頃からは病院で一般の患者さんにもテーピング治療を行なっていますが、概して評判はいいようです。

中にはリュウマチの患者さんもいて、症状が軽くなり喜んでくれています。もちろんリュウマチ自体がよくなるわけではないでしょうが、テープを貼ると関節が痛まなくなり腫れや赤みも少なくなってきます。少しでも痛みを軽減すれば、そのぶん痛み止めの薬を増やさなくてすみます。そういった意味からも身体のためにいいと思います。

このテーピングも操体法と同じく、原理とこつ（きわめて簡単）さえつかめば、誰にでもまったく危険なくできます。ですから、家庭で家族同士でできる療法として取り入れてもらえたらと思います。

肩こり

肩こりの場合の貼り方を説明します。操体テープは、気持ちいいと思うほうに身体を動かし、その動きを介助するようにテープを貼ります。ですから、テープを貼る前に、この気持ちいい動きを探り当てることが重要で、それが操体テープ法の九割以上を占めるといっても過言ではありません。

肩こりも、前のページの写真のように左右の肩や手を上下させて、気持ちのよい動きを探ります。それでも左右差が感じ取れなかったら、操体テープでは効果が望めない状態かもしれません（いままでのところ、そういう患者さんはほとんどいませんでしたが）。

テープを貼ったあとは、何回かゆっくり肩の上下動を繰り返して、もう一度左右差を確認してください。差がなくなっていたら、うまく貼れている証拠です。また、貼る前は右のほうが上げやすかったのに、テープを貼ったあとは逆に左のほうが上げやすくなっていた、となってもかまいません。早い人なら貼った時点で肩が軽くなっているのがわかるでしょう。

ところで、一口に肩こりといっても様々な原因があり、中にはあなどれない病気が隠れていることもあるので注意してください。たとえば、頸椎《けいつい》の異常や、虚血性の心疾患（狭心症、心筋梗塞など）、頻度は低いですが時には悪性腫瘍などなど。医師としては、これくらい申し上げておくべきでしょうが、本当は、逆に、いろいろな症状や病気の裏に、肩こりを含む様々なこりが潜んでいると感じています。

たとえば、先日、ときどき胸が差し込むように痛いという患者さんが来られました。「他の病院でCTや心電図やエコーの検査などをしてもらったけれども何ともないといわれた」とのことです。症状を詳しく聞いてみるとどうも肋間《ろっかん》神経痛のようで、案の定、背中の一部がかなりこっており、そこをほぐしてあげると症状は出なくなりました。こういった患者さんは案外多いです。

また、口内炎も首のこりからくることが多く、こりを探り出してほぐしてあげると翌日には大体痛みは取れ（時にはその場で軽減することも）、炎症のほうも二〜三日すると治ってきます。

もっとも、口内炎の背景には甘い物の食べ過ぎや、ビタミン不足、あるいはストレス、仕事の形態なども関わってきます（これは口内炎に限らずこり全般にいえることですが）。それを是正しない限りは口内炎になりやすい体質は変わりません。また、中には悪性の病気もあるので、治りが悪い場合は必ず耳鼻科の先生に相談してください。

その他、頭痛やめまいの原因としても肩こりは大きな役割（？）を果たしています。

膝痛《しっつう》

膝《ひざ》の関節痛の原因で一番多いのは、たぶん、骨や軟骨の加齢による変化が原因の変形性膝関節症でしょう。生活様式の変化や、食生活の変化で昔より増えているのだと思います。

私が子供だった頃、白人のお年寄りには膝の痛い人が多いといわれていましたが、日本ではそれほど多くなかったように思います。

操体テープの貼り方—膝が痛い場合

その2 動診 痛くなる動きの方向を探る

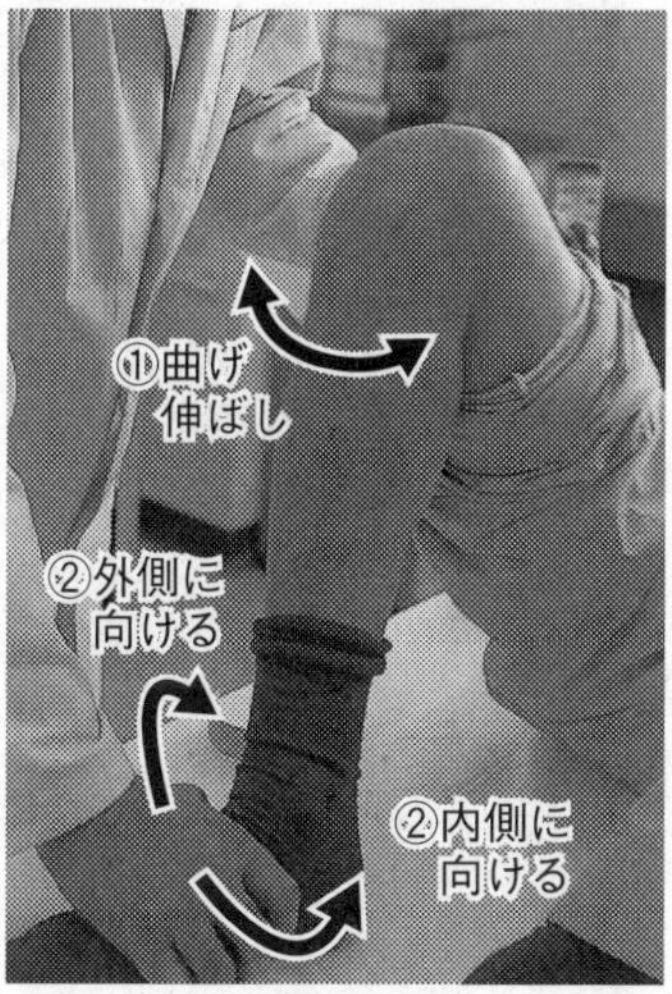

①膝を曲げたときと伸ばしたとき、どっちが痛いかをみる。
②膝を曲げたまま足を内側、外側、どちらに向けたほうが痛いかをみる。写真のように介添の人に足を持ってもらって足首を回してもよいが、自分で動かしてもよい。

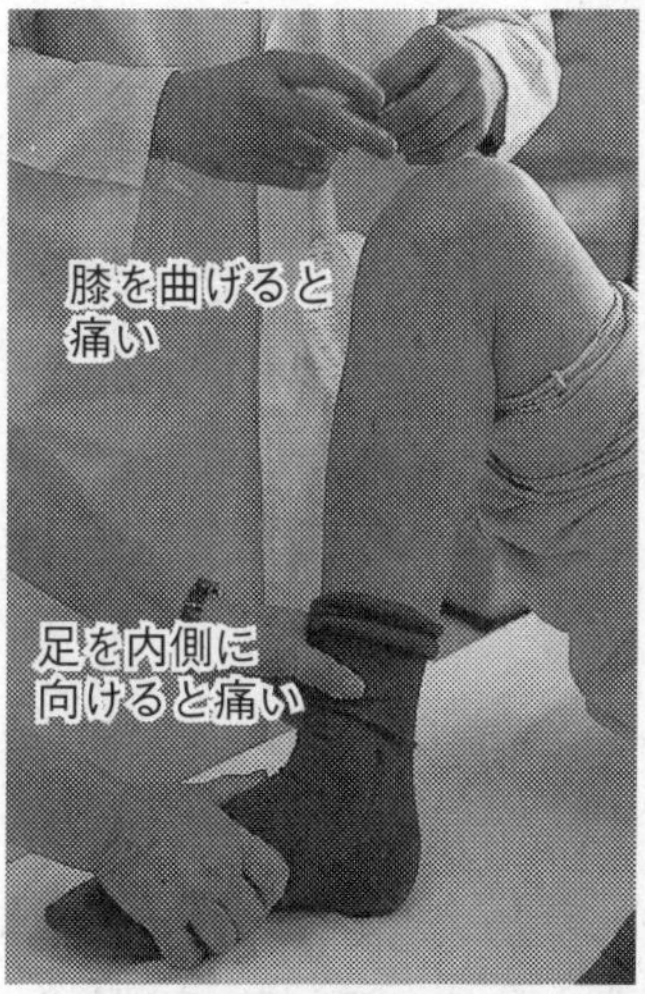

今回はこういう場合

①膝を曲げると痛い。
②足を内側に向けると痛い変形性膝関節症の場合。

痛む状態を維持して貼る

①最大限痛くない範囲で膝を曲げ、足を内側に向ける。
②テープを貼る。

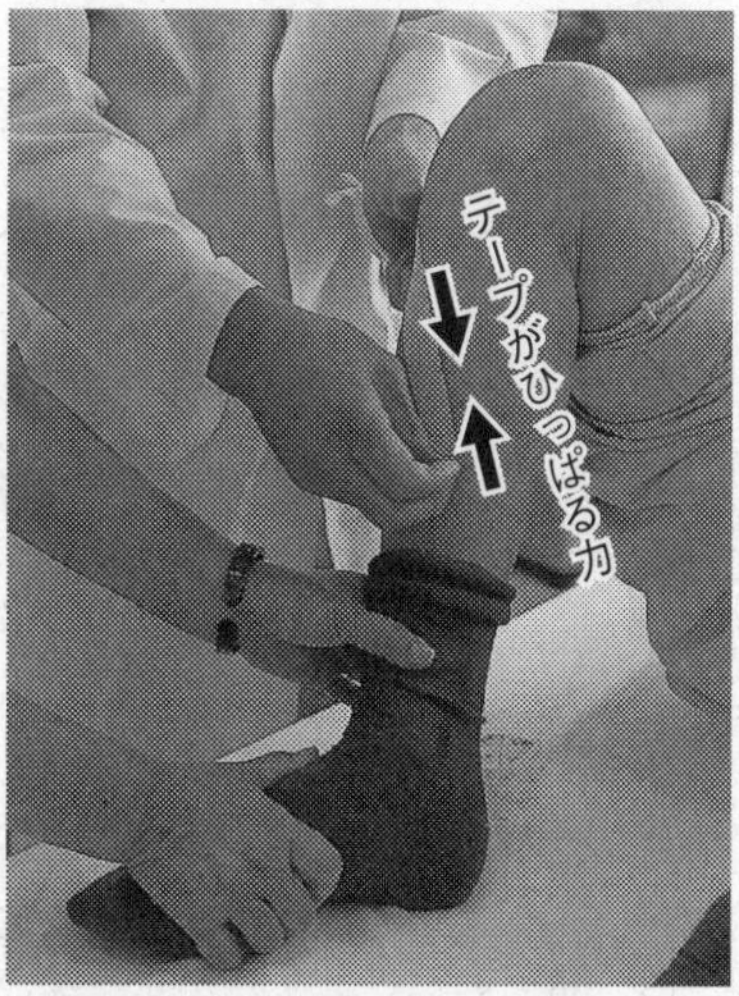

痛む方向（①曲げる、②内側）に、足が動かないようテープを貼る。

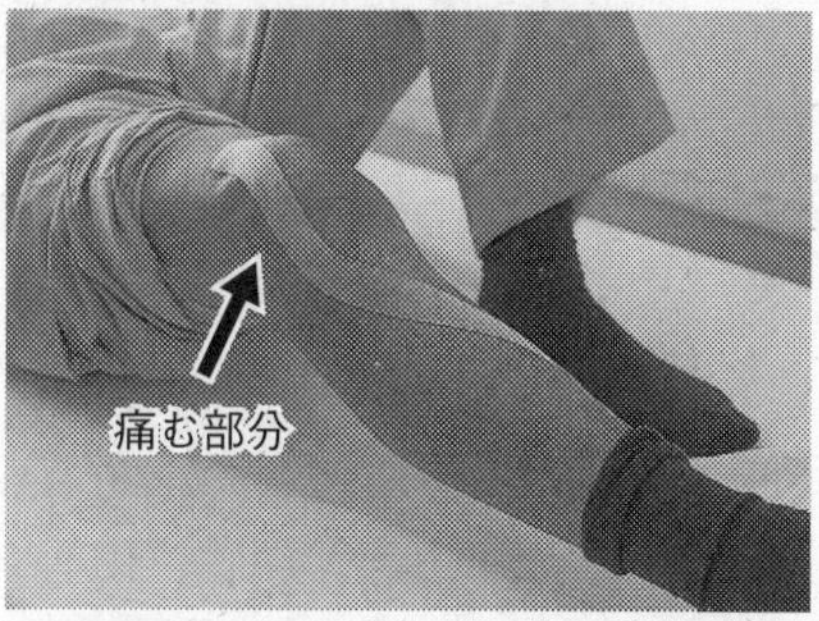

痛む部分にテープが通るように貼るとよい。膝が痛い人は膝の上の部分から貼り始める。
※膝を伸ばすと痛い場合（めったにいないが）はこの逆。痛くない範囲で膝を伸ばし、やはり内側・外側にと足を向けてみて、つらいほうに向けたまま、その状態を引き戻すように貼る。

逆に腰の曲がった人はたくさんいました。そこには肥満と同時に道路状態も大きく関わっているのではないでしょうか。経験的にはまだ一人だけですが、患者さんに試しに毎日砂浜を歩くことを勧めたところ、本当に熱心に実践され、三か月ほどで膝の症状がなくなった方がいます。

以下のテーピングはハンター管症候群にも効果があります。ハンター管症候群というのは、伏在《ふくざい》神経と呼ばれる神経が、膝の内側の、関節の少し上のところで奥のほうから出てきますが、この部分で圧迫されて起こる症状です。階段の上り下りの時に膝の内側が痛むとか、ひどくなると、夜寝ている時にも痛みます。操体法をやると階段の上り下りはらくになりますが、なぜか夜間の痛みはなかなかよくなりません。でも、テーピングだとらくになるようです。必ず痛む部分の上を通過するようにテープを貼ってください。

しかしこの方法でも、関節の変形（外見上の）が大きいときには効果がないようです。現場では短期間で効果が現れない時は、すぐにほかの治療法に切り替えるため、長期にわたって試した症例がありません。もし試してみて、少しでも効果があったという人がおられたらお知らせください。

なお、捻挫《ねんざ》とか打撲痛とかの急性期の場合は、必ず整形外科受診してください。私の病院でも全部整形外科に紹介しています。ただ以前、知らずに肋骨の骨折や、腰椎《ようつい》の圧迫骨折の患者さんにテーピングしたら痛みがらくになったので、このテープでも疼痛《とうつう》〈ずきずき痛む〉軽減の効果はあると思います。治療を受けた後、日数がたっても痛みが引きにくい時などに試してください。

腱鞘炎《けんしょうえん》

ときどき、腱鞘炎で手首が動かせないという人がやってきます。その場合もこの方法で効果があります。ただ、本当に腱鞘炎なのか疑わしい場合が多いのですが、それでもテープを貼れば、痛みはらくになるようです。二〜三回貼ればよくなる人もいますが、中には二か月くらいかかる人もいます。

私はどんな場合でも病気はある意味その人にとって必要なものだと思っています。どういうことかといえば、たとえば、アメリカの精神科医が書いた古典的な心身医学の本に、両手がひどいリウマチに侵され、指が鉤《かぎ》のように曲がってしまった中年女性の話が出てきます。様々な病院を訪ねても一向によくならず、わらにもすがる思いで精神科の門をたたいたのでした。

精神療法の途中であぶり出されてきたのは、会社の社長への深い憤りでした。精神療法の最中、彼女は社長への恨みを吐き出しながら、同時に社長の首を絞める仕草をしました。

そのとき彼女は気づきます。その曲がった指がまさに心の表れだったことに。それから彼女が会社を辞めたら手の症状は次第によくなりました。以上は心の歪みが体を通して訴えていた例ですが、一般にその人が悩んでいる症状は、現在の生活やものの考え方を変えなさいという信号なのです。

ですから、私はどんな治療法であれ、治りにくい病気が理由なく簡単に治ったときは要注意だと思っています。その人が病気や痛みを通して気づかねばならなかったことに気づかないまま、体のほうだけが治ってしまうと、しばらくして体の他の部分が悪くなったり、生活環境（仕事とか家庭とか）が悪化したりすることがあるからです。

全部に当てはまるとは断言はできませんが、ときどき、「なるほど、あの人には必要があってあの症状があったのだなあ」とあとで思ったりします。そのため、私の場合、時間がないので心理療法は現在やっていませんが、体の症状だけを目標に治療す

操体テープの貼り方
—手首が痛い場合

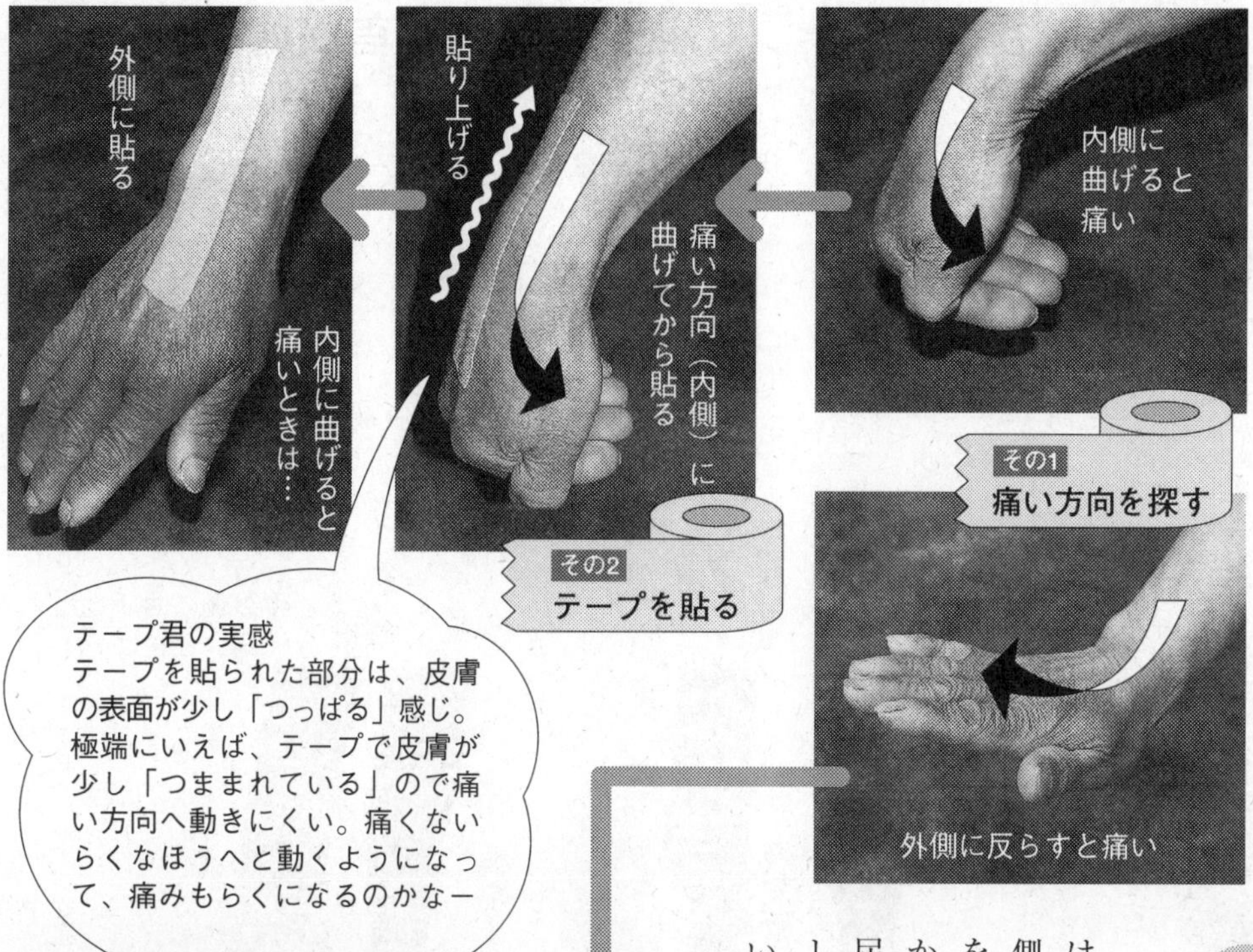
その1
痛い方向を探す
内側に曲げると痛い
外側に反らすと痛い
その2
テープを貼る
痛い方向（内側）に曲げてから貼る
貼り上げる
内側に曲げると痛いときは…
外側に貼る
テープ君の実感
テープを貼られた部分は、皮膚の表面が少し「つっぱる」感じ。極端にいえば、テープで皮膚が少し「つままれている」ので痛い方向へ動きにくい。痛くないらくなほうへと動くようになって、痛みもらくになるのかなー

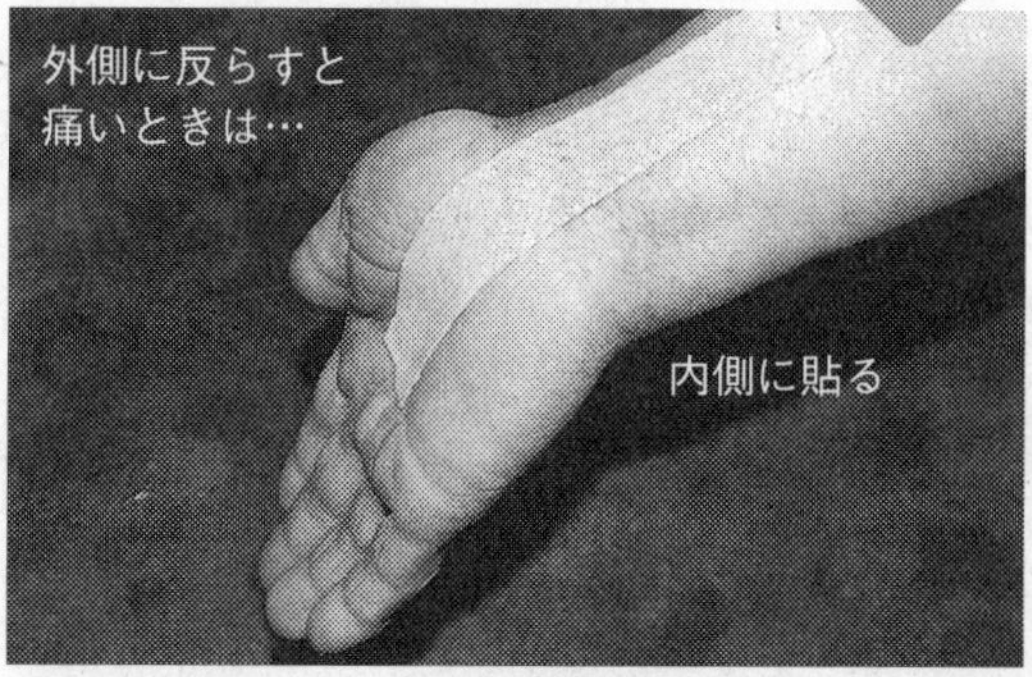
外側に反らすと痛いときは…
内側に貼る

ることには、本当はいつも抵抗を感じています。

足首

足を外側に曲げると痛い場合は、次頁の図のように、足が外側へ向かないよう内側にテープを貼ります。くるぶしの少し上から足関節をまたいで足の裏に届くように貼ってください。テープの長さは一五cmくらいでよいでしょう。痛みが一番強い部位を通過するように貼ったほうが、効果があるようです。

足をあまり痛くない範囲で外側に向けたまま、テープを少し伸ばして貼ります。ただし、貼ったあと違和感のない程度に。外側に曲げてみたときに、内側に貼ったテープに「突っ張る」ような感じがあると、伸ばしすぎです。

足関節を内側に曲げたら痛い場合は、さきほどとは反対に、くるぶしの外側に関節をまたいで貼ります。貼る時の要領は同じです。

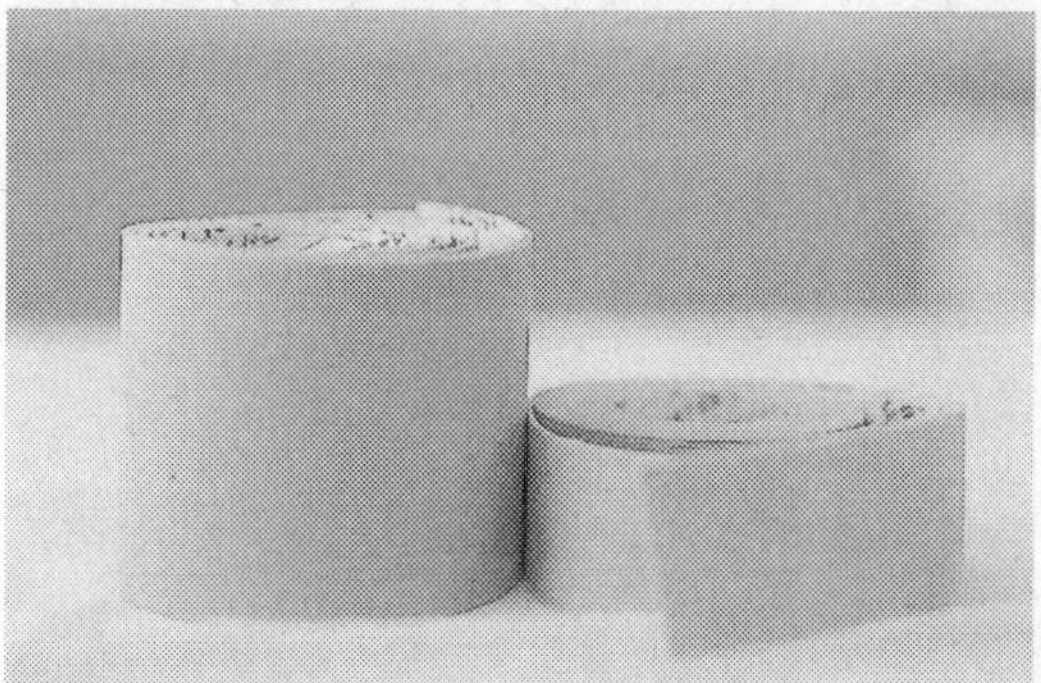

操体テープに用いるキネシオテープ。粘着力がソフトで布状なので蒸れにくい。だいたいは右の25mm幅を使う。ゆがみが強い場合や、腰など広い部分を貼る場合は5cm幅のテープを。

腰痛

腰を横に倒した場合に痛みが強くなる場合

腰を右に曲げた場合に痛みが強くなるときは、ある程度痛みが強くなるまで右に曲げて、その状態を維持したまま、その動きを引き戻すような方向、つまり左側にテープを貼ります。

テープの長さは二〇cmくらいでいいでしょう。また、これまでは部位が小さかったので二五mm幅のテープを使っていましたが、腰には五cm幅のものを使います。

テープを貼るときは、いったんテープを思い切り引っ張ってから、少し戻した状態で貼ってください。もし、左側にテープを貼った

■操体テープの貼り方—足首が痛い場合

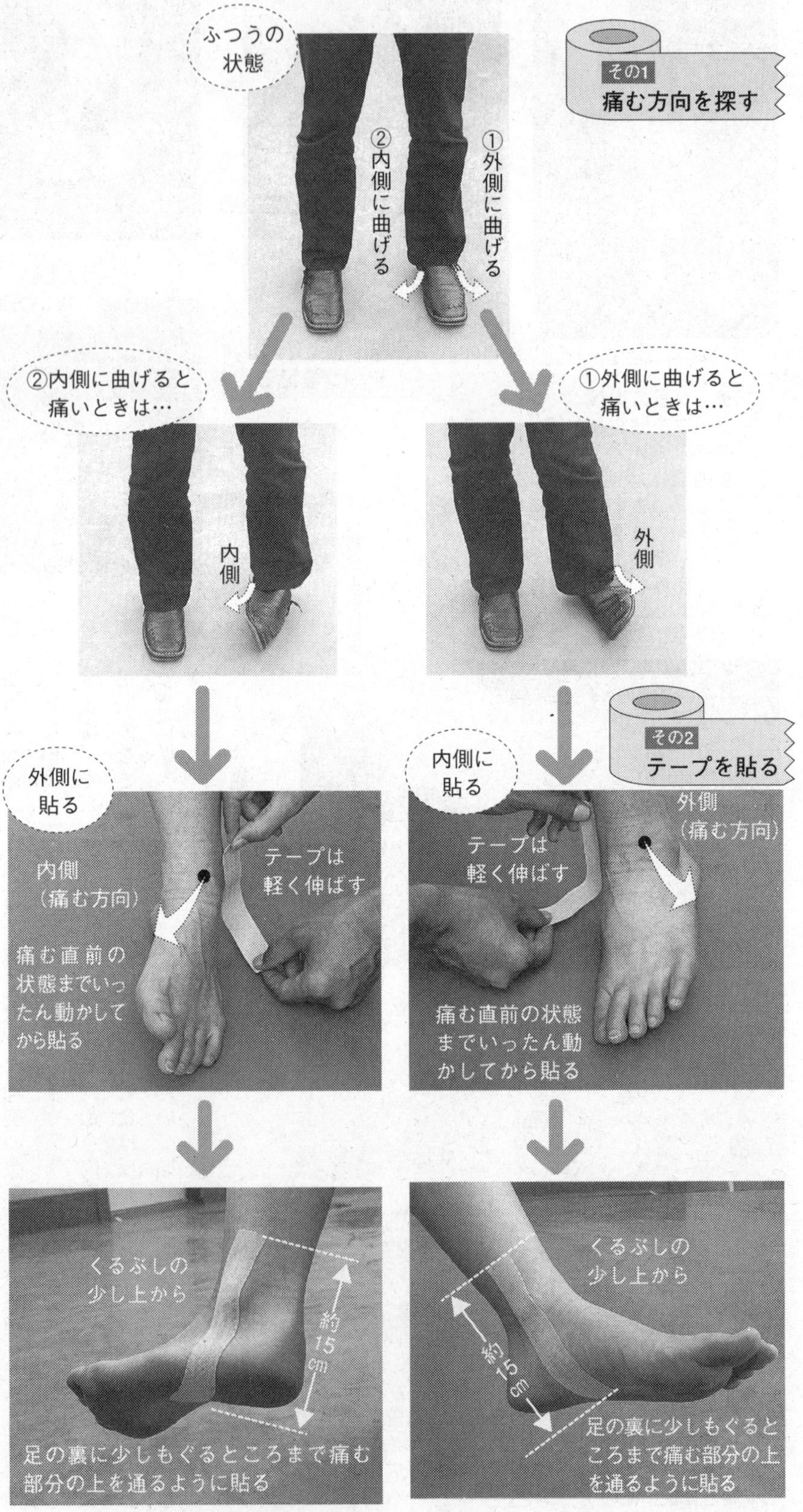

ふつうの状態
その1
痛む方向を探す
②内側に曲げる
①外側に曲げる
②内側に曲げると痛いときは…
①外側に曲げると痛いときは…
内側
外側
その2
テープを貼る
外側に貼る
内側
（痛む方向）
テープは軽く伸ばす
痛む直前の状態までいったん動かしてから貼る
内側に貼る
外側
（痛む方向）
テープは軽く伸ばす
痛む直前の状態までいったん動かしてから貼る
くるぶしの少し上から
約15cm
足の裏に少しもぐるところまで痛む部分の上を通るように貼る
くるぶしの少し上から
約15cm
足の裏に少しもぐるところまで痛む部分の上を通るように貼る

■操体テープの貼り方
—腰痛の場合 その1

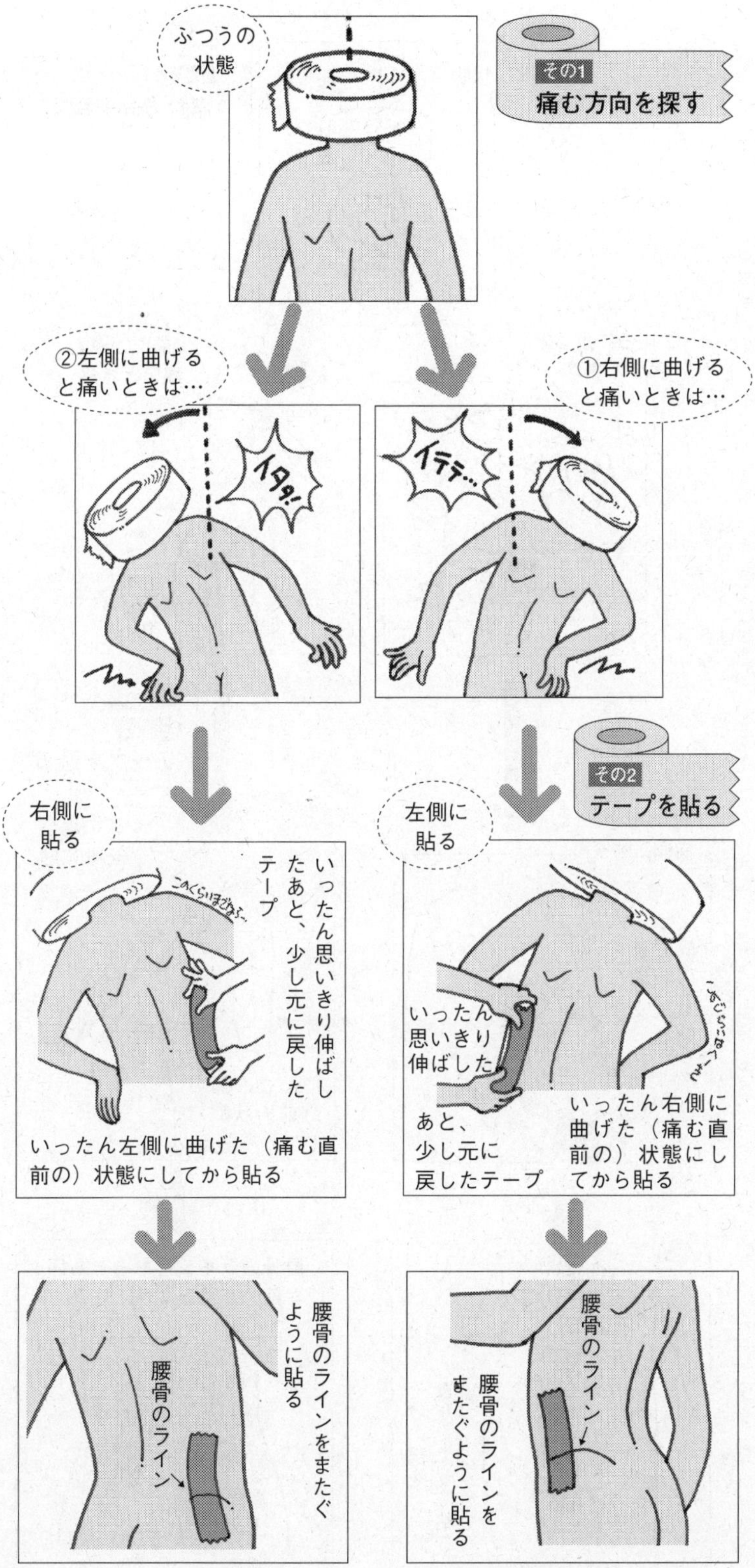
ふつうの状態
その1
痛む方向を探す
①右側に曲げると痛いときは…
イテテ…
②左側に曲げると痛いときは…
イタッ!
その2
テープを貼る
左側に貼る
いったん思いきり伸ばしたあと、少し元に戻したテープ
いったん右側に曲げた（痛む直前の）状態にしてから貼る
右側に貼る
いったん思いきり伸ばしたあと、少し元に戻したテープ
いったん左側に曲げた（痛む直前の）状態にしてから貼る
腰骨のライン
腰骨のラインをまたぐように貼る
腰骨のライン
腰骨のラインをまたぐように貼る

ら、右側に曲げてもテープを貼った部分に引っ張り感が出ない程度の強さで貼るのがポイントです。

　これまでテープを貼るときは、一番痛む部分の上を通るように、としてきましたが、腰の場合は痛む部分と貼る部分とが離れていることが多いので、こだわらないでいいです。痛くなる部分がどこであっても、右側に倒したときにもっとも痛くなるようであれば、左側に貼る…というふうに、とにかく、痛くなる動きを阻止するように、腰骨の上辺のラインをまたぐように貼ることです（左の図）。

　操体テープは、みずから動いてみて、痛む方向、気持ちのいい方向を探り、その動きにあわせてテープを貼るというやり方です。ですから、動かすことで痛みが出る場合と、安静時でも痛みはあるが動かすとさらに痛くなる場合などは効果があると思いますが、動いたときも動かないときも痛みが同じという場合は、効果が見込めないと思います。

前に曲げた時に痛む場合

　かがむ動きを少し制限するよう腰（背中側）にテープを貼ります。腰骨の上辺ラインをまたぐように貼ります。このとき、できれば痛みがもっとも強い部分を通るようにします。

腰を反らせた時に痛みがでる場合

原理的には、太ももの前面から下腹部にかけて、鼠蹊部《そけいぶ》（足の付け根の部分）をまたぐようにテープを貼るべきなのですが、ちょっと貼りにくい部分です。

そこで、次善の策として太ももの前面の少し外側から、背中のほうに向けてテープを貼ります。まだ一人の患者さんしか経験はありませんが、これでもかなり効果があります。

テープはいつものように腰を動かしたときに、違和感のない程度のテンション（張力）をかけるように貼ってください。

腰をまわしたときに痛みが強くなる場合

我慢できる範囲で腰を右にまわした状態のまま、回転を引き戻すように左側にテープを貼ります（左頁の図）。貼る位置は、仙骨（腰の後ろの平たい骨）の上辺から、腰の左脇にかけて斜めに貼ります。

反対に、左にまわしたときに痛くなる場合は、やはり我慢できる範囲で腰を左にまわしたまま、右側に貼ります。

いずれの場合も、テープは五㎝幅のものを、少し長めに切って貼るとよいでしょう。

■操体テープの貼り方
—腰痛の場合　その2

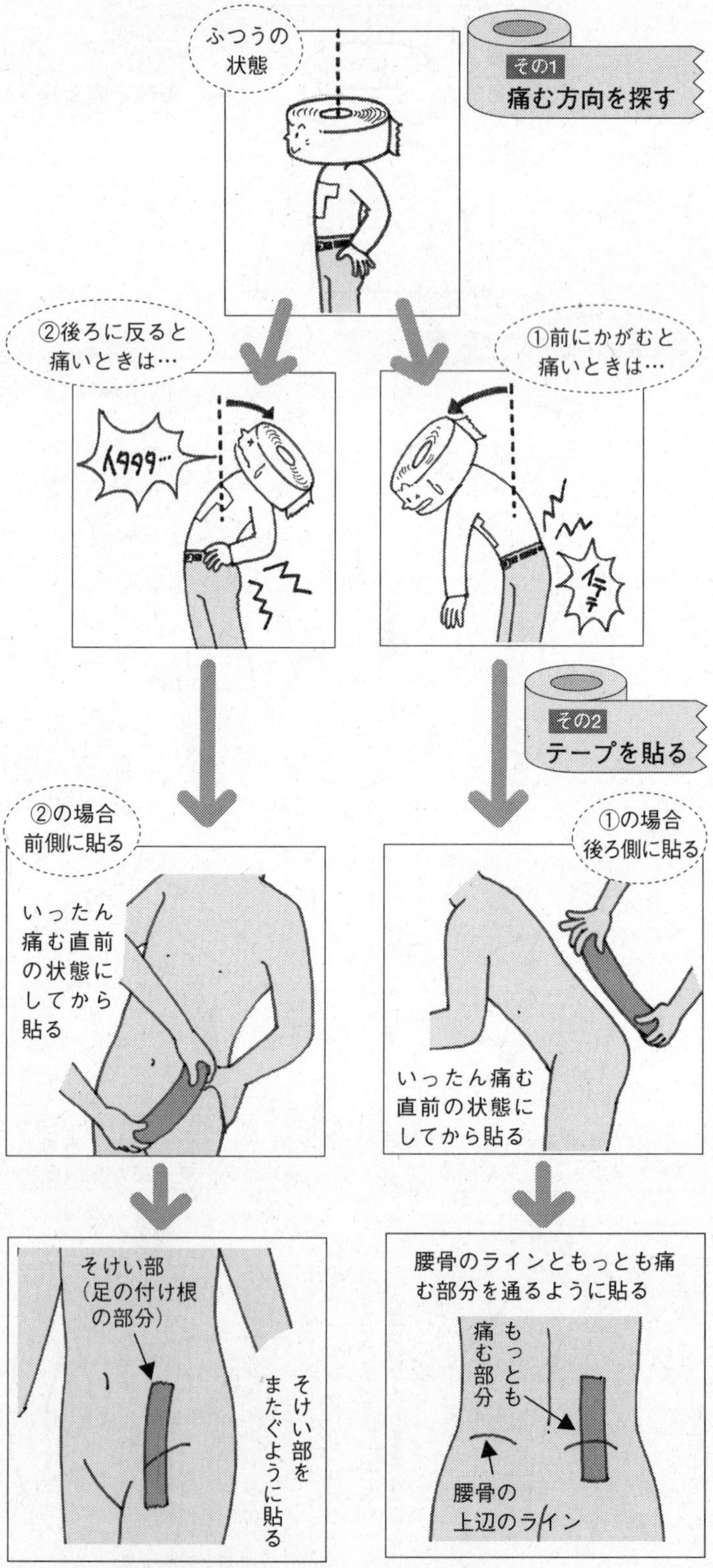

ふつうの状態
その1
痛む方向を探す
②後ろに反ると痛いときは…
①前にかがむと痛いときは…
その2
テープを貼る
②の場合
前側に貼る
いったん痛む直前の状態にしてから貼る
①の場合
後ろ側に貼る
いったん痛む直前の状態にしてから貼る
そけい部（足の付け根の部分）
そけい部をまたぐように貼る
腰骨のラインともっとも痛む部分を通るように貼る
もっとも痛む部分
腰骨の上辺のライン

■操体テープの貼り方
—腰痛の場合　その3

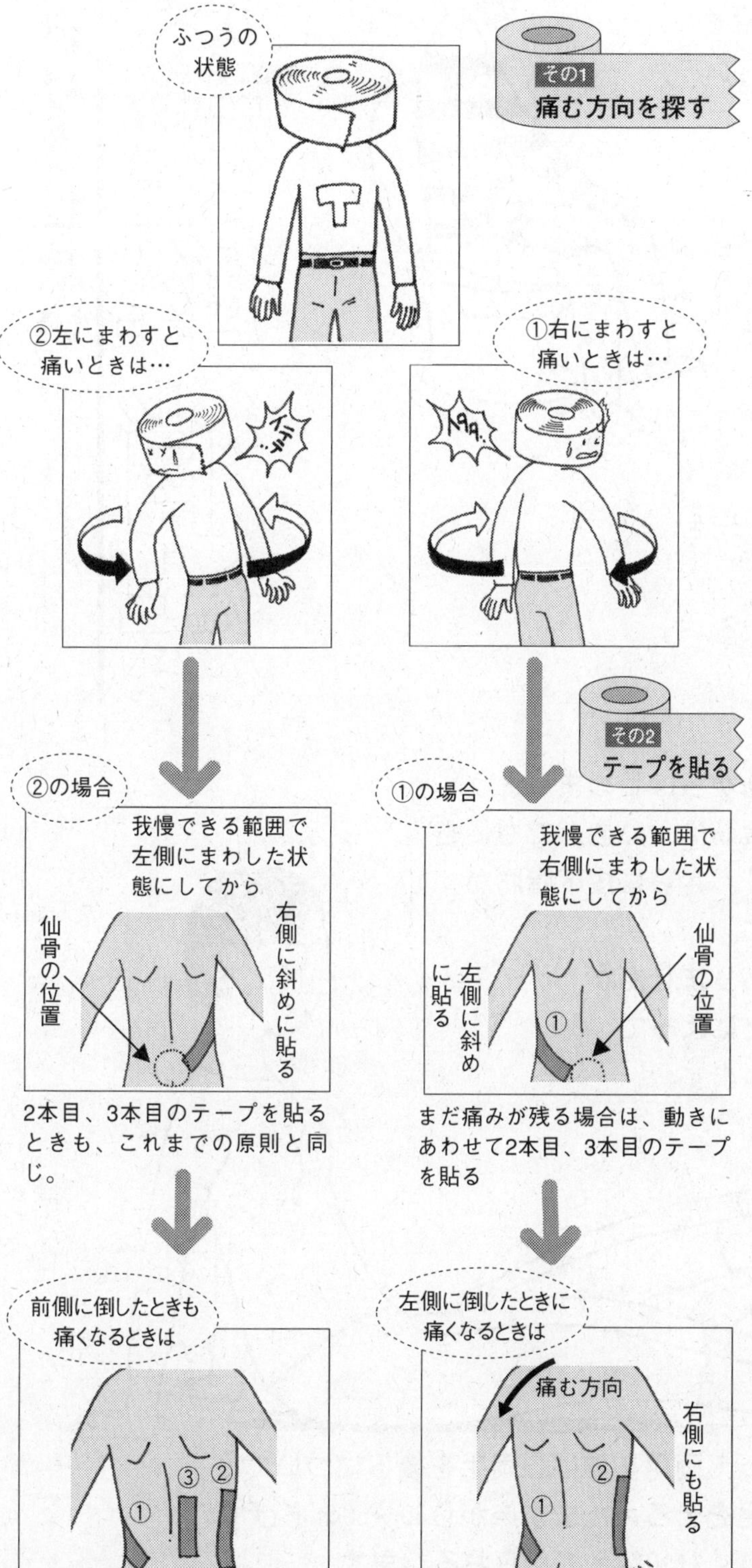

その1
痛む方向を探す
ふつうの状態
②左にまわすと痛いときは…
①右にまわすと痛いときは…
その2
テープを貼る
②の場合
我慢できる範囲で左側にまわした状態にしてから
仙骨の位置
右側に斜めに貼る
①の場合
我慢できる範囲で右側にまわした状態にしてから
左側に斜めに貼る
仙骨の位置
2本目、3本目のテープを貼るときも、これまでの原則と同じ。
まだ痛みが残る場合は、動きにあわせて2本目、3本目のテープを貼る
前側に倒したときも痛くなるときは
3本目のテープ（③）を貼る
左側に倒したときに痛くなるときは
痛む方向
右側にも貼る
2本目のテープ（②）を貼る

曲げる方向により痛みが残る場合は二本貼ってもよい

たいていこれだけで痛みは消失すると思います。しかし、左右にまわしたときの痛みは消えても、なおも左右や前後、どちらかに倒したときの痛みも残っている場合もあるかと思います。そんなときは、もう一か所追加して、二本目のテープを貼ります。

たとえば、左に倒した場合に痛みが出る場合は、その動きを引き戻すように腰の右脇に二本目のテープを貼ります。反対に右に倒すと痛いときは、左側に貼ります。

また、前に倒したときに痛みが出る場合は後ろ側に、後ろに反ると痛い場合は前側に二本目のテープを貼ります。

これまでの経験では、テープを二本より多く貼ったことはないのですが、たとえば、腰をまわしたときに痛い場合、そして左右に曲げたときに痛い場合の二本のテープを貼っていても、まだ前後に倒したときに痛みが出る場合は、三本目のテープを貼ります。貼り方の要領は同じです。

（三重県厚生連南島病院）

二〇〇五年一～十二月号　やってみようやってあげよう「操体テープ」で痛みとり

すっきりさせたい
便秘解消法

慢性の便秘におこまりの方も多いのではないでしょうか?

そもそも排便は、全身の神経と筋肉の連係によってなりたっているそうです。トイレでしゃがんだら、息をこらえ声門を閉じて横隔膜を固定します。さらに、顔・肩・手足の筋肉に力を入れます。

そして腹筋を収縮させることによって肛門括約筋がゆるんで、やっと排泄ができるのです。

便秘の原因はストレス・食生活のほか、運動不足もあります。

そこで今回は、軽い運動による **便秘解消法** です。

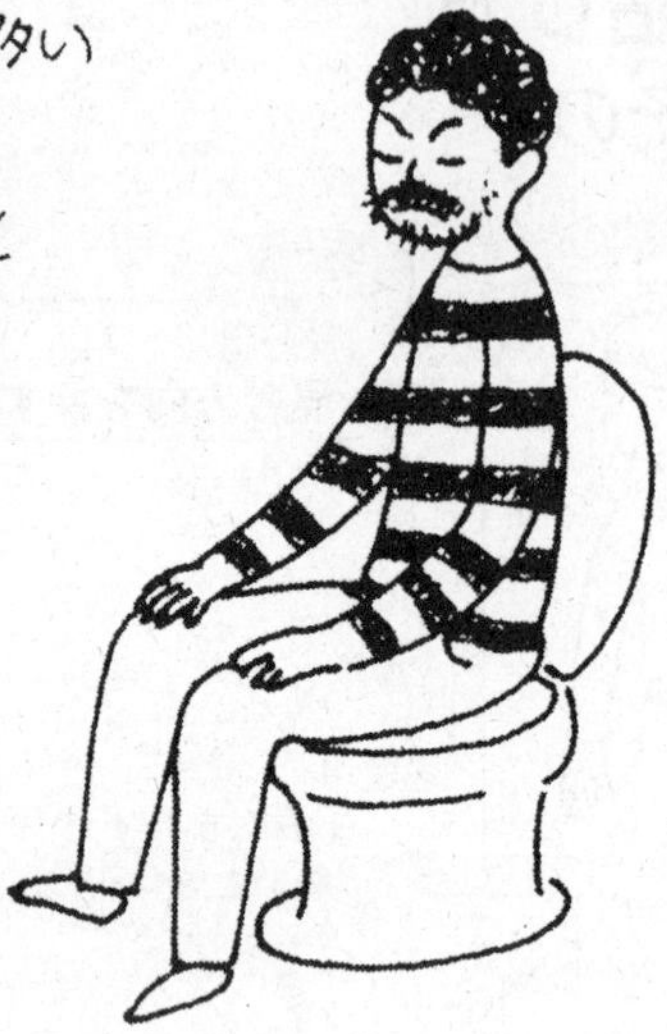

それでは、軽い運動からはじめましょう。
運動不足で衰えた腹筋は、いきんでも便を押し出す腹圧が弱く、さらに皮下脂肪が追い討ちをかけます。
そこで、速効性はありませんが、腹筋をきたえることによって便秘を徐々に改善します。

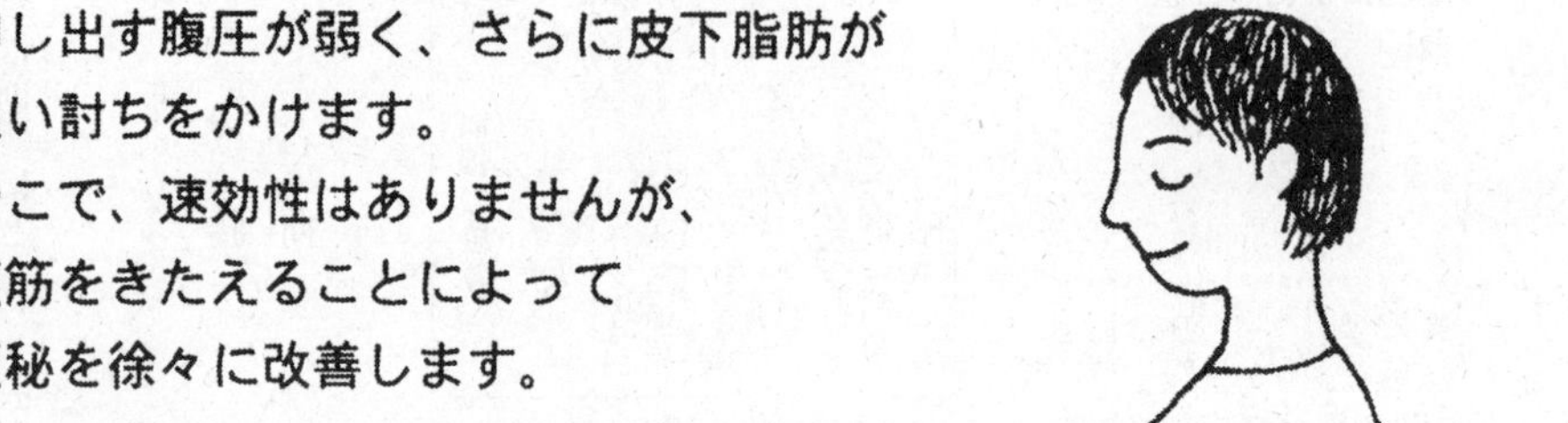

運動❶座って両足を伸ばし両手を後ろについて両足をそろえたまま床から30〜50cmあげてゆっくり10数えてからおろします。
2〜3回くり返します。

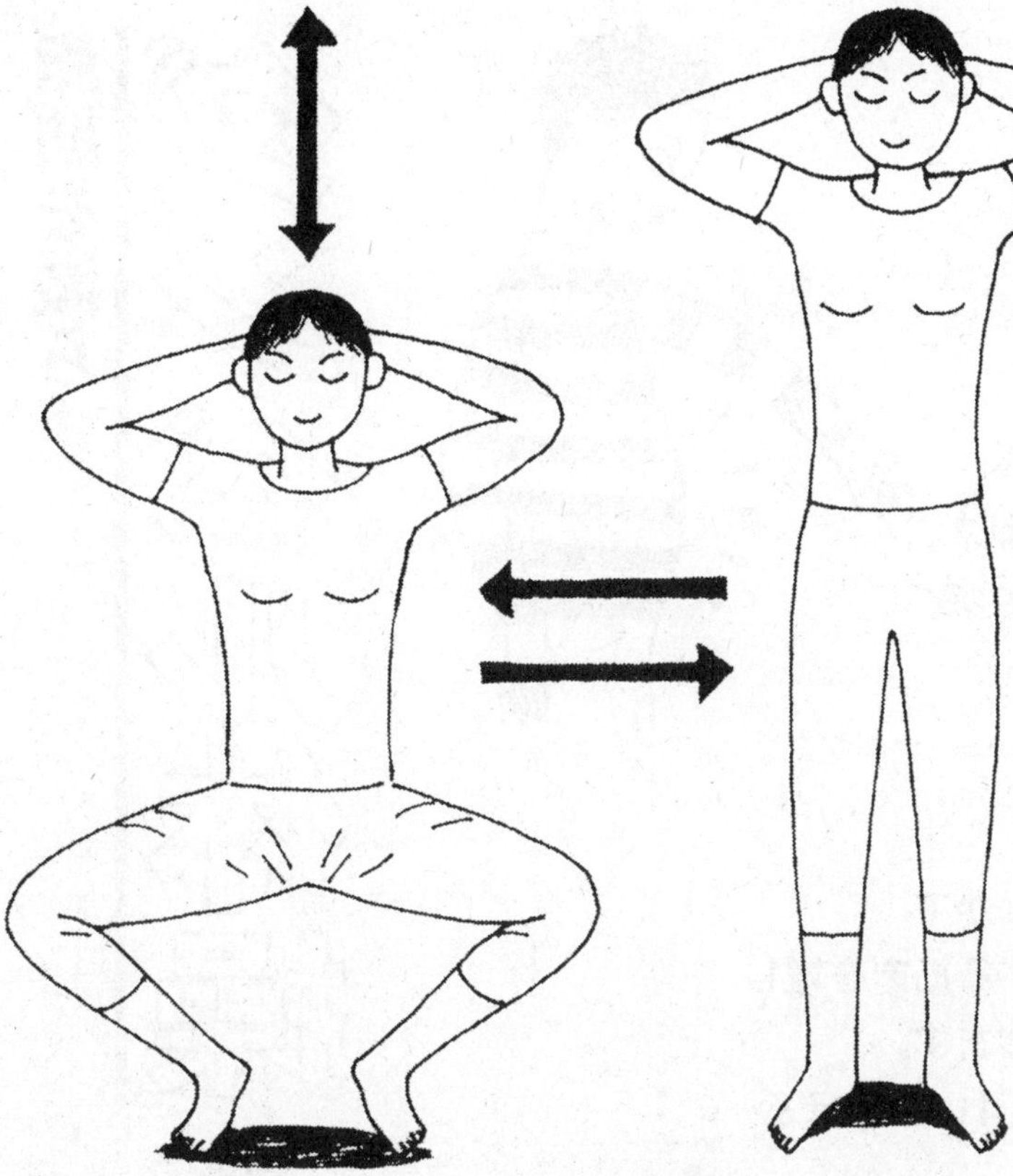

運動❷
背すじをぴんと伸ばし
前かがみにならないように
両膝を曲げて
腰をおとします。
これを30回くり返します。

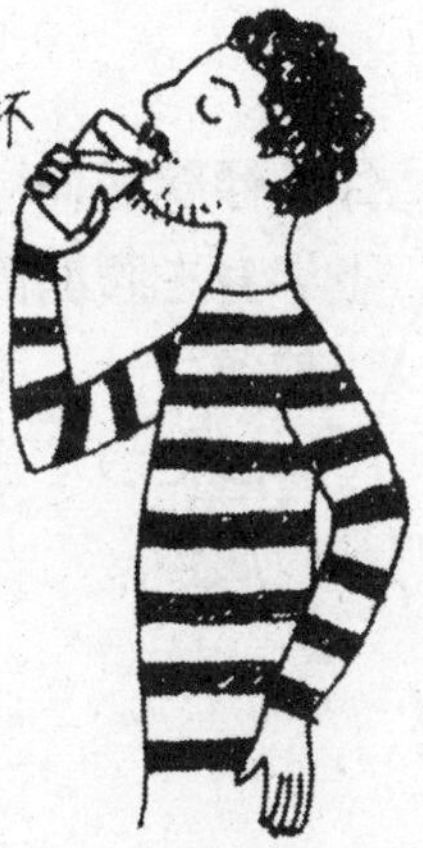

朝起きたら、コップ三杯
の水を飲みましょう。
大腸の内容物に
水分を与え、腸を
刺激してお通じを
うながします。

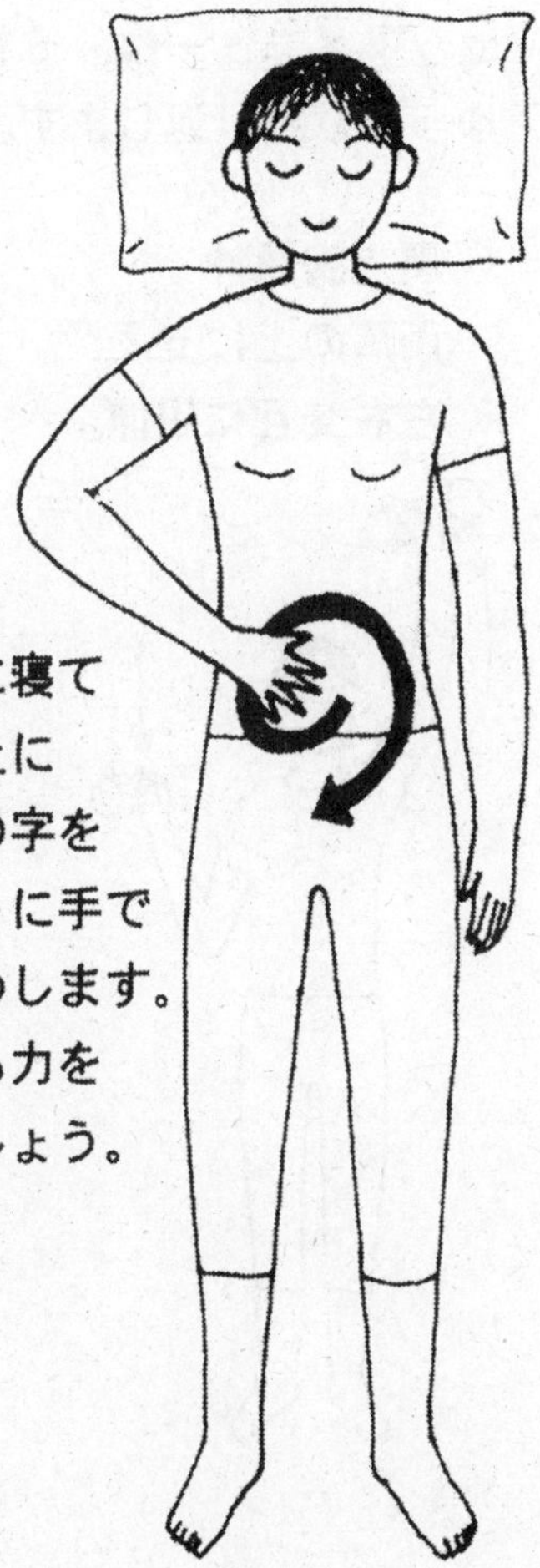

運動❸
仰向けに寝て
お腹の上に
「の」の字を
書くように手で
押しまわします。
お腹にも力を
入れましょう。

詳しくは、
坂元一久『たかが便秘
されど便秘』
（農文協発行、定価1,240円）
をご覧ください。
食生活についてのアドバイスも
豊富です。

（絵と文・飯島満）

脂肪を減らす
ダンベル体操

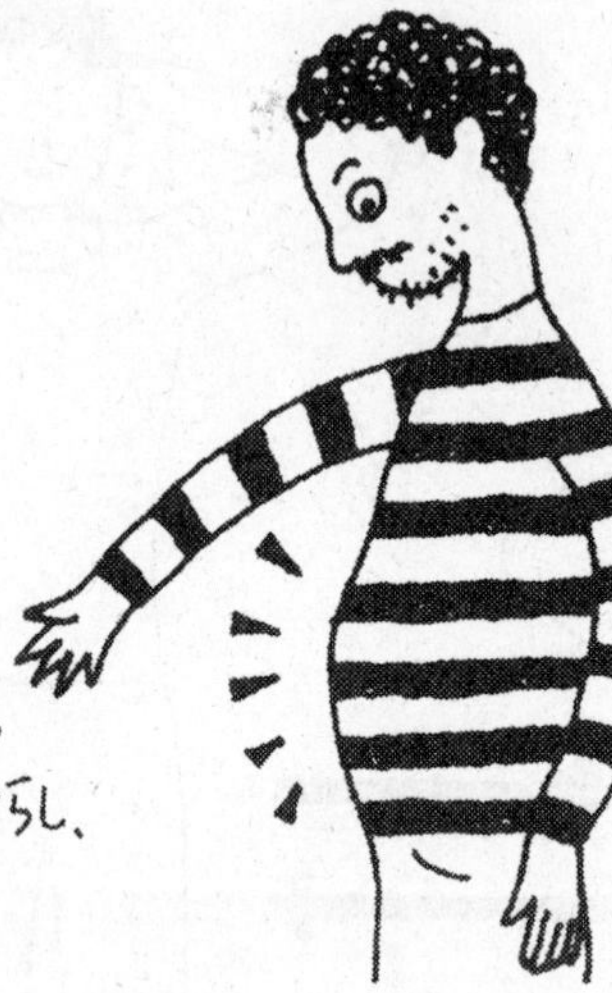

飯島は40代も半ば過ぎて、
日頃の運動不足のせいか
お腹のまわりにゆるむほど
脂肪が着いてきました。
さらに血清コレステロール値も
上がっているようで
深刻に脱脂肪を考えなくては
ならない状況になってしまいました。
そこで、今回は運動で脂肪を減らし、
さらに身体を引き締めるという
ダンベル体操に
チャレンジです。

ダンベル体操は、身体のなかで
もっともカロリーを燃焼する筋肉を増し、
燃料消費が大きい身体にします。
セットメニューは、それぞれ10回ほど
ゆっくり繰り返します。

①肩上腕屈伸
両肩の上に支え、
左右交互に屈伸。

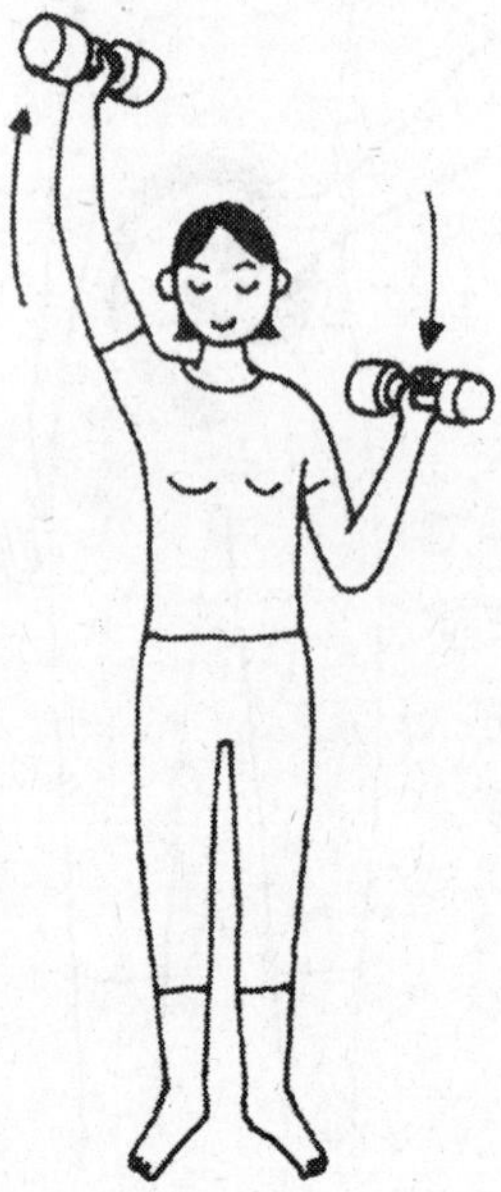

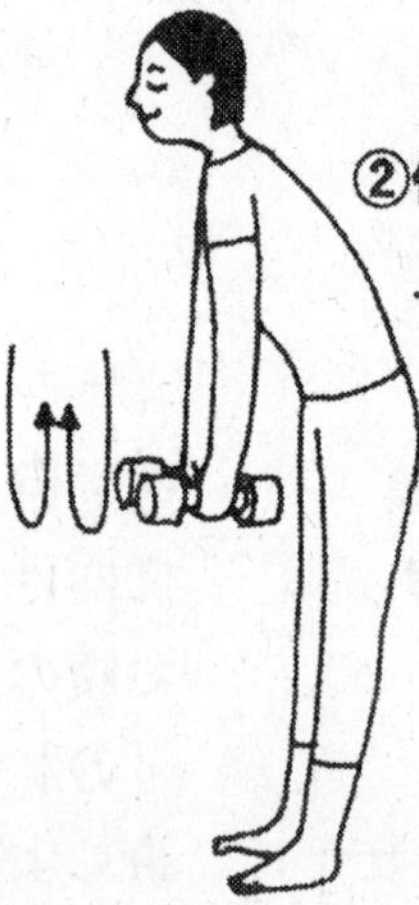

②体前傾腕屈伸
上半身を腰関節から
前傾させ、両手を
胸につくまで
屈伸。

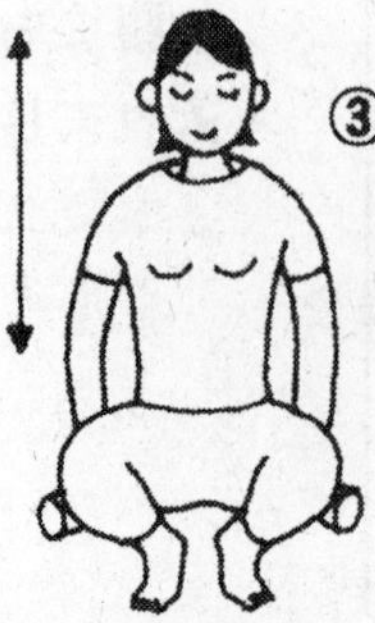

③用具保持膝屈伸
両手に提げたまま、
膝を屈伸

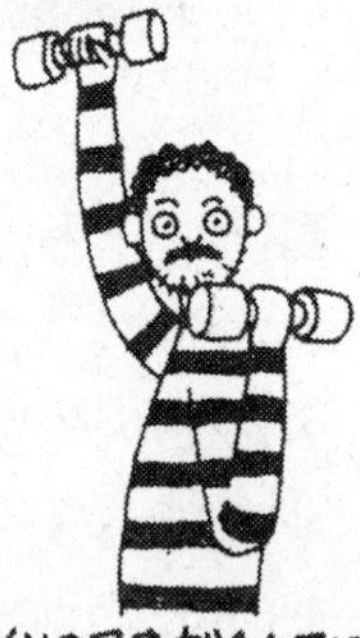

始めてまだ1カ月ほどなのですが、少しお腹のまわりが引き締まってきたような気がします。
ひとつひとつの運動は、それほどヘビーではありませんが、9つまとまると薄ら汗をかきます。
⑤と⑨の運動はちょっときつめです。

④曲肘前据腕屈伸

脇をしめて胸を張り、
脇を開いて腕を伸ばし、
を繰り返す。

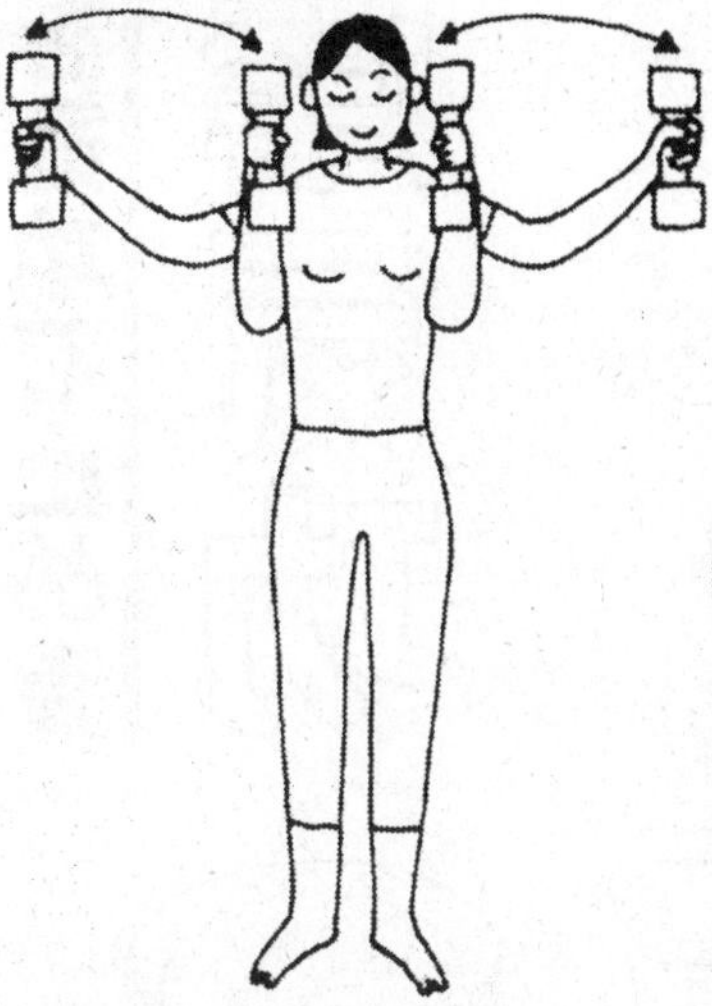

⑤仰臥脚上下

仰向けになり両手を頭の後に、
両足をそろえてゆっくり上下。

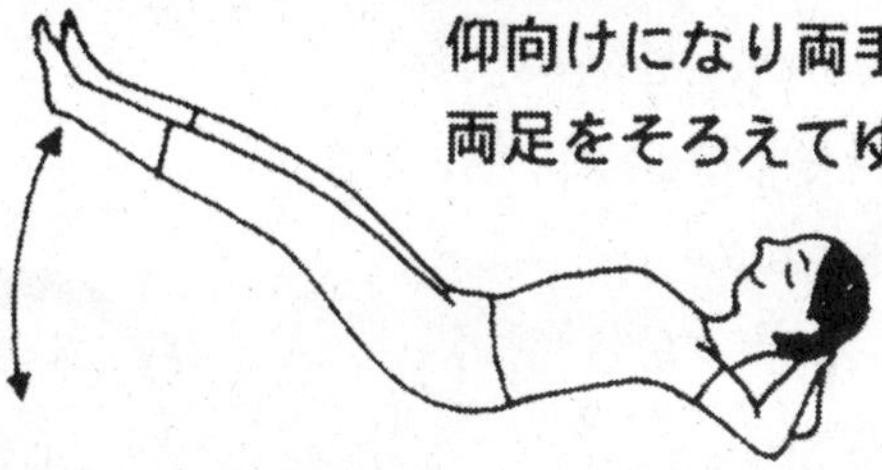

⑥掌膝据腕屈伸

上体を前傾させ膝を曲げ、
手首を巻き込みながら
腕を曲げる。

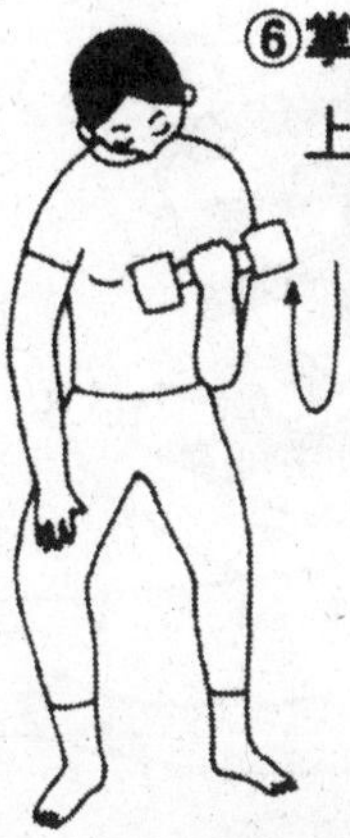

⑦体側腕屈伸

手首を巻き込みながら
体側をなぞるように
引き上げる。

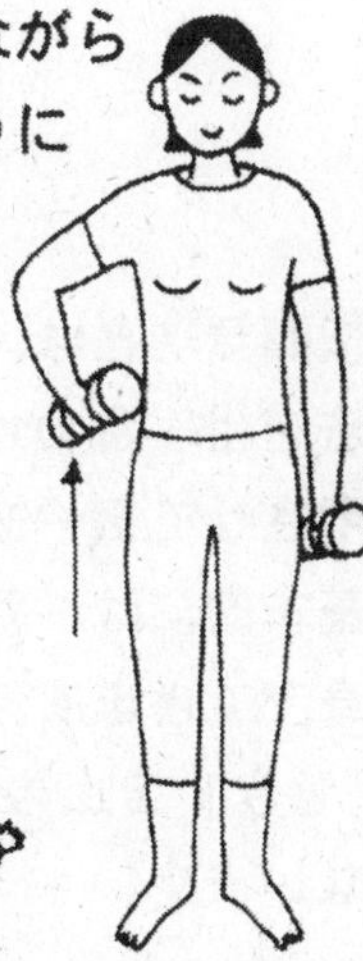

⑧伸腕上下

ダンベル1つを
両手で持ち、
肘を伸ばしたまま
上下。

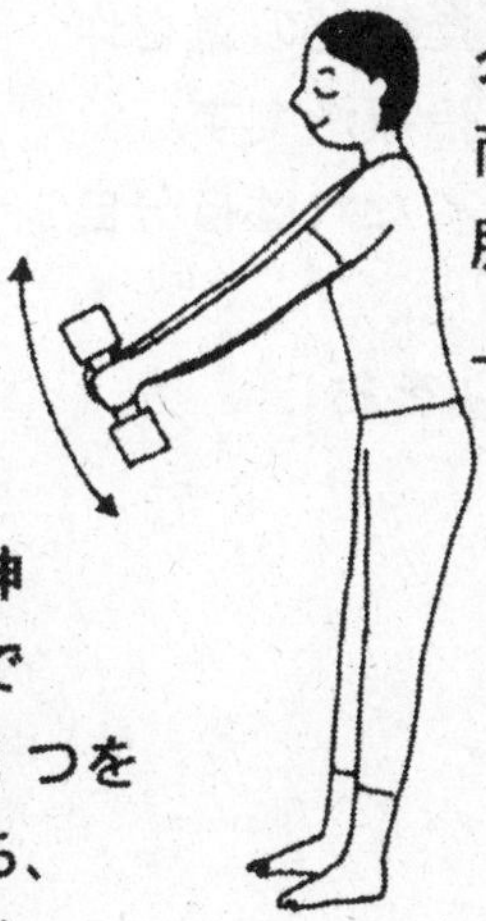

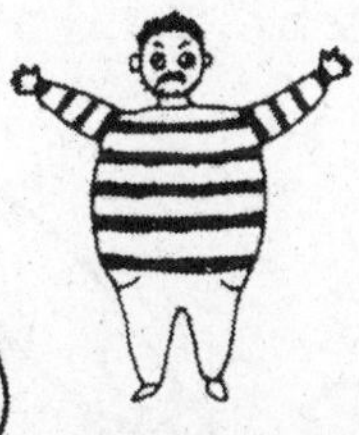

⑨頭後肘屈伸

頭の後ろで
ダンベル1つを
両手で持ち、
肘の位置は
動かさず
腕を屈伸。

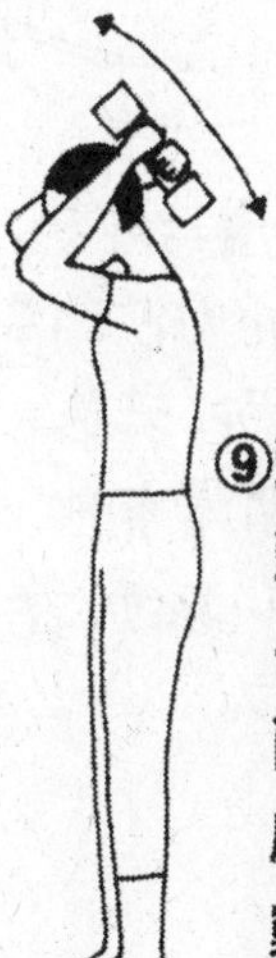

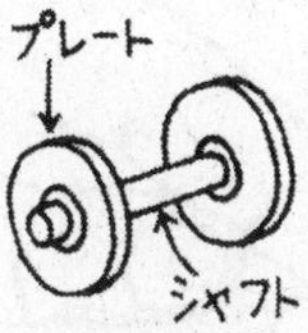

このタイプは
プレートを変えたり、増したりして重量変更が可能

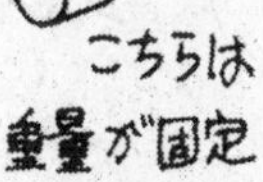

こちらは
重量が固定されたタイプのダンベル

ダンベルはスポーツ用具店などで身体にあったものを選んでください。
ダンベル以外のものを利用すると手首を痛めたりします。
①の運動で10回程度持ち上げられるもの、
片方で男性は2～3kg、
女性は1～2kgぐらいの
重量が最適だそうです。

詳しくは、
並木智彬『ばかにできない
ダンベル体操』
（農文協発行、定価1,200円）
をご覧ください。

（絵と文・飯島満）

「せき」を気功で止める 按摩気功

お子さんの健康には、自分以上に気を
使われている方は多いと思います。
真夜中急に「せき」が止まらないとか
心配は尽きません。
そこで今回は、簡単で副作用が
なく即効性があって応急
処置にぴったりな **按摩気功** を
紹介します。
中国では、子どもの病気に
効果の高い治療法として長い
歴史があるそうです。

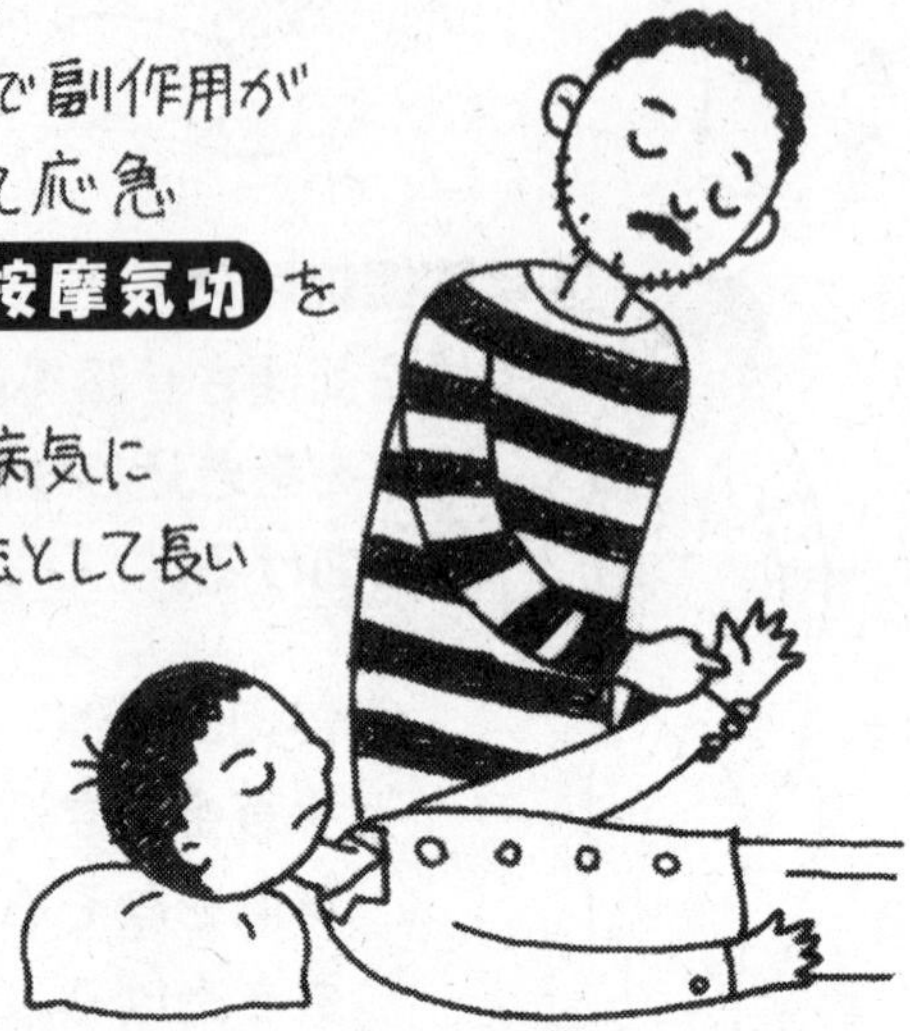

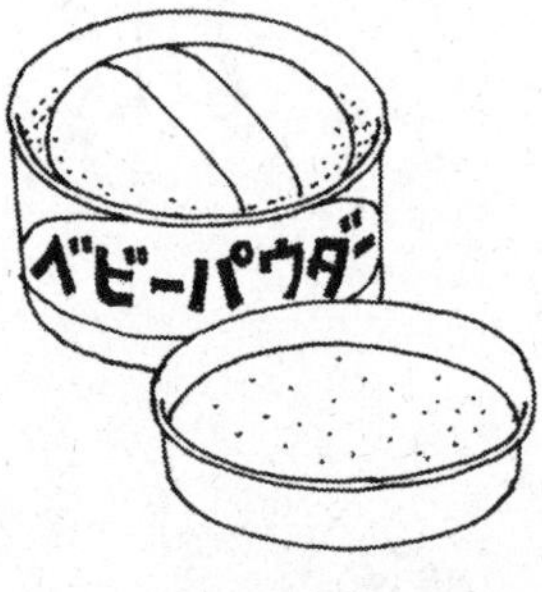

按摩気功とは、病気と関連している経絡や手のツボに手法を組み合わせて施し、臓腑とつながった経絡の気を作用させて気や血の流れをスムーズにする治療法です。
基本的には、親が子に用いますが、大きくなれば自分自身でできます。
「せき」を止めるには、①～④の按摩気功をおこないます。

子どもの皮膚はデリケートなので、爪などで傷つけないように注意しましょう。潤滑剤にベビーパウダーを使ってもよいでしょう。

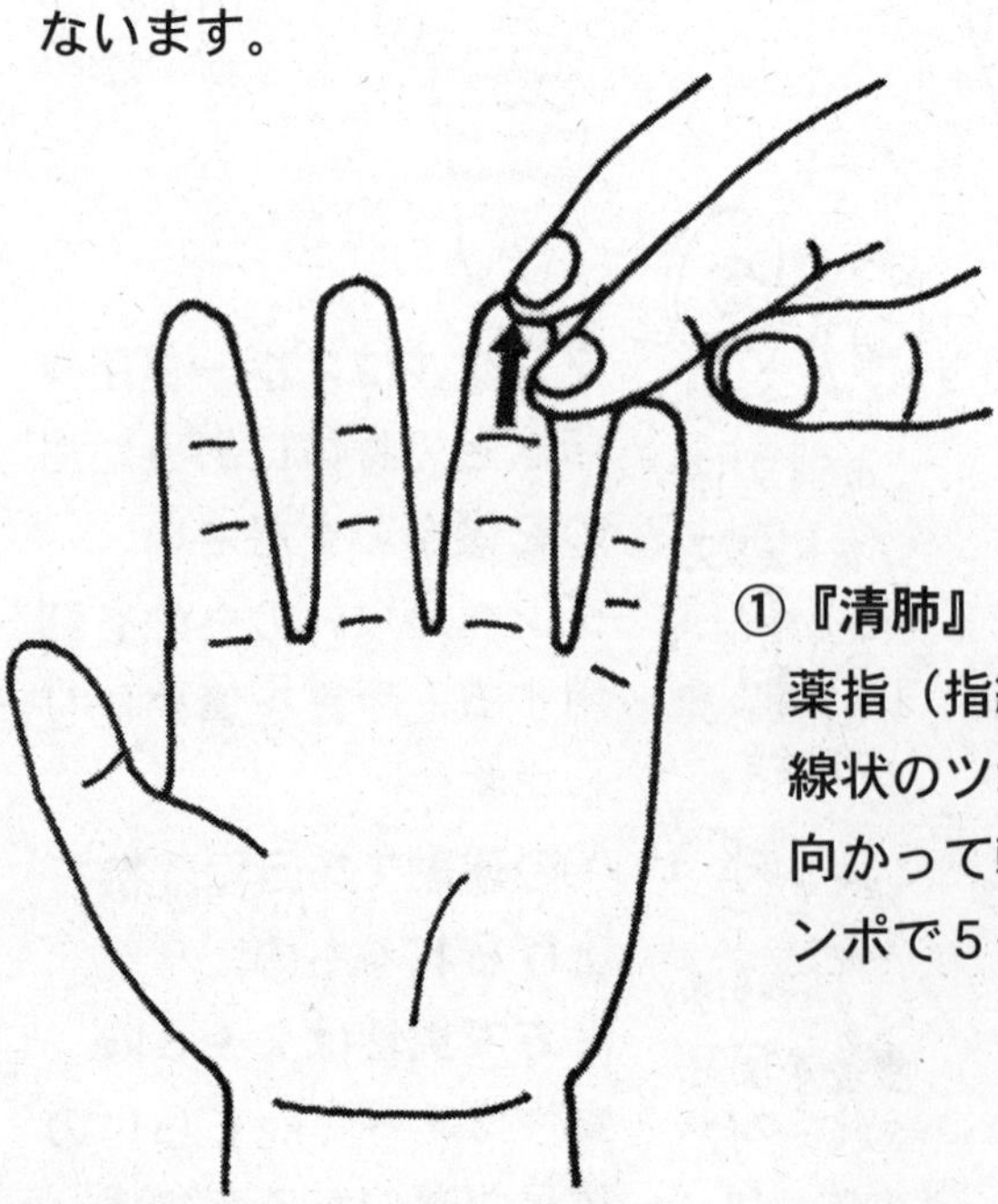

①『清肺』

薬指（指紋面）の第一関節から先にある線状のツボの肺穴を、図のように指先に向かって軽やかに１秒間に３～４回のテンポで５～10分間押しなでます。

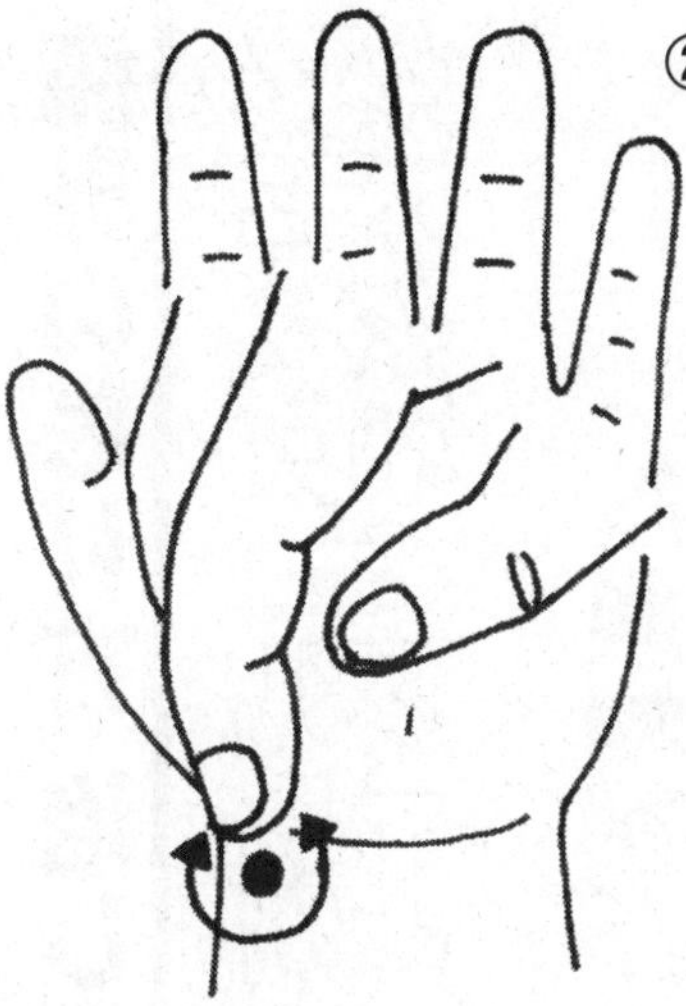

②『揉太淵』

手関節の横シワの上、親指の付根あたりのくぼみにある太淵のツボを揉みます。図のように指先を密着させて1秒間に３～４回のテンポで５分間回し揉みします。

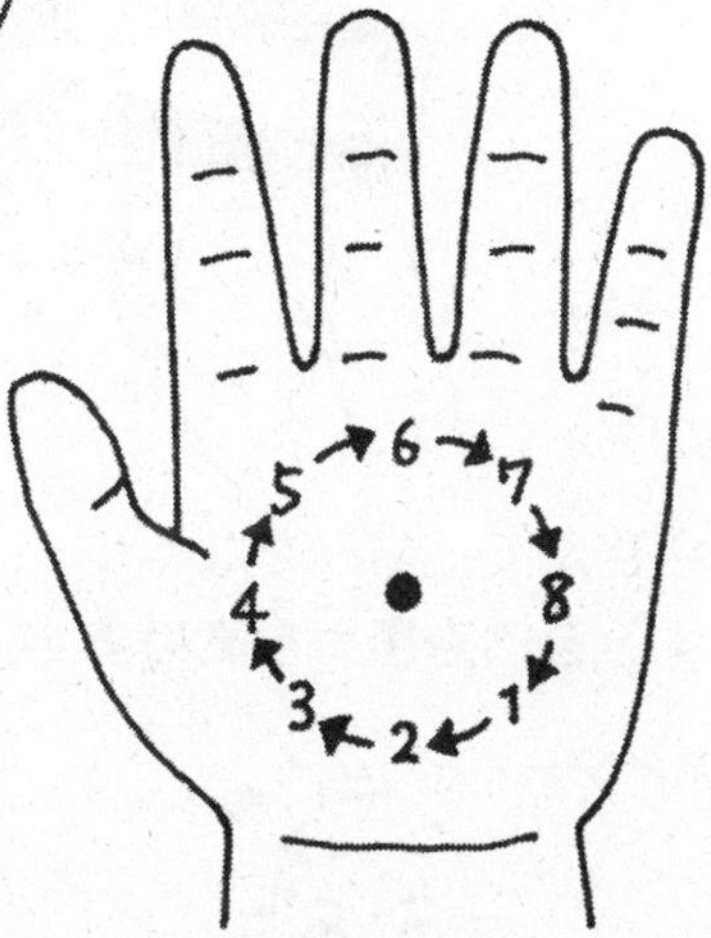

③『運八卦』

図のように円をなしている八卦というツボを、指で軽やかに摩擦しながら回し動かします。

１秒間で２～４周の速さで５分間おこないます。

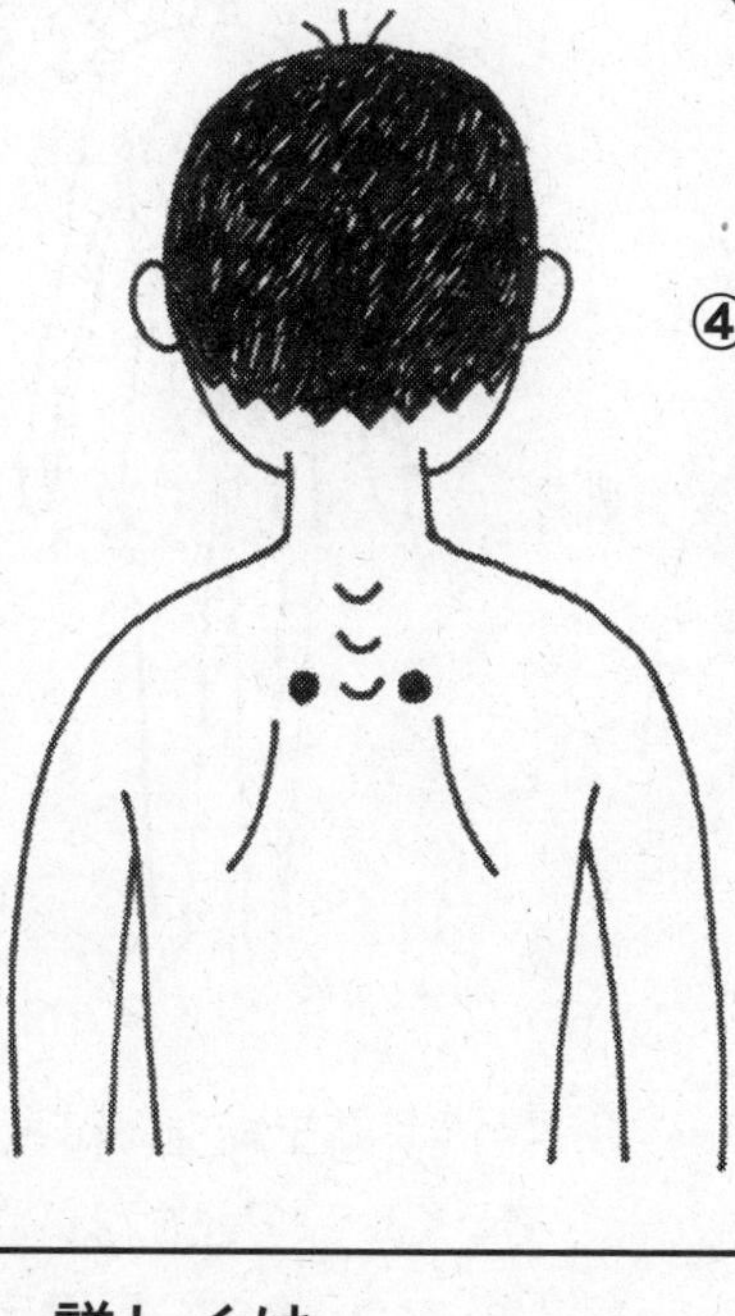

④『揉肺兪』

第三胸椎の下の両側、肩甲骨の内側にあるツボの肺兪に、そっと暖めてやるような気持ちで手のひらを ５～１０分間ほど当てましょう。

詳しくは、
于　永昌『「気功」で治す
　　　　子どもの病気』
（農文協発行、定価1,600円）
をご覧ください。

飯島には、按摩気功をしてあげるような子どもはいないのですが、成人に対しておこなってもよいそうなので「かぜ」や「腹痛」の処置法なども覚えておくと便利です。

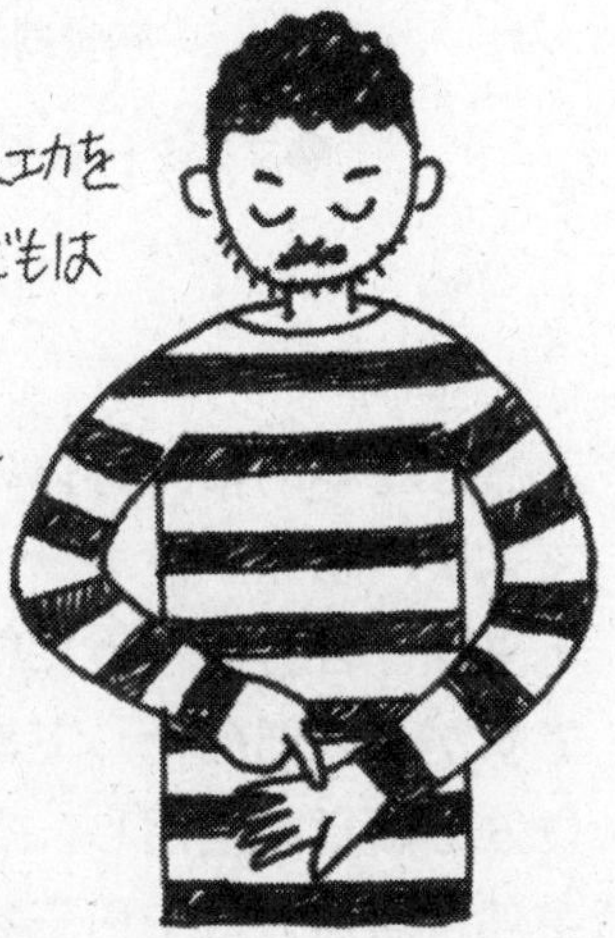

（絵と文・飯島満）

経《けい》絡《らく》気《き》功《こう》

痛みのとり方 治し方

肩こりや腰痛などに泣かされている人にとって、この世に「痛み」がなければどんなに素晴らしいことと思うでしょう。

しかし、「痛み」は身体が放っているSOSなのです。

今回は、痛みを取りながらその原因も治してしまう**経絡気功**にチャレンジです。

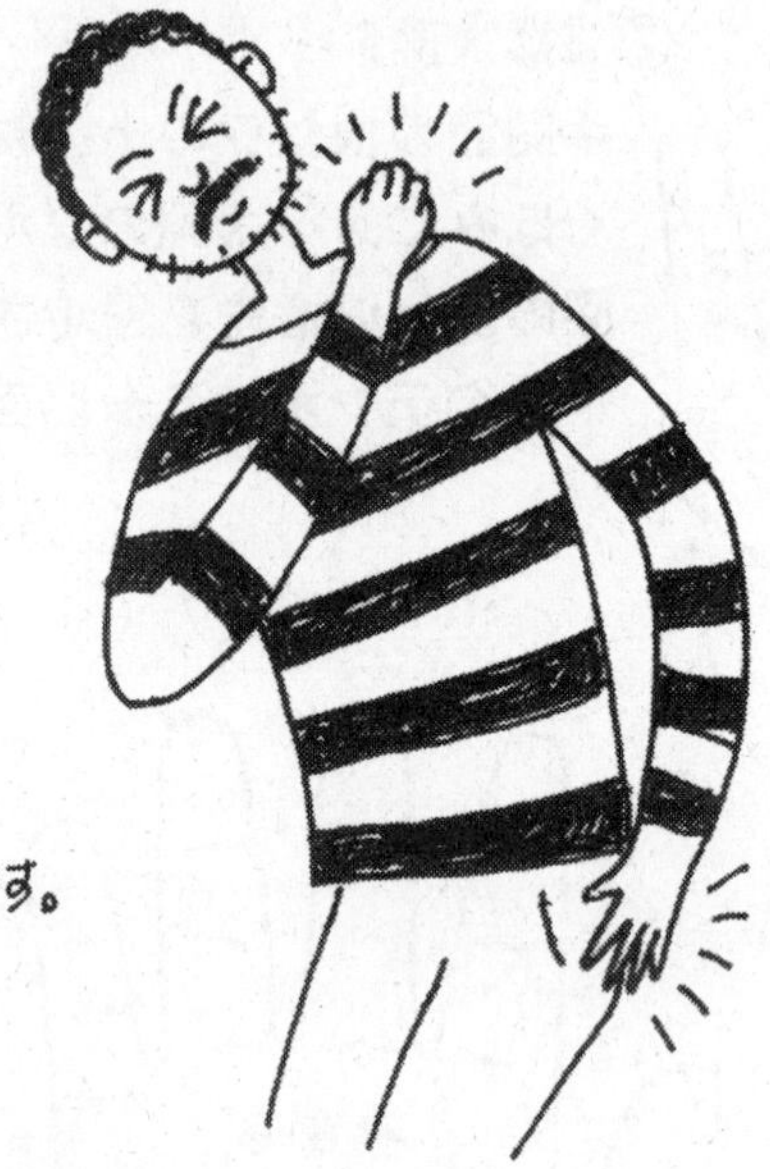

経絡気功は、滞った気の流れを整えて、痛みをなくし、同時に原因となった病気に対する自然治癒力を高めます。

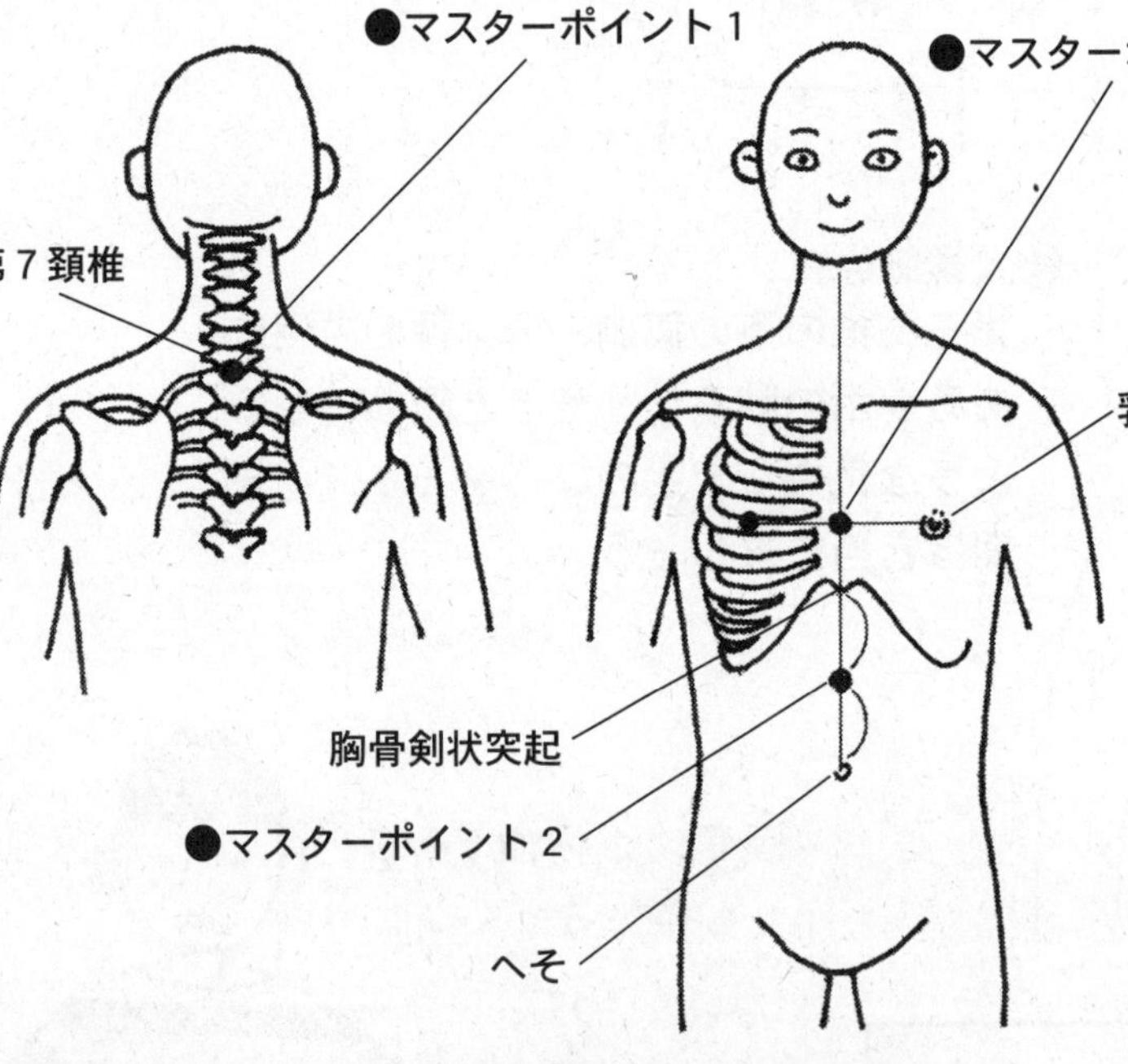

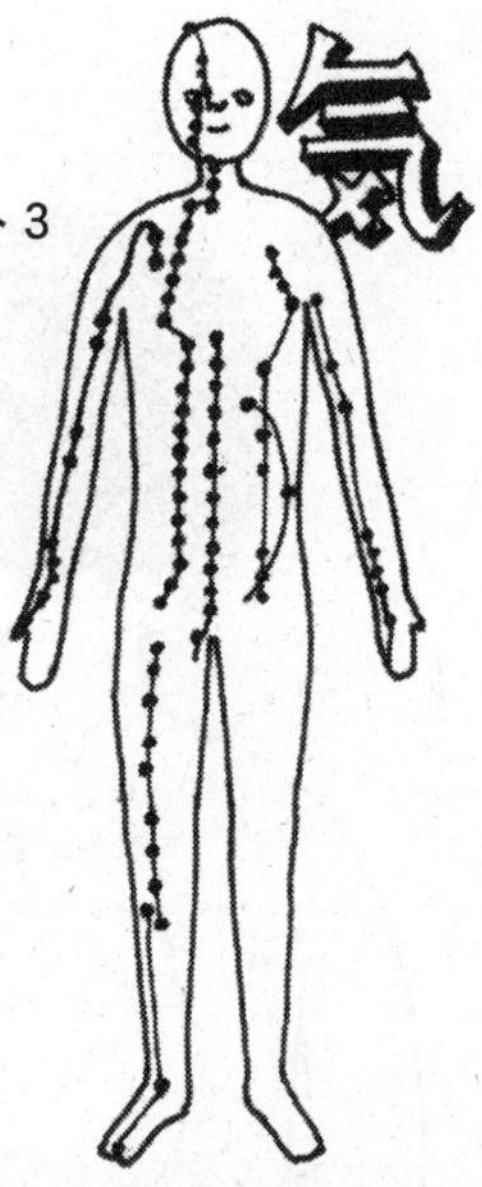

治療は基本的に、身体の正中線上にある３つのマスターポイント（ツボ）を使います。そして本来は、自分で作った気パワーシールを貼るのですが、入門編として異種金属の銅とアルミニウムの硬貨を使用し、ツボに10円玉をあてがい、患部（痛点）に１円玉をあてがってみましょう。

身体には生命を維持していく上で欠かせない「気」というものがあります。その「気」が全身隅々にまで行きわたるために通る道が経絡であり、その障害を教え修理するのが「ツボ」なのです。

◎腰痛治療

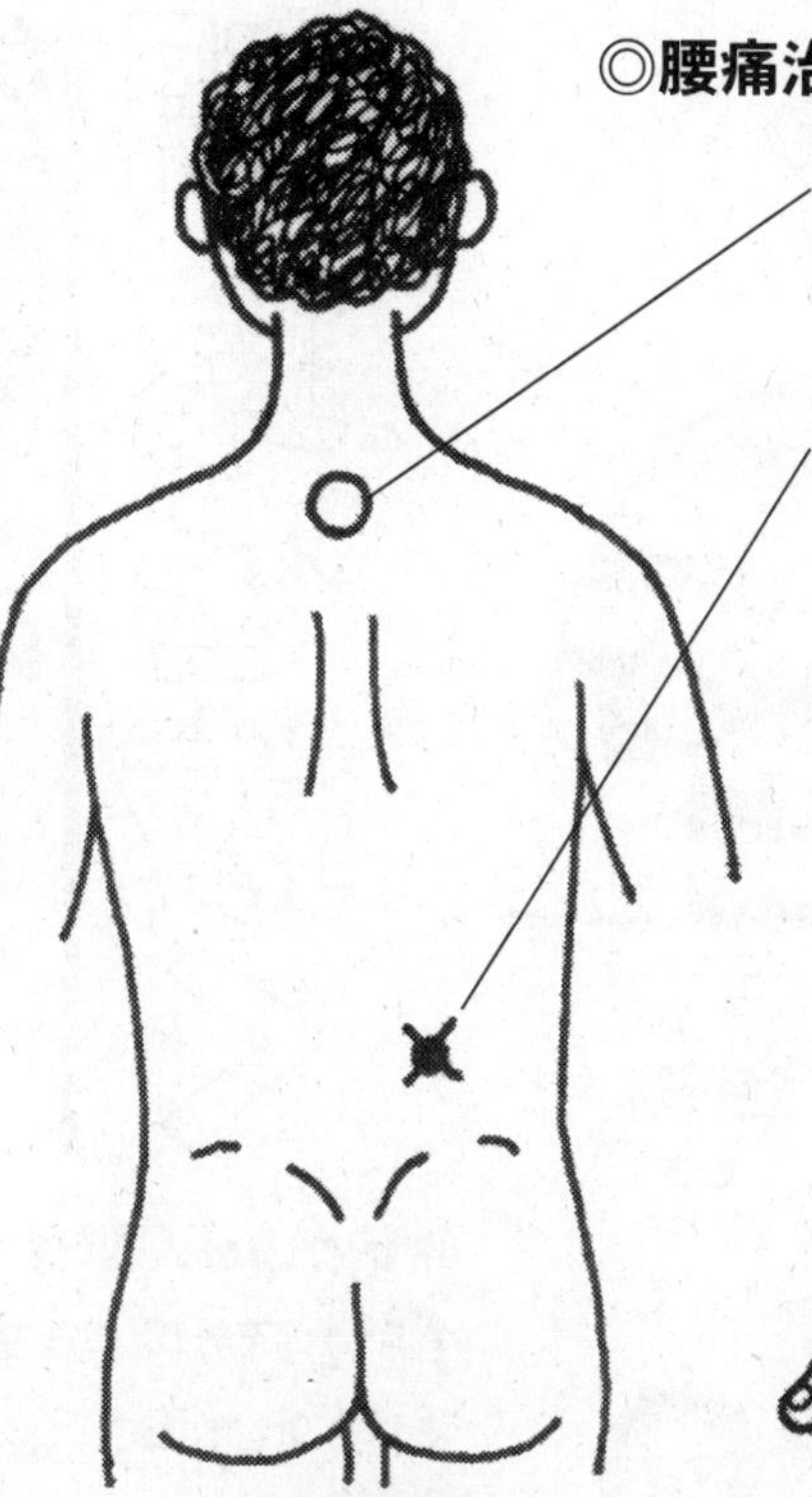

①マスターポイント１に
10円玉を貼ります。

②腰のもっとも痛いところを
探して１円玉を貼ります。

③痛いところに左右差があったら
痛くない方の甲脈に10円玉を貼り、
痛い方の後谿《ごけい》に１円玉を貼ります。

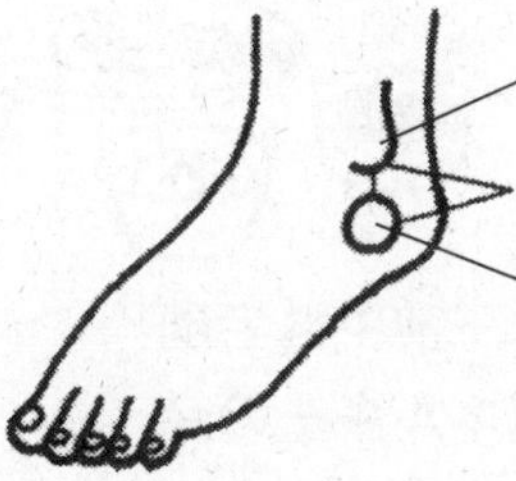

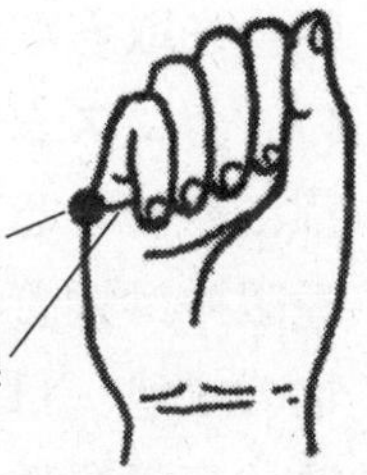

◎肩こり

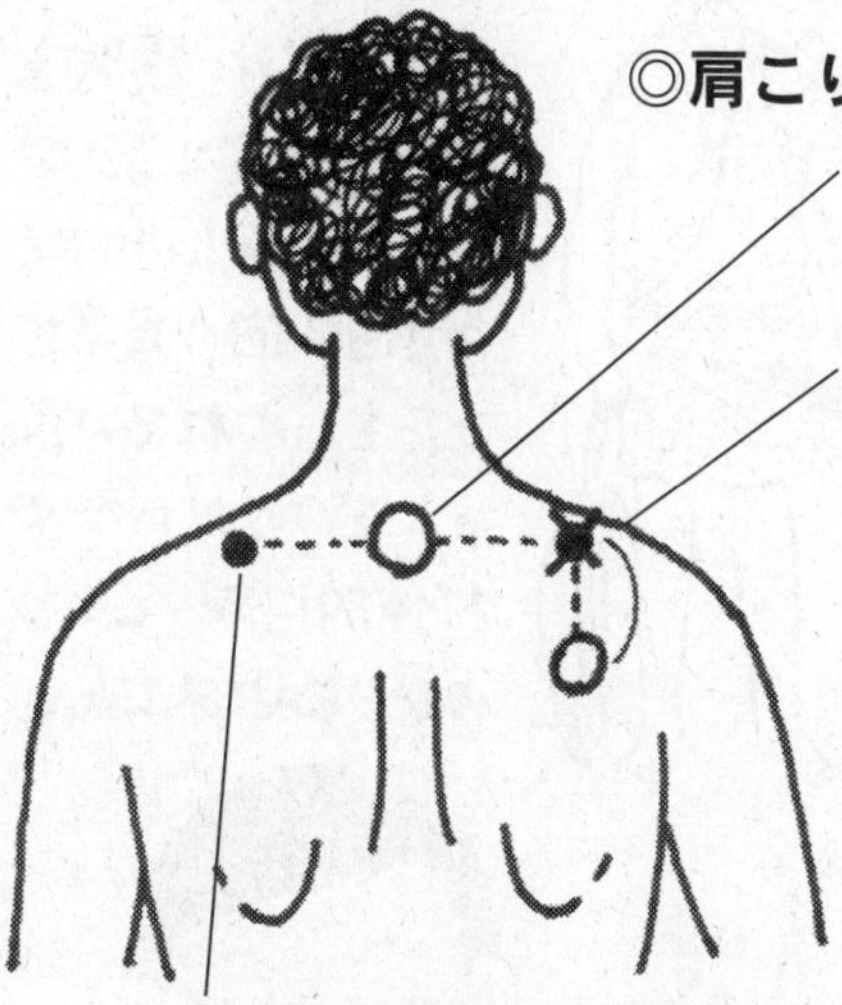

①マスターポイント１に
10円玉を貼ります。

②肩のもっとも“こっている”
ところに１円玉を貼り、
その下２cmに10円玉を
はります。

③反対の肩の同じ場所にも
１円玉を貼ります。

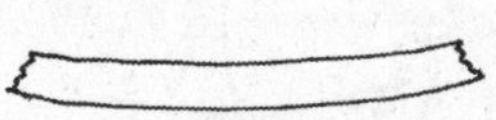

※10円玉や１円玉を貼る
には、セロテープでも
絆創膏でも結構です。

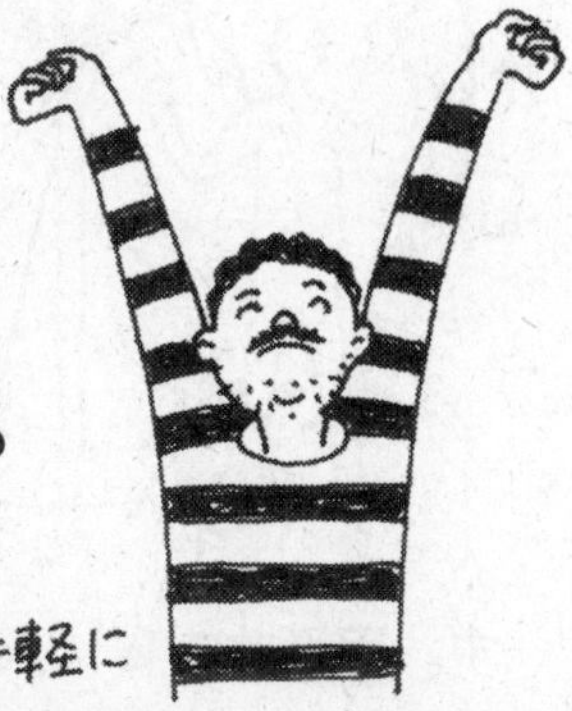

これは手軽に
できるので便利です。意外と
痛みがすっとひくような気がし
ます。もっと気エカの勉強をする
とさらに痛みが取れそうな気
がします。

詳しくは、
刑部《おさかべ》忠和『自分でできる
経絡気功』
（農文協発行、定価1680円）
をご覧ください。

（絵と文・飯島満）

からだすっきり
朝食を抜く

朝食を抜いたほうが身体によい、
といわれたら非常識だと思いますか？
でも、それで腰が軽くなり便秘も解消されるなら試してみようと思いませんか？
朝食を抜くにチャレンジです。

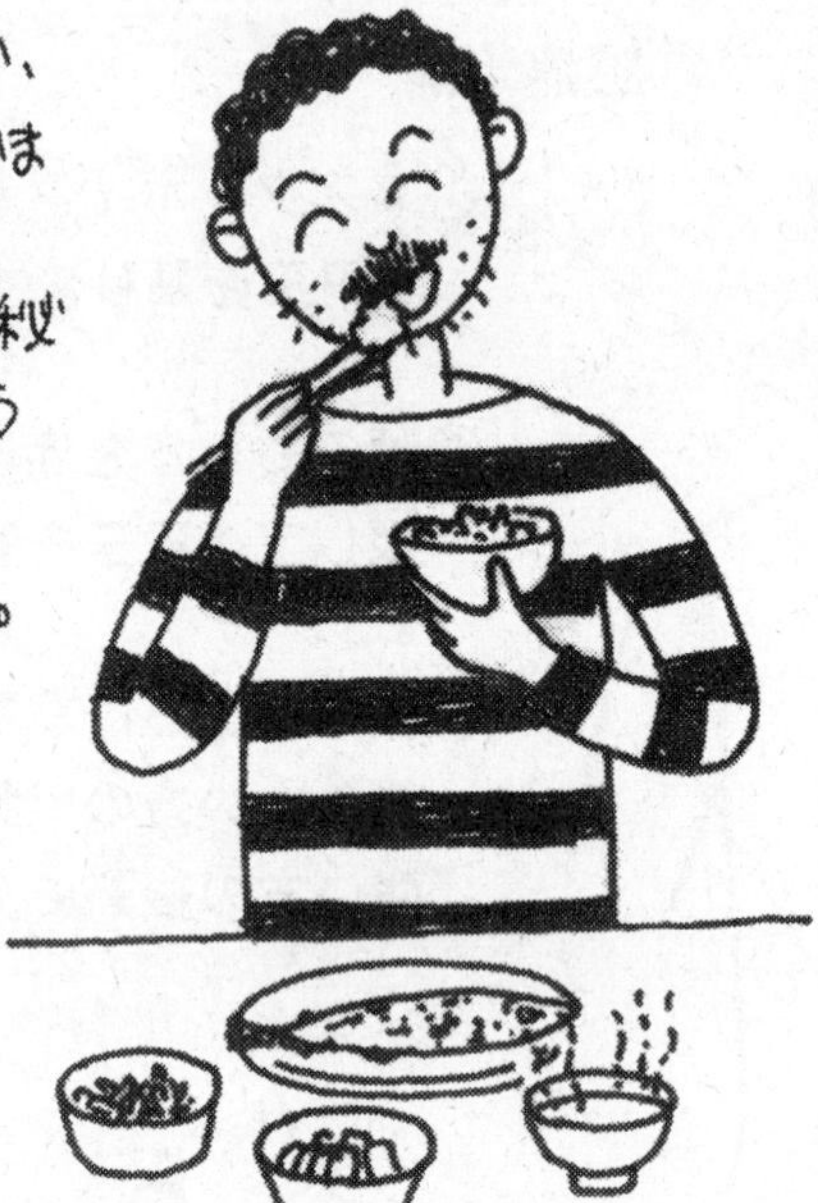

朝食を取らないのは、身体のメカニズム、内臓の時間割に合わせるためです。
睡眠中は栄養の吸収と貯蔵、午前中は老廃物の排泄、日中は貯蔵したエネルギーの発散、夜は発散した栄養の補給を行ないます。
食欲ではなく内臓に合わせて食べると、胃に負担をかけず、内臓が疲れないのです。

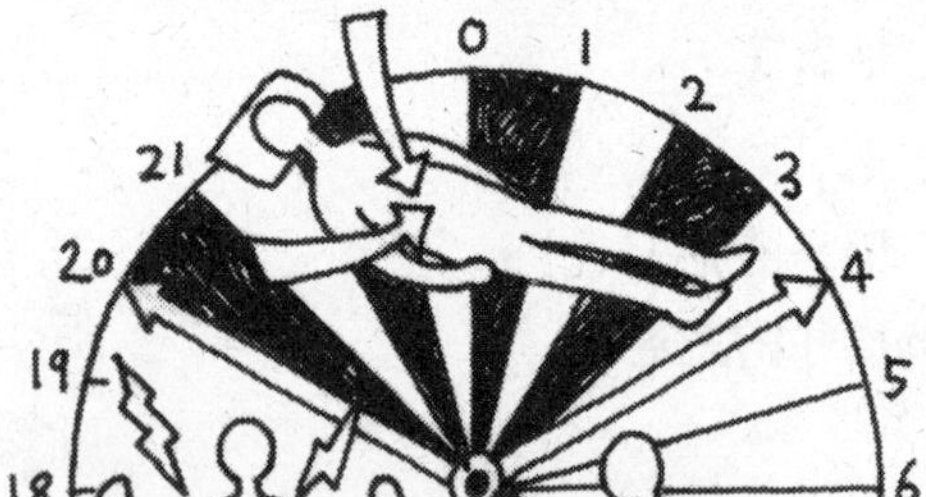

原始の頃の人間は、食料を狩りによって手に入れて生きていました。
朝に出かけ、獲物を持ち帰り食べるのが夕方から夜にかけての1日1回の食事だったといわれています。そのリズムがまだ体内に残っているのかも知れません。

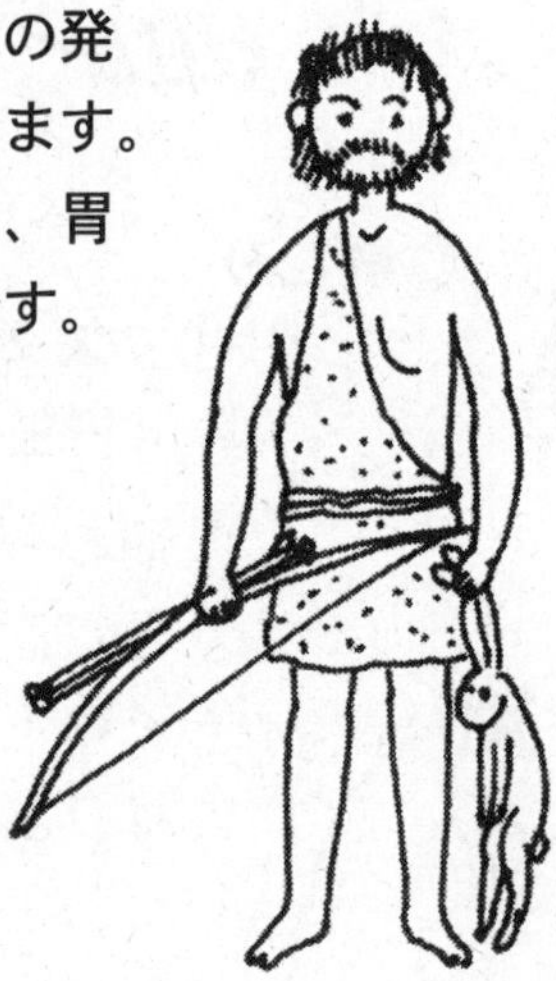

朝は、内臓自身がクリーニングをします。固形物を胃に入れてしまうと、排泄機能が停止してしまいます。朝食抜きによって、血液が脳や筋肉に十分にまわるようにもなります。
ただし、寝起きは脱水状態なので、水分を取りましょう。できれば、塩分が入った味噌汁や吸い物などがよいでしょう。

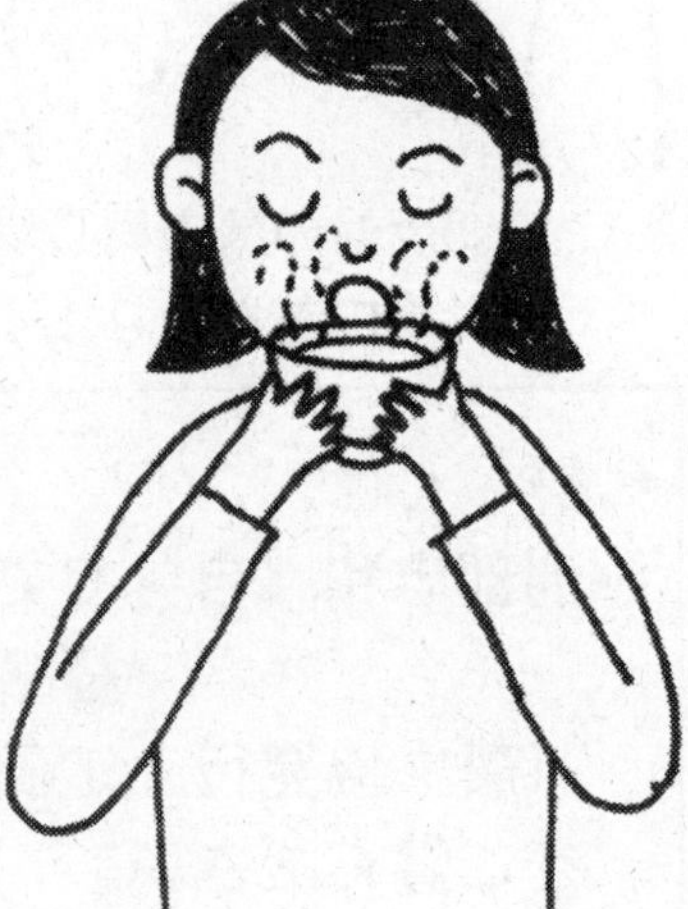

昼は、消化吸収がよく筋肉や脳のエネルギーになる炭水化物だけ—ご飯、パン、パスタなど—を取ります。日中は、エネルギーを発散させる時間帯だからです。
甘いもの、果物などもＯＫ。
３時のおやつも炭水化物であれば大丈夫です。

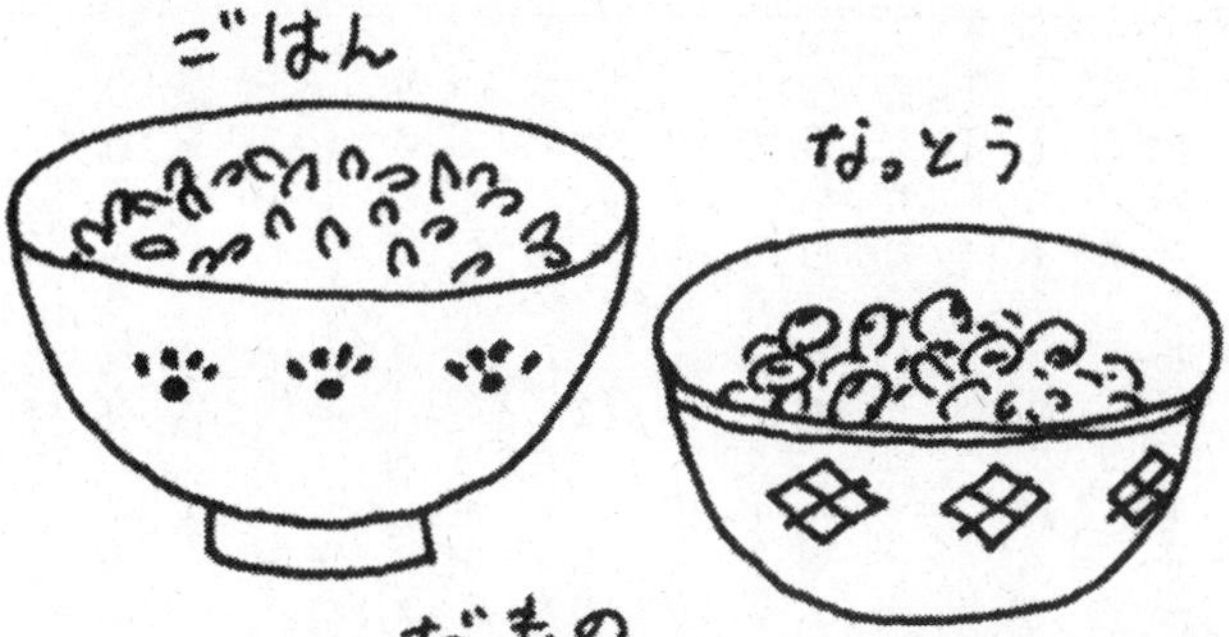

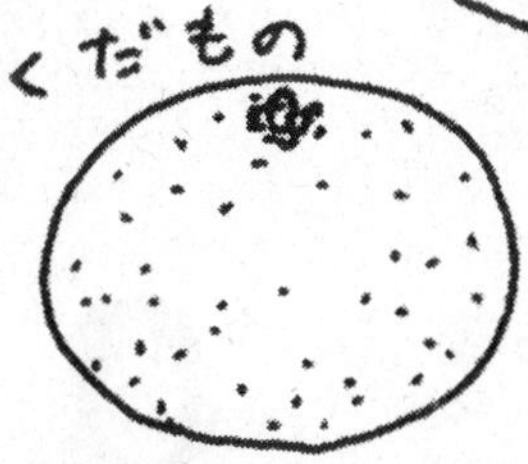

納豆は、ご飯との組み合わせがよく、便秘に効きますのでお昼に食べても差し支えありません。

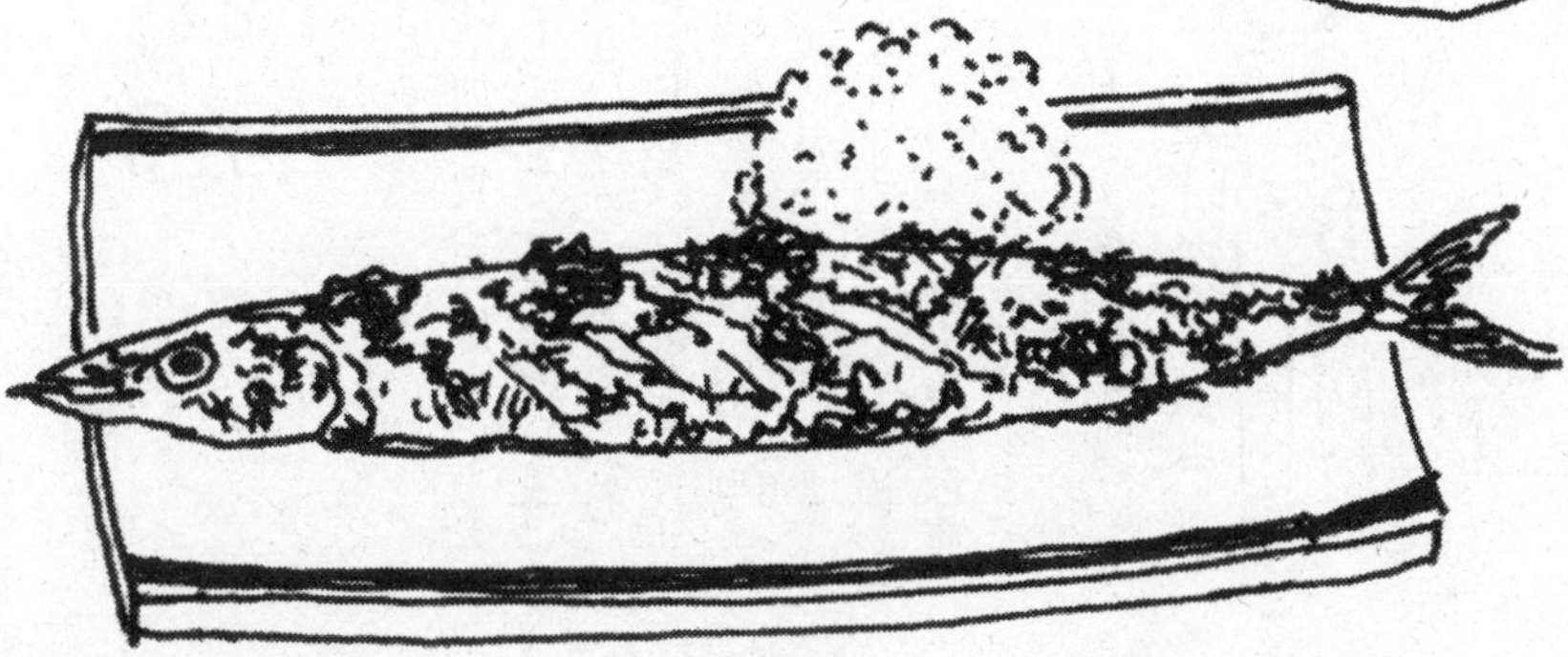

夜は、植物性タンパク質や動物性タンパク質だけを取ります。睡眠を促し、筋肉や骨などを修復します。野菜を混ぜることによりミネラルやビタミンなどが消化吸収を助けますが、炭水化物は食べないでください。消化に時間がかかり、胃に負担をかけるからです。

この食生活を３週間続けると内臓の疲れはとれ、排泄がよくなり、筋肉は柔らかくなり、贅肉はなくなり、すっきりした身体になります。

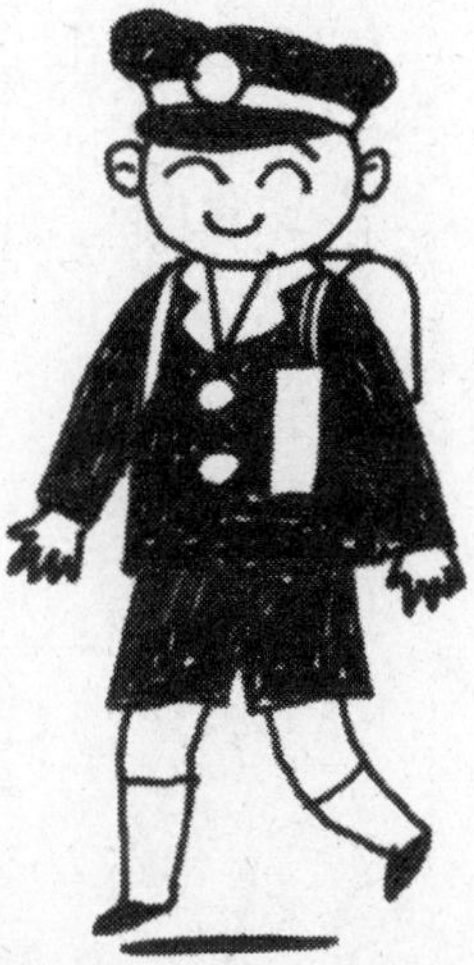

詳しくは、
矢上裕『自力整体法の実際』
（農文協発行、定価1,650円）
をご覧ください。

育ちざかりの子供たちはやはりきちんと朝食をとらねばならないそうです。でも、力仕事をする人ほどこの食事法が向いているそうです。意外な健康法です。

（絵と文・飯島満）

あっちの話こっちの話

タオルの腰巻で腰痛を軽減

田口均

お茶農家の高島カズヨさん（京都府南山城村）が腰痛に悩まされるようになったのは、四〇歳を過ぎた頃からだそうです。

原因をいろいろ考えた末に思いあたったのは、農作業時の服装の変化です。「昔はもんぺをはいて、その上から帯をキュッと締めたものだ。その帯を今はしなくなっている」

カズヨさんは岩田帯をひっぱりだしてきて、それを締めて畑仕事をしてみました。すると、腰にかかる負担がグッと軽く感じられるではないですか！

しかし岩田帯ではもこもこして仕事がしにくい。そこで、四つ折のタオルにひもをつけたものに替えました。

冬は薬局で買った綿一〇〇％の腹巻をするそうですが、夏はこの腰巻のほうが暑くないし、汗も吸い取るので快適とカズヨさんはいいます。

またカズヨさんは、タオルでつくった汗止めバンドも愛用しています。お茶摘みや農薬散布などをしているときに、額の汗が目に入るとやっかいなもの。汗止めバンドをしているとその心配がまったくありません。

タオルを使った二つの工夫。皆さんも試してみては。

一九九五年三月号　あっちの話こっちの話

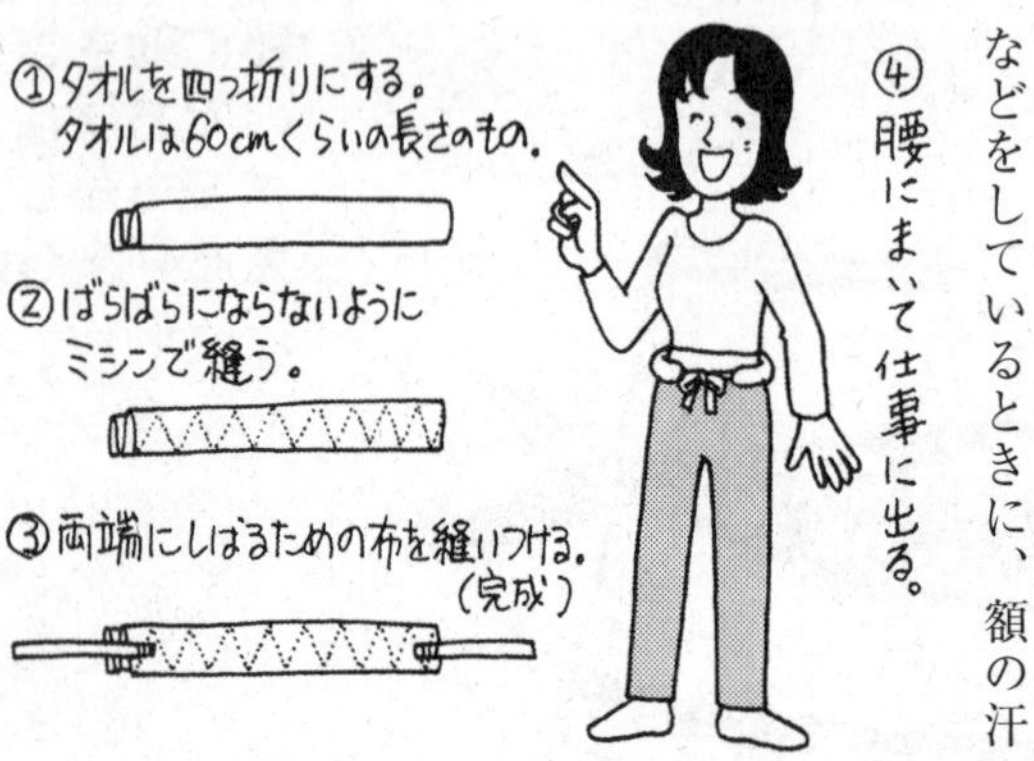
①タオルを四つ折りにする。
タオルは60cmくらいの長さのもの。
②ばらばらにならないようにミシンで縫う。
③両端にしばるための布を縫いつける。（完成）
④腰にまいて仕事に出る。

神経痛がピタリとおさまる煎じ汁

西尾祐一

鹿児島県加世田市は完熟かぼちゃの大産地。去年、鹿児島ブランド第一号（経済連が認める品質保証の印）の指定を受けて、ますます張り切っています。しかし、その担い手は六〇代。共通の悩みは、かぼちゃのうどんこ病でも、えき病でもなく、神経痛なんだそうです。

市内に住むTさんは、この悩みを薬草療法で解決しています。

用意するものは、陰干しした山桑（山に自生している桑の木）の葉や小枝を細かく刻んだもの、カンゾウ（薬局で売っている、声がよく出るようになるという薬）、ハブ茶（これも薬局で売っている）の三つ。これらを二ℓの水に図の分量ずつ入れて、半量になるまで煎じます。

できた煎じ汁を毎日お茶代わりに飲めば、二〇日くらいで神経痛はうそのようにおさまるそうです。飲む度に煎じ汁を、体温ぐらいに温めるのがこつとか。

私がお会いしただけでも、三人の方がこの薬草療法を試して、座骨神経痛が治ったそうです。ぜひ、お試しください。

一九九二年十一月号　あっちの話こっちの話

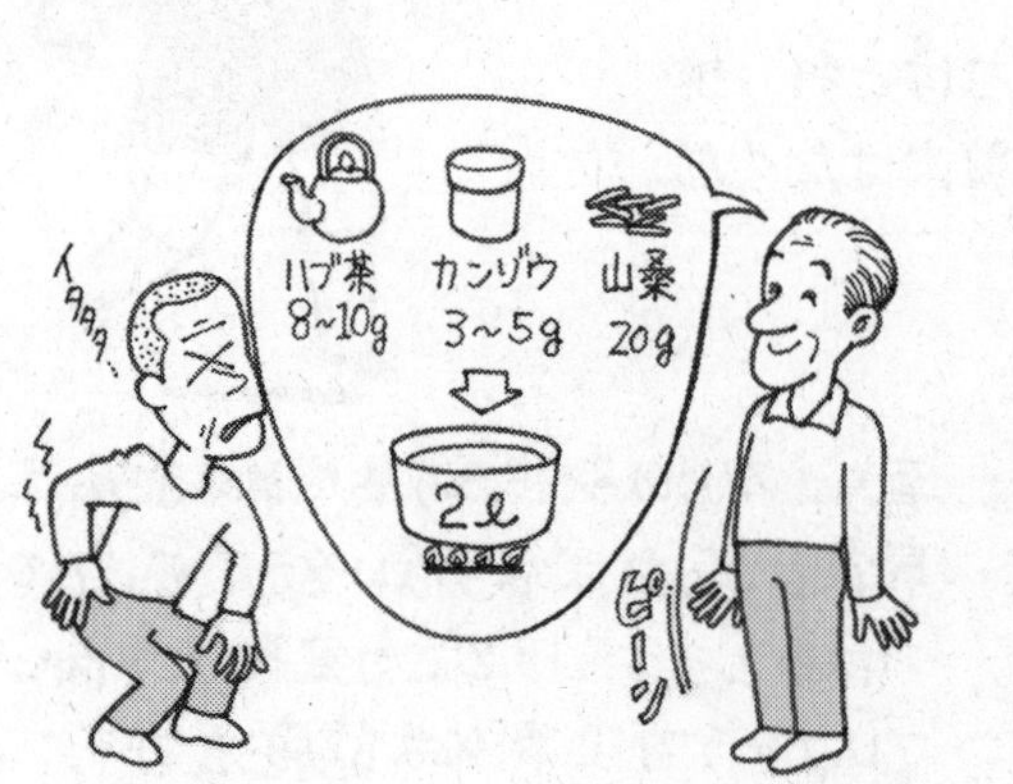
イタタタ
ハブ茶 8~10g
カンゾウ 3~5g
山桑 20g
2ℓ
ピーン

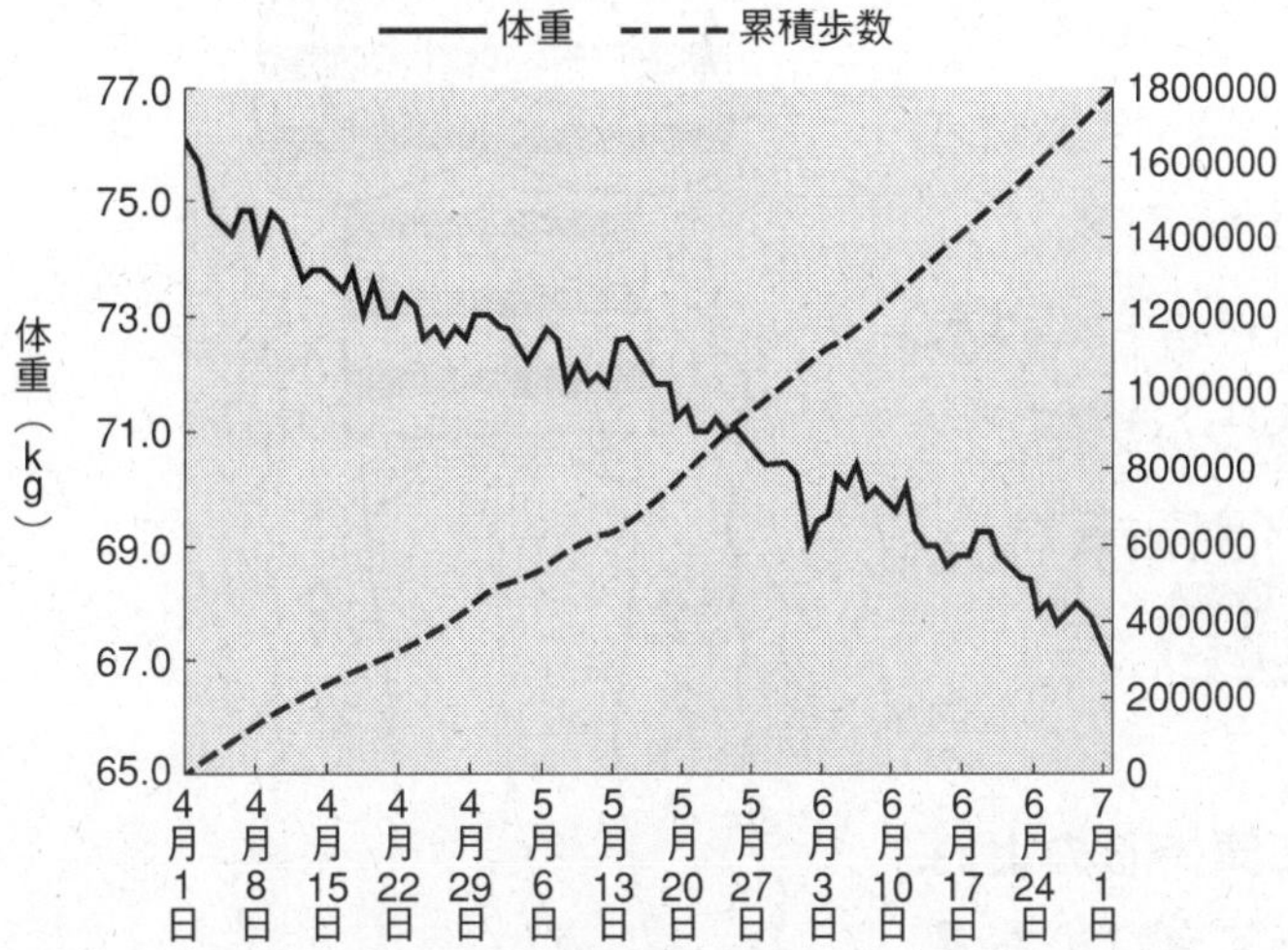

累積歩数と体重

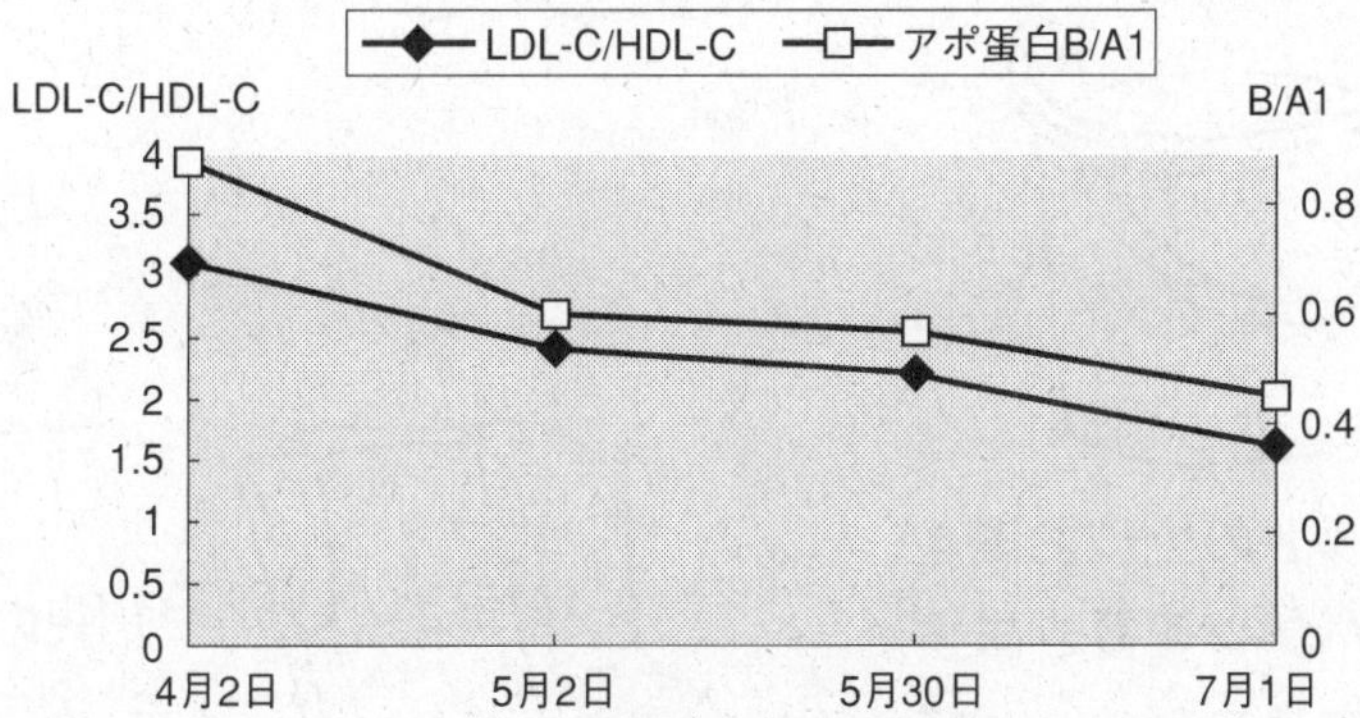

2つの動脈硬化指数の変化

上図は、渡辺源太郎医師が自ら実践したウォーキングによる体重の変化。3か月間で175万歩（1日当り1.9万歩）を歩き、9kg体重が減少した。動脈硬化指数（悪玉脂質／善玉脂質）も、著しく改善された（下図）。とくに、内臓脂肪が減少するという。

渡辺源太郎著『医者が試したいちばん手軽な健康法』（農文協）より

足湯

万病のもと「冷え」をとる

この時季、手足が冷めたく感じたり、背中がゾクゾクしたり、肩が冷たりするのは気持ちがよくないものです。「冷え」は万病のもと、身体にはよくない。そして、「冷え」は身体の下のほうにたまるようです。そこで「冷え」を身体の下から抜いてやることで健康になります。今回は、冷えとり健康法で簡単にできる足湯《あしゆ》にチャレンジです！

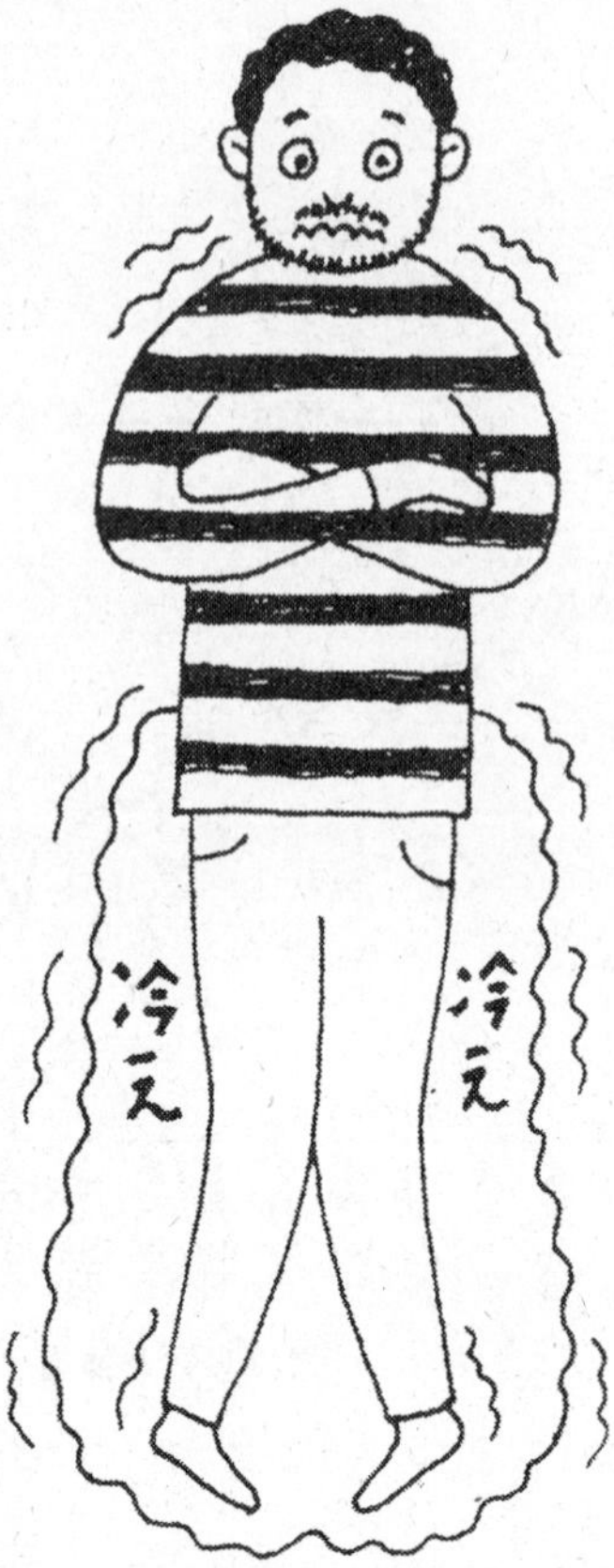

①バケツに気持ちのよい程度の熱すぎないお湯を入れ

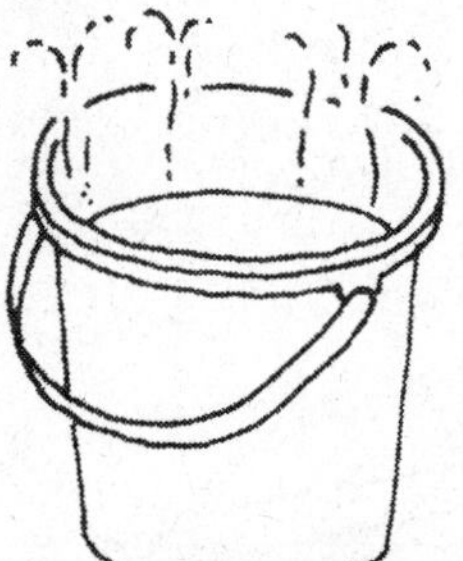

②バスマットの上にお湯を入れたバケツを置きます。椅子と大きなビニール袋も用意しておきます。

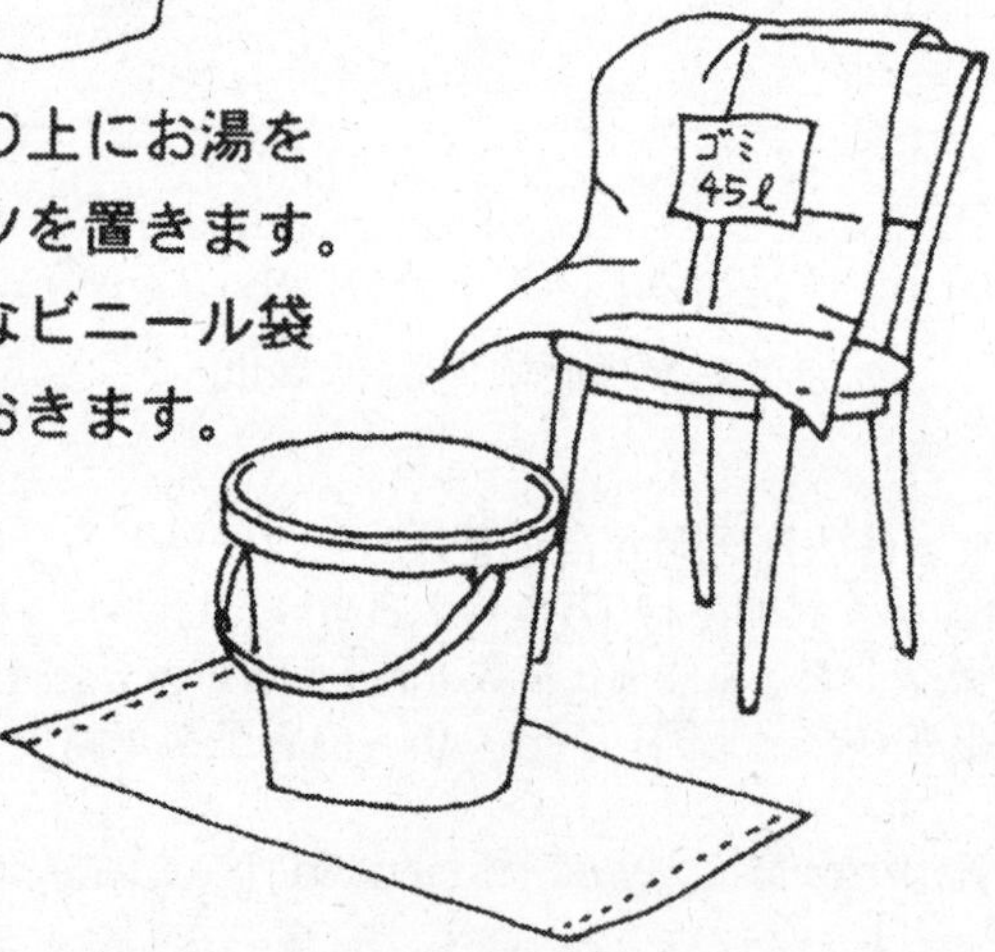

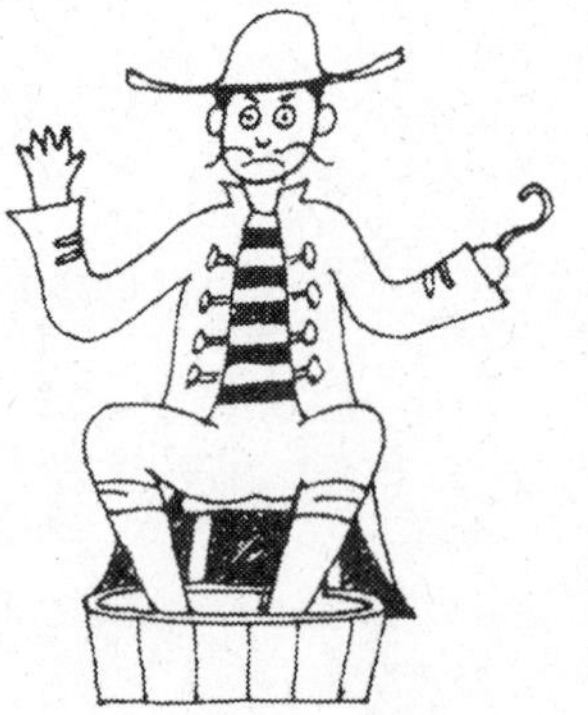

③お湯をわかしたヤカン（ポット）も準備しておきましょう。

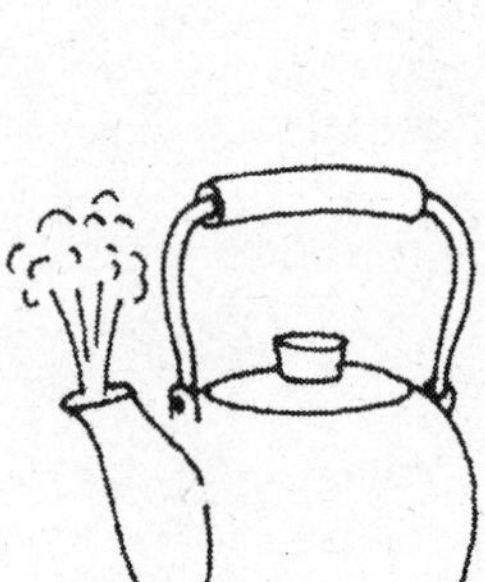

子供のころに観たディズニーアニメのピーターパンで海に落ちて身体が冷えたフック船長もお湯を張ったタライに足をつけていたことを思い出しました。

④椅子に座ってバケツのお湯に足を
30分ほどつけましょう。
冷めてきたら少しずつヤカンの
お湯を足してください。
おしまいの7～8分間には、ガマン
できる程度まで温度を上げると、
より効果的です。
ビニール袋でバケツごと足を
すっぽり包むとお湯が冷めにくく
なります。

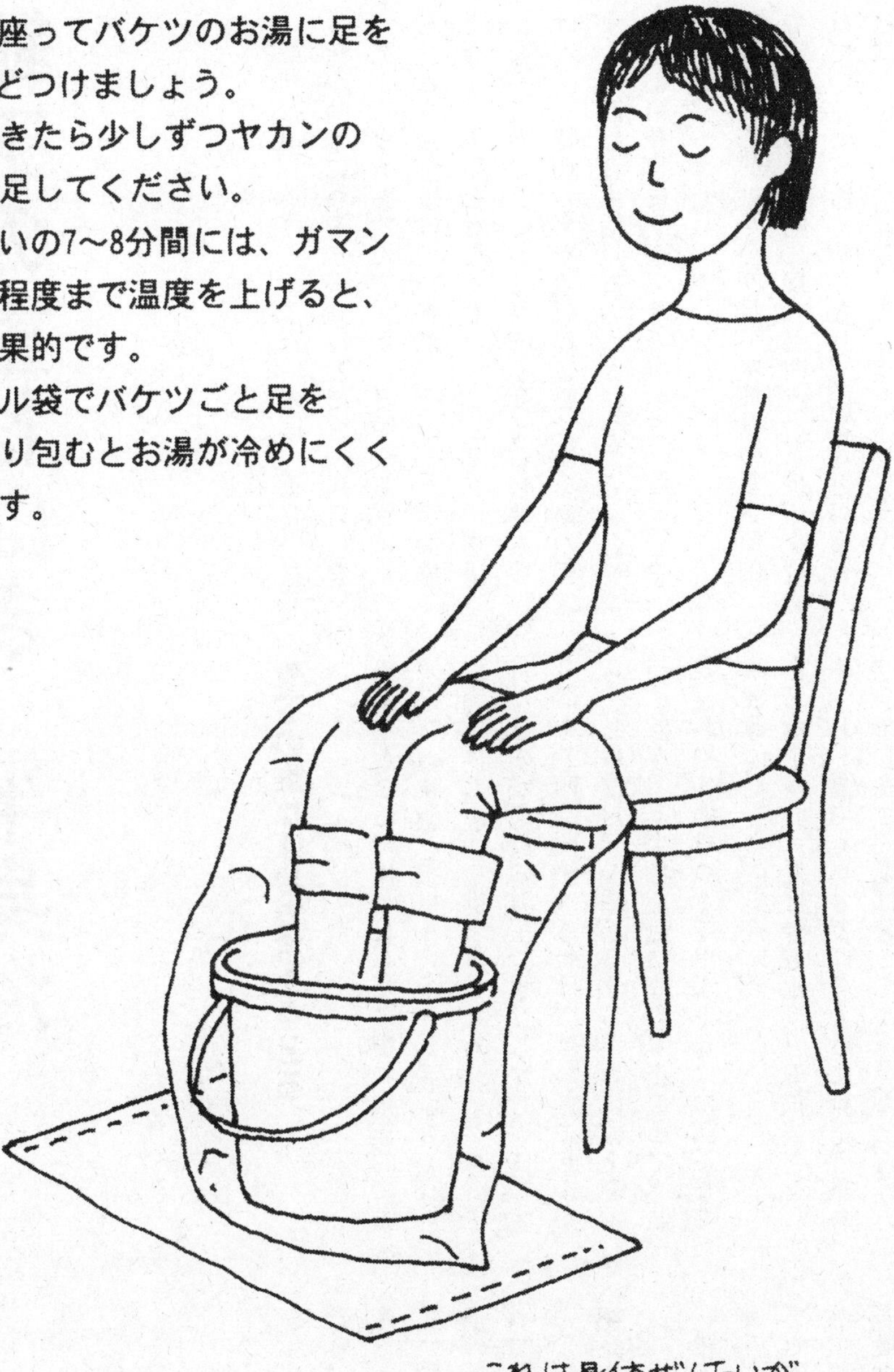

これは身体ぜんたいが
気持ちよくポカポカと
温かくなって
とてもリラックスできます。
30分間テレビを観ても
よいし、寝る前に最適です。

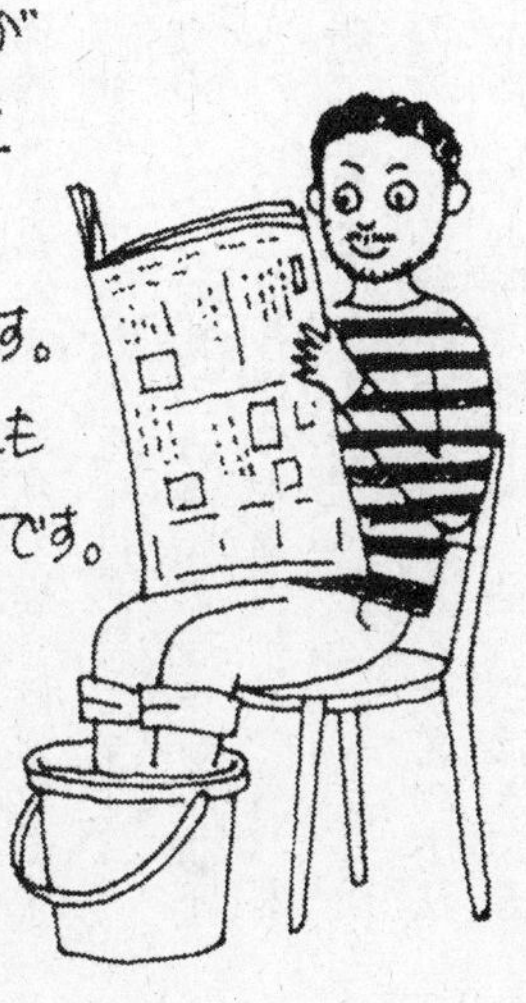

詳しくは、
進藤義晴『新版・万病を治す
冷えとり健康法』
（農文協発行、定価1,300円）
をご覧ください。

（絵と文・飯島満）

冷えとり健康法

靴下の重ねばき、半身浴

進藤義晴

最初に申し上げておきたいのは、正しい食生活が基本になるということです。病気になってからはもちろんですが、日頃から常に正しい食生活を続けていれば、そのことが治療となり、予防ともなるということです。病気になったからといって対応を変える必要もなければ、特別の薬や治療も必要ではないのです。今回は食生活以外のことについて私のやり方を紹介しますが、その事を忘れないでください。

「頭寒足熱、腹八分目」が健康の基本原則です。この大原則に反した間違った生活を続けていると、冷え症となり、内臓などの血行障害を起こし、内臓機能の低下や狂いを生じ、病気を増やします。

食生活を正し、頭寒足熱を日常の生活の中で実現できれば、冷え症は自然と消えていきます。

靴下の重ねばきで冷えをとる

基本となるのは、暮らしの中に積極的に頭寒足熱の状態をつくりだすことです。かつ、病害を体の中から排出するために、半身浴を行なうのが最良の方法です。しかし、この半身浴を二四時間続けるわけにはいきませんから、私は、足元を暖かくするために靴下を重ねてはき、上半身を逆に薄着することで、頭寒足熱の状態をつくり出すようにお話ししています。

したがって、就寝中も靴下の重ねばきをしますし、夏でも真冬と同じように靴下の重ねばきをします。夏は暑くてかなわんと言う方が多いと思いますが、上半身の着るものを薄くすれば、それほど問題とはなりません。

靴下の重ねばきで、長年の高血圧が治ったり、夜ぐっすり眠ることができて目覚めすっきり、疲れにくくなり妊娠経過が順調となったり、高年齢の初めての出産も苦にならず安産だったなど、いい結果がたくさん報告されています。しかし、どんな靴下をはくか、靴下のはき方をどうするかで、その効果もちがってきます。

絹―木綿―絹―木綿と交互に重ねる

靴下のはき方の基本は、絹と木綿の靴下を交互に重ね、足元の冷えが感じられなくなるまで何枚でも重ねます。私の場合は六枚ですが、普通の人でも最低三枚は必要です。

最良の方法は、絹の五本指の靴下を一番下にはき、その上に普通の木綿の靴下、絹、木綿、絹と重ねていきます。

絹の五本指の靴下がないときの次善の方法は、木綿の五本指の靴下を一番下にはき、その上に普通の絹の靴下、木綿、絹、木綿というぐあいに重ねていきます。
絹や木綿の五本指の靴下が、どうしても手に入らないというときには、普通の靴下の重ねばきでも止むを得ません。効果のほどは落ちますが、やらないよりはずっとましです。

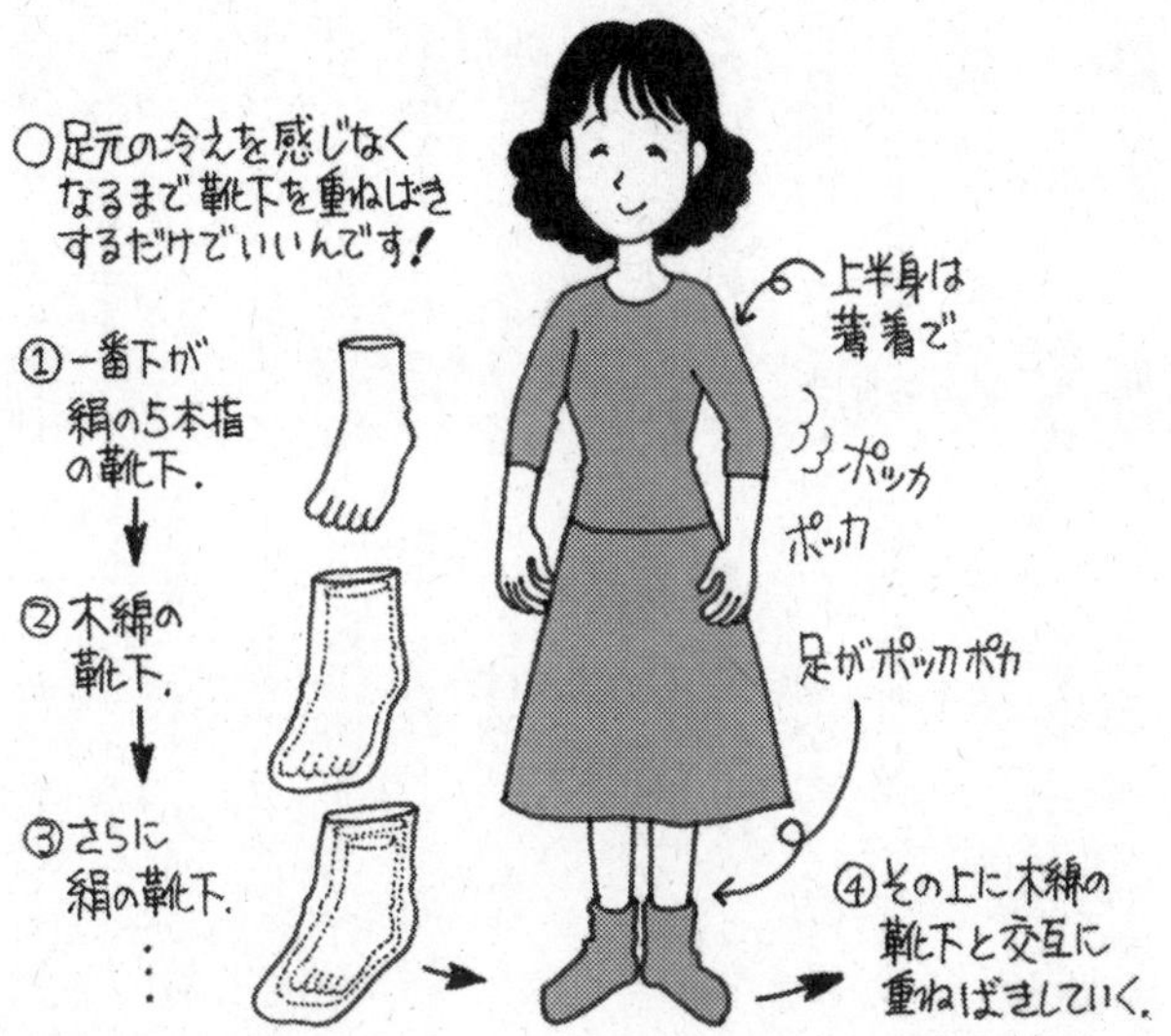
○足元の冷えを感じなくなるまで靴下を重ねばきするだけでいいんです!
上半身は薄着で
ポッカ
ポッカ
①一番下が絹の5本指の靴下.
②木綿の靴下.
③さらに絹の靴下.
足がポッカポカ
④その上に木綿の靴下と交互に重ねばきしていく.

靴下療法のよくある失敗

こうして「冷えとり」の健康法を始めますと、体の中の毒を排出する能力(排毒能力)が強くなってくるため、これまでは表面に現れてはこなかった病毒が出てきます。その病毒によって、痛みや発疹などのいろいろな症状が現れてくるのです。

一見、症状が「悪くなった」ようにみえるのですが、これは「体の中から毒が出ていく」ための一時的な症状なのです。「ああ、やっと毒が抜けていっている」と喜んで続けていると、いったんはひどくなったようにみえた症状がおさまっていきます。

よくある失敗が、一時「悪くなった」ようにみえたとき、不安になって続けることを止める例です。止めるだけではなく、不安を抱いたり、続けることを嫌がったりすると、そのことがまた「冷え」をつくりだしていきます。そうなると悪循環で、いつまでも冷えが続いていくことになります。一時的な症状の悪化は「体の中の毒が出ていっている証拠」と信じて続けていくことです。上半身を厚着すると、足元がほてって裸足になりたくなります。しかし、そのとき裸足になってしまうと、冷え症がひどくなってしまいますので、足がほてるときは上半身をできるだけ薄着にして調節するようにします。足元を暖かく包むと、上半身は薄着でも寒くは感じなくなります。

幅広の大きめの靴と組み合わせて

こうして靴下の重ねばきをするようになると、それまでのような細い靴では窮屈になって、靴をはくのが苦痛になります。このため、幅の広い靴が必要になります。何だかもったいないようですが、本来の靴は、足の平面型に一致した幅広のものであるべきなのです。幅の細い靴は、健康の敵であることをわかってください。

足の形にあった靴をつくってもらえる会社は私の知っているかぎりですが、日本とドイツに一つずつあります。私は今のところ、ドイツから輸入された物を愛用しています。値段は高いのですが、確かに使いごこちはいいようです。

靴選びのまちがいがひざの悪い人をふやしている

ひざが痛い、曲がらない、水がたまるなどの悩みを持つ人は結構多いようです。そんな患者さんには、ふつう、鎮痛剤を飲ませたり、湿布をしたり、水抜き（太い針を刺すので大変痛い）、その他種々の「治療」が施されることになります。

　しかし、そうした「治療」では一時的な効果しか得られなくて、何年も苦しみ続け、ついには骨が変形してきて、人工関節をつける手術をすることになります。それでも、痛い、曲がらないなどの苦しみからは逃れられません。

「悪い部分は安静に」と、痛い部分を使わないようにする考えや、逆にリハビリのように積極的に（つまり無理に）動かそうとする考えがありますが、どちらも見当違いなので効果はありません。

　ひざの病気の原因は、他の万病（すべての病気や異常）と同様に「冷え」と「食べすぎ」なので、これに気をつけていれば治ります。

　足の平面型に合った靴の重要性に触れましたが、ひざの不調に対しては、とくにこの靴が大切です。

食べすぎ、冷え、悪い靴

「食べすぎ」の毒は、近視、流涙、目ヤニ、涙嚢炎《るいのう》、ものもらい、結膜の充血・出血、鼻炎などの症状となって、眼とその周囲に出ることが多いのですが、ひざや股関節《こかんせつ》、母趾《ぼし》根などの関節の不調としても現われ、外反母趾を起こします。

　一方、昔から、ほとんどの靴が母趾（親指）を外側に押しつけ、外反母趾になりやすい平面型を取っています。これだと消化器の不調を起こし、食欲を病的に亢進《こうしん》させ、その「食べすぎ」により消化器の不調が促進され、外反母趾がさらにひどくなるという悪循環が起きます。

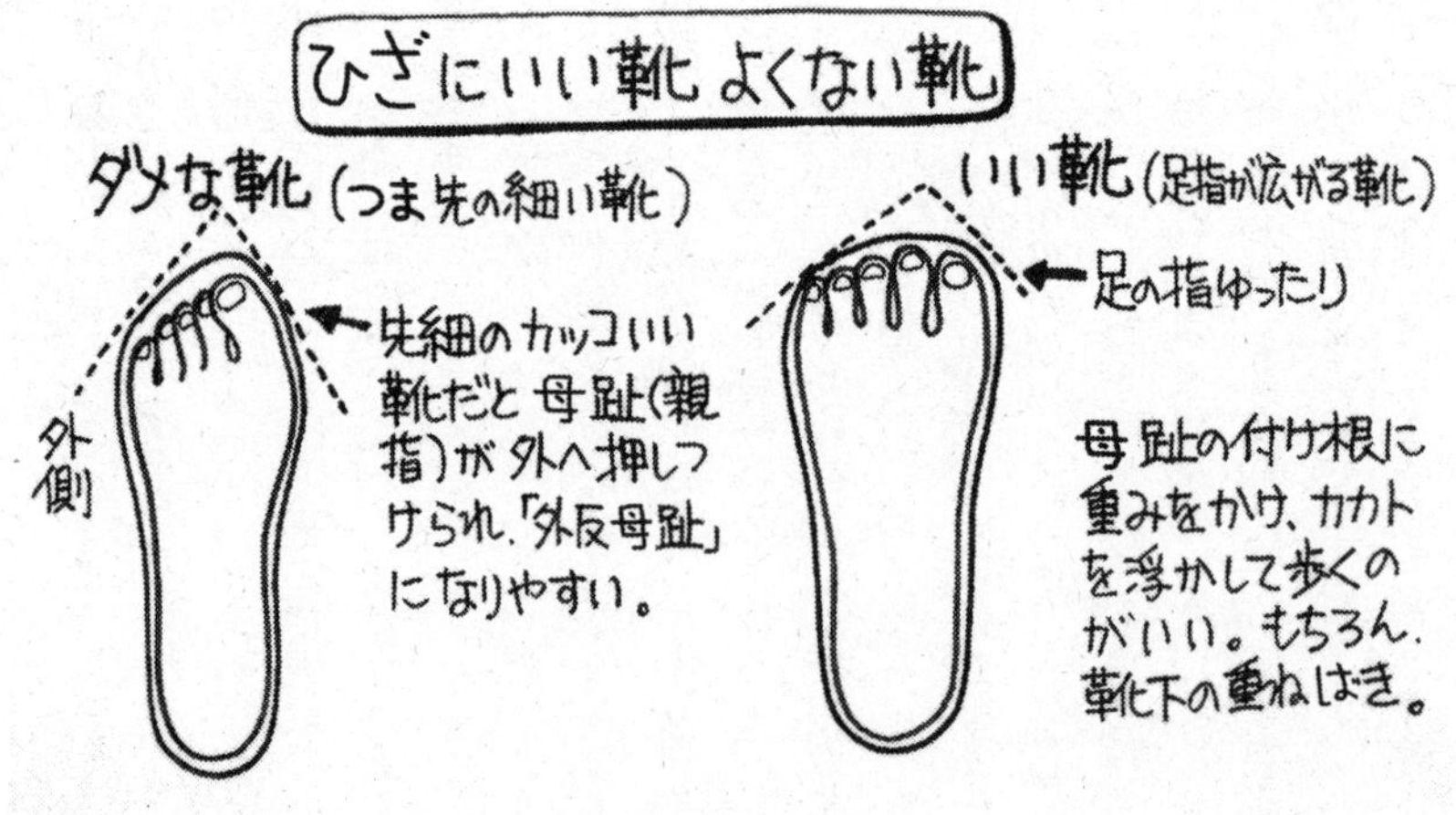
ひざにいい靴 よくない靴
ダメな靴（つま先の細い靴）
外側
先細のカッコいい靴だと母趾（親指）が外へ押しつけられ「外反母趾」になりやすい。
いい靴（足指が広がる靴）
足の指ゆったり
母趾の付け根に重みをかけ、カカトを浮かして歩くのがいい。もちろん、靴下の重ねばき。

　そのうえ「おいしい物を腹一杯食べるのが幸せな人生」とか、「栄養を取らないと成長しないし、力も出ない」とか、「何でもおいしく、たくさん食べられるのは健康の証拠」とか、まちがいだらけの考えも加わって、消化器をいっそう悪くする条件がそろった生活をしているのが文明人なのです。ほとんどの人がひざなどの不調に悩むのは当然なのです。

　ここまで読めば、ふつうの人であれば、ひざの不調から逃れるためには、

①「冷え」を取る
②食べすぎをやめる
③添加物など「毒物」入りの食物を避ける
④足の平面型に合った靴をはく

ことが必要だ、とわかるはずです。

（注）下駄や草履などは「冷えとり」に向かないので、靴しか使えません。

　念のため付け加えますが、こうして病気になる条件をなくす生活をしていると、自然治癒力の働きで、体は正常状態に復していきます。つまり、変形した骨は正常となり、ひざ

は痛まずに曲がるようになり、水は抜かなくても消え、外反母趾もまっすぐになります。他の種々の「治療」をしても治らないのは、この根本からはずれたことをしているからです。

つま先の広い靴を選ぶ

ひざへの衝撃を和らげるためとか言って、わざわざ底の軟らかい弾力のある靴をはく必要はありません。それよりも、大多数の人々がやっているようなかかとに重みをかける歩き方をやめ、母趾のつけ根に重みをかけ、かかとを浮かせるつもりで歩くほうがひざへの衝撃は少なくなります。

スポーツや力仕事をする際は、母趾をそらせて踏んばる必要がありますが、外反母趾にするような靴では十分に踏んばれません。仕事用やスポーツ用の靴は合理的な平面型の物であるべきなのはもちろんですが、おしゃれ用の靴であってもそうでなければ健康をそこないます。先のとがった細い靴はやめるべきでしょう。ひざが悪くては美人も台なしですから。

また、靴の素材は衣服同様、天然素材が望ましいのはもちろんです。

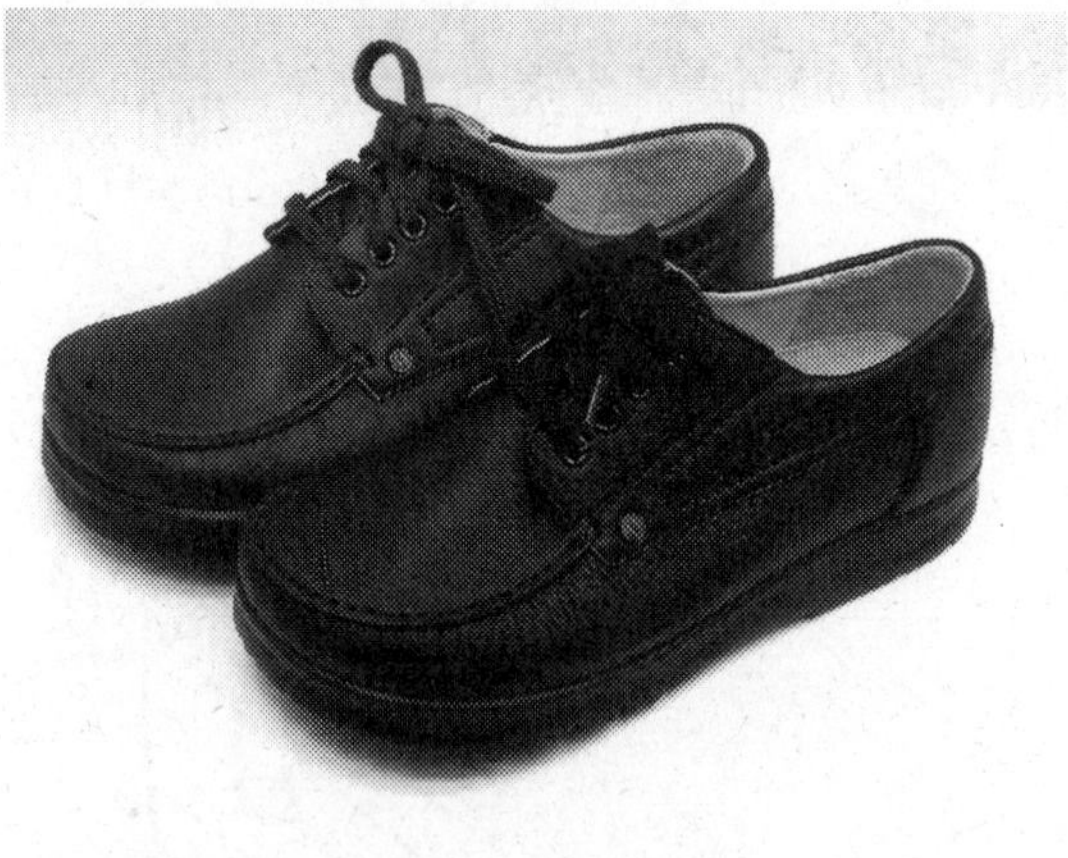

健康靴の例　ヤコフォーム（ドイツ）
株式会社 アキツトレーディング
（HP：www.akitsu.com/index.htmより掲載）

※靴下の入手先　宿り木の会　愛知県春日井市藤山台一〇—六—八　TEL〇五六八—九二—三五一七／FAX〇五六八—九四—〇一四五
http://www2m.biglobe.ne.jp/yadorigi/

一九九一年一月号　靴下の重ね履きで足元から温める冷え症さようなら「靴下療法」／一九九一年三月号　いい靴選べばひざの不調が消えていく

進藤先生おすすめの入浴法

半身浴

ぬるめの湯で胸から下だけじっくり湯

正しい入浴の基本について、進藤先生はこう書いておられます。

「いつも胸から下だけをお湯につけるようにすることです。腕もつけてはいけません。そして、体温よりも少し高い三七～三八℃のお湯に二〇～三〇分間、ゆっくりと入っているのです」

胸から下だけをお湯につけるということは、意識的に頭寒足熱の状態になっているわけです。慣れないと、初めは上半身が寒いような気がするそうですが、少し我慢して入っていると、体の芯から温まってきます。ときどき二〇～三〇秒間だけ肩までつかることは差し支えないそうです。

熱い風呂、からすの行水はさける

「熱い風呂に入って、からすの行水」というお風呂が好きな方もおられることでしょう。しかし、この入り方について進藤先生は

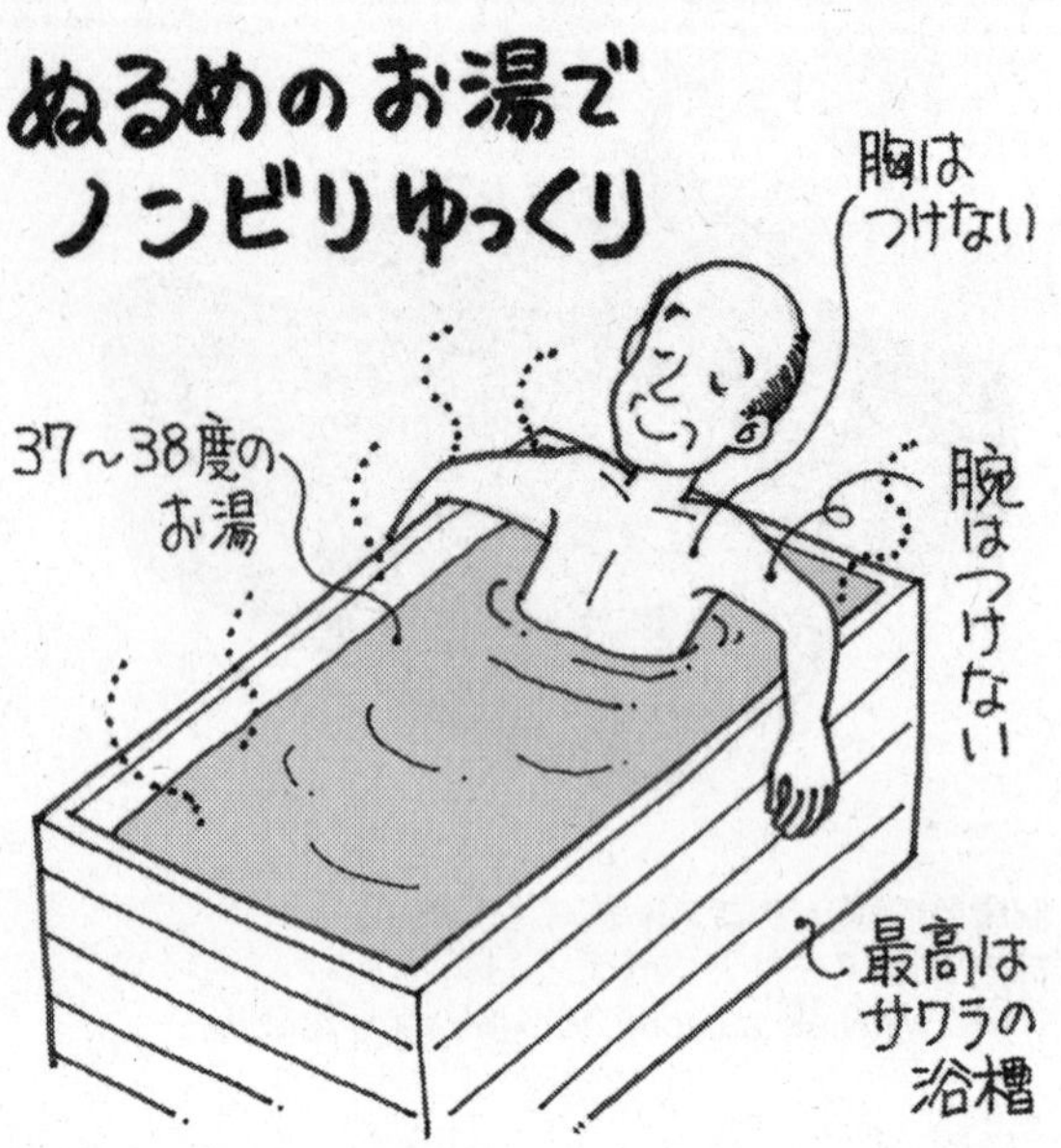
ぬるめのお湯で
ノンビリゆっくり
胸はつけない
腕はつけない
37～38度のお湯
最高はサワラの浴槽

「あれだけはやめたほうがいい」と書いておられます。なぜか？

「あまり熱いと皮膚の表面がバリアをつくって、中に熱を入れないようにするので、温まるつもりが、表面だけが熱くなるだけで、体の芯は冷えたままになってしまう。からすの行水だとなおさら体表が温まるだけで、すぐに湯冷めしてしまいます」

熱い風呂に入ってからすの行水、というのは、その人が好きだからそうしているのではなくて、熱い湯に肩までつかったために、体の芯のほうが頭寒足熱にならないのをいやがって、すぐあがりたいという指令をだしていると考えます。

ゆっくりと、ぬるい気持ちのいいお湯に、長い時間入っているほうが、体の芯まで温まっていいわけです。

子どもはお風呂で遊ばせておく

私たちはつい、お風呂の中で遊んでいる子供に、よく温まるように首のところまでどっぷりとつからせて、「一〇〇まで数えないとお湯から上がってはいけないよ」なんて言ってしまいます。しかし、これがよくない。体の表面だけ熱くして、体の芯は冷やしてしまい、病気のもとをつくっていることになります。

むしろ、お湯の中に立たせて遊ばせておくと、ちょうど腰から下がお湯につかることになり、頭寒足熱の状態になります。進藤先生は「おもちゃなどを浮かせて、一時間でも平気で遊ばせておきなさい」と言います。

風呂あがりにも靴下から

お風呂から上がったとき、どんな順番に服を身につけておられますか？よく映画などに出てくるみたいに、裸のまま、恰好よくガウンなんぞを羽織って…じつはこれが風邪をひきやすくしているのだそうです。つまり、上が暖かく下が冷たい状態になってしまうからです。

マットなど暖かいものの上で、最初は靴下、次に下半身を温めるための下着類を多めに身につけます。上半身は裸または、ランニング一枚程度にとどめ、時間がたって肌寒くなってきたら、上半身に着るものを一枚ずつ増やしていきます。

ちなみに、進藤先生おすすめの風呂桶は、「浴槽の材質は本当の木、それもサワラの木を使ったものが最高。すのこもできれば木のすのこがいい」そうです。

(編集部)

一九九一年二月号　進藤先生おすすめの入浴法

進藤義晴　一九二三年生まれ。大阪大学医学部卒。同大学耳鼻咽喉科教室に入局。その後、数か所の病院勤務を経て、臨床家としての修行を続ける。一九七二年から八一年まで、愛知県の小牧市民病院副院長を務める。同病院退職を機に、東洋医学専門で開業。著書に、『万病を治す冷えとり健康法』(農文協)、『自然のささやき医学のつぶやき』(共著、地湧社)など。

生き方を変えて健康に

野村和子

もともと体が弱かった

よく皆さんに「野村さんはいつも元気だね」とか「生まれつき丈夫だったの？」とか聞かれるのですが、私は初めから元気者だったわけではありません。

私は、母が妊娠中毒症を起こしていたために、重症の黄疸に加えて四kgの巨大児として生まれました。身体が大きいのに体力がなく、遠足でも最後まで歩き通したことがありません。

三九歳のとき、卵巣腫瘍が見つかり、即手術になりました。「これで悪いところは全部なくなった」と思っていたのですが、一か月経っても起き上がることができません。三か月ほどして何とか仕事に復帰しましたが、午後にはもう油汗が流れてきて、頭痛やめまいで我慢ができない状態になってしまいます。調子が悪くなると病院で注射を打ってもらい、山ほど薬を飲んで何とか生きているといった毎日が続きました。

冷えとり健康法と出会う

ある日鏡を見ていたら、頭の一か所にガバッと白髪がかたまっていたのです。さすがにこれはショックでした。感情のコントロールもできなくなっていて、家族にも迷惑かけて、何て情けないんだろうと真剣に考えました。

そんな時でした。生協の雪の吹き込む倉庫で、ランニング姿の人に出会ったのです。「寒くないんですか？」から会話が始まって、その場で教えてもらったのが「冷えとり健康法」でした。真冬にランニングでいられるくらい元気になりたい…そう思って、言われるままに靴下を一〇枚はきました。ズボン下も絹、綿と六枚、値段が高くてたくさん買えないので、着物を切って自分でつくりました。

好転反応だとか難しいことは何も考えずに、とにかく、かゆかろうが痛かろうが、身体から毒が出て行きさえすればいいんだと自分に言い聞かせて、半身浴も毎日三時間くらい入っていました。

当時、閉院まであと〇日、と書かれている進藤義晴先生の診察室に何とか入れていただくことができました。先生は私の顔を見るなり、「あんたね、わがままでしょう。手術してわがまま治ったの？」と聞かれました。「わがままの毒が行き場がなくて、あっちこっち悪さをするんだよ」と言われて、わかったようなわからないような気分で、ボーっと聞いていました。病気とわがままと何の関係があるのかよく理解できなかったのです。

それから、先生の本を繰り返し読み、講演を聞き、靴下や半身浴といった形だけでなく、自分の心を見つめるよう努力しました。仕事もやめました。好転反応も、いま思えばよく耐えたなあと思うほどすごいものでしたが、それでも一度として不安になったことがありませんでした。手術の後、九二kgまで増えてしまった体重も二〇kg減り、冷えとりを始めてから二年ほどで、「どうしてそんなに元気になったの」と聞かれるまでになりました。

生き方を変えて行くことの大切さ

夢のまた夢とあきらめていたシルクロードも馬やラクダに乗って砂漠を渡り、五千mの峠を越えて楽々踏破することができました。健康になるとともに心に自信が湧いてきましたし、自信がまた健康を招いてくれました。すばらしい充実感です。

「冷えとり健康法」は、靴下を重ねばきし絹を身に付けることで身体から毒を取って行く健康法ですが、本質は心がけ、生き方を変えて行くことの大切さを気づかせてくれる健康法です。まだまだ、未熟な私ですが、冷えとりの先輩として心と身体の正しく生きる方法を皆さんといっしょに考え、実践して行きたい…そう心より願っています。

（宿り木の会　愛知県春日井市藤山台一〇―六―八　TEL〇五六八―九二―三五一七／FAX〇五六八―九四―〇一四五）

一九九六年一月号　冷えとりで夢にまで見たシルクロードを楽々踏破

静脈瘤、膝痛、頻尿から回復

絹の靴下はやめられない

百瀬卓雄さん／ふじ子さん　長野県波田町

足がだるくて泣きたい毎日だった

長野県の稲作農家、百瀬卓雄さん、ふじ子さん夫婦は、冷えとり健康法の実践者でもある。

以前のふじ子さんは、「足がだるくってだるくってね。できることなら、つけ根から切って捨てちゃいたいくらいだった」。原因は静脈瘤《じょうみゃくりゅう》。両足のひざから下、太ももを中心に、静脈がミミズばれみたいにぼこぼこふくらんで、浮き出てくる。「血がたまったままで、心臓に戻っていかないんだって」。長年の立ち仕事、出産やその他の何らかの原因で、静脈の中の弁が働かなくなり、逆流して静脈がふくれてしまう。

「前に養豚やってたんですよ。一〇〇mもある豚舎の中を、糞の処理でね、毎日一輪車で行ったり来たり」。そのころの無理がたたったのか、「ある日突然、ぼこぼこって出ちまって」、日がたつにつれてだるさが増して、いても立ってもいられなくなった。

「五年前に、信州大学病院で手術したんです。ひざから下に六か所メスが入ってるんですけどね」。役に立たなくなった静脈の管を抜きとる手術だ。

手術した後は、薄紙をはぐように良くなってきたが、それでも足のだるさは残り、ひざの裏側に血がたまったようになって、借りてきた足のようだった。

足にもひざにも重ねばき

三年ばかり前に、近所の人から、体の具合悪かったのが絹の靴下をはいたらよくなったって、すすめられた。

「絹の靴下ははけば絶対いいよっていわれて、半信半疑でね、だまされたと思ってはき出したんですよ。絹、綿と重ねばきして。そうしたら、うんと楽になってね」これはいいもんだなと、欠かせなくなった。ふつうは四枚重ねる。絹の五本指はいて、綿はいて、その上にふつうの靴下（毛と化繊の混紡）を二枚。

「それで、いまではね、絹の靴下をはいてるもんだから、しばらくはくとかかとが切れてくるでしょう。靴下のぼろになつたのが山のようになっちまうし、絹だから捨てるのももったいない。これをなんとか利用できないかと思って、五本指のところを切ってね、ずん胴にして、切った方から足を入れて、ひざのところにずり上げて重ねばきしているんですよ。ひざのところに、四～五枚重ねて、その上をゴム入りのうすい綿のサポーターでおさえておくの。こうすると下がってこないからね」

こうしてひざにも「重ねばき」してからは「足がうんと軽くなってね、本当に自分の足って感じになりましたね。思うように動ける。靴下をはいて、さらにひざにも重ねばき。だから、朝に支度するのが大変でね（笑）。ひざのちょっと下あたり、痛かったんですよ。それがね、いまは全然痛くない」

「働きすぎせ」とご主人の卓雄さん。「働きすぎかもしれないね」、「そうかって、俺がこき使うで、しょうがない（笑）」

お互いがいまは笑って話せるのも、ふじ子さんが元気になったからだ。いま田んぼが借地もふくめて一五ha。農大生の息子さんが戻るのは一年先だから、夫婦二人が健康でなくては、とても切りまわせない。

夜の頻尿《ひんにょう》・体調は最悪

「父ちゃんは、絹の靴下をはく前はね、顔色がどす黒いというか、血色がない感じでね。いまはそれこそ血色いいし、うんと顔色良くなって」。たしかに、卓雄さん、日焼けした顔に、うすくきれいなピンク色がさしている。

そんな卓雄さんにも、「俺、もう駄目かな」と思ったときがあった。三年前の暮れのころだ。

「友達が来て飲んで、酒飲み歩いて、それからりんごジュース飲んだだよね。そうしたら、夜中っから急におかしくなってね、朝までに六〜七回トイレに起きただよ。あれ、い

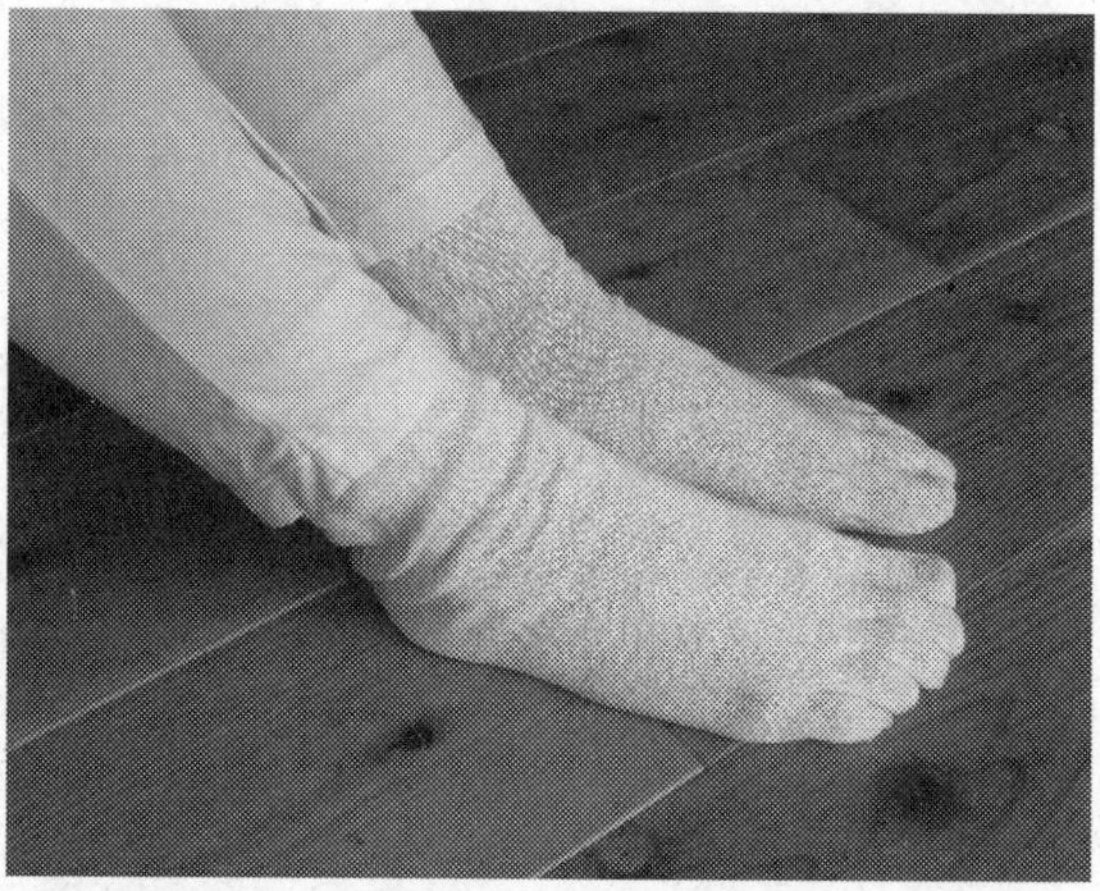
絹の５本指を一番下にはく。脚の部分は絹の長ズボン下を着用

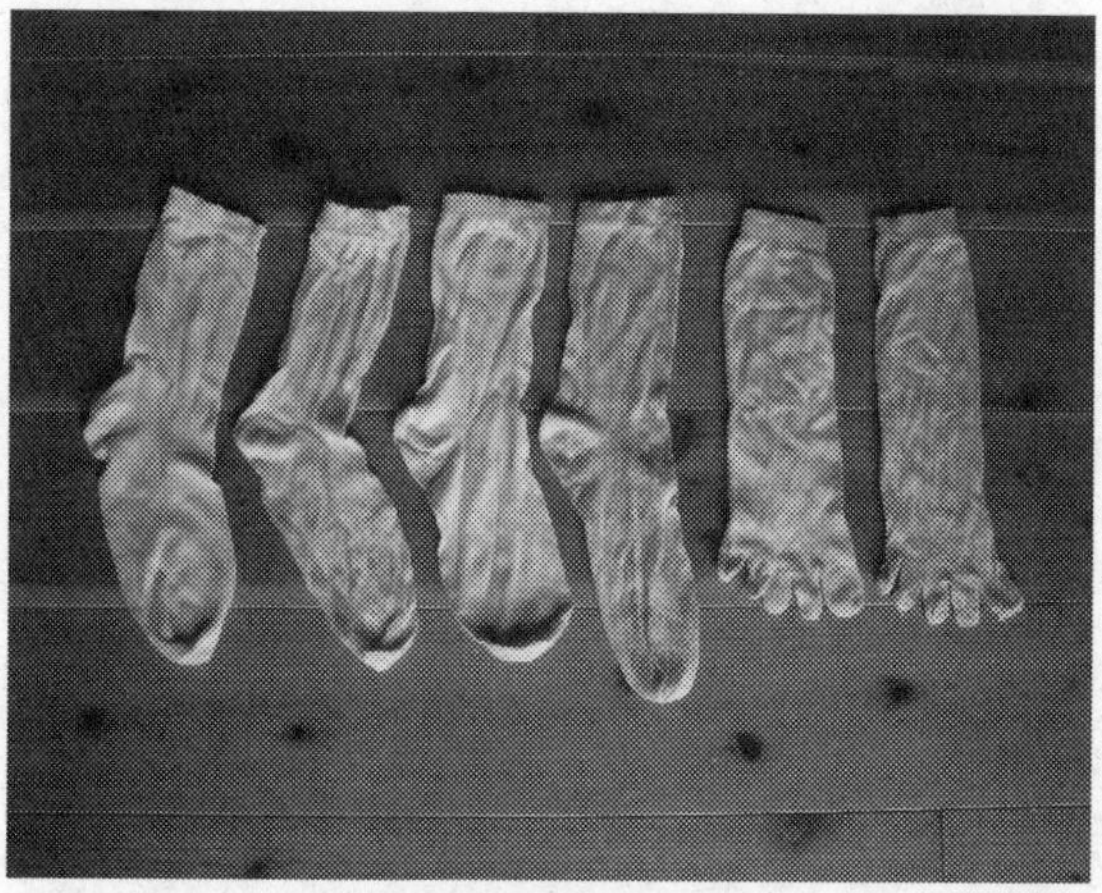
右から絹の５本指、綿の５本指、絹先円、綿先円、絹先円、綿先円。足元の冷えが感じられなくなるまで重ねる

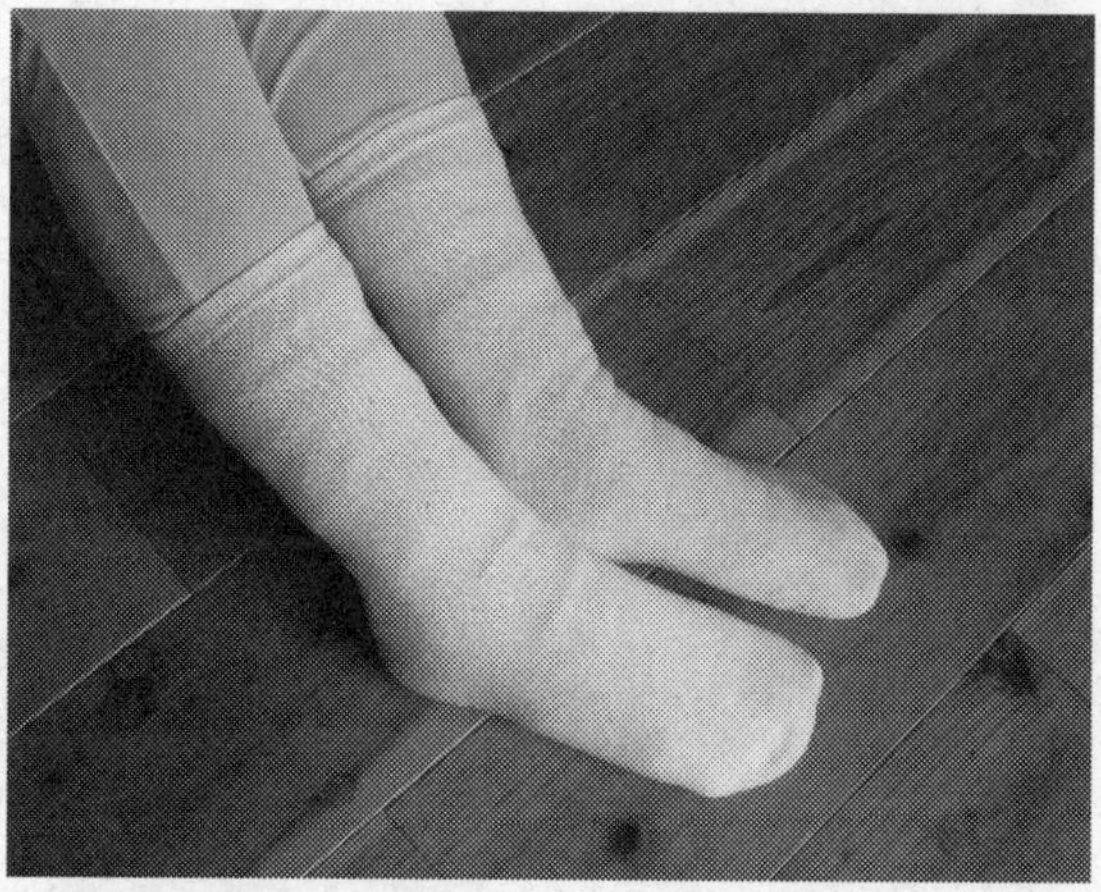
６枚重ねてはいたところ（写真　本田進一郎）

けないもんだね。気にしはじめたら毎日ね、夜トイレに行くようになって、少ないときで三回ぐらい。女房も横で『父ちゃん、どうしたよ、おかしかねえかい』というから、よけいいけんだよ」

ずっと風邪っぽさも抜けない。頭が痛いし、咳《せき》も出る。「いろんな薬、買っちゃあ飲んで」体全体がおかしかった。

「家庭医学の本を五〇〇〇円も出して買ってきてせ、読んでみるといちいちみんな該当するだよ。さあいけね、俺最悪の状態だって、仕事する気にもならなくなって。そのうちにね、明けても暮れてもしょんぼりした顔してるわけ（笑）」とふじ子さん。

卓雄さんは父親も母親もガンで、心配はそれだった。おしっこの回数が多いのは、前立腺肥大か、あるいは前立腺のガンか？

「父ちゃん、医者嫌いなもんで、子どもがね（娘二人）、かわるがわる医者行け、ほれ行けって、一月の下旬に、いやがるのを強引に病院につれていったわけ」

泌尿器科で、お尻の穴に指をつっこまれて前立腺を触診され、「なんともないよ」との診断。「尿もきれいだ」と。「まだ前立腺を病むには早いで、四〜五年たったら、また来なさい」。夜間頻尿《ひんにょう》などをひきおこす前立腺肥大症は、高齢の男性によく見られる病気である。

そういわれて、ほっと安心して、さて遅れていた稲の育苗ハウス、一人でバリバリ建てたのには、ふじ子さんもびっくりして、「えらい急に良くなったもんだね（笑）」

では、あの頻尿は何だったんだと考えてみると、「やっぱり冷えかな」と思い至った。絹の靴下は、ふじ子さんと一緒に一時はき始めたのだが、その靴下が小さくて、重ねばきも面倒になって、はくのを止めたままになっていた。

寝るときも靴下をはく

こんどは大きい靴下買って、重ねばきして。夜も五枚はいてたが、なんだかギブスみたいに窮屈だったから、いまは昼も夜も三枚。いちばん下が絹の五本指、その上に綿の五本指、本当はこの上にまた絹の靴下をはいたほうがいいんだけど、いまはふつうの靴下にしている。これでも足の先が温かいね。

靴下はお風呂以外はずっとね、寝るときもはいてる。寝るときもはくというのは、最初抵抗あるけどね、二晩もはいたらなれて、そのほうが気持ちよくなる。上半身を薄着しても気持ちいい。やったことない人には、わかんないだろうね。夜中の便所もいかなくなったし、疲れが貯まらない。血色がいいとよくいわれる。

絹がいいんだね。絹はあったかくて、排毒作用が強い。皮膚からの汗や老廃物を外にはきだす。だから汗かいてもべとつかない。重ねた木綿が汗を吸ってくれる。こうすると体の毒が出ていく。

いまは、靴下のほかに、ズボン下もランニングも絹のやつよ。ズボン下は上にもう一枚木綿のをはいてね。絹の腹巻やらパンツやらもはいてる。具合いいね。冷えない。すごい効果だね。進藤先生のいうとおりだな。

三六五日、昼も夜も靴下を重ねばき

—夏はどうしてますか。

ふ「靴下は三六五日同じ。夏でも暑いと感じないね」

卓「全然暑くないね。ふつう夏は暑いでいやだと思うじゃん。はいてる方が気持ちいい。夏も三枚ははいた方がいい。絹・綿・ふつうのとね。年中同じ」

ふ「私ら、とくに水稲の仕事でしょう。だから田んぼへ入るからね。全然暑いと感じないね」

卓「半日で汗びっしょで、はきかえなくちゃいけないってことはないわ。夕方まででちょうどいいで」

—夜もはいてますか。

ふ「はいてます、むろん」

卓「他人がね、一番信用しないのは夜寝るときもはけってこと。『なにこくだ、靴下は夜脱ぐもんじゃねえか』っていうずら。冗談じゃないよ、寝ているときこそはいた方がいいよって」

—夜寝てるときに、足から、体の毒がよく出るんだということですかね。

卓「前はね、寝るときに五枚はいていたが、体が軽くなったね。具合わるいなって思ったら、夜に五枚はけば、たちまちじゃないかって思うよ。絹・綿・絹・綿とね、それにふだんのものを上にはけばね。五枚ってのはそういうことだ」

—寝つきがすごくいいんですよね。すーっと寝ちゃう。

ふ「そうそう、熟睡できるんです」

—洗濯はどうしてますか。

ふ「絹のは、袋に入れて全自動で洗ってます。洗濯用のネットの袋で、チャックがついたのに入れて。そうでなきゃ、たちまちだめになると思うから。それでも穴があいたら、まだ使いみちあるんですからね、ひざ用にね。私、あれでもって、これだけ足が軽く動けるんだと思いますよ」

—絹って血行を盛んにして、自然に体を健康にする効果があるようですね。

卓「俺、最初、絹ってものは、冷めたいもんだと思ってたよ。全然ちがう。やっぱ、絹の方が体がぽっぽとあたたまるね」

ふ「それこそ、父ちゃんなんかね、パンツにズボン下に、ランニングに腹巻きに、みんな絹ずくめ（笑）」

卓「気持ちがちがう。やる気がおきてくるね。よしやるぞって気分が自然におきるが、朝のめざめがいいってことずらね。それだから、一日気持ちよく動けるということだと思うね」

—半身浴はどうですか。

卓「俺もね、ビデオ見る前はさほど思わなんだだよ。上がなにしろ寒いだで、首まで風呂に入った方がいいかと思ってたが、ビデオ見て、なるほどと思いなおしてね。こんどは風呂に入ってもね、洗い場の椅子を中へ入れてさ、座って、このくらい（みぞおち）までお湯がくるわけ。しごくいいだね。汗がぽたぽた出てくる」

—出てくるでしょ。おもしろいね。

卓「首まで沈んでると出てこねえだがね。ここ（みぞおち）まで入ってると汗がぽたぽた出てくる。不思議だね」

ふ「そうそう。しっかり沈んでいると湯からすぐ出たくなるけど、腰かけてね、半身浴で入ってると、何時間でも入っていられる感じがするんだよね」

卓「首まで入ってると汗出ないでね、体中が熱くるしくてのぼせたような状態になるわけよ。それで外出りゃ涼しいで、気持ちがいいってことだが、それじゃいけんだわ。のぼせないで体あったためなけりゃね。たしかにあのビデオのとおり。進藤先生のいうとおり。理にかなってる」

話はこのあと、「夫婦そろって風邪をひかなくなった」こと。足のあかぎれ、かかとのざらざらから水虫まで、絹の靴下の重ねばきで治ること。親類の乳ガンの手術をした人に、靴下をすすめたら顔色がとてもよくなったこと。さらには〝頭寒足熱〟は、稲つくりもまったく同じだという話も出た。

田植えが終わるまで、安曇野《あずみの》は肌寒い日が続く。足元をしっかり固めて、軽やかに仕事をこなすお二人の姿が田んぼに見えるはずだ。

（編集部）

一九九四年四月号　血色よくて、疲れ知らずだから絹の靴下はやめられない／一九九四年五月号「冷えとり健康法」三年の百瀬さんご夫妻に聞く

冷えとり健康法　相談室

「半身浴」と「靴下の重ねばき」という、誰でもできる方法で健康を回復する冷えとり健康法は、各地で様々な人たちから喜ばれています。

しかし、いざ「半身浴」や「靴下の重ねばき」をやろうとする段になると、こんなときはどうするんだろう?という疑問や不安が出てくるようです。

半身浴

冬の半身浴は寒くて、風邪を引きそう。こんなときどうするの?

半身浴も慣れてきますと、冬の露天風呂のような状態が一番気持ちがよいのですが、慣れるまでは次のような方法もありますので、参考にしてください。

①まず、軽く全身を洗います。

②湯ぶねに入ります。このとき、必ず肩だけは出すようにします。

③温まったら出て、ていねいにからだを洗います。このとき、絹の布かタオルを使うと皮膚から毒素がよく出ます。

（ここから半身浴を始めます）

④椅子を湯ぶねに入れ、ゆったりとした気分で最低でも二〇~三〇分入ります。

⑤汗が出るので、この後、頭を洗います。湯船から頭だけ出して洗ってもかまいません。

⑥もう一度、少し熱めのお湯にして半身浴をします。五~一〇分くらい。よく温まってから出ます。

なお、お風呂に入っている時間はあくまでも目安です。自分自身のからだに本当に温まったかどうか聞いてください。体調によって、納得のいく時間が異なるということがわかります。

また、シャツだけを着たままで浴室に入り、下半身を洗って湯ぶねに入って半身浴をするという方法もあります。すそはたくし上げな

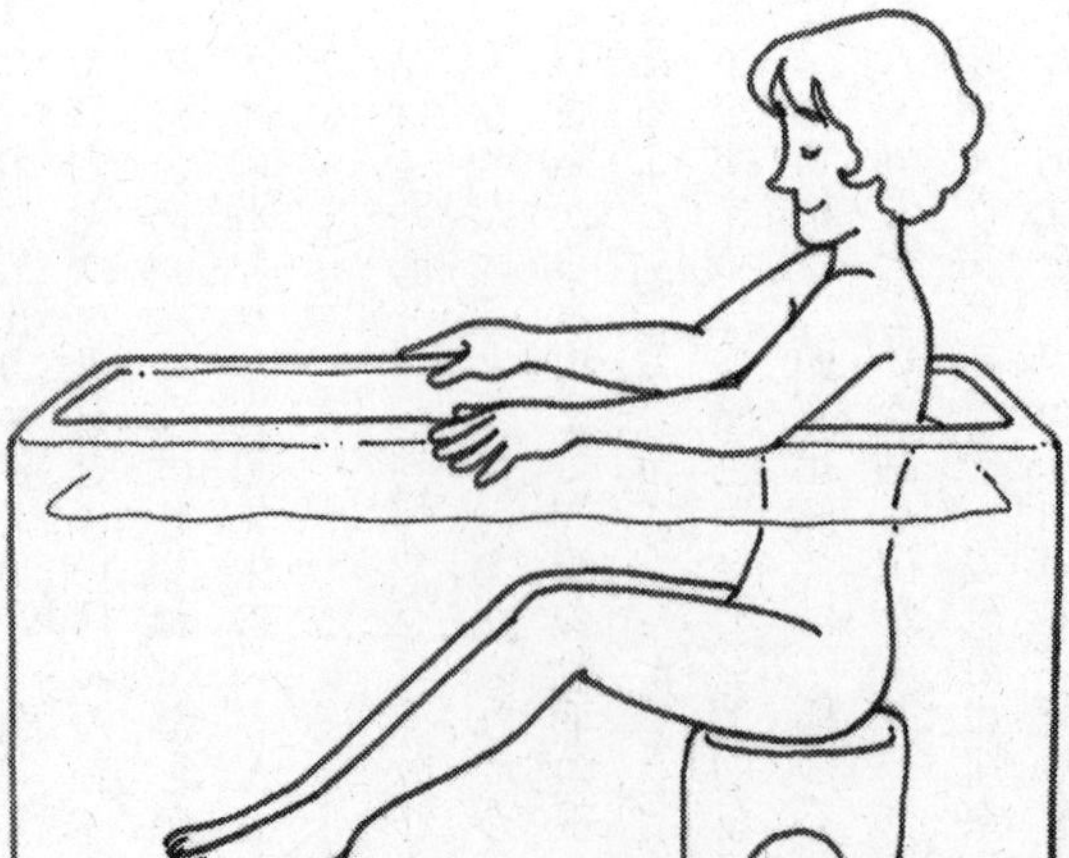

がら入ります。そして、からだが温まったらシャツを脱いで入るという方もいます。

長く入っていると退屈でしかたがないのですが、皆さんはどのように気を紛らしているのですか？

お風呂のふたの上にバスタオルを敷いて、本を読んだり、ラジオを聞いたり、着物をほどいたり、いろいろな手作業ができます。また、何もなくてもその日一日を振り返って反省したり、瞑想《めいそう》したりしてはいかがでしょうか。浴室が暗くて本も読めないという方もおられるようですが、風呂場は半身浴のためだけでなく、家庭内事故防止のためにも、明るく安全にしたいですね。

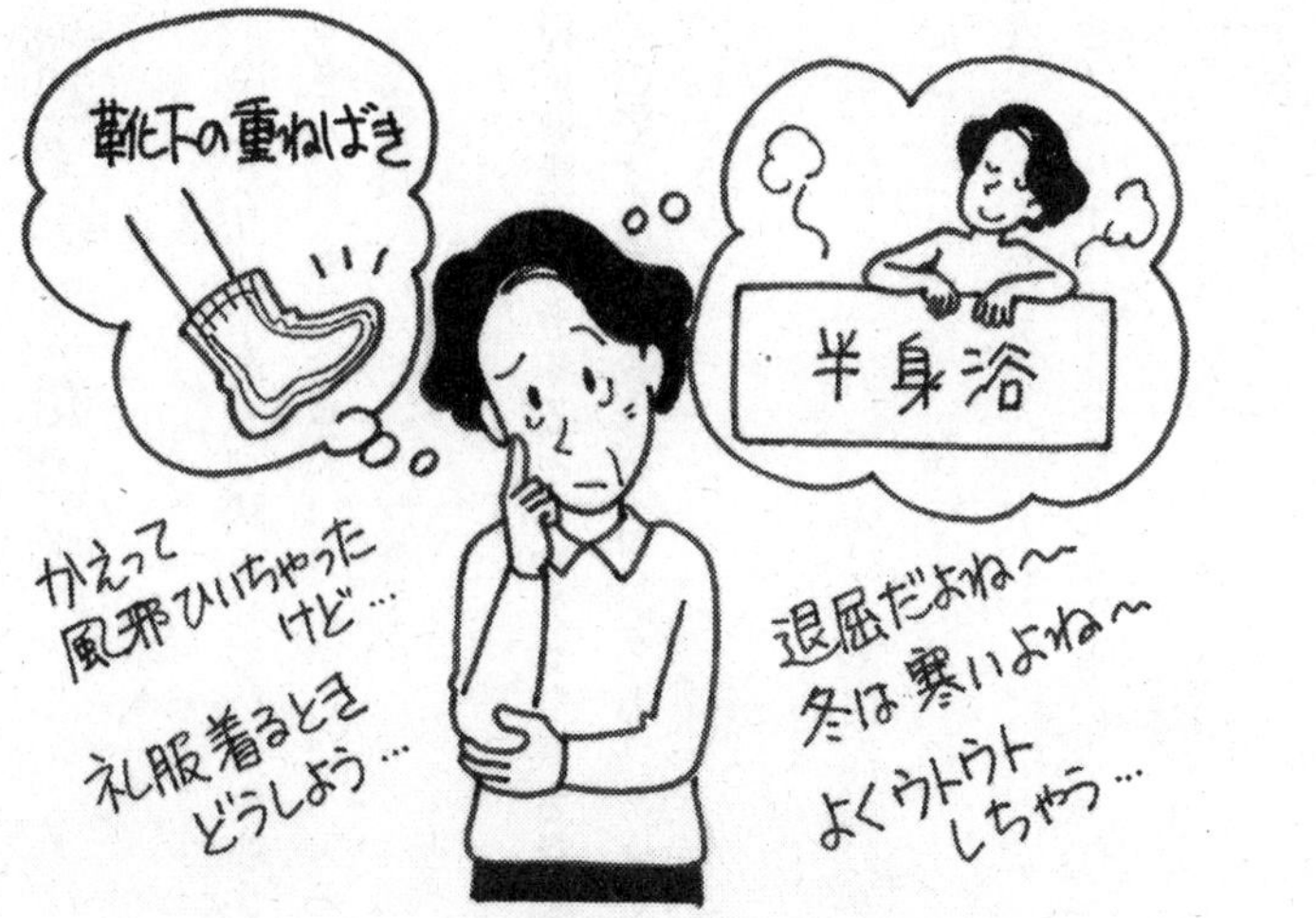
靴下の重ねばき
半身浴
かえって風邪ひいちゃったけど…
礼服着るときどうしよう…
退屈だよね～
冬は寒いよね～
よくウトウトしちゃう…

家族が多いと、二五分、三〇分という時間でも（まして一時間など）、落ち着いて入っていられないのですが、皆さんはどうしているのでしょうか？

朝でも昼間でも半身浴はできます。お風呂に入るのは夜でなければならないと考えないで、一日の内で都合のいい時間に入ればよいのです。

どうしても家族の一番最後に入ることになって、寝る時間が遅くなってしまう。また、よく湯ぶねの中で寝てしまい、それから寝ることになるので中途半端になってしまい、寝つけなくて困るのですが？

冷えとりがしっかりできていますと、睡眠時間にこだわらなくなります。寝つけなかったら、もうそれで十分ということですので、起きて好きなことすればよいと思います。

子供が小さいので、ゆっくり半身浴ができません。こんな場合はどうしたらよいのでしょうか？

子供さんと一緒に半身浴をしてください。赤ちゃんの場合は、どなたかに見ていただいて、途中から連れてきてもらえばいいと思います。必要とあれば、どんな困難な状況でも創意と工夫で乗り切れるはずです。

半身浴がいいと聞いてやっているのですが、二五分、三〇分と入るのが苦痛で仕方がありません。何かよい方法はないものでしょうか？

半身浴をしますと、からだにたまった冷え（毒素）が外に出ようとします。その際、気持ちよく毒出しができる人もいれば、多少苦痛をともなう人もいます。苦しくなってきたら、換気をして深呼吸をしてください。

その点を超えると、すーっとらくになります。また、温度が高すぎると苦しくなる場合があります。

靴下の重ねばき

冷えとり健康法を実践されている野藤よし子さんに、靴下の重ねばきについてのいろいろな質問に答えていただきました。

靴下を重ねばきすると、かえって寒さを感じるのですが、こんなときはどうしたらよいのでしょうか？

絹、綿と重ねてはくのは、単に保温のためではありません。「冷えをとる」のです。たまりきった冷えが一気に出ていくために、いままで以上に冷えを感じる方もいらっしゃるでしょうし、ほてり足で困っていた人がかえって冷えを感じるようになる場合もあります。どちらも、からだの感覚が正常になって、冷えがわかるようになったのですから、冷えを感じなくなるまで靴下を増やしてください。

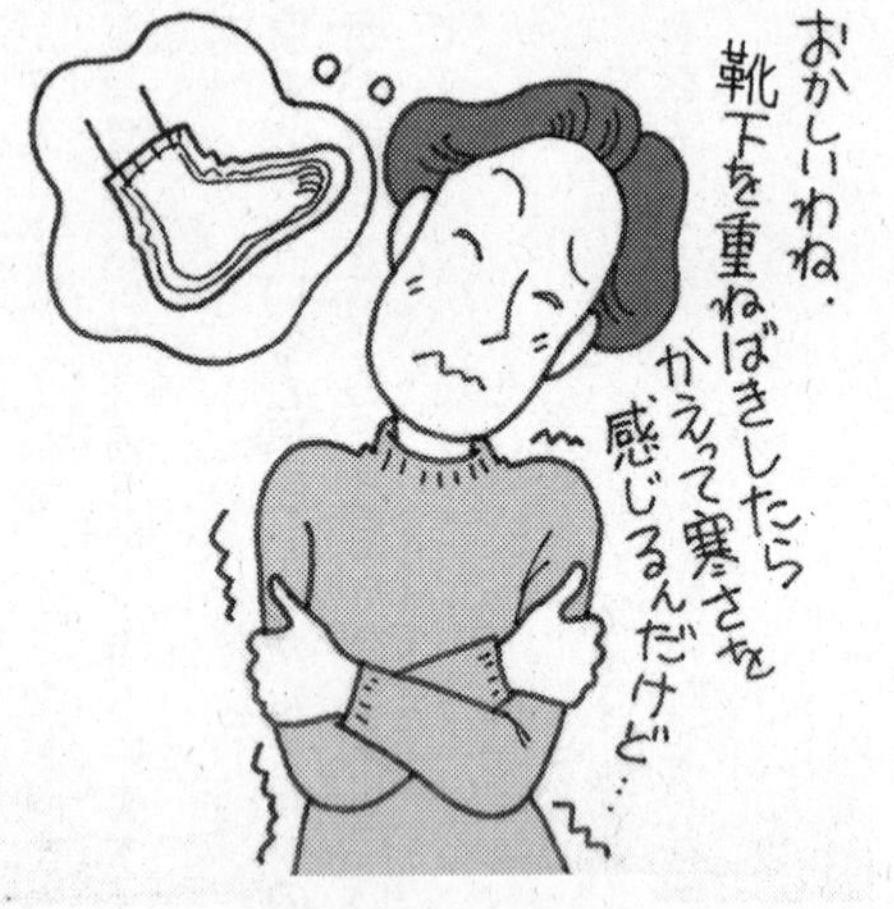

それから、食生活の乱れやストレスなども冷えの原因になります。

靴下の重ねばきと半身浴をしっかりやること、そして右のような冷えの原因を断っていくことも大切なことです。

靴下を重ねばきしたら（汗をかいて）、かえって風邪を引いてしまい、「冷えとり」を止めてしまった人がいますが、どう対応したらよかったのでしょうか？

今までどおり上半身にたくさん着ていて、その上、ズボン下や靴下の重ねばきをしたのでは、ただの厚着です。これでは熱くて汗をかいてしまいます。上半身は極力薄着にしてください。

ただし、冷えとりをしているかぎり、風邪は瞑眩《めんげん》（治癒前に一時的な高熱、下痢、発疹などが起こること）です。熱や鼻水やくしゃみで毒出しをしているのですから、ここでやめてしまったらじつにもったいないことです。もっとしっかり冷えとりをすると、風邪を引かなくなります。

冠婚葬祭のときには礼服（スカート）を着なければならないけど、そんなときどうしたらいいのでしょうか？

ひざ上までのロングパンツなどをはき、ストッキングは絹のものを二〜三枚重ねてはくとよいでしょう。また礼服を新調するときはパンツスーツにしましょう。

また、靴下やレッグウォーマーを持って行って、家に上がってからはく方、入学式のときも席に座ってから靴下をはき、立って帰るときにはまた靴下を脱いでいる方がいます。いろいろ工夫してみてください。

田んぼに入っての作業が春先からあるけど、そんなときは靴下の重ねばきもできないのですが、どうしたらいいでしょうか？

足が直に水に触れるようなばあいは、田んぼから帰ったら、すぐに足だけ湯を入れた容器に入れて温める（足湯をする）とよいでしょう。また重ねばきしてもちゃんとはける大きめのゴム長を買い求めて作業するようにしたらいかがでしょうか。

地下たびをはいて作業をしますが、そんなときは五本指の靴下を重ねてはけばよいのでしょうか？

絹、綿、絹と五本指の靴下をはき、その上にタビックス（親指と、他の四本指が一緒になった二本指の靴下）をはくとよいと北海道の農家の方から教えていただきました。

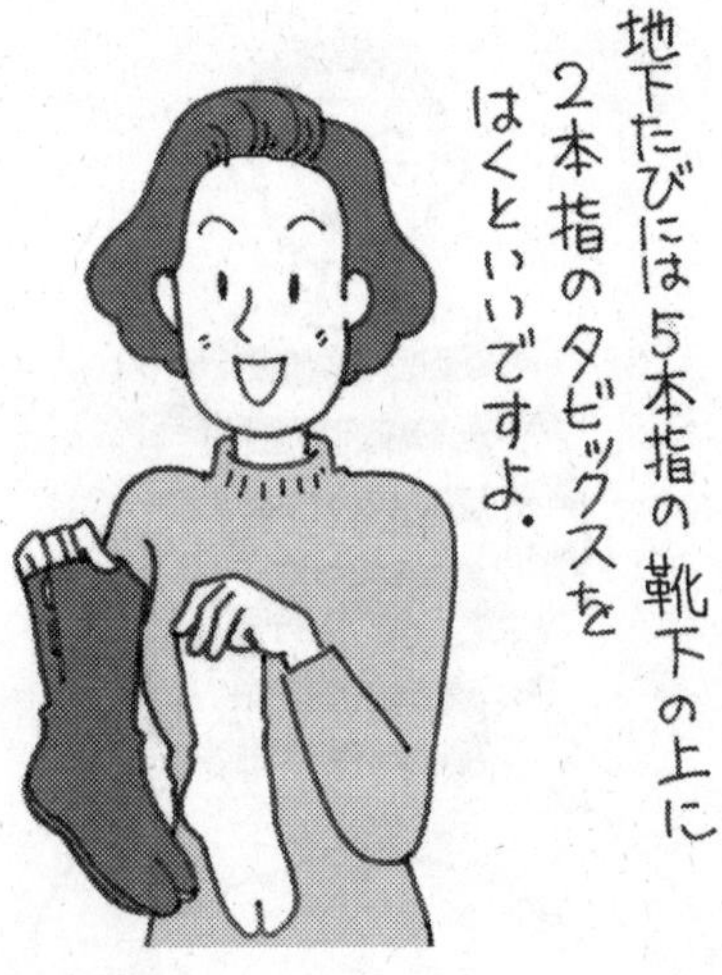
地下たびには5本指の靴下の上に
2本指のタビックスを
はくといいですよ。

毎日七足も八足もはいている人の事例を読みましたが、お風呂に入るときに毎日その数だけ脱いで、またはくのでしょうか。とても面倒に思われるのですが…。毎日七足も八足もはいていると、洗濯がたいへんです。一番外側だけ洗濯すればいいのでしょうか。皆さんはどのようにやっておられるのですか？ズボン下を二枚も三枚もはいている方は毎日どうしているのでしょうか？

冷えとり健康法に「こうしなければならない」という決まりはありません。気持ちが悪くなければ同じ靴下をはいてもかまいませんが、お風呂の後はやはりきれいな靴下がはきたいですね。

冷えとりはしっかりやればやるほど新しい発見があり、皆さん楽しんで靴下をはいていますので、面倒だという方はいませんね。

仮に、旅行などで洗濯ができないときは、肌に直接つけている絹、その次の綿から順番に二足くらいずつ新しいものと替えていきます。ズボン下も同じです。

靴下はどのくらい持っていればいいのでしょうか？

最低四足はくとして、三～四回分はないと、天気が悪くて乾かなかったりするとたいへんでしょう。

八～一〇足はいている方、冷えが強くて靴下がよく破れる方、ひとりひとり違いますので、どのくらい…と限定することはできません。自分に合わせて持つことです。

靴下の重ねばきをしてもちゃんとはけるような婦人用の大きな靴がないのですが、皆さんはどうされているのですか？

最近は、先が丸くて大きいデザインの靴も市販されているので、いろいろと探してみてください。それでも、見つからない場合はヤコフォーム（九五頁参照）というドイツの靴があります。

絹の靴下は破れやすく、もったいないのですが、再利用するとか別の用途に使うとかいい方法はないでしょうか？

指の部分が破れたばあい、先の方を丸くぬってソックスにしたり、糸をほどいてウールと混ぜて編み直ししたり、束ねてお風呂でからだを洗ったり、床みがきにしたり…。冷えとりを長く続けられている方は創造力が豊かなので、たくさんの名案があります。

靴下が破れるのは、からだから出る毒のためです。冷えとりがしっかり進めば毒が減り、破れにくくなります。

（文責・編集部）

「冷えとり健康法」相談室 一九九六年三～六月号

いちばん手軽な健康法
ウォーキング

健康のために何か運動をしようかなと考えている人は多いのではないでしょうか？

始めるのに簡単で適度に運動量があって長続きしそうなものはないものか？

そこで今回は、手軽な健康法として知られている**ウォーキング**にチャレンジです。

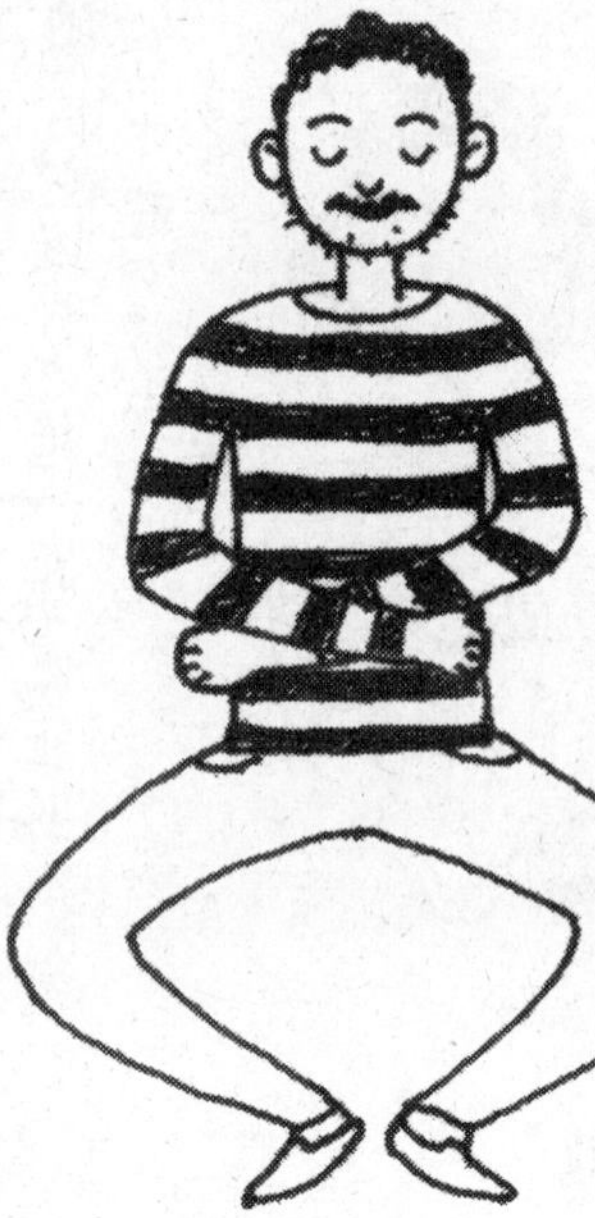

ウォーキングはいつでもできる手軽な有酸素運動ですが、それでも適した時間帯があります。
それは、食後１～２時間後です。
血液中の糖分が増加するので、運動により血糖値の上昇がある程度抑えられるからです。
また、準備運動とウォーキング後の整理運動を忘れないように。ラジオ体操やストレッチがよいでしょう。

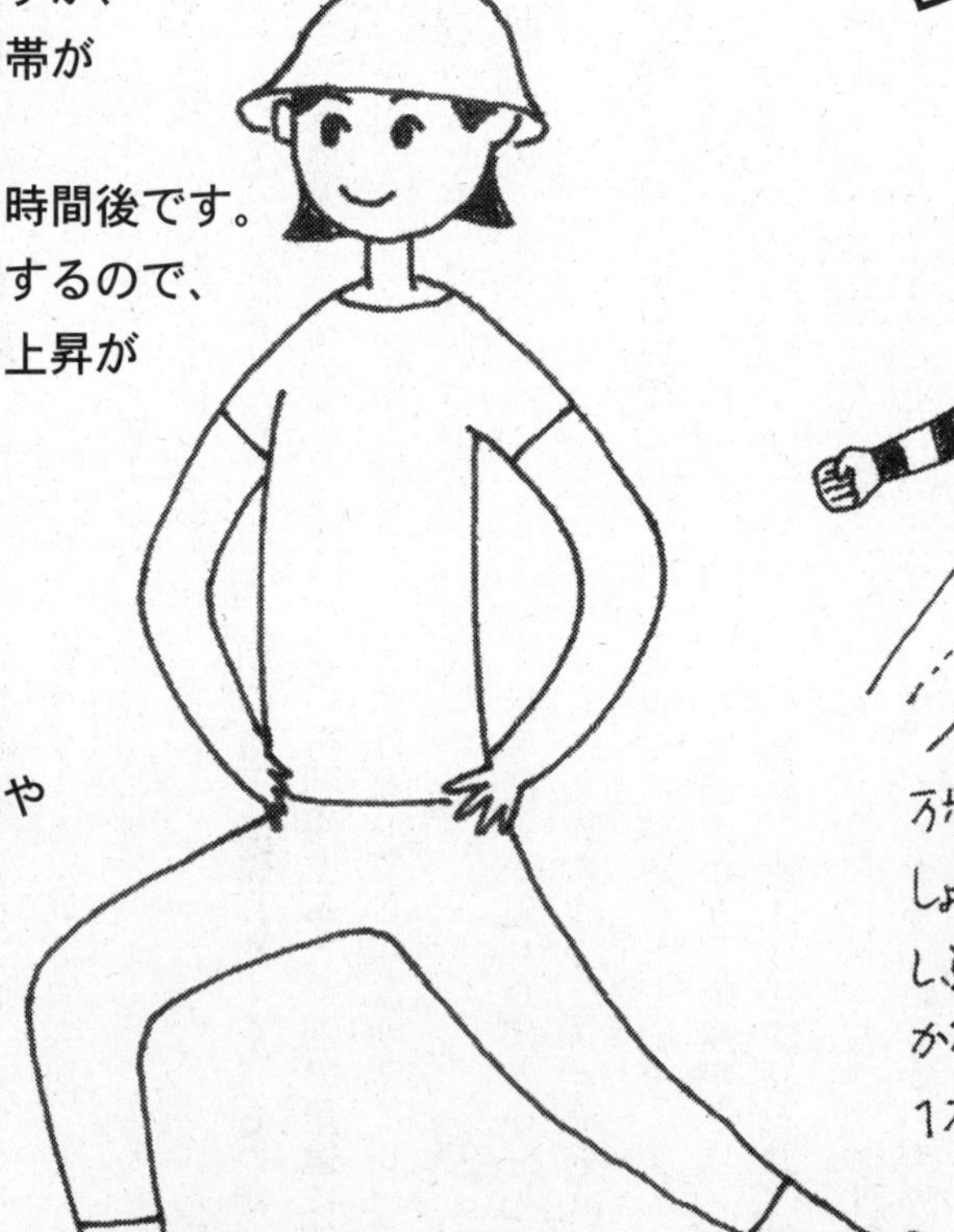

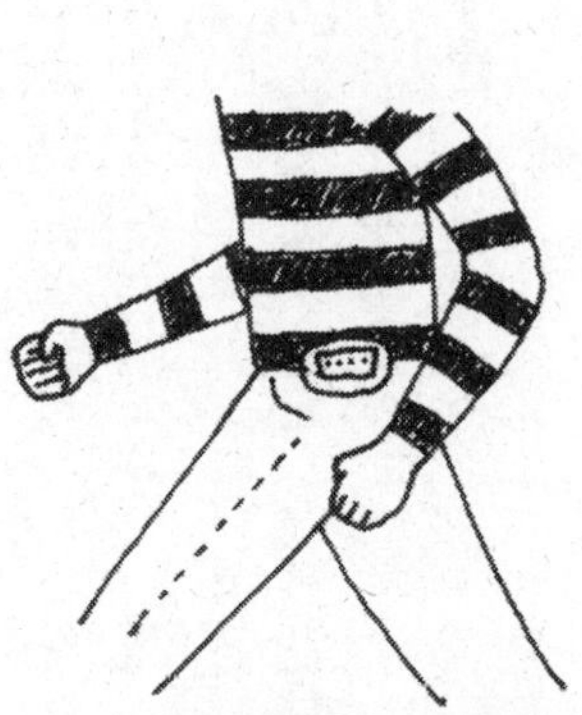

万歩計もあると便利でしょう。目安にもなりますし達成感もありますから。ただあまり、1日1万歩にこだわらないほうがよいようです。1時間でせいぜい8000歩ぐらいだそうです。

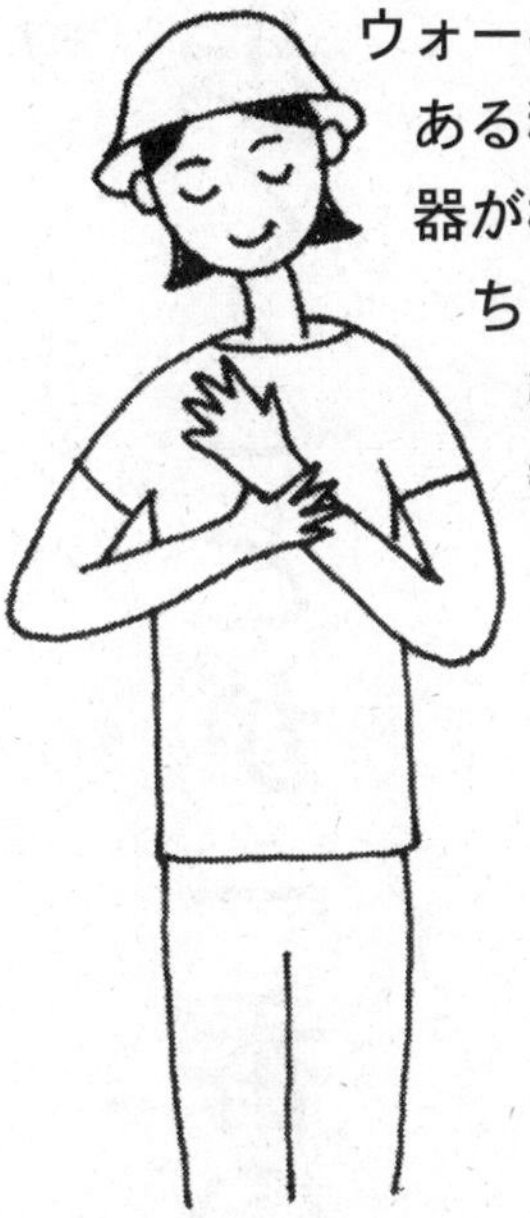

ウォーキングを有酸素運動にするためには、ある程度心拍数が上昇し、循環器と呼吸器が機能しなくてはなりません。

ちょっと息がはずんで汗ばむくらいの強度でしょうか。それ以上になって苦しくなったら、途中でも無理せず回復を待ちましょう。

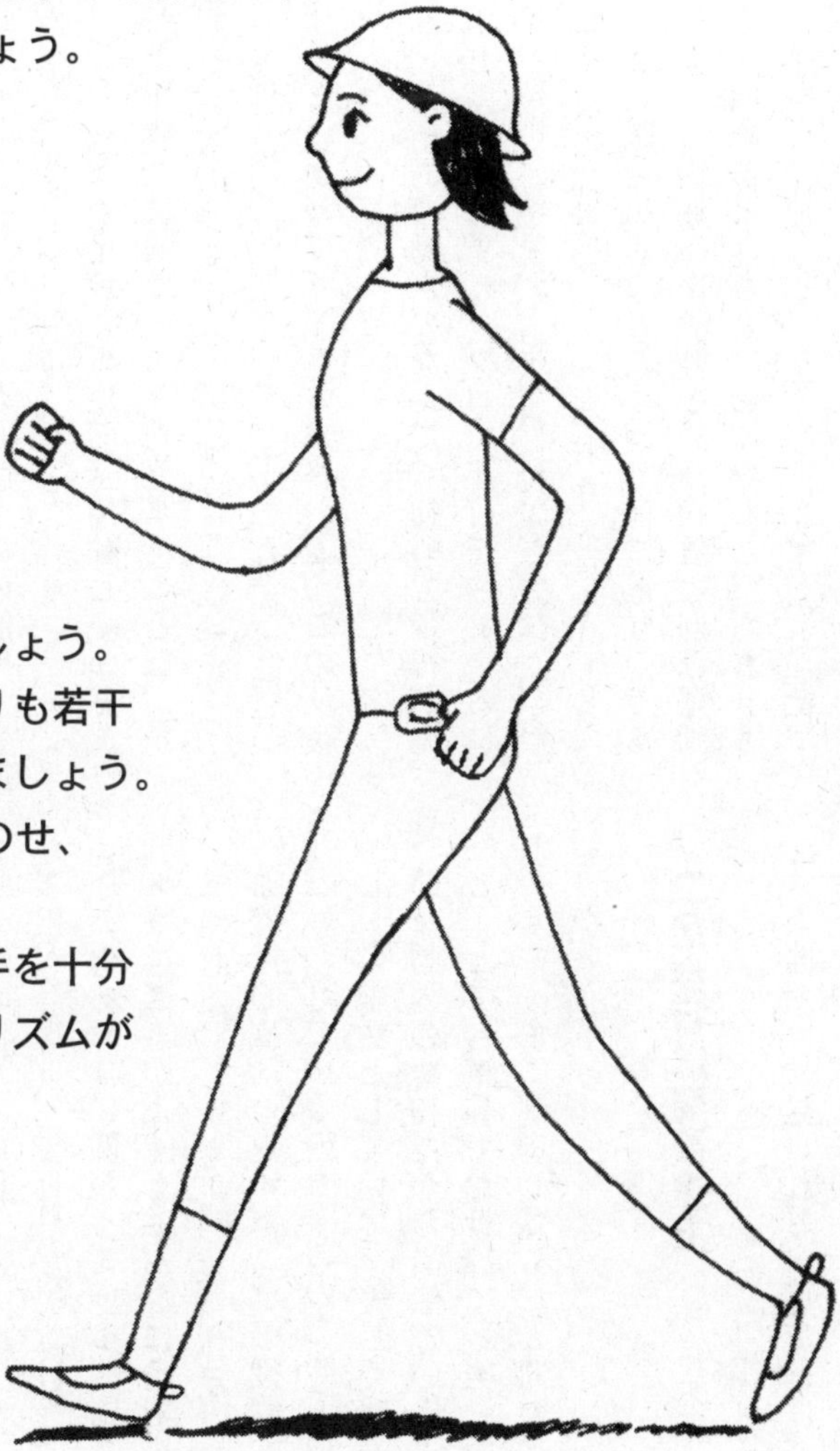

実際に４０～６０分ほど歩いてみましょう。
姿勢をよくし、普段歩くスピードよりも若干速いテンポで、歩幅は大きめにとりましょう。
着地はかかとから足裏全体に体重をのせ、つま先で蹴り出すように。
腕を９０度近くまで曲げ、前後に両手を十分に振ると、ウォーキングのテンポやリズムがつかみやすいでしょう。

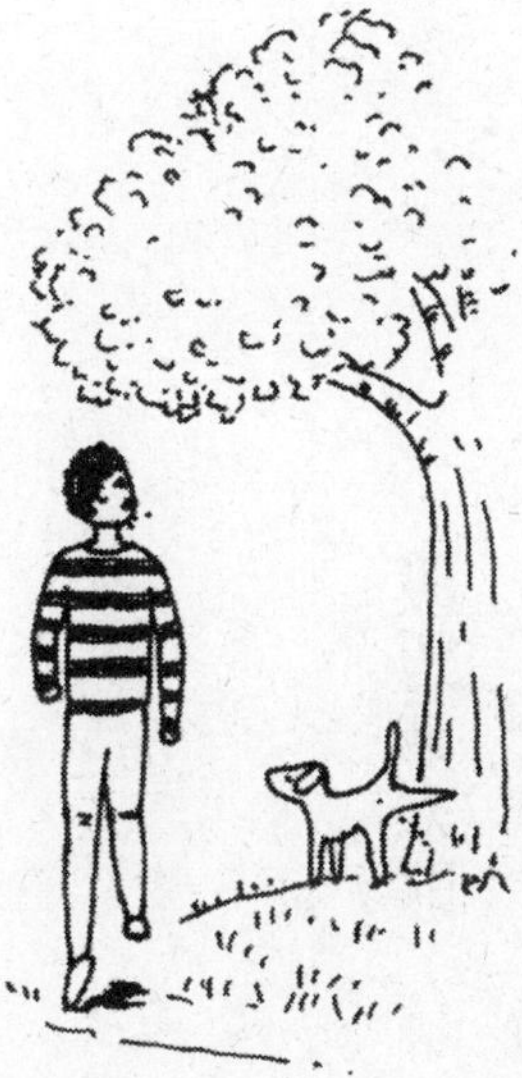

実は、飯島もときおりウォーキングをしています。ただ歩くことばかりに気を取られていると飽きてしまいそうなのでまわりの景色にも目をやって「花が咲いているな」とか「犬がいるな」とか楽しんでいます。

詳しくは、
渡辺厳太郎『医者が試したいちばん手軽な健康法・ウォーキングと食事の理論』
（農文協発行、定価1,300円）
をご覧ください。

（絵と文・飯島満）

ウォーキング

歩くことが一番の良薬

渡辺巌太郎

歩くことはロボットにはまねできない芸術

歩くことは、じつに複雑で精緻な動作の積み重ねで成り立っているが、その全容が解明されているわけではない。ただ、人間の下肢の筋肉は約四〇個で形成され、歩行には、これらすべての筋肉がなんらかの形で参加していると考えられている。

人間の歩行の基本は、どちらかの足が必ず地面と接触していることである。ここが、走行と根本的に異なることだ。歩くことは、単純なサイクルの繰り返しである。まずかかとが地面についてから、体を支え、体重が移動して押し出す時期がある。そして地面を離れ、移動し足を前に振り出すことによってサイクルが終わる。この反復が歩行という動作の基本となっている。

下肢の筋肉が統合され、芸術的な動きのなかで、初めて歩行が完成することになる。しかし、これは単にマクロで歩行をみているにすぎない。もっとミクロの精密な動きが、足の裏には隠されている。歩いているときには、足の裏の運動として、あおり（ローリング）と蹴り出しがある。じっさい蹴り出すことによって前に進むのであるが、その準備のため外側から内側へあおりという複雑な回転運動がなくてはならない。歩き始めるときも意識してみると、あおりという現象が存在するのを感じとれる。正しく歩いている人の靴底は、かかとの外側がすり減っているはずである。靴底をみれば、どのような歩き方をしているのかが一目瞭然になる。着地するときには、まずかかとの外側から地面に接するので、その部分が衝撃で減っているはずだ。次に小指の付け根、親指の付け根の順で着地する。そして足の指と中足骨《ちゅうそっこつ》（足の裏の五本の骨）との間の関節を曲げて、親指、二番目、三番目の指から足の蹴り出しは進んでいく。

このあおりに関わっている筋肉もじつにさまざまで、歩くというメカニズムがよくもこんなに精密につくられているものだと感心させられる。しかも足の裏全体がバネのようになって重力に逆らい、血液を心臓へと返すポンプの役割も果たしている。足が第二の心臓といわれているのも、このためである。正しく歩いている人の姿は、じつに整然としていて、美しく映る。下肢の筋肉を総動員した芸術的な動きの総和だから当然といえよう。ロボットの歩きを見ていると、とても単純でお世辞にも美しいとはいえない。コンピュータがいかにうまく制御しても、人間のような歩く躍動美を出せるとは思えない。

二足歩行は発展途上

人間だけに見られる二足歩行は、人類学上はエチオピアで発掘された約三〇〇万年前のアファール猿人の骨にまでさかのぼることができる。残された骨盤と大腿骨から、この骨は女性のものと認定された。

人間は立つことにより、サルとはたもとをわかったのであるが、歩くことを完全に自家薬籠中《やくろうちゅう》のものにしているとはいえそうもない。いわば、歩行はいまだに発展途上であると考えられる。それが証拠に人はよく転倒する。都会で雪など降ろうものなら、人間がいかに歩くことにぎこちないかがあからさまになる。四本足の動物が転んでしまう光景など、お目にかかることはほとんどないのに。

子どもや老人の歩き方をみていても、歩行の難しさがよくわかる。幼児が初めて歩くまでの過程、そして老人の足元が不如意になり、やがて歩行不能となる様子、それらは歩くことが至難であると改めて思い起こさせてくれる。

だから人間が生まれてから歩くまでには、じつに膨大な時間が必要となっている。動物は生まれてすぐに歩き始める。人間の場合には、歩き始めるのに約一年もかかる。さらに歩行を安定的なものにできるのは、六、七歳の頃である。歩くという行為が、いかに一生をかけた難行苦行であるのかがわかる。言葉の学習と歩行の習熟にかける年月は膨大なものであるが、これこそ人間たるゆえんであることには違いない。

人間の歩行は、エネルギー効率の高い移動方法らしい。人類学では、人間の進化の過程の第二段階には直立原人があり、第三段階にわれわれホモサピエンスがいる。二本の足で直立して歩くということが、人間の原点なのである。二足歩行の結果として、手が自由になり、道具が発達し、言語や脳が飛躍的に拡大し、人間らしくなった。すべては歩くことから始まったのである。歩くことは、進化のあらゆる可能性を秘めたビッグバンだったのである。その恩恵を受けている我々は、もう一度そのことを思いおこす必要がある。

歩くことが一番の良薬（ヒポクラテス）

医学の父ヒポクラテスは、人の病気を細かく観察しただけではなく、環境や職業との関連についてじつに深く考察していた。彼は、人間の身体活動について「一般的にいって、人間の体の各部分は、もし無理をしないで適応できる範囲でそれぞれの機能に応じて使うなら健康上好ましく、しかも適度に発達し老化を遅らせることができる。しかし、もしあまり使わないでいれば、発達せず病気となり、老化を起こす」と述べている。つまり、適度な範囲で体を使うことが、いかに健康保持や病気予防のために重要であるのかを見抜いていたのである。

さらに彼は「歩くことが、一番の良薬である」といい、歩行の医学的価値を認めていた。医学が科学として体系立てられたときから、歩行と健康の問題はとりあげられていたのである。こう考えてみると、歩くことの効用を述べるなんていまさら、という感じすらしてくる。

歩行不足を解消することで、予防や治療ができる病気はたくさんある。ひとりひとりの健康度が上がり、体や心が若返れば、いろいろな可能性が開けてくる。高齢社会で人びとの活動産が上昇すれば、ボランティアやフィランソロピー（慈善活動）なども一段と開花するにちがいない。高齢者自身が支える活力ある社会になることが、最も大切なのである。

リハビリテーションという分野は、これからはますます重要になっていくし、医療の中で重みを増していくことであろう。リハビリは可能なかぎり早いほど効果があがることがわかっている。理学療法、作業療法、言語療法などのリハビリの基本は、すべてＱＯＬ（生活の質）を上昇させるために重要な分野になってきた。それだけに高齢社会では、日常生活そのものがリハビリとなる風土が求められるにちがいない。

しかし、よく考えてみると、私たちひとりひとりが、そのような状態にならないようにするために、小さなリハビリテーションを行なう必要がある。例えば、二、三日運動不足の日が続いたら、少し決心をしてたくさん歩くという具合である。なにかを基軸にして、不足を早い時期に調整していくことが、とても大切なのである。その点、万歩計の効用はじつに大きい。昨日の歩行の不足量を、今日は埋めておこうという気にさせる威力をもっている。微調整の繰り返しが、健康を形づくっていくものなのだ。

ウォーキングを含め運動の健康づくりに対する効果については、科学的に解明されてきている。精神的な効用についても研究が進んでいる。体験してみるとよくわかるが、歩きながら思索すると、思考が前向きになったりアイディアが湧いてくることがしばしばある。また物事について、全体的にまとめる作業もうまくいくことが多い。歩きながら考えることは、なかなか魅力的な試みなのである。

ラテン語の言葉に、哲学的徒歩旅行というのがある。歩くことによりみずみずしい思索が可能となるからだろう。散歩と思索というのは、昔から非常に相性がいいらしい。文学や政治、宗教など多くの分野でも、歩きながら導き出された成果は数多くある。偉大な思索や発見は、決して書斎の中だけから生まれてくるものではない。一般の人も歩行によって、未知の世界が広がってくることを期待してもいいのではないだろうか。いわば、歩くことは心と体にとって永遠の癒しとなり、創造性の宝庫となるのである。

ウォーキングの時間帯

基本的にはウォーキングは、医師のチェックを必要とせず、誰でもいつでもできる運動である。ただし、慢性の病気をもっている人は、専門家のアドバイスを必要とする場合もある。また、重い病気をもっていなくとも、体調のあまりよくないときは（頭痛、胃痛、吐き気、疲労感が強いなど）、無理しないほうがよい。休息とのバランスがうまくとれてこそ、ウォーキングの効果が高くなる。軽い二日酔い程度であれば、酔いざましに有効であるが、過度の飲酒後のウォーキングは血液の循環がよくなり、かえってアルコールの効果が増強されてよくない。また食事直後なども胃腸に負担がかかり、消化不良をおこしてしまうため、本格的な速歩は好ましくないだろう。

一般的によいとされているのは、食後一時間から二時間後や早朝空腹時のウォーキングである。食後しばらくして血液中の糖分が増加するので、運動することにより血糖値の上昇がある程度コントロールされるメリットがある。とくに糖尿病の人の運動指導には、このあたりが強調されている。

早朝空腹時での運動は、そのような効果は期待できないが、朝の覚醒がよくなり、なんといっても一日のリズムづくりにもってこいだ。一日のスタート時点で気分が爽快であれば、朝食もおいしく食べられ、エネルギーにみちた一日を送ることができる。

準備と仕上げ　ストレッチ

ウォーキングを実行するにあたって、できるだけ手をぬかないでウォーミングアップとクーリングダウンを行なおう。ウォーミングアップはけがの予防になるし、クーリングダウンは疲労からの速やかな回復に役立つ。準備と仕上げの大切さは、年齢を重ねると骨身にしみて理解できる。

歩く前と後の運動としては、ラジオ体操やストレッチが最もよい効果をもたらす。ストレッチは、筋肉や腱を伸ばして体を柔らかくしてリラックスさせてくれるので、スムーズにウォーキングに入りこめる。運動後に行なえば、筋肉にたまった乳酸などの疲労物質を早く取り除き、疲れをとる効果を発揮してくれる。効果的なストレッチを行なうためには、なるべく多くの筋肉へゆっくりと続けることが重要である。ストレッチはあまり反動をつけずにやったほうがよい。伸ばしている間は呼吸をとめないことと、痛みが強い場合には無理をしないことである。やり方を間違えるとせっかくの準備運動で筋肉や腱、筋膜をきずつけてしまう。

とくに重要なのは、アキレス腱やふくらはぎ、そして大腿部のストレッチだ。さらに、下半身だけでなく、上半身も含めてなるべく多くの筋肉のストレッチを行なったほうがよい。ウォーキングが上達してくると、いかに全身の運動であるのかを、体で感じられるようになる。速いスピードで歩くと、ひざや足首への衝撃も当然大きくなる。道路には思わぬ障害物がころがっており、それらにつまずき足首を痛める危険性もある。だから足首やひざを回転させる運動が、故障防止のためには欠かせない。

一日の終わりに疲れた足の手入れを最後の仕上げとして行なえば、万全である。まずは靴下をぬいで足を解放する。入浴（足浴）は、心身をリラックスさせ、足にうっ血した血液の循環をよくしてくれる。さらに、アキレス腱からふくらはぎへと徐々にマッサージするとよい。足の甲や裏も多少痛いくらいもむと、気持ちよく疲労を回復できる。

ウォーキングの強度　有酸素運動

ウォーキングを健康にプラスになる有酸素運動にするためには、心拍数がある程度上昇し、循環器と呼吸器の機能がよくなることをめざさねばならない。そうすれば、脂質や糖の代謝が改善して、生活習慣病の予防へと着実に結びついていく。だから心拍数の上昇をある程度達成することを考えたほうがよい。自分の最大心拍予備能（最大心拍数―安静時心拍数）の五〇％程度を目標にする。また身体が自覚する強度としては、ややきついと感じる程度でよい。

事前に自分の心拍数を調べておく必要がある。心拍数は一般的には上腕の脈と同じであるから、手首の親指側のところにある動脈の拍動数を数えることで代用できる。一分間数えるのは、ちょっと忍耐力がいるので、一五秒だけ計測して、あとは四倍すればそれで十分事足りる。途中で苦しくなってきたら計測して、目標値を超えていたら、即座にやめて回復を待つことにする。運動が行き過ぎると、脈が上がり体に負担がかかるので、そのような習慣をつけて危険な状態にならないようなリスク管理も重要である。もっとも、いちいち脈を数えるよりも、自覚的に苦しいと思う感覚のほうが場合によっては、危険の鋭敏なシグナルになることがある。とにかく苦しくなったら無理をせずに様子をみることを原則にしておいたらよいだろう。

できるだけリスクを小さくして、効果を大きくすることが必要になる。ウォーキングは、低リスクでしかもかなりの効果をあげることができるのであるから、人気が高くなるのは当然であろう。基本を守りながら、自分の体をよく知り、自己管理をしっかり行なうことを、ウォーキングを通じて学習することが大切なのである。

年齢によっても、だいぶそのへんの事情は異なってくる。中高年になると心と体のバランスがとれていればよいのだが、いつまでも若いつもりでいて、ついつい無理をする人が多い。このような人は、必ずといってよいほど、始めてまもなく故障してつまずくことが多い。とにかく、齢をとってくると、体の筋肉も反射神経も鈍くなるので、それなりの準備状態が必要になる。

歩き方

いろいろ本に「正しいウォーキングの方法」が書かれているが、

あまりスタイルにこだわらなくてもよいと思う。自分にあったやり方があるかもしれないし、いきなり教科書的な方法をとると、かえって体に負担がかかり、調子をくずしてしまうこともある。しかし、基本的なところは押さえておかなければならないので、つぎの点だけは最低留意しておくべきだろう。

姿勢　歩く姿勢が悪いと、さまざまなところに余分の負担がかかり、かえって体の機能を損なってしまうことがある。背筋を伸ばして、ややあごをひいてまっすぐ歩くこと。歩幅は通常より大きめにとり、スピードもいつもより速くする。着地はかかとでなければならない。かかとで着地して、足の裏全体に体重をのせてつま先で蹴り出すようにするのが、一つのサイクルになる。少しなれてきたら、スピードをあげてみる。腕を九〇度近くまで曲げて、少し意識をして前後に振ってみると、ウォーキングのテンポやリズムをつかむのがうまくできるようになってくる。

良くない歩き方とは、背中が曲がっていて姿勢が悪かったり、内股や外股に歩いたり、ひざを曲げたまま足を引きずったり、蹴りが不足したりすることである。いずれにしても、正しい歩き方は、整然としていて、一見しただけですぐわかるものである。

正当なウォーキングでは、両手の振りを十分行なうことが、定型となっている。このへんが通常の歩行と健康ウォーキングの違いとなっているところだ。健康ウォーキングは下半身のみならず上半身でも歩く、つまり全身運動としての意味がとても大きい。ことさら、大げさに手を振って歩いている姿は、いかにもウォーキングをしているようにみえ、なにやら最初は気恥ずかしくてできないかもしれない。また、初心者ではこれをいきなりやると、腕や肩が非常に疲れるし、足とのバランスがうまくいかず、ぎこちなくなってしまう。だから、ある程度習熟してから、本格的なウォーキングをめざしたほうがよいだろう。私などはいまだに、手の振りを大きくとるのは苦手で実行できていない。

歩くスピード　まず、いつもより若干速いテンポで歩いてみる。ふつう、成人の歩行スピードは時速四km程度である。速いほど負荷は大きく、運動上のメリットがあることは事実であるが、いきなり時速六kmで歩けといってもおいそれとできるものではない。やはり、自分のペースにあわせて少しずつスピードアップしていくのがよい。スピードと歩幅はある程度比例して上昇する。どんなに一生懸命歩いてみても、せいぜい一時間に八千歩ぐらいしかいかない。そして、これ以上遠く歩く必要などさらさらないのである。ウォーキングシューズでも、いきなりこんなスピードで歩くと、すぐに靴擦れができてしまう。健康にプラスにするためには、このあたりが限界と思われる。

一方、歩くことだけに一生懸命になってしまって、一心不乱というのもいかがなものかと思われる。四季の移り変わりや景色の変化を十分堪能し、頭の訓練のためには、あまり速いスピードでは無味乾燥なウォーキングになってしまう。せいぜい時速五km程度が、文化的なメリットと健康上のメリットの両者をうけることができるほどよいスピードではないかと個人的には考えている。

土や草の上を歩くことをとりいれる

歩き方や歩くスピード、そして歩くコースによっても、使用する筋肉はそれぞれ多少ちがってくる。階段でも登りと下りでは、使う筋肉が異なるし、二段ずつ登ればそれなりに体力がいる。いずれにしても、単に歩くといってもさまざまなメニューを用意しておいたほうが、全身の筋肉をなるべく多く使うことになるし、健康上好ましいということである。

都会では、ほとんどがアスファルトの上を歩くことになるので、足に炎症がおこりやすい。そこで、なるべく公園など土や草の上を歩くことをとりいれたほうがよい。足への負担が少なくなるし、自然と接触する機会は増える。興味の対象も広がり、脳細胞の活性化が亢進する。

気候や天候も大変重要である。炎天下の舗装道路は、照り返しが強く、とてもしんどい。日射病になる危険があるし、脱水状態で思わぬ事故にみまわれることがあるかもしれない。こういう気候条件のときは、緑の多い公園内を歩く程度でよしとする。

服装、靴など

ウォーキングを成功させるためには、服装、靴、靴下、水分の補給など、道具の準備も大切である。

服装　本格的なウォーキングではできるだけ軽装を心がけたほうがよい。ウォーキングによって体力・持久力がついてくると、基礎代謝が上昇し、寒さを感じにくくなる。私の場合、十分歩き込んで初めて迎えた冬には、体の基礎代謝が上昇し、あまり寒さを感じなくなった。通勤など日常生活の中で歩く場合でも、できるだけ軽装にする。私は、冬でもコートなしで過ごしてみた。東京の冬は、コートなしでも過ごせるものである。逆に、満員電車のなかでコートを着ていると、暑苦しくて体調が悪くなりそうである。冬はコートを着るという、観念にとらわれていただけのような気がする。健康であれば、なるべく薄着で頑張って鍛えるほうが、体にはよいというのは、昔からいわれているとおりだと思う。

靴　通勤用のウォーキングシューズが、多くのメーカーから発売されている。足を包み込んでいるアッパーの部分とソールにポイントがあるが、とにかく、はいて歩いてみることによって、違和感がないかどうかをチェックすることは最低限必要である。最近では、個人の足型の測定などができるので、自分の足にあった靴を選ぶこともできる。靴底は、着地時や蹴り出しのときの衝撃を和らげるために、ほとんどがゴムでできている。衝撃に対して変形しやすいが、度が過ぎると安定性を欠いてしまうので、そのへんのバランスが靴の製造技術にとって最大のテーマとなっているようだ。

通勤用のウォーキングシューズの外見は、普通のビジネス用のものとほとんど変わらないので、違和感はなく使用できる。私も、もっぱら通勤用のウォーキングシューズを愛用している。

足にあわない靴をはいていると、負担が足の一部にかかり、そこにマメやタコができる。いかに人間の体がデリケートであるのかがよくわかる。また、歩き方でも、足に余分の負担がかかることがあるので、正しい歩き方を身につけることも大切である。歩きならした靴の裏の磨耗の仕方をみれば、その人の歩き方の特徴や良し悪しがわかるものである。正しい歩き方は、かかとの外側から着地してつま先の親指がわでけり出していくのであるから、靴底の減り具合は、かかとの外側部とつま先の内側がよけいに減っていれば、まずまず大丈夫ということになる。靴の外側部だけが減っているようであれば、がに股ということになるし、逆に内側だけが減っていれば内股歩きということになる。悪い歩き方をしていると、腰によけいな負担がかかるし、姿勢へも影響し、体全体にひずみがおこり、さまざまな症状の原因にもなる。

『医者が試したいちばん手軽な健康法』（農文協）

渡辺厳太郎　医学博士　さくら銀行（現・三井住友銀行）日比谷健康センター長。順天堂大学医学部、新潟大学医学部、ボストン大学付属疫学研究センター、慶応大学医学部等で学ぶ。さくら銀行日比谷健康センター長のかたわら早稲田大学社会科学研究科大学院修士課程修了。日本産業衛生学会指導医、日本内科学会認定医、新潟大学医学部非常勤講師、慶応大学医学部客員講師。著書に、『医者が試したいちばん手軽な健康法』（農文協）、『寿命　ここまできた健康科学』（桐原書店）など。

BUTS症候群
夏の冷え対策

この頃「のどが痛い」・「体がだるい」・「やる気がない」とか感じていませんか？

もしかしたら、それは「無自覚性両側耳管狭窄症（BUTS《バッツ》）」の諸症状かもしれません。

身体を冷やす環境に身をおくとなりやすいのです。

今回は **夏の冷え対策** を考えましょう。

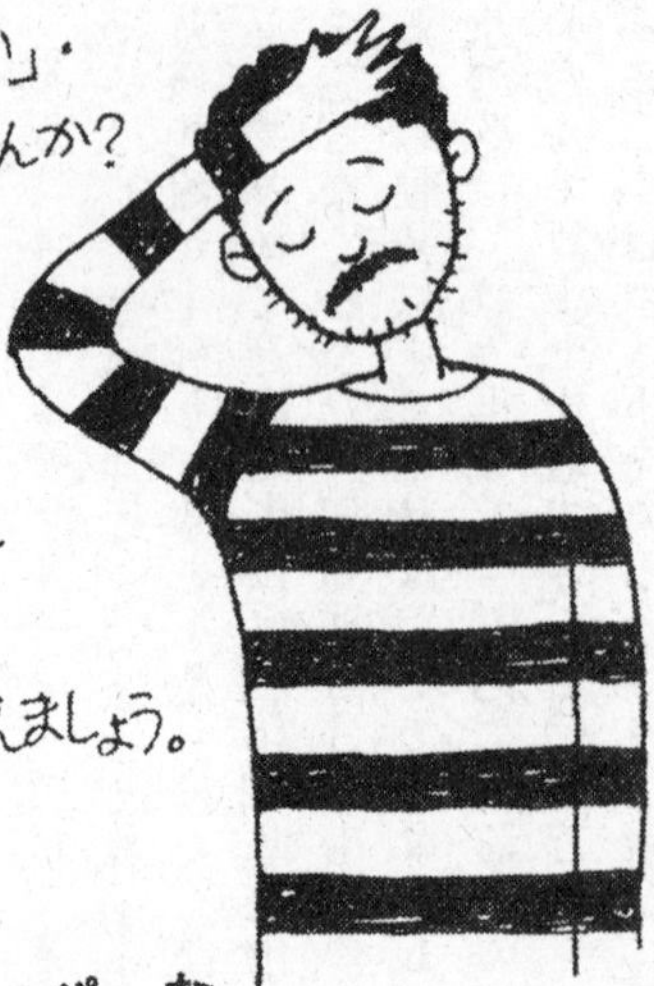

夏場は、通勤電車・職場・スーパーなど、どこへ行っても冷房が効いていませんか？クーラーの風は必要以上に身体を冷やしてしまうのです。
特に就寝中のクーラーが問題です。

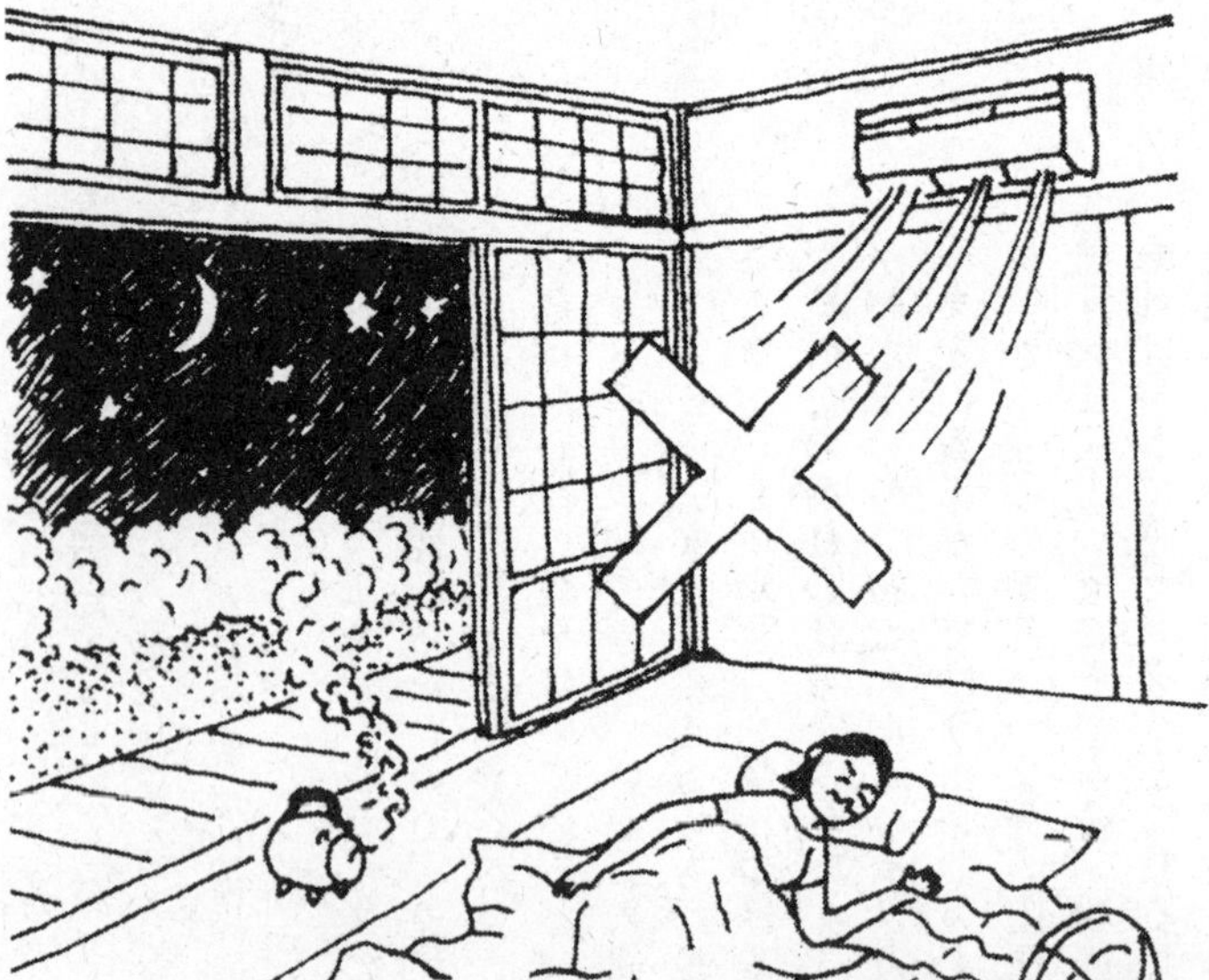

睡眠中に身体を冷やすと冷たい血液が脳の視床下部に達し、脳の中枢は体温を保つため筋肉をふるわせ、熱を発生させます。

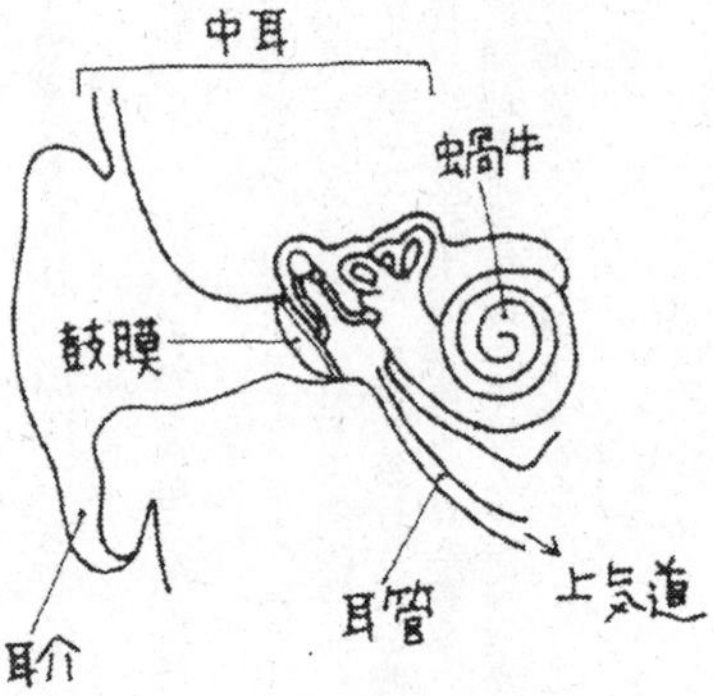

▶BUTS（バッツ）とは？
上気道の炎症によって、耳管が粘膜で狭くなる状態を「耳管狭窄症」といい、片耳に発症すると不快感がありますが、不思議なことに両耳に起こると耳閉感の自覚がないのです。それを「無自覚性両側耳管狭窄症」といいます。

睡眠中は、代謝も抑制され無防備な状態になっており、扇風機や外気の風にさらされれば抵抗力が著しく低下して簡単に上気道炎症を引き起こしてしまいます。

寝るときには窓を閉め、冷房は止めましょう。汗をかいて、身体がもっている体温調節能力にまかせましょう。

「でも、寝苦しい…夏の夜は！」という方の対処法はこちらです。

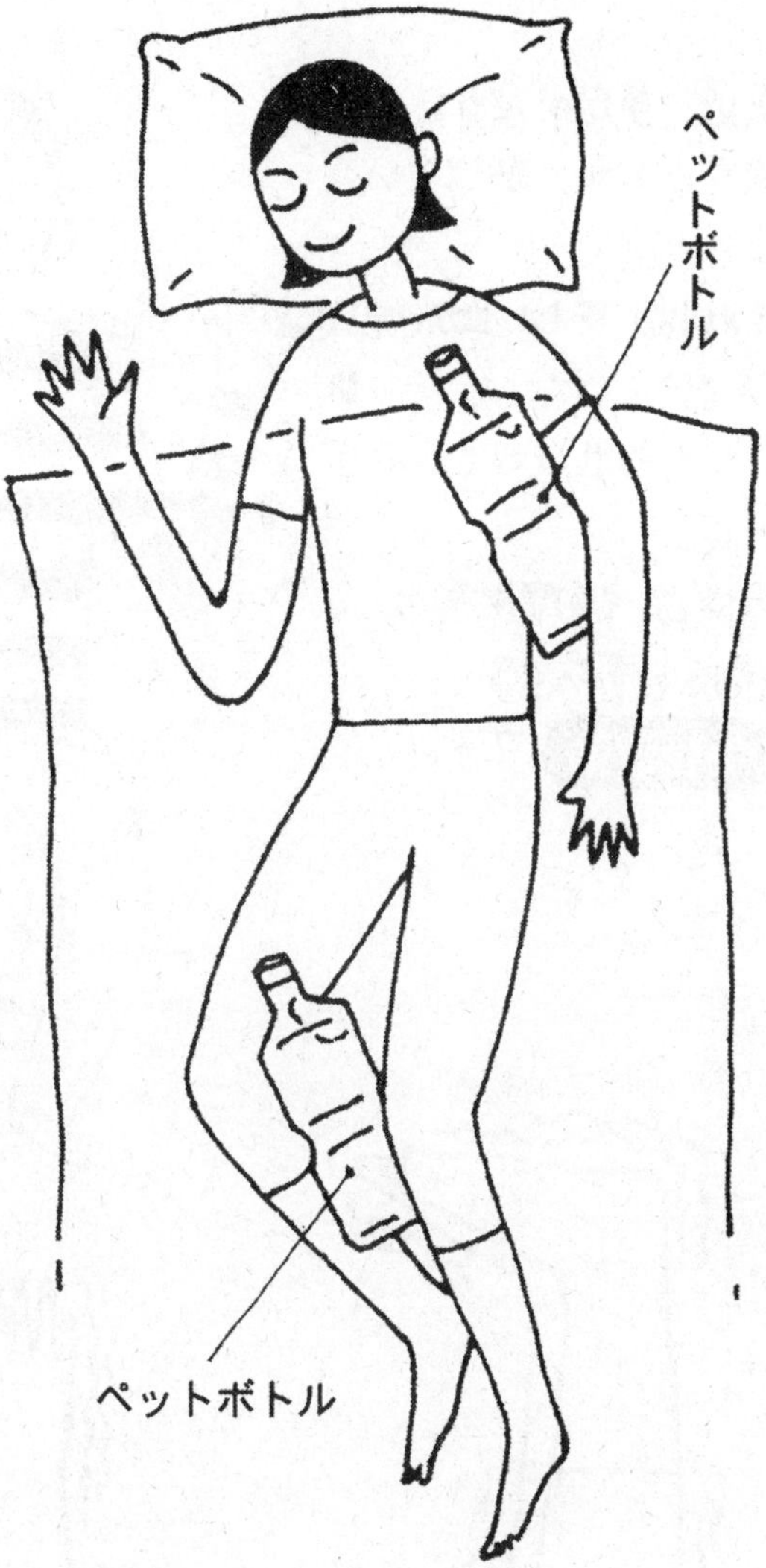

●２ℓのペットボトルに水道水を入れ、そのまま足や脇の下などに当てて寝ます。

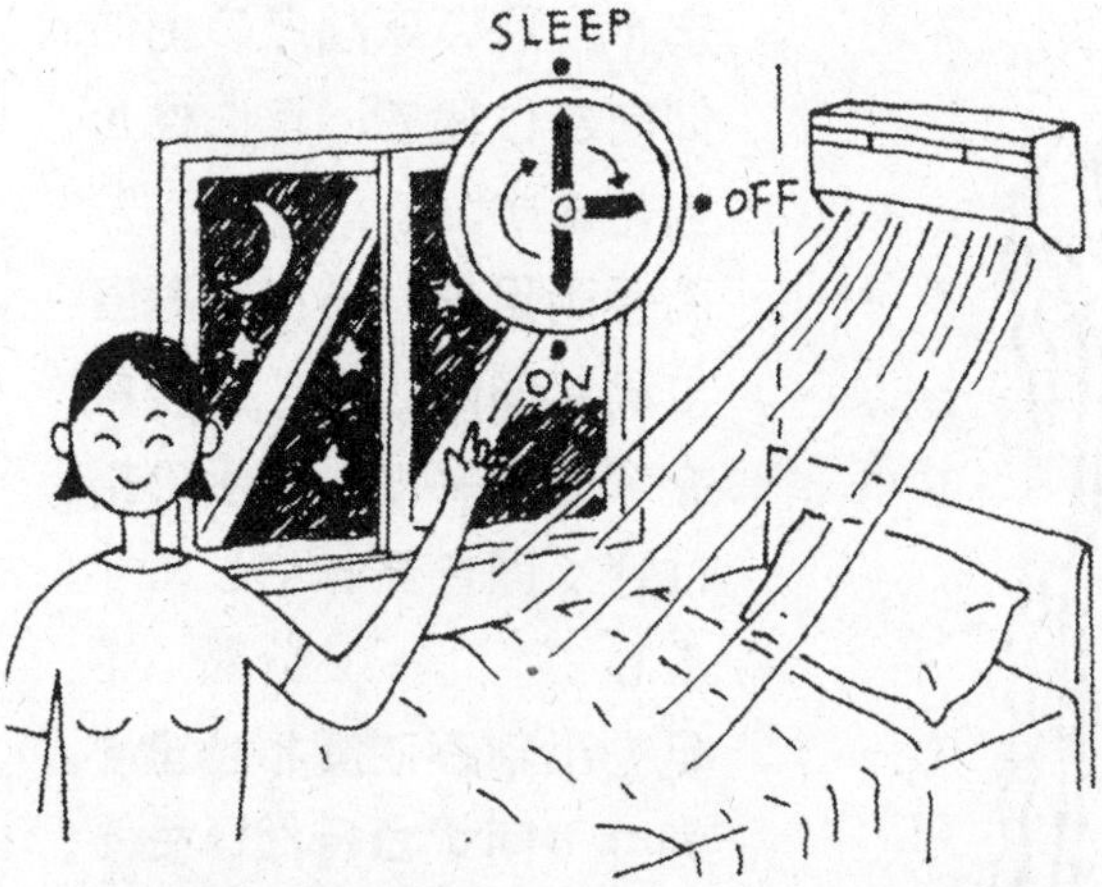

●就寝30分前にクーラーをつけて部屋や寝具を冷やし、就寝後15分以内にクーラーを止めましょう。

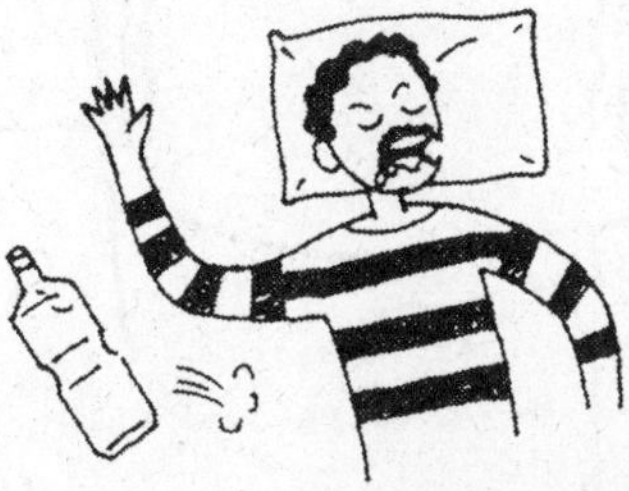

以前、飯島もクーラーをつけたまま寝ていましたが、朝起きると体がだるかったりしたので、自然と窓を閉めクーラーを止めました。このペットボトル法は、ひやっとして気持ちよく寝てる間にどこかに蹴飛ばされてしまうのがよいらしいですよ。

詳しくは、
高橋文夫『あなたもBUTS
（バッツ）症候群？』
（農文協発行、定価1,400円）

をご覧ください。


（絵と文・飯島満）

血の循環をよくする 毛管運動

最近、手足がだるいとか、冷たいとか、感じていませんか？
それは、正しい血液循環ができていなくて うっ血しているせいかもしれません。
今回は、循環器系の諸病を予防する **毛管運動** です。

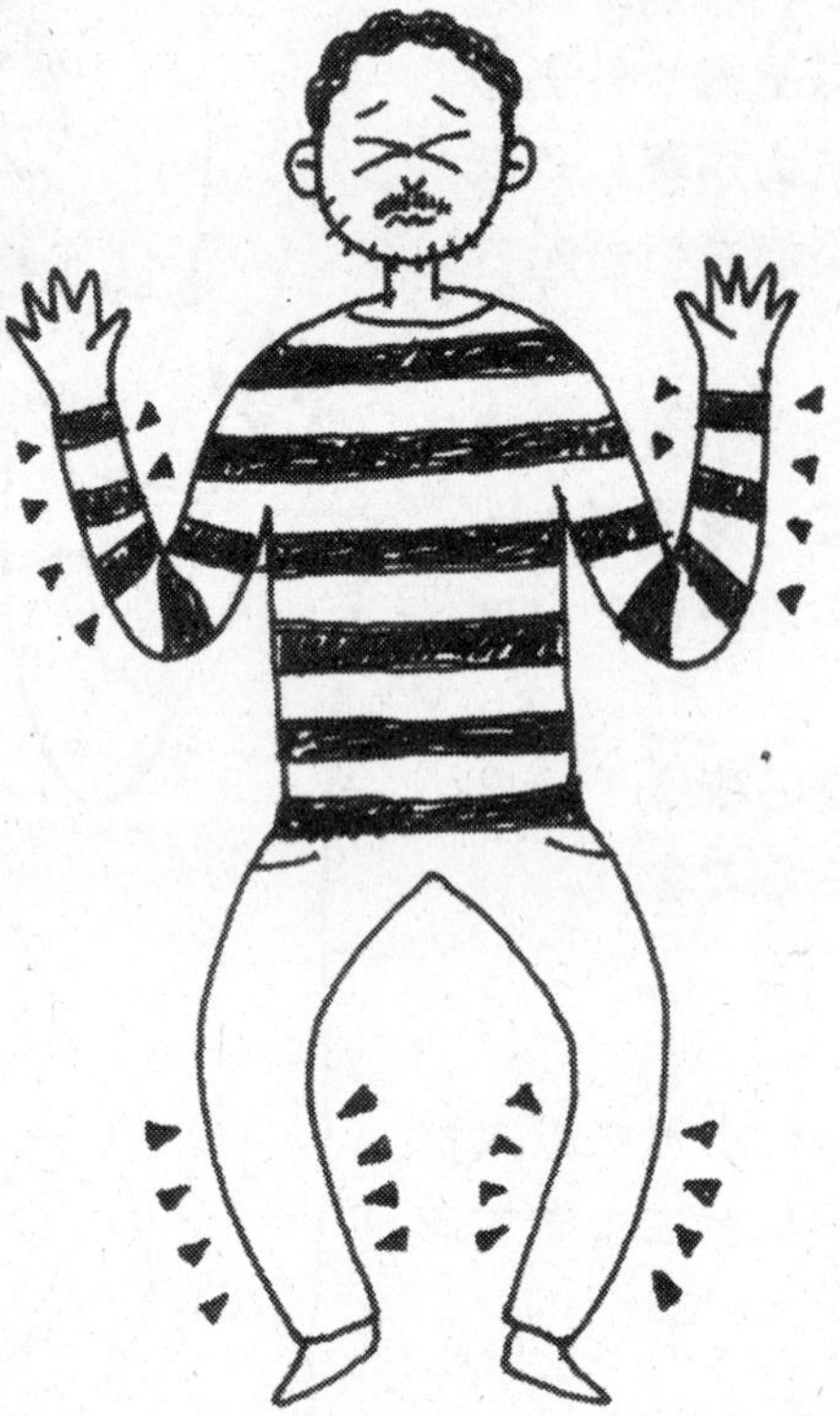

まず、堅い床などの上に、仰向きに寝て、首に枕を当てます。
両手両足をなるべく垂直に高く伸ばして、足の裏を床と水平にし、手の指は軽く開き気味にします。
そして、１～２分間、手足を小刻みに震わせます。
朝夕１回ずつ行ないます。

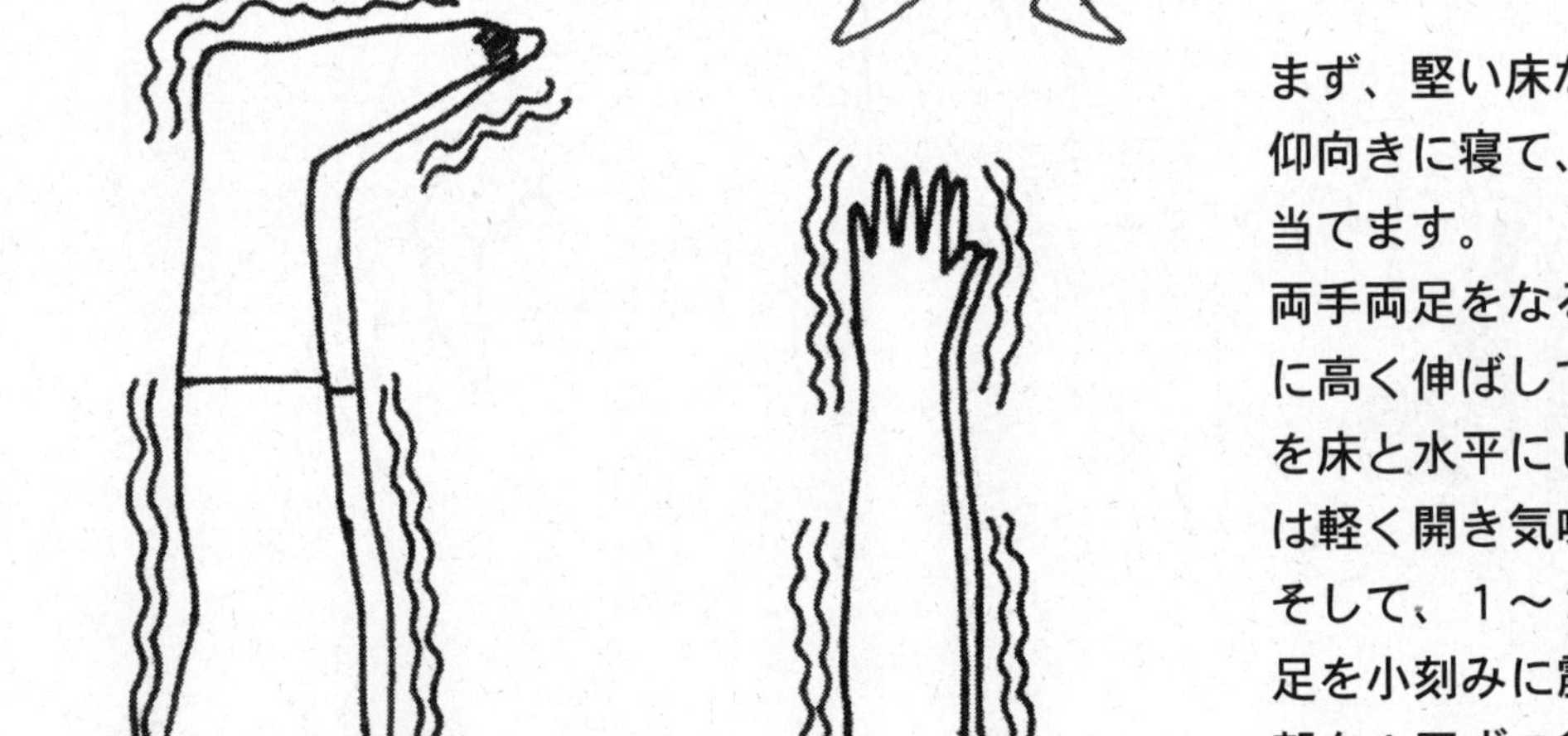

手足の静脈内の血液は、重力と微振動によって迅速に下がって心臓に戻り、肺によって浄化され、酸素と栄養が豊富な動脈血液となって全身にまわっていきます。

人間は直立歩行をするようになってから、正しい血液循環ができにくくなっています。たとえば血液循環は手と足で1分の差が生じ、血液が心臓で擾乱しているそうです。

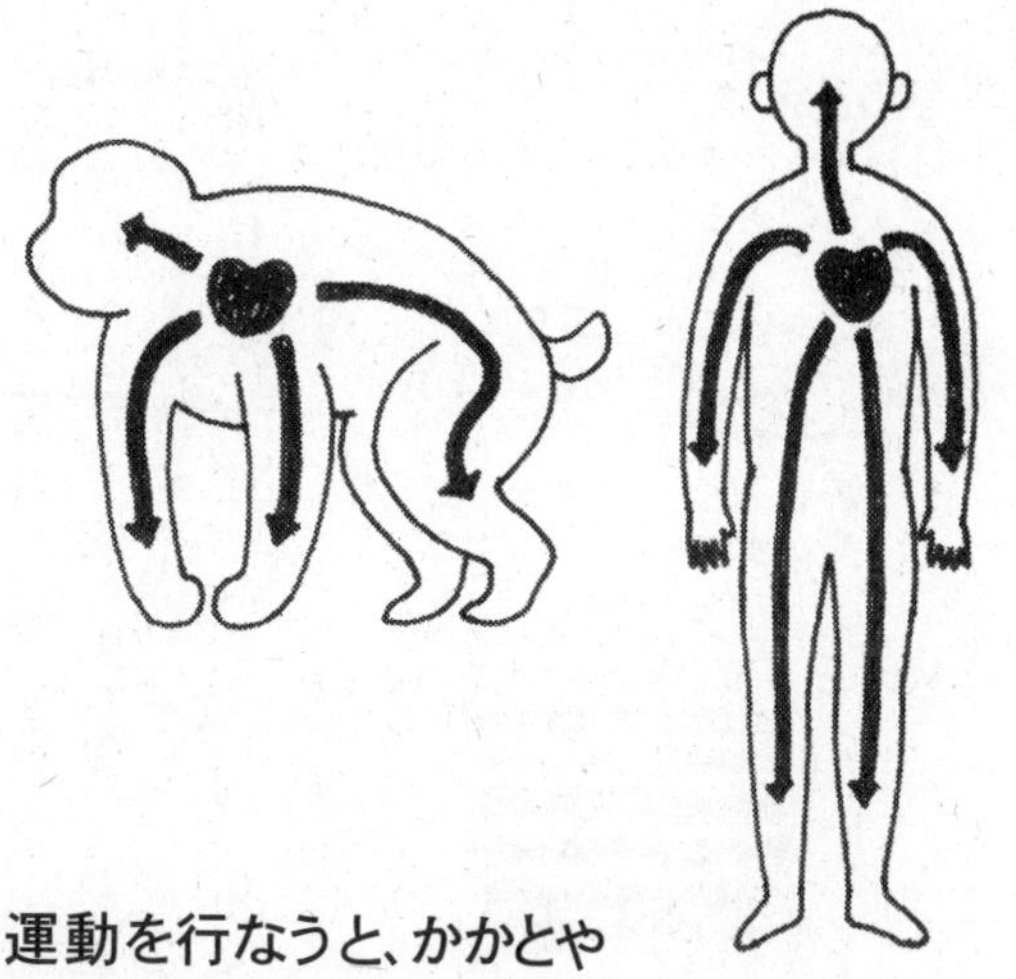

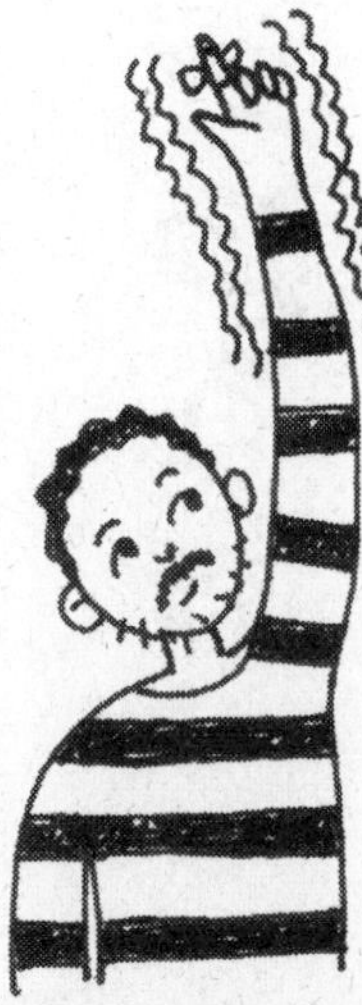

さらに足先や指先の円運動を行なうと、かかとや手首の関節が柔軟になります。手足を垂直に挙げたまま、かかと・手首を動かさないようにして、拇指で円を描くように内回り外回り15〜30回ずつ回します。

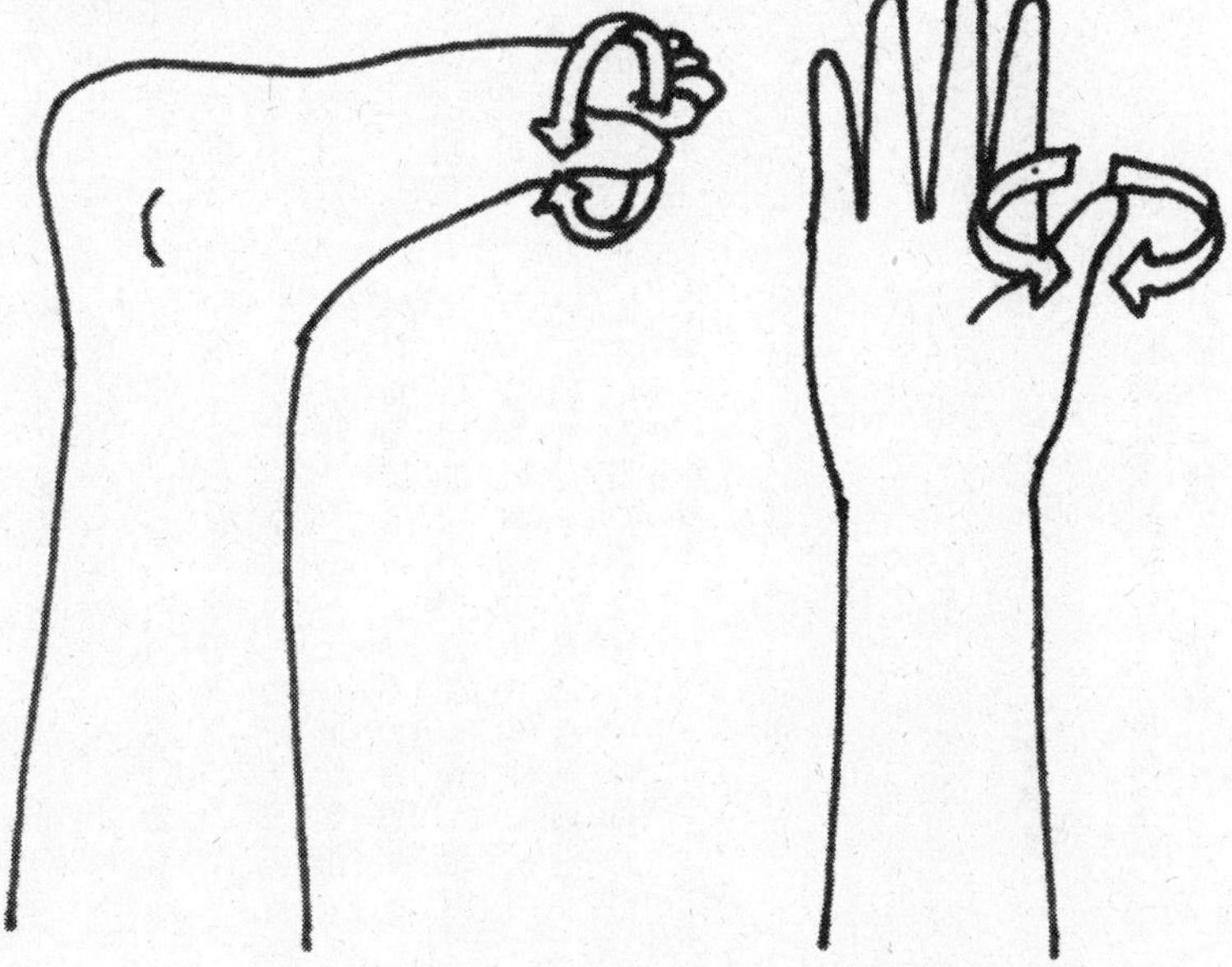

手足の負傷を早く治したいときにも毛管運動は有効です。血が飛ばないように軽く包帯をして、1分半ほど微振動すれば血も止まり、傷が早く完治します。

詳しくは、
西勝造著
『原本・西式健康読本』
（農文協発行、定価1,400円）
をご覧ください。

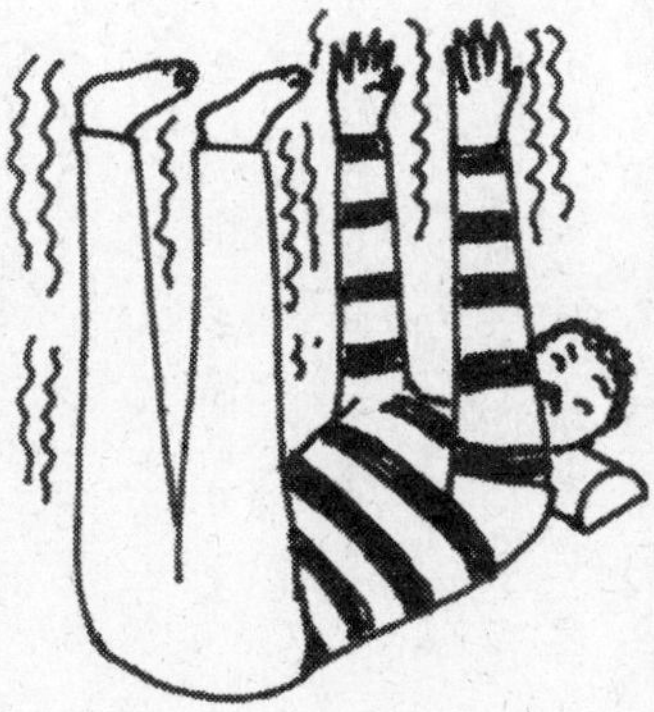

手足を2分も振っているのは、結構つらいですが、毛管運動の後は身体が熱くなるような気がして、ちょっといい運動をした感じがします。

（絵と文・飯島満）

あっちの話こっちの話

菜の花を一日一回食べたら、花粉症に効く

沖津由子　青森県横浜町

花粉症というのは、かかったことのある人でなければ、この苦しみはわからないと思う。私もひどいときは微熱が続き、両方の鼻がつまって、夜も眠れなかった。鼻水が出て鼻栓をしても間に合わないぐらいのときもあったり、声が出なくなったときもあった。

風の強い日などは、とっても外に出られない。マスクをしていても顔がバンバンにはれたこともある。農作業をするにも、眼鏡をかけているので、マスクをしていると、曇って仕事にならない。春先になると、本当にゆううつな毎日を送っていた。

青森に嫁いできて数年後、『現代農業』に「花粉症に菜花が効く」と書いてあった。春先にとう立ちするふきのとうや白菜、大根、菜種、ほうれん草などの花茎（つぼみ）を食べると、花粉症に効果があるという。もう嬉しくて、「少しでも軽くなってくれれば」と、すぐに食べ始めた。わが家では搾油用菜種を栽培していたので、雪解け後、家の近くの畑から太めのものをとってきた。

そのままでは、少し苦味というか青っぽい味がするが、からしマヨネーズなどであえて食べている。中学生や高校生になる子供たちも一緒によく食べる。毎食は食べられないが、少し多めにゆでておくなどして、一日一回以上は食べるようにした。

食べ始めて最初の一～二年は「少しらくになったのかな。でも今年は杉花粉の量が少ないのかも」と半信半疑だったが、三～四年と食べてきて、「絶対、菜花は花粉症に効いている」と思った。科学的な根拠はないが、ぜひみなさんにも試してもらいたい。ビタミンEが豊富な菜種油をつくる菜の花だもの。身体に悪いわけがない。

二〇〇六年三月号　絶対に花粉症に効く

菜の花漬け

材料　3～4分咲きの菜の花、塩（花の重さの4.8％）

①菜の花をよく水洗いし、ざるにあげて水を切る。
②菜の花と塩を交互に入れて漬け込む。
③5日ほどでできあがり。冷凍保存する。

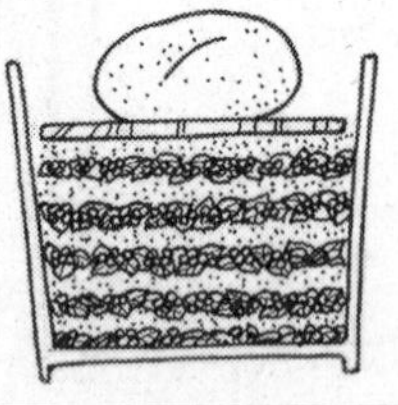

虫歯にもよもぎ

初鹿真樹

長野県天龍村の中井侍集落は、お茶の産地です。傾斜のきつい土地で、山に張り付くようにお茶畑や家々が点在する美しい地。ここで生まれ育った宮沢和己さんから聞いたお話。

虫歯で歯が痛くなったときは、よもぎの葉がいいとのこと。よもぎの葉っぱをよく噛んで、よもぎの汁を口の中に充満させます。どんなに痛い虫歯でも、一発で痛みが治まってしまうそうです。

これまで『現代農業』でも、よもぎの効能は何度も記事になっていますが、『新ヨモギ健康法』（農文協）でも知られる大城先生曰く、「よもぎは究極の薬草」だとか。

虫歯になるのは本当にいやですが、なってしまったらぜひ試してみてください。

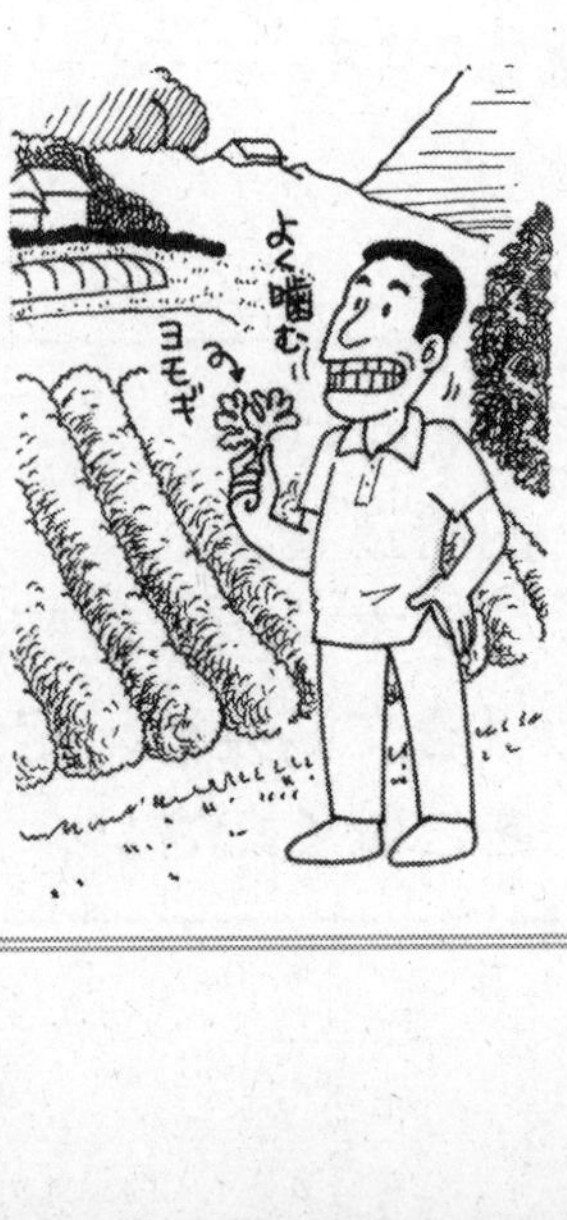

二〇〇一年八月号　あっちの話こっちの話

Part 3

医食同源　食べもので健康

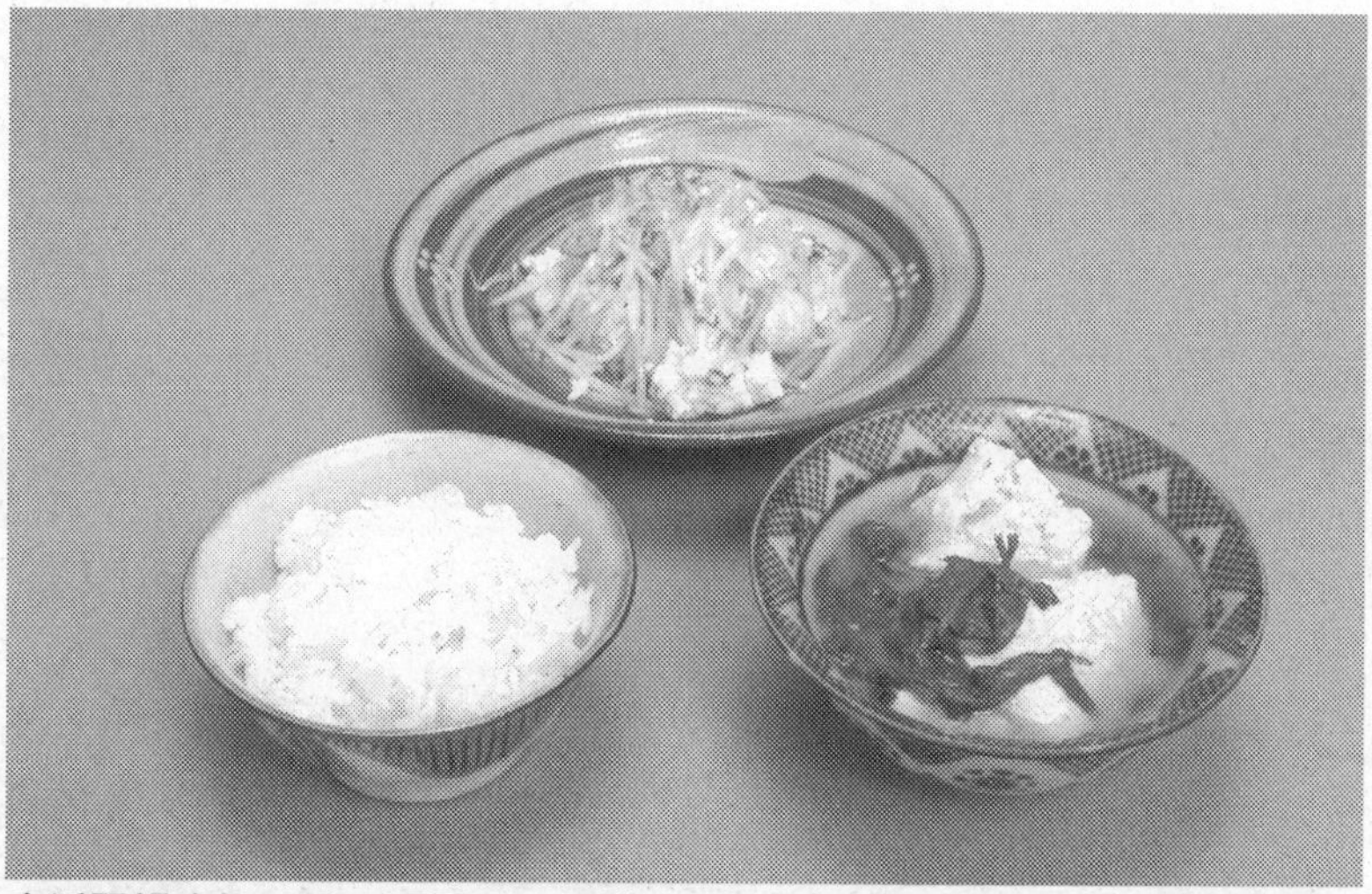

生活習慣病の一番の原因は、肥満といわれている。現代は、「腹八分に医者要らず」（英語ではLight suppers make long life.）という格言が、もっともあてはまる時代ではないだろうか（もちろん世界には、貧困のために栄養が不足している人々も多くいる）。写真は、長寿県沖縄のかつての日常の食事。ごはん、もやしのちゃんぷるー（豆腐との炒めもの）、えん菜の汁もの。

（秋の夕食　那覇市　撮影　嘉納辰彦　『聞き書き沖縄の食事』）

鍋の中の凝縮した小宇宙

陰陽調和料理

適切な塩分やカロリーの
摂取、一日30品目など
「バランスのよい食事」が
大切とよく聞きます。
今回は東洋的発想
から生まれた。
陰陽調和料理を
紹介します。

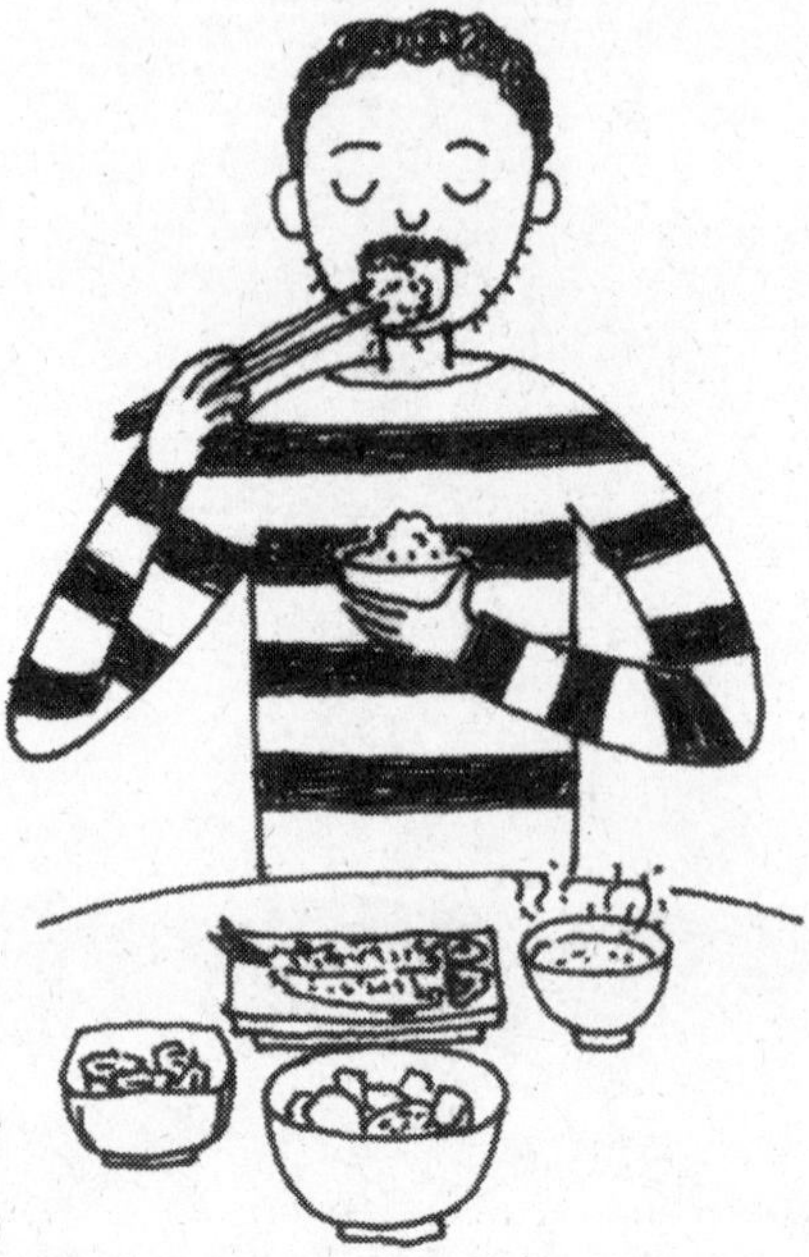

基本は鍋の中に、旬の素材（自然の生命）を「陰」のものは下に、「陽」のものは上に重ねて凝縮し、火のエネルギーの力を受けて調和のある旨味の小宇宙をつくることです。

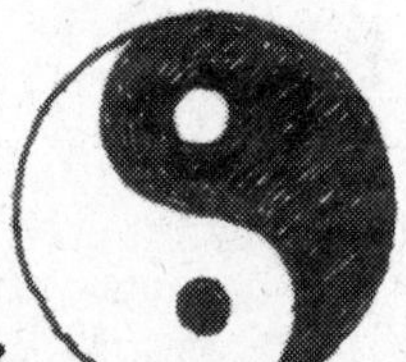

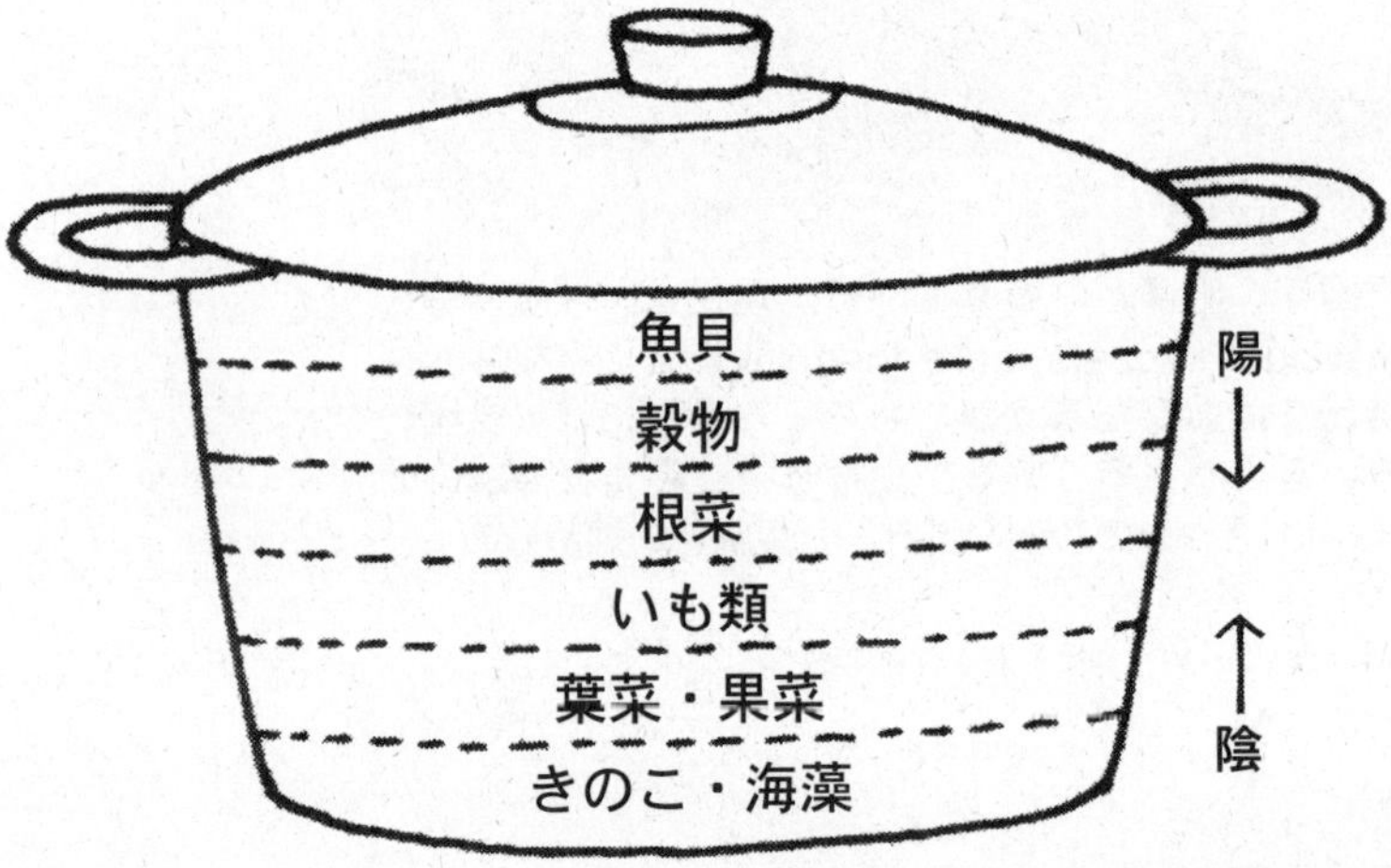
魚貝
穀物
根菜
いも類
葉菜・果菜
きのこ・海藻
陽
陰

宇宙における
すべての現象は陰と陽という
エネルギーの引き合い反発しあい
によって生み出されています。
陰と陽の調和した生活と
食事が健康につながるのです。

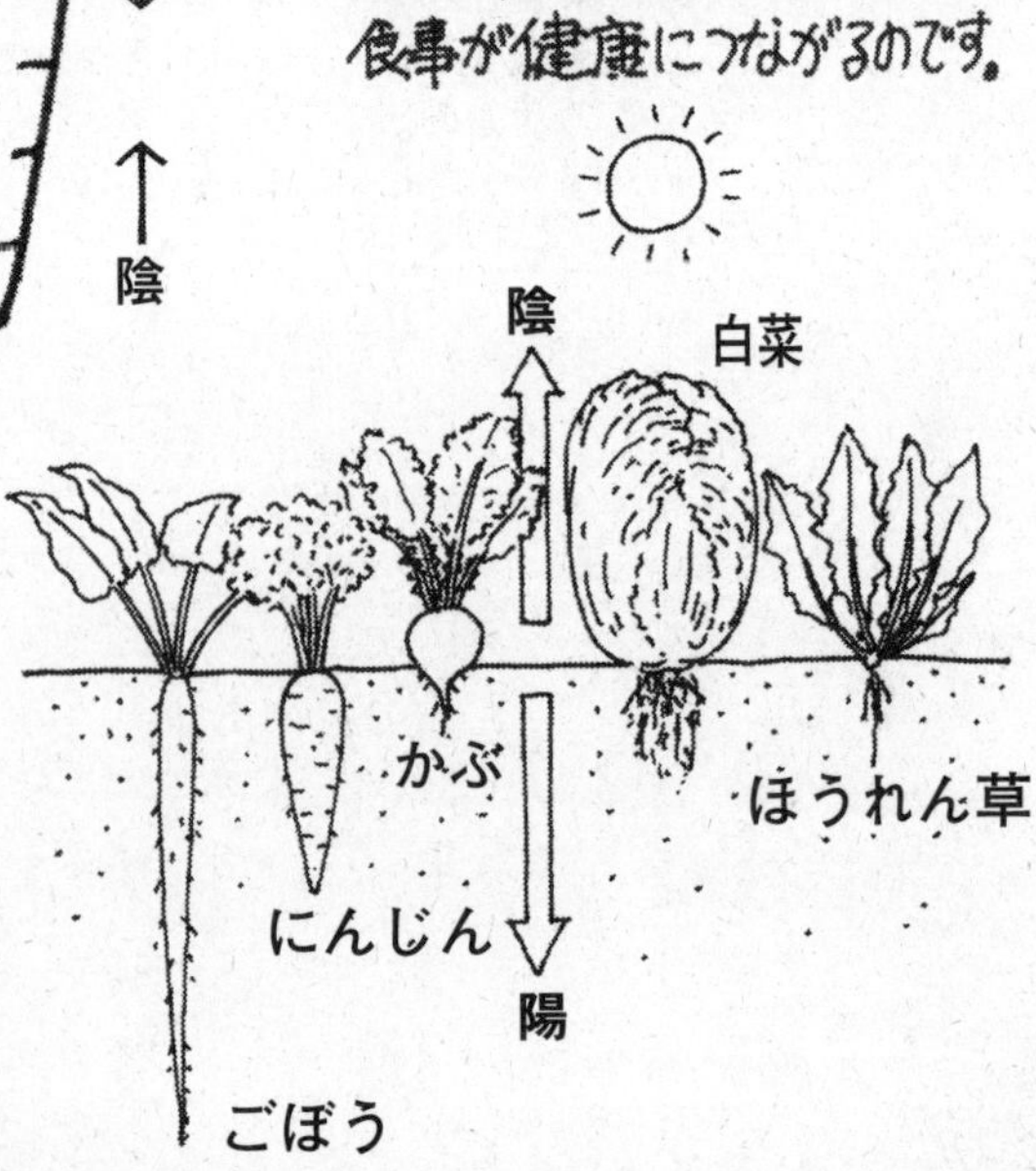
陰
白菜
かぶ
ほうれん草
にんじん
陽
ごぼう

陰の素材は天に向かって伸びていく遠心的な力があり、身体を冷やす性質をもっています。

陽の素材は大地に向かって伸びる求心的な力があり、身体を温める性質をもっています。

それでは、具体例として秋から冬にかけての「筑前煮」です。

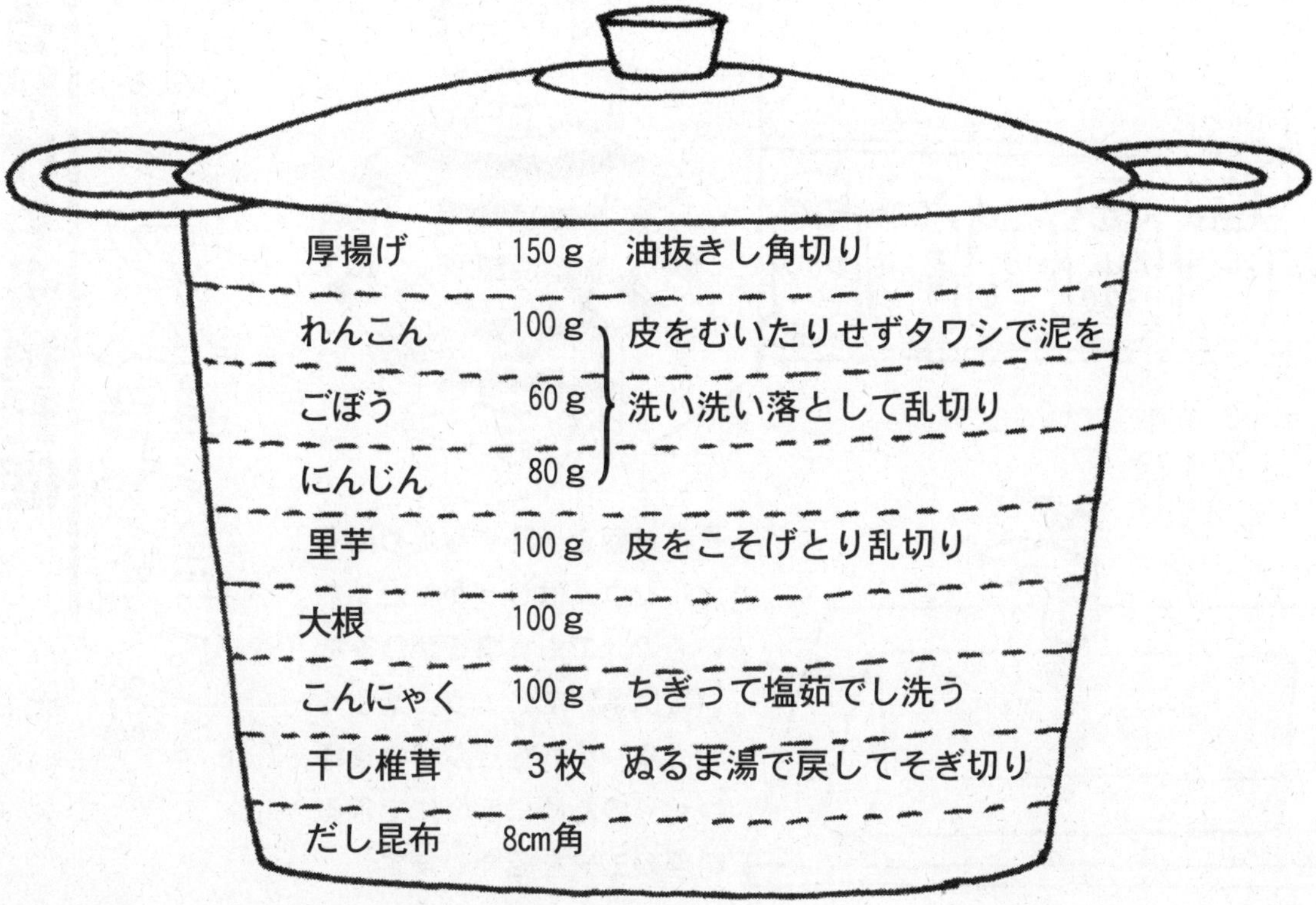
厚揚げ 150ｇ 油抜きし角切り
れんこん 100ｇ
ごぼう 60ｇ
にんじん 80ｇ
皮をむいたりせずタワシで泥を洗い洗い落として乱切り
里芋 100ｇ 皮をこそげとり乱切り
大根 100ｇ
こんにゃく 100ｇ ちぎって塩茹でし洗う
干し椎茸 3枚 ぬるま湯で戻してそぎ切り
だし昆布 8㎝角

❶図のように、具をまんべんなく広げて積み重ね、干し椎茸の戻し汁１カップを加え、鍋のふたをして中火で煮ます。
❷香りがして野菜が八分どうり煮えたら醤油大さじ３～４杯を水１カップで割ったものを２～３回に分けて加えます。ここから、しゃもじで具を混ぜて煮含めます。
❸味が整ったら一番下にいんげん30ｇを入れ、色よく仕上げます。

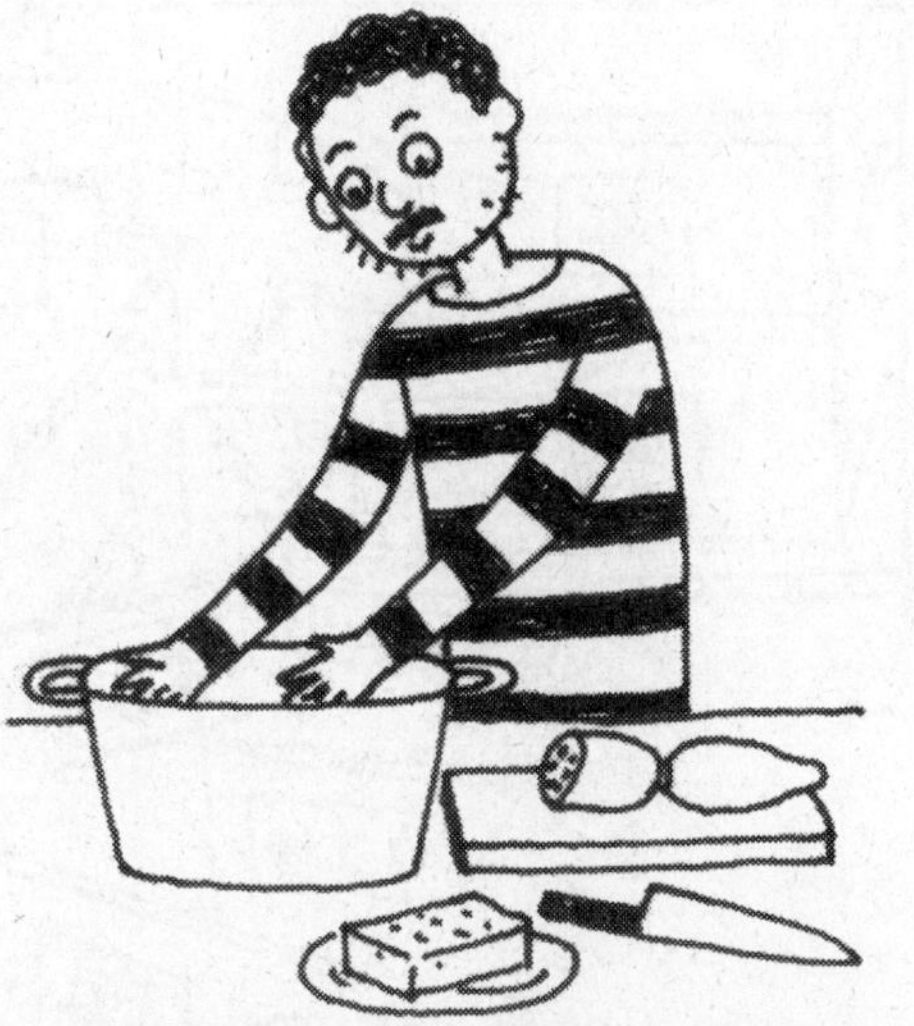

これは順番に切って重ねていくだけなので手間いらずで簡単です。
それにみりんも砂糖も入れてませんが意外と甘味があるんです。それぞれの具の味もよく出ています。

詳しくは、
梅崎和子『陰陽調和料理で健康』
（農文協発行、定価1,630円）
をご覧ください。

（絵と文・飯島満）

治る防げる骨粗鬆症

カルシウムキッチン

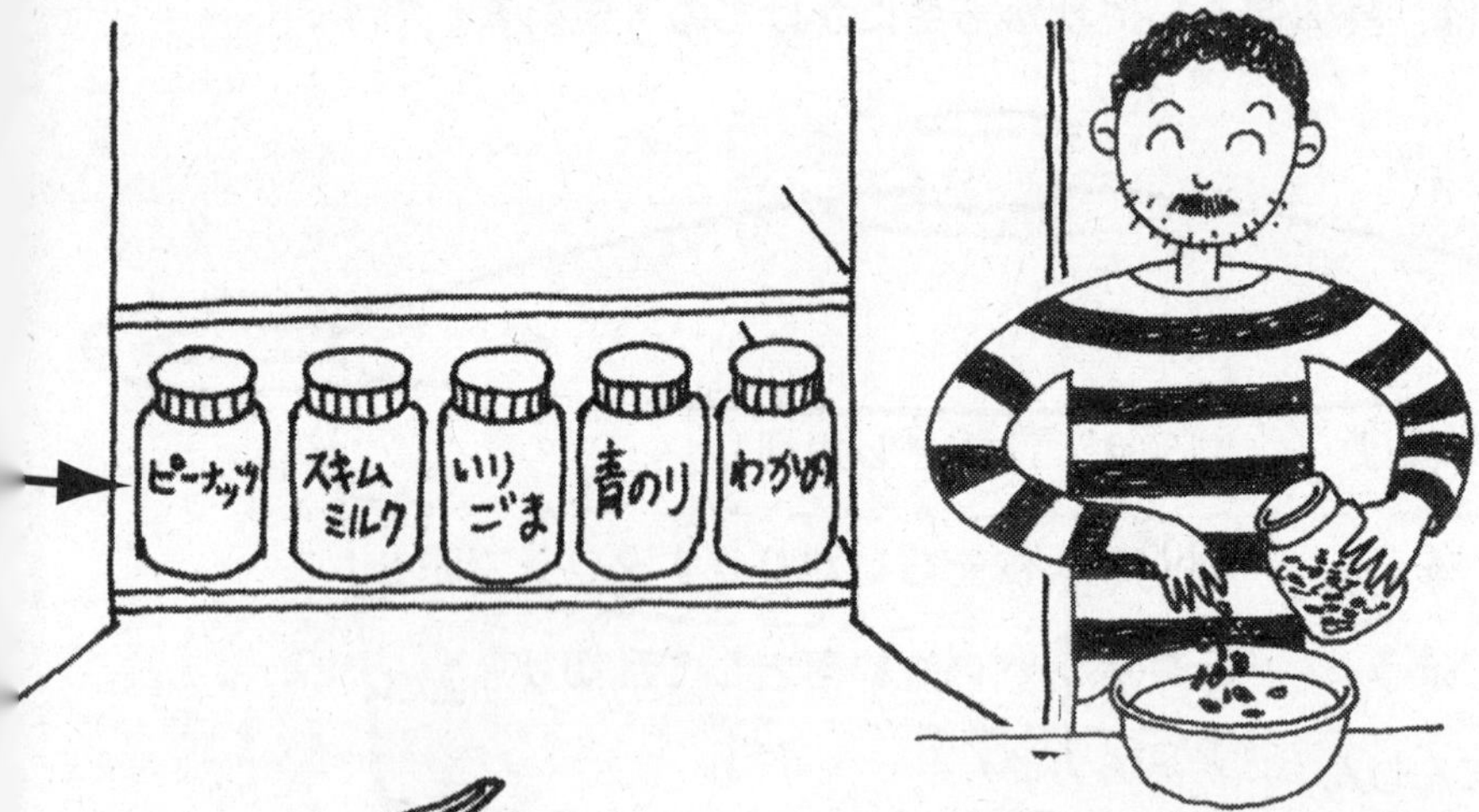

骨粗鬆症を予防するためにもカルシウムはしっかりとりたいもの。でも食事を楽しみたい方は多いでしょう。楽しくてカルシウムたっぷりの食卓づくりのために手軽にできる料理の工夫を紹介します。
　カルシウムキッチン　にチャレンジです。

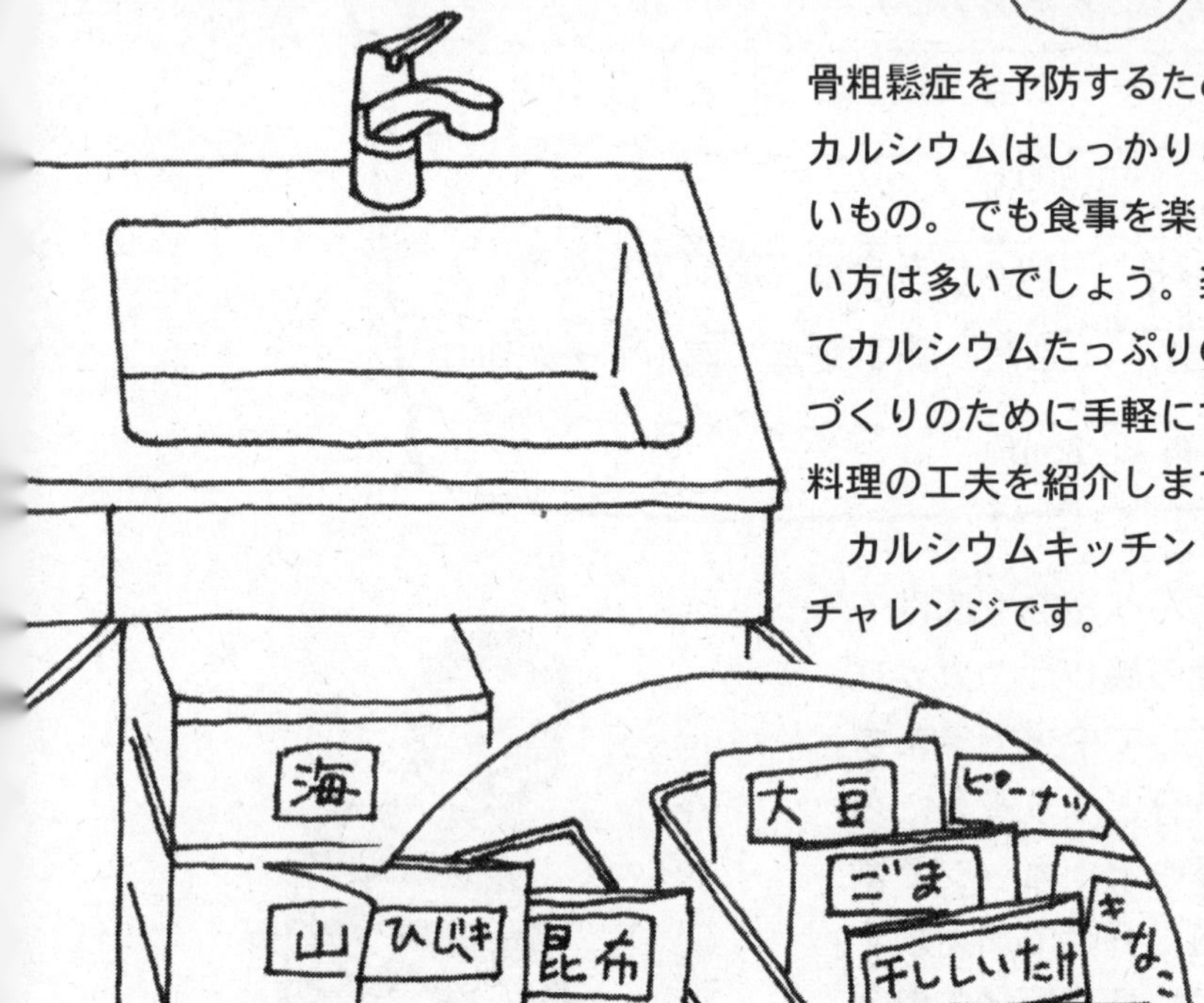

献立を考えるときに、カルシウム食品が足りないからといちいち買いに行くのでは大変です。キッチンにいつも揃えておきたいものですが、ちょっとした工夫で保存も楽にアイデア料理も多くなります。

流しの下の空間を利用して中の見えるカラーボックスに海のもの、やまのものなどとまとめて入れておくと重ねておけて場所をとりません。

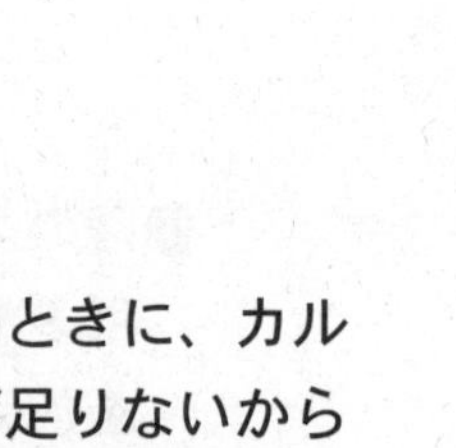

スキムミルクは、利用度が高い。スープやコロッケなどにいれたり、みそ汁に入れても思いがけずおいしい。もちろん紅茶にも入れましょう。

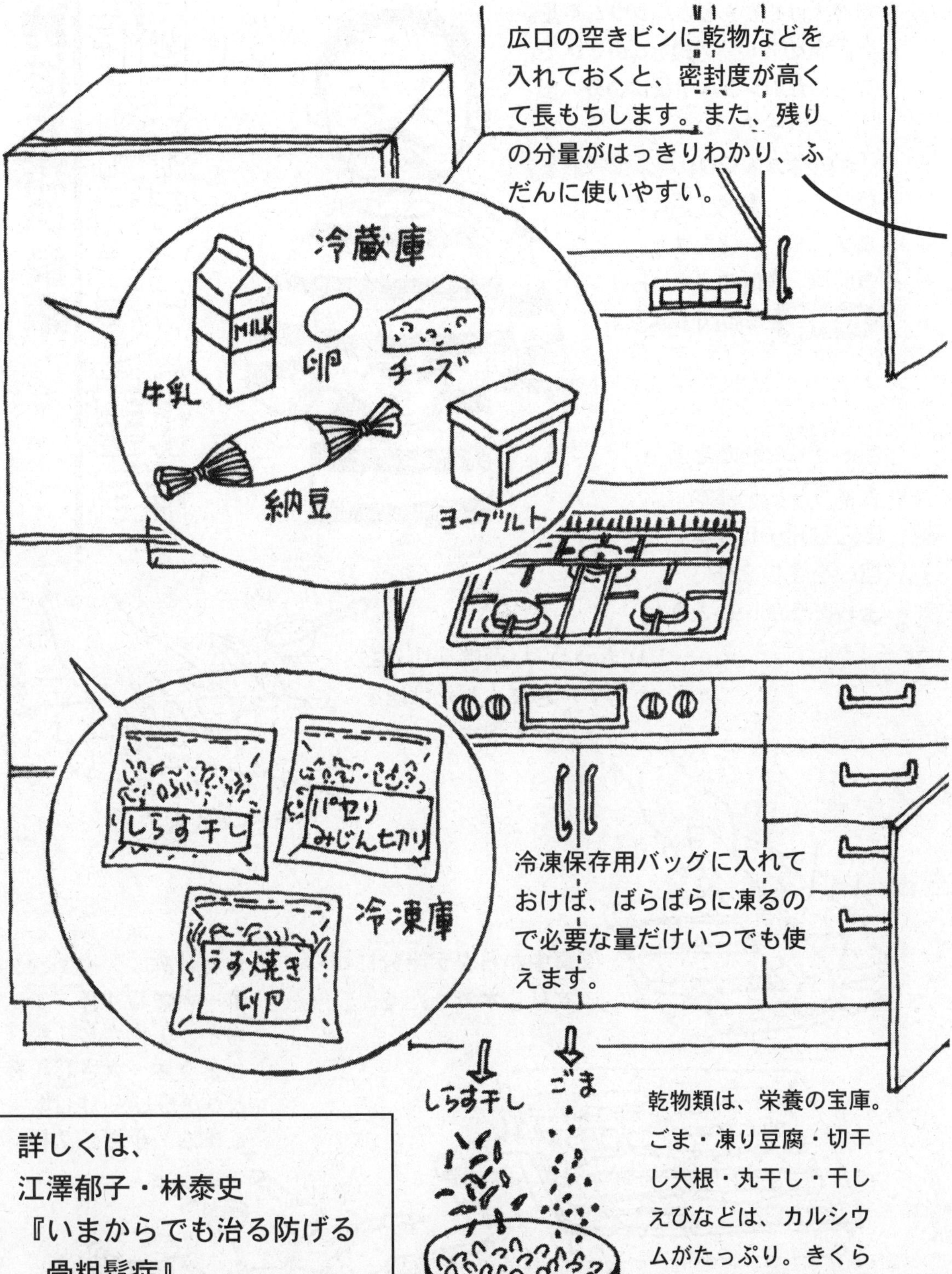
冷蔵庫
MILK
牛乳
卵
チーズ
納豆
ヨーグルト
しらす干し
パセリ
みじん切り
うす焼き
卵
冷凍庫
しらす干し
ごま
ごはん

広口の空きビンに乾物などを入れておくと、密封度が高くて長もちします。また、残りの分量がはっきりわかり、ふだんに使いやすい。

冷凍保存用バッグに入れておけば、ばらばらに凍るので必要な量だけいつでも使えます。

乾物類は、栄養の宝庫。ごま・凍り豆腐・切干し大根・丸干し・干しえびなどは、カルシウムがたっぷり。きくらげ・干ししいたけは、ビタミンDが豊富です。上手に利用しましょう。

詳しくは、
江澤郁子・林泰史
『いまからでも治る防げる
骨粗鬆症』
（農文協発行、定価1,260円）
をご覧ください。

（絵と文・飯島満）

酢は天然の良薬

酢料理で健康

日本人はもともとカルシウム不足。
食品添加物のリン酸などのせいで、
さらにカルシウムが身体の外へ出
てしまいます。
「酢」はカルシウムの消化吸収を
助けつつ、食物を速やかに
エネルギーに変えます。
今回は、身体によく、おいしい
酢料理を紹介します。

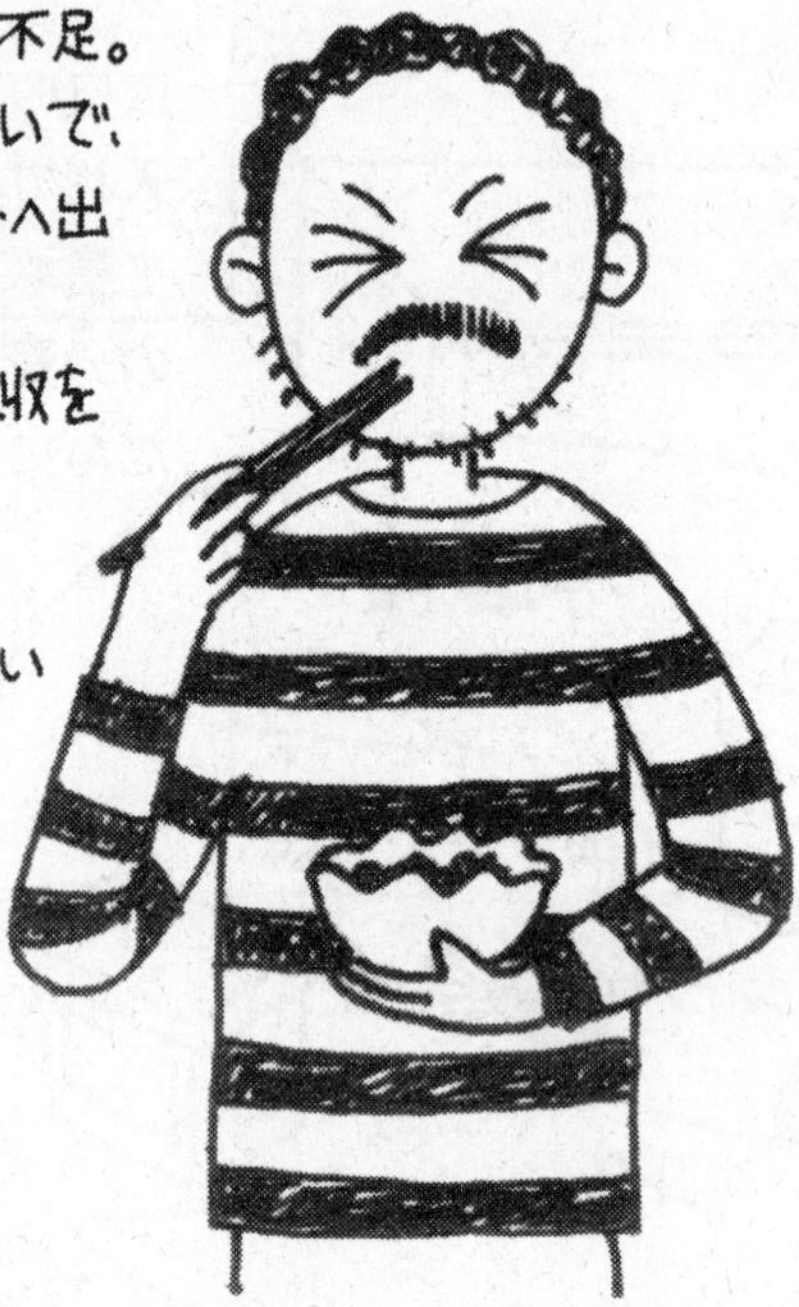

きゅうりのたたき漬

きゅうり…5〜6本
にんじん…1／2本
塩…小さじ2杯
土しょうが…ひとかけ

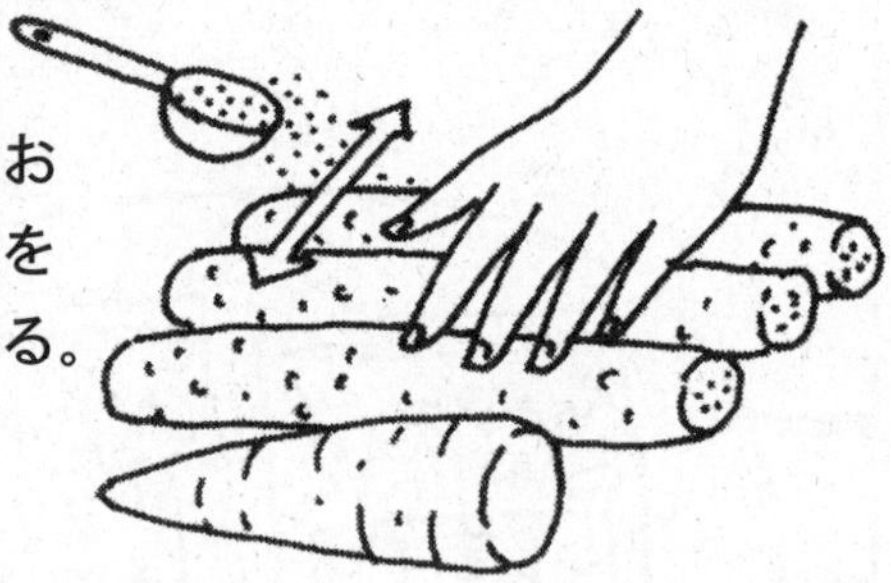

① きゅうり（両端を切りおとす）とにんじんは塩をふりかけて板ずりにする。

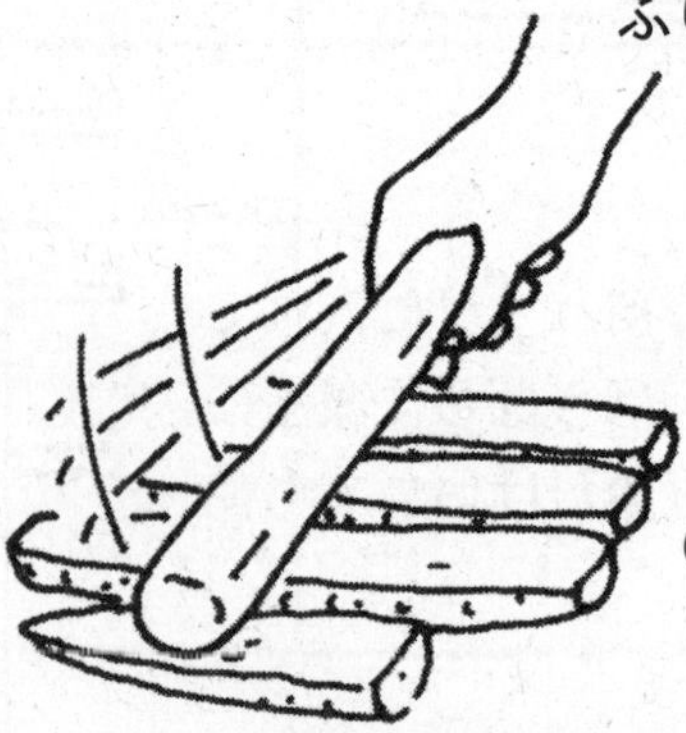

②真中からタテ半分に切り、すりこ木でたたく。

合わせ酢
酢…大さじ4杯
さとう…大さじ2杯
しょう油…大さじ1杯
とうがらし…1／2本
ごま油…小さじ2杯

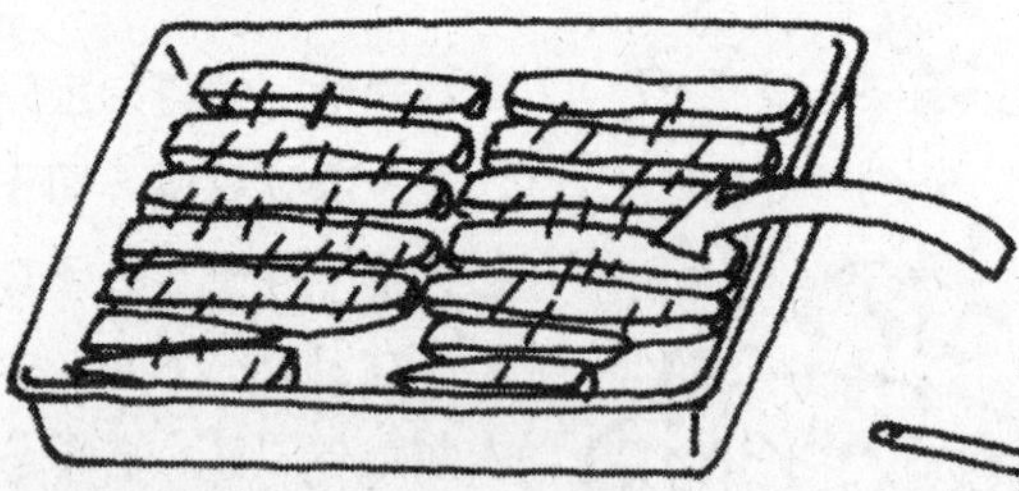

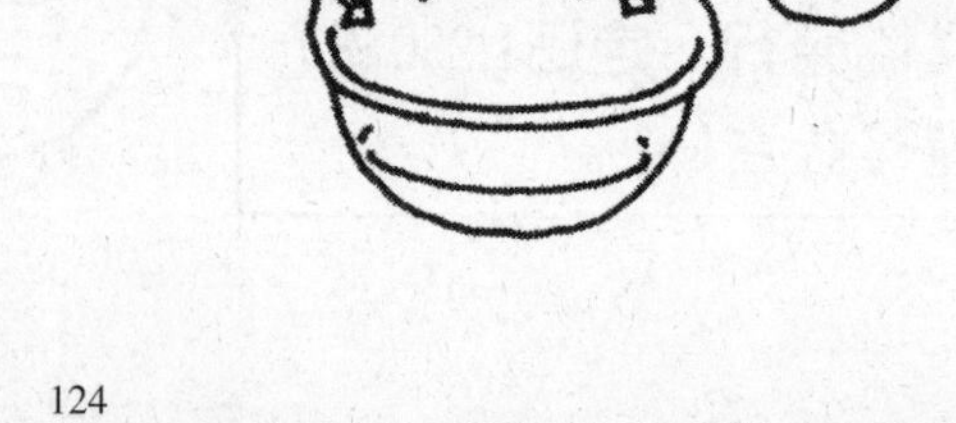

③ きゅうりとにんじんを並べ、合わせ酢をかけて、上から千切りしょうがを散らす。

揚げなすの枝豆入りおろし

なす…８個
サラダ油…適量
大根おろし…200ｇ
枝豆（皮をむいて）
…1／2カップ

喉に餅がつかえたときは、
酢を多量に飲むと餅は不
思議と下ります。
それは酢が餅の粘りを
取り除く作用があるか
らです。

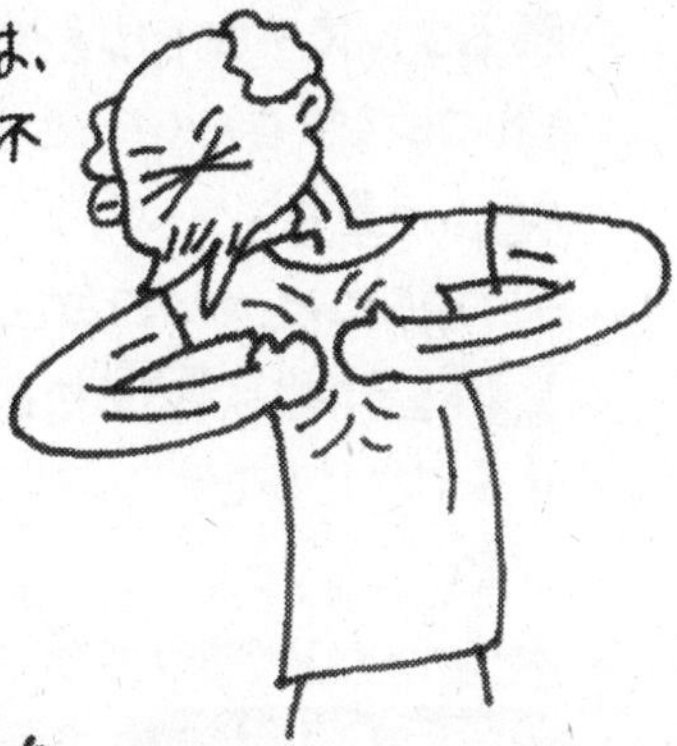

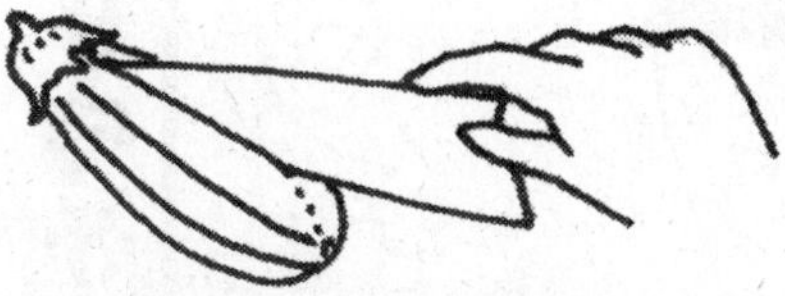

①なすはタテ目に包丁を
入れ、茶せん切り。

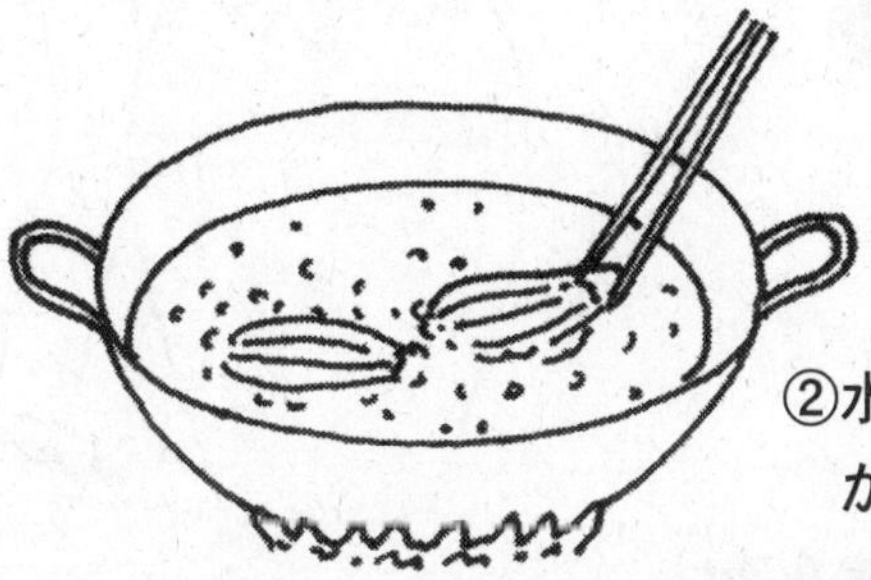

②水気を切って油で
から揚げ。

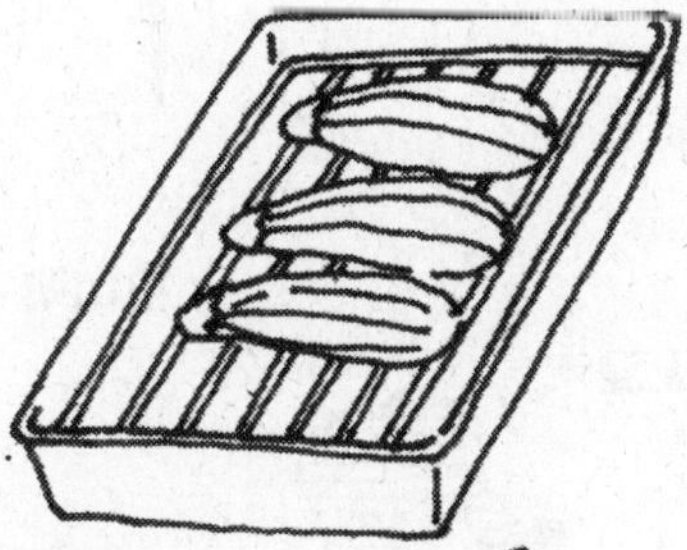

③揚げなすはよく
油を切っておく。

三杯酢
酢…大さじ３杯
しょう油…大さじ１杯
さとう…小さじ1／2杯

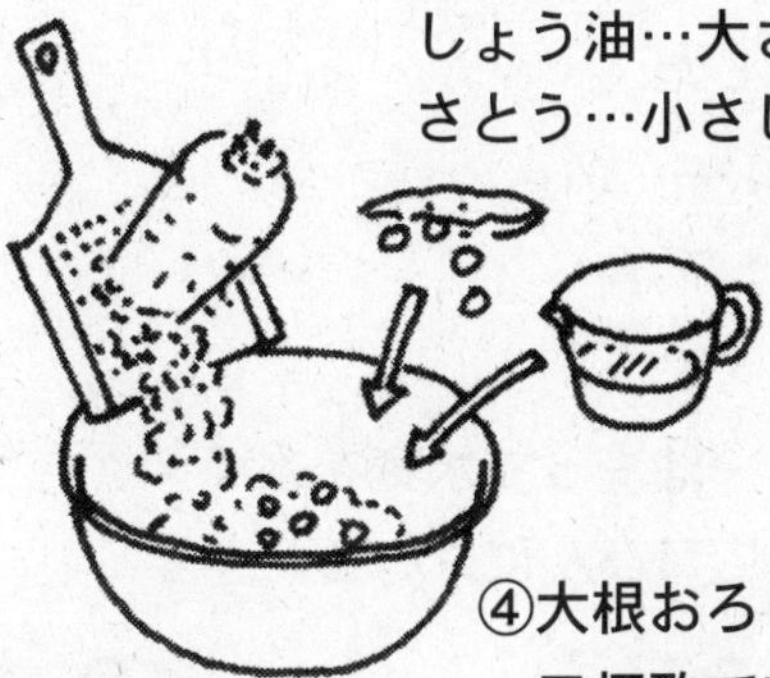

④大根おろしをつくり、
三杯酢で味つけし、
枝豆を加える。

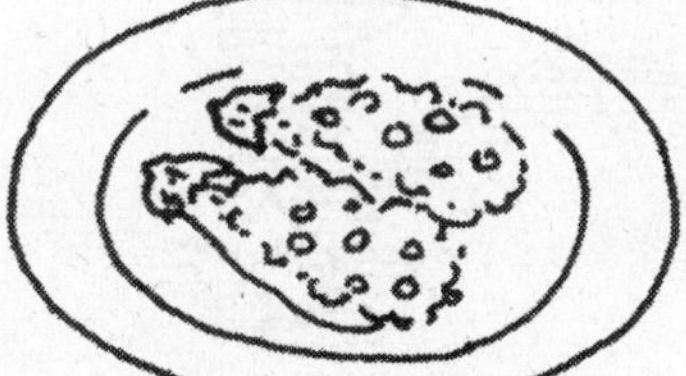

⑤揚げなすの上から
枝豆入りおろしを
たっぷりかける。

詳しくは、
柳沢文正・穂積忠彦編
『酢料理で健康
自然酢のつくり方も』
（農文協発行、定価1,500円）
をご覧ください。

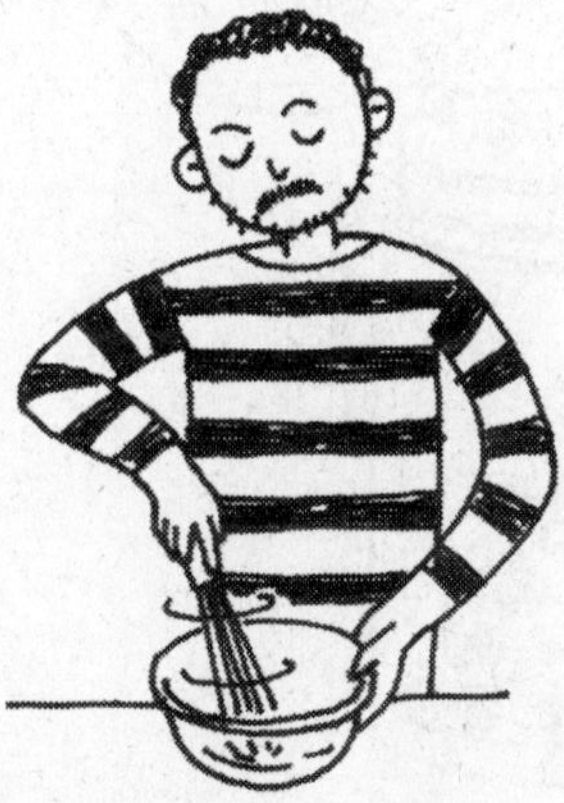

飯島は、今まで酢の
物が苦手でしたが、
どちらもさっぱりし
ていて、夏の暑いさ
かりに食欲が進み
そうです。
揚げなすのおろしに
さらしネギを加えて
も美味しいです。

（絵と文・飯島満）

黒酢で血液サラサラ
フルーツサワー

善玉コレステロールを減らさずに
総コレステロールを低下させる
福山の黒酢。
他の酢に比べて口当たりがよい
黒酢を美味しく簡単にさらに
まろやかにして飲んで
しまいましょう。
飲んで血がサラサラ
黒酢健康法を
紹介します。

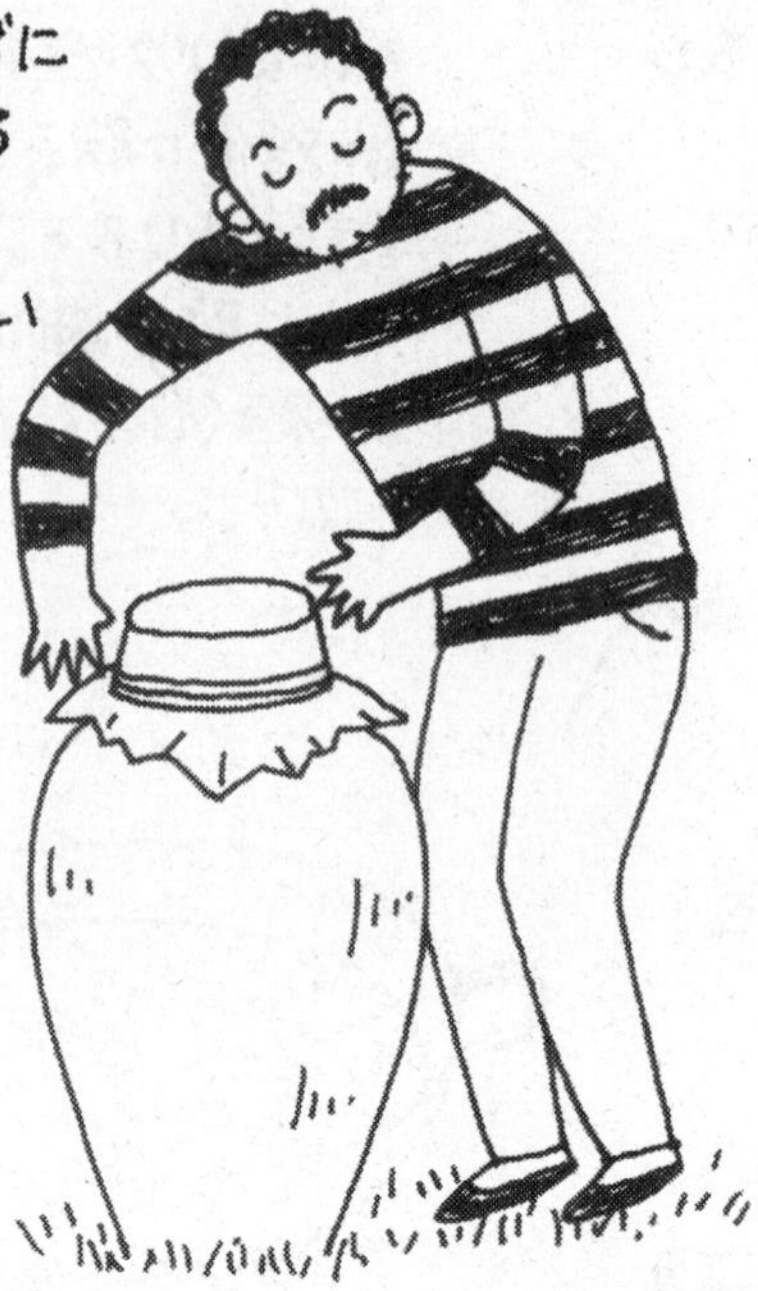

黒酢に季節の果実を漬け
込んでつくります。
今回は、ブルーベリーで
やってみました。

◎ブルーベリー…200ｇ
　黒酢…2カップ
　黒砂糖…200ｇ

ブルーベリーは洗って水気をよく
拭き取って広口びんに入れる。

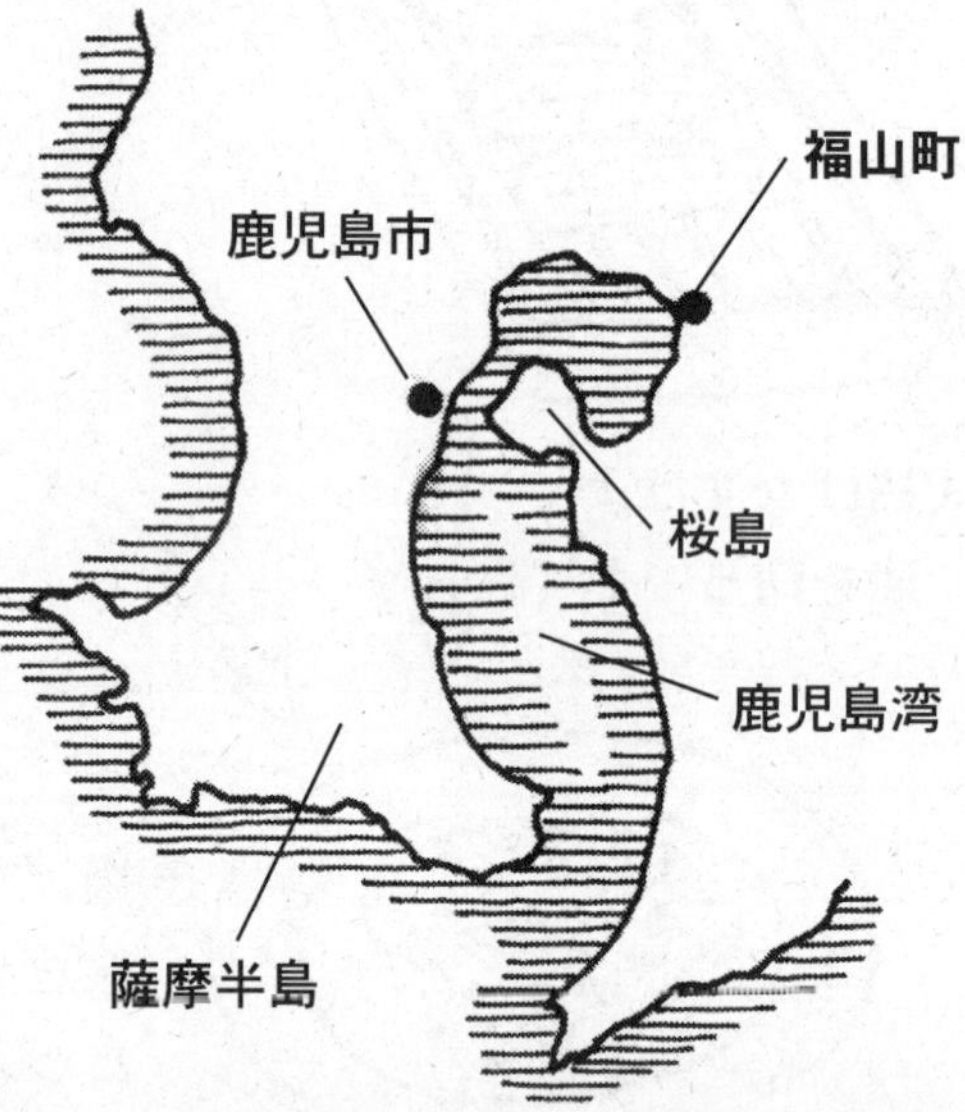

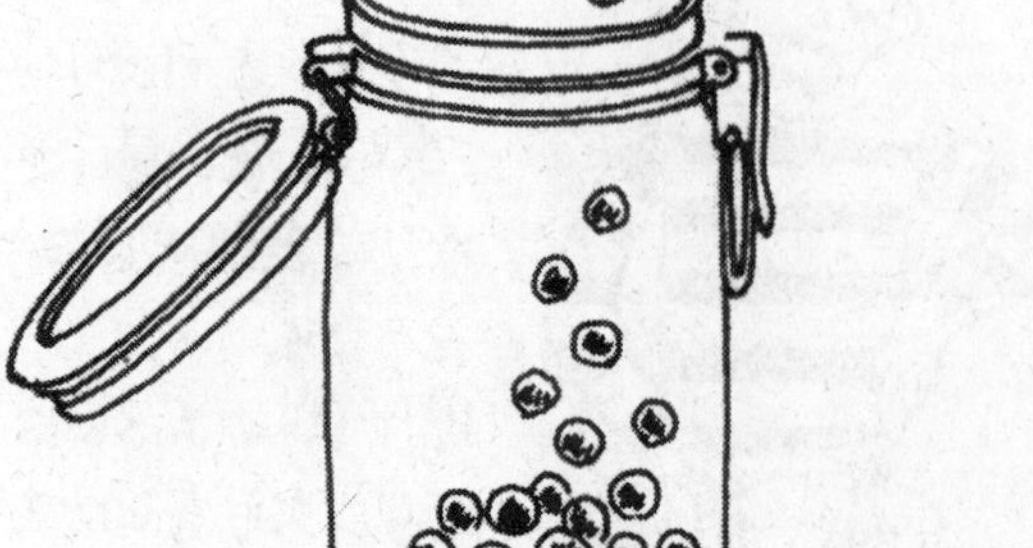

福山の黒酢は、福山町で200年前から造られています。独自の三斗入りのカメに米・麹・水のみで仕込み、シラス台地の露天に並べられ、自然の微生物によって発酵します。そのおかげでアミノ酸も多く含まれ、旨味もたっぷりでまろやかな琥珀色の米酢ができます。

次に黒砂糖を入れ、黒酢を注ぐ。

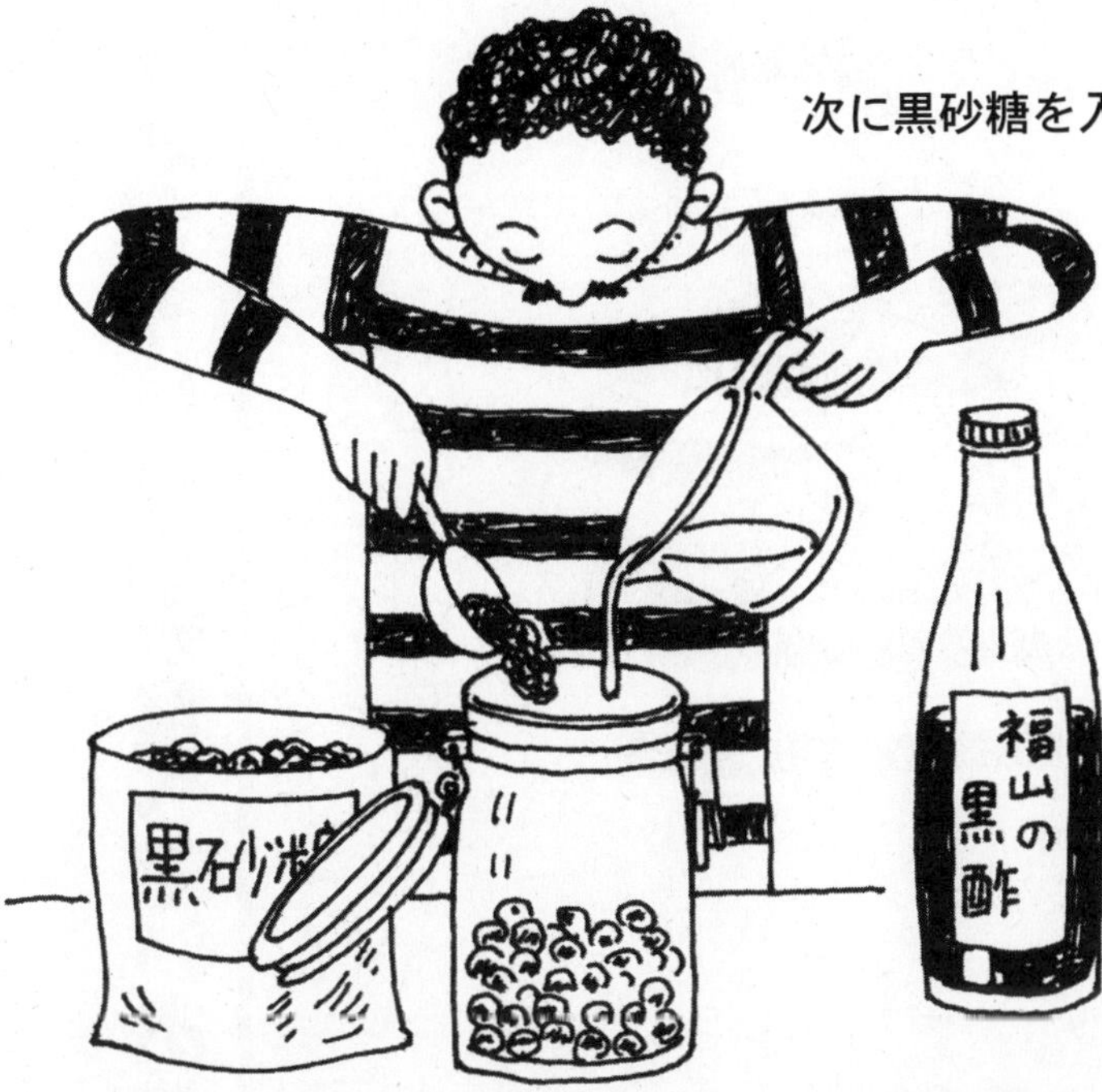

1日1回、びんを静かに動かし、中の液を均一にする。
4日目に試飲してみましたが、ブルーベリーと黒酢が馴染んでないでした。美味しく飲めるようになるのには、1週間ほどかかりました。

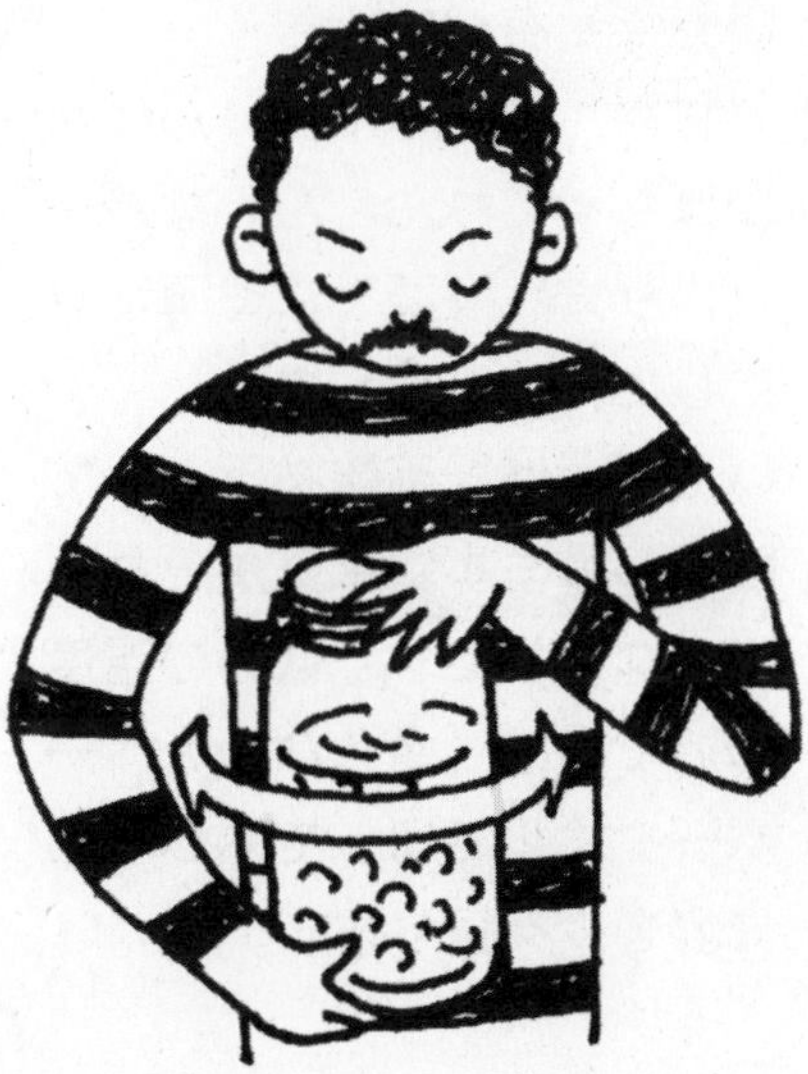

果実は、キンカン、カリン、梅など果実酒になるものらなんでもよさそうです。果実によって、飲めるようになる日数は違ってくると思うので、気を付けて下さい。

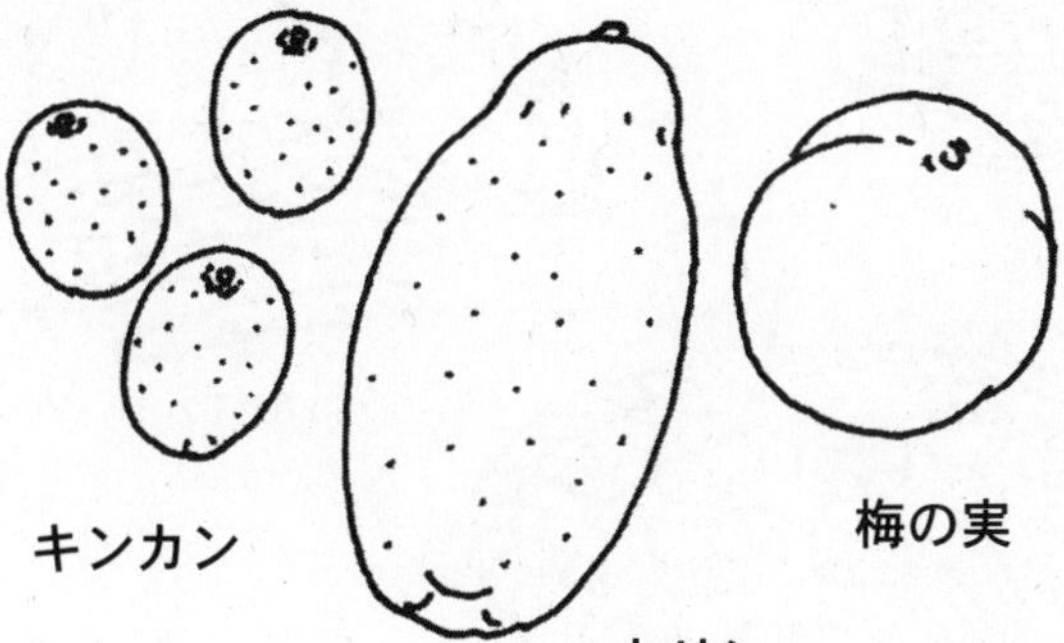

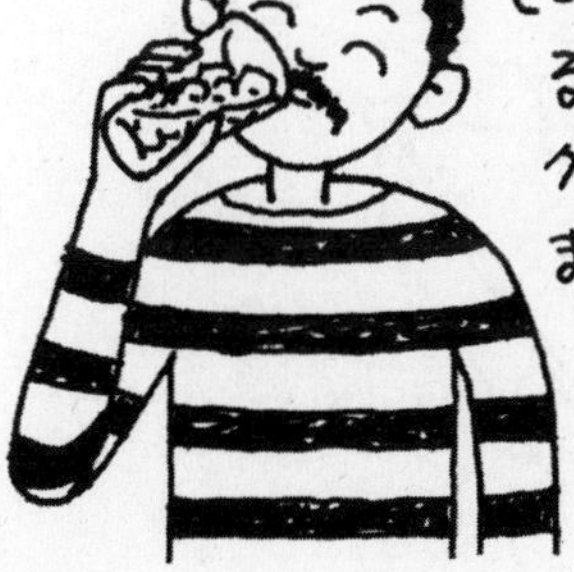

酢が苦手だった飯島も、もうかれこれ2週間飲み続けています。氷と炭酸水で割ると口当たりもよくグイグイ飲めます。黒砂糖でまろやかさが増し、黒酢によって砂糖の甘さが消えていて、さっぱり後味はすっきりです。

（絵と文・飯島満）

ダイエット中でも食べたいおやつ
伝統食おやつ

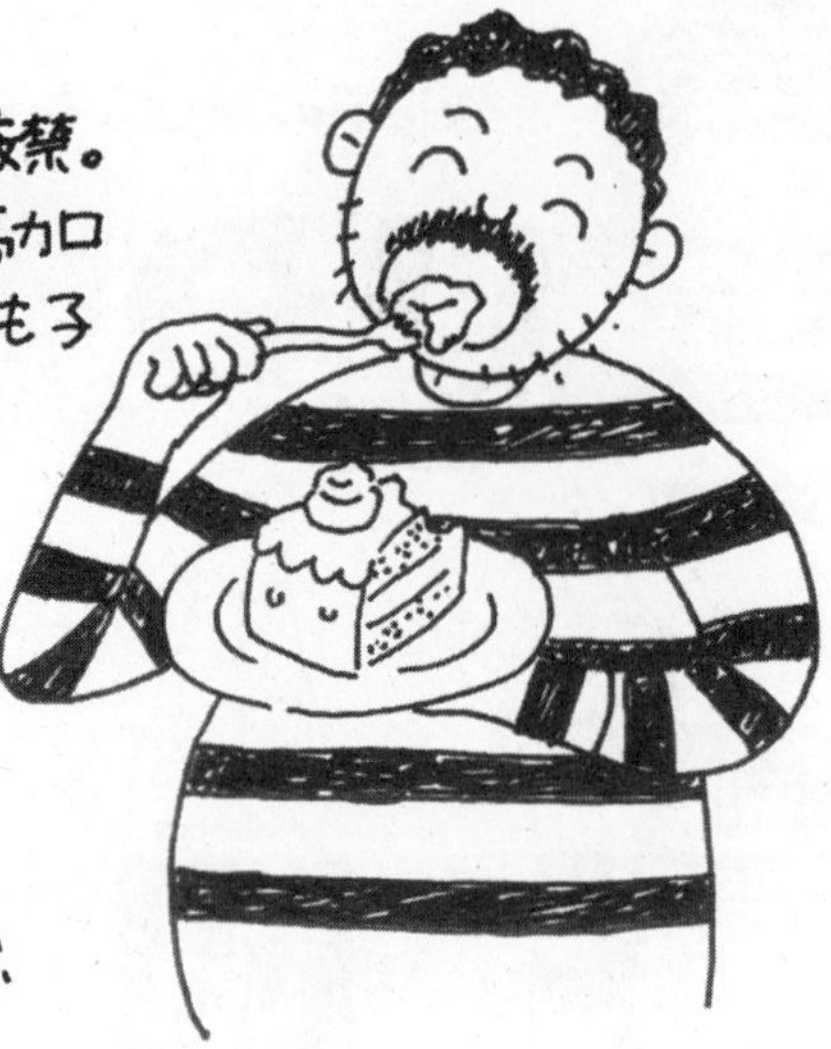

ダイエット中にお菓子は、厳禁。

カロリーを控えているのに高カロリーのケーキを食べたら、元も子もありません。でも、ちょっと甘いものが食べたい時があるじゃないですか。

そのような時におすすめが、「日本の食生活全集」から学んだおやつです。

卵も乳製品も使わないので、低カロリーです。

伝統食おやつを紹介します。

●野菜せんべい
〈材料〉にんじん、いんげん、かぼちゃ、れんこん　など
〈作り方〉野菜をごく薄切りにして、陰干しします。
いんげんは、両端を落として陰干しします。水気がとれ、しんなりしたら、低めの温度の油で揚げ、余分な油をペーパータオルで切って熱いうちに塩を少々振ります。

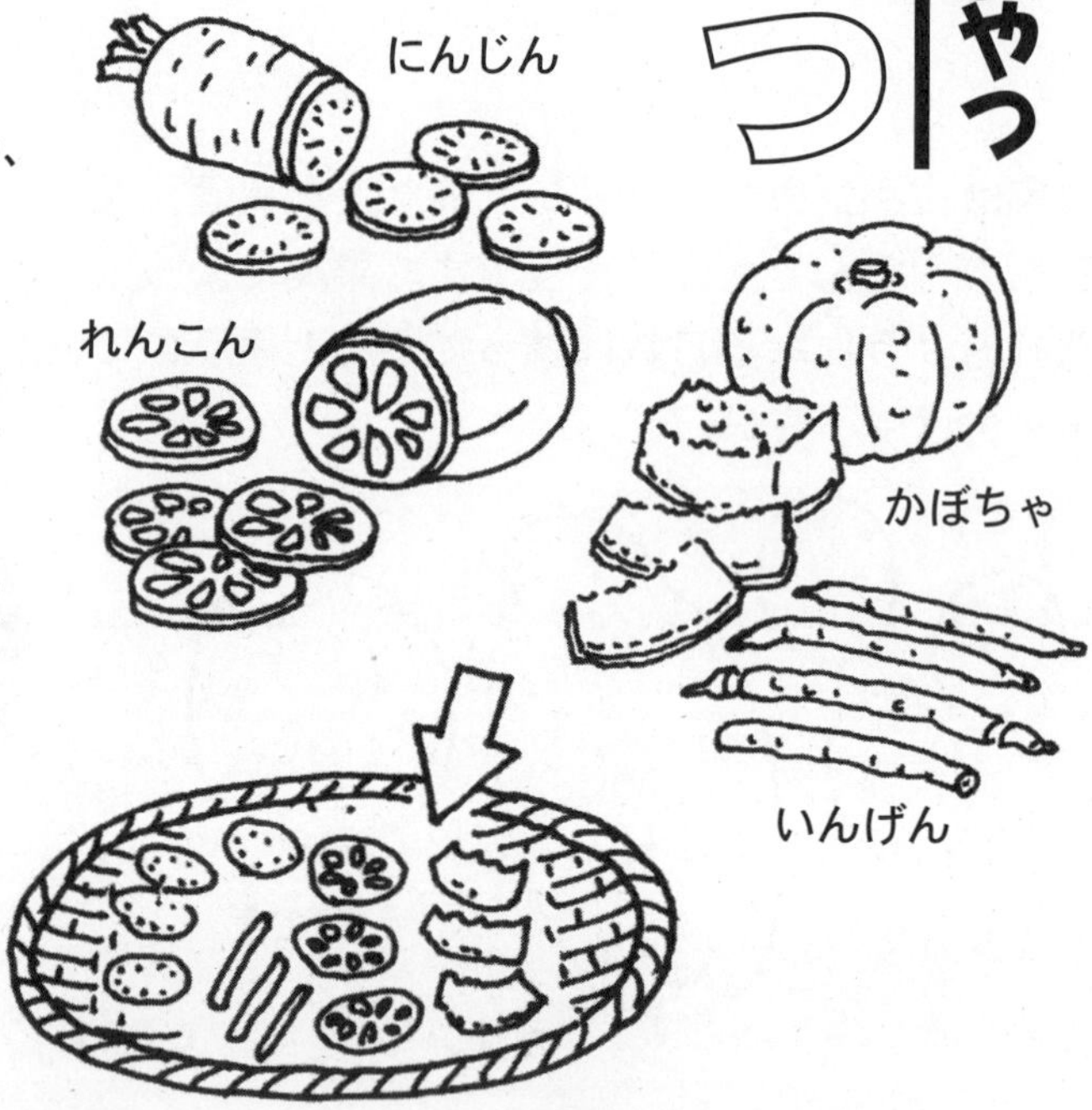

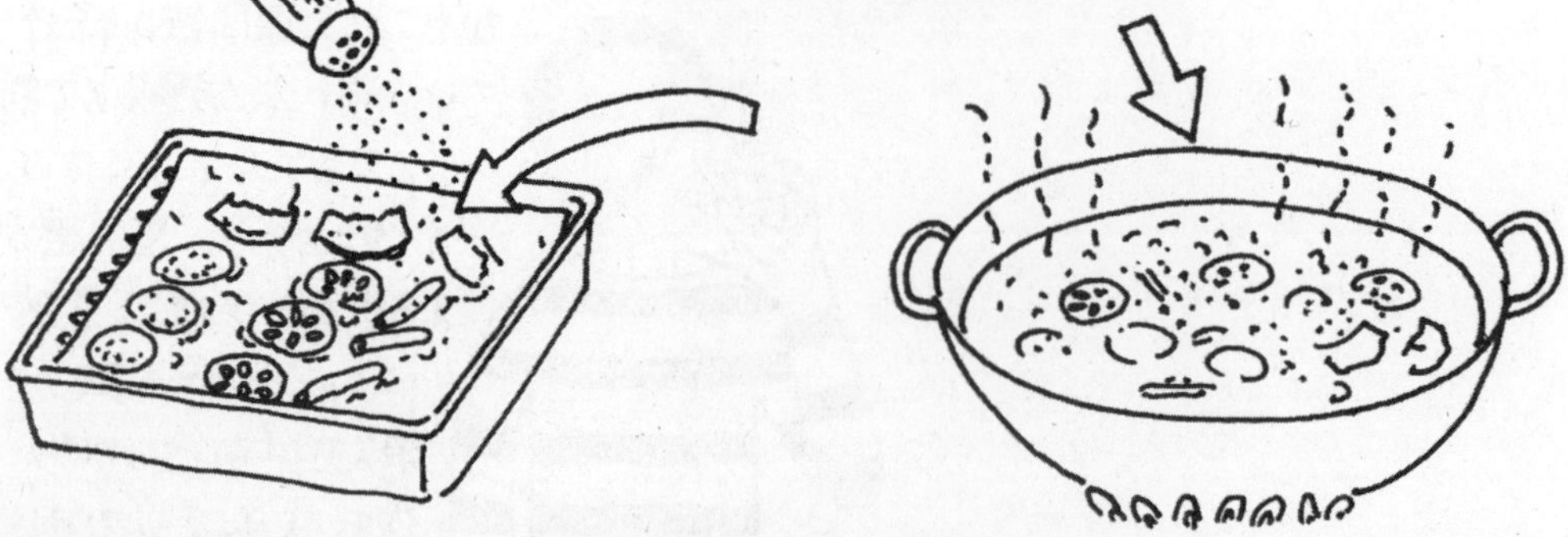

●ほうろく焼き

〈材料〉小麦粉200ｇ、黒砂糖70ｇ

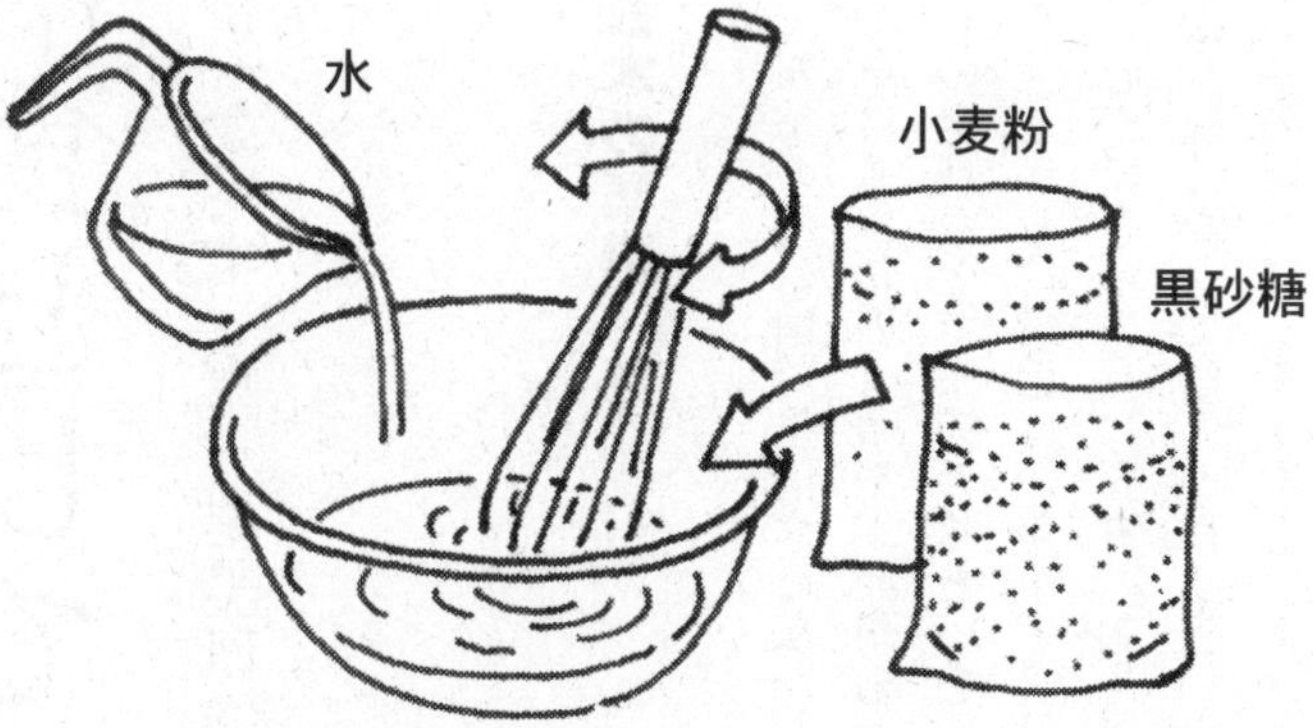

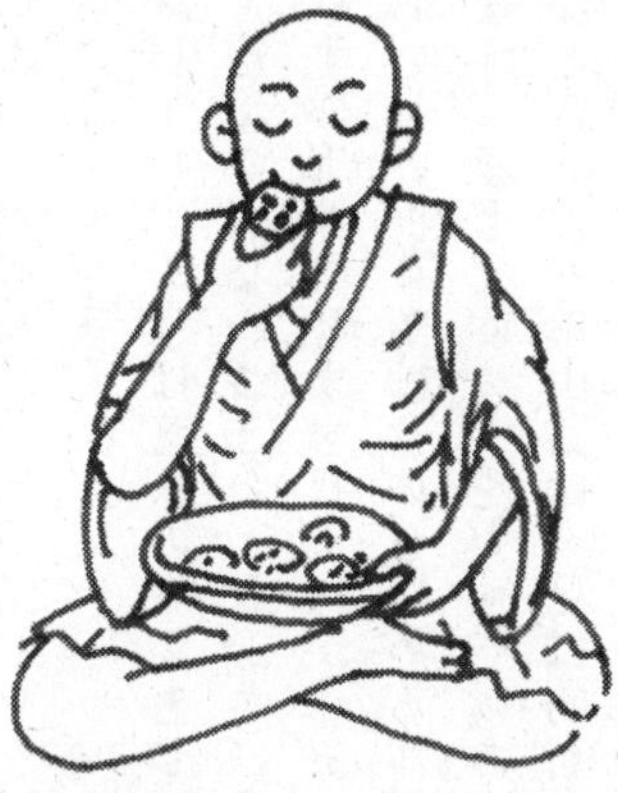

野菜せんべいのルーツは永平寺だそうです。和製ポテトチップスです。きびしい修行の合間のおやつだったのでしょうか。お坊さんも気分転換が必要だったのでしょう。

〈作り方〉小麦粉と黒砂糖を合わせ、水を加えてどろっとさせます。熱くしたフライパンに（油をひかないで焼くので焦げ付かないようにテフロン加工のものがよい）、丸く薄く流して焼きます。細かい気泡が表面にふつふつ出て来たら、ひっくり返し、キツネ色になったら出来上がりです。

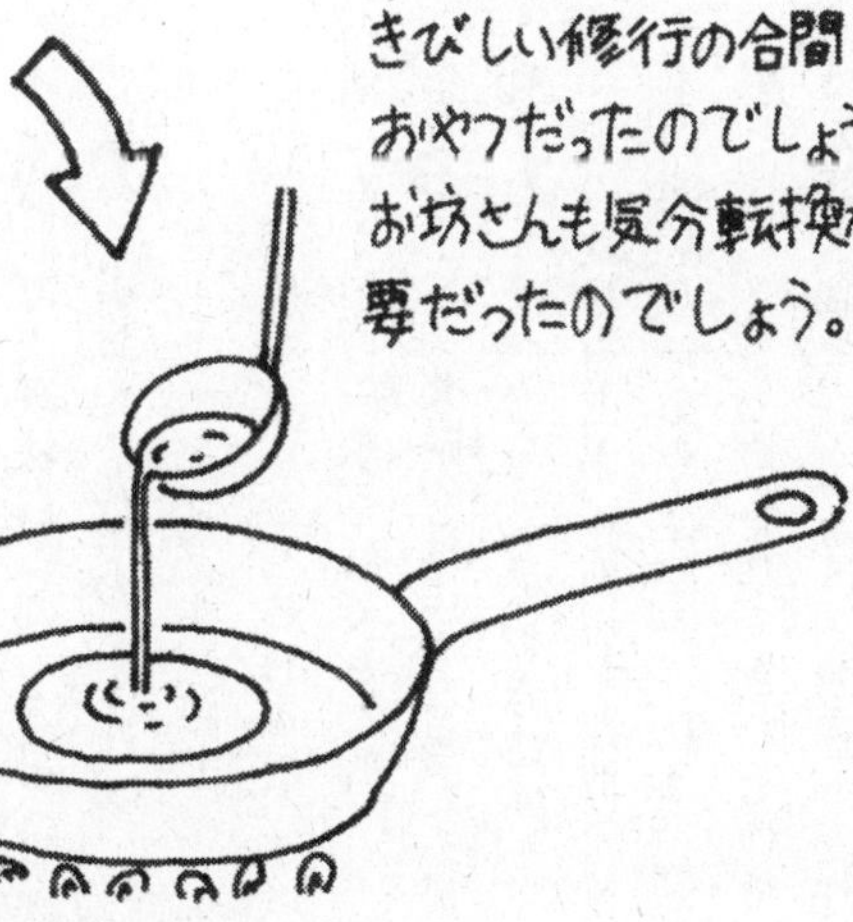

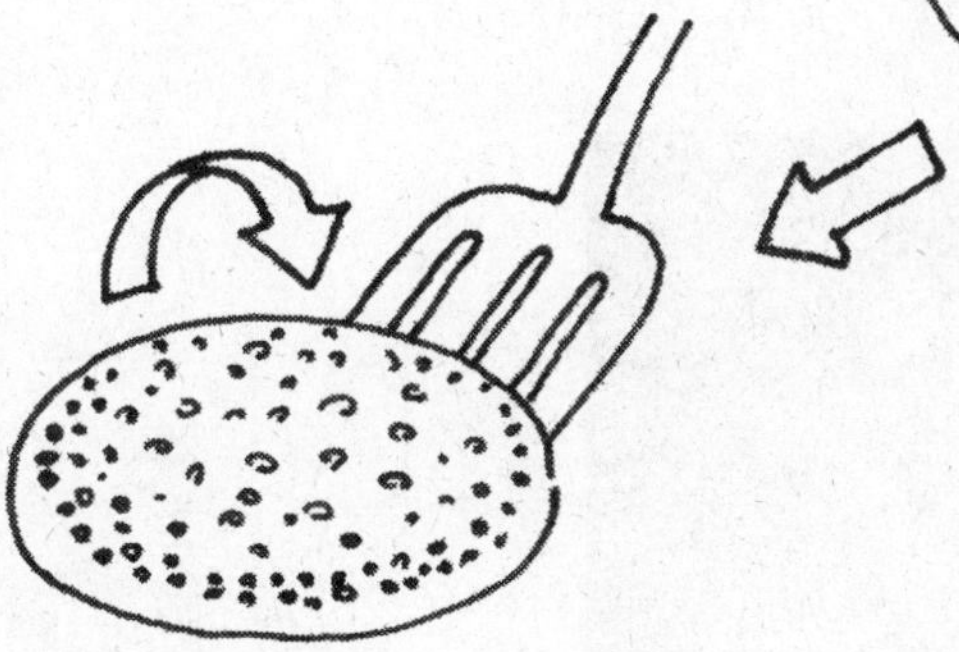

にんじんも甘味があって、いんげんも香りがして美味しいです。ほうろく焼きも黒砂糖の甘味が素朴で懐かしいような気がします。洋菓子に比べたら、とてもシンプルですが、それぞれに旨味があってヘルシーです。でも、食べ過ぎては、いけませんよ。

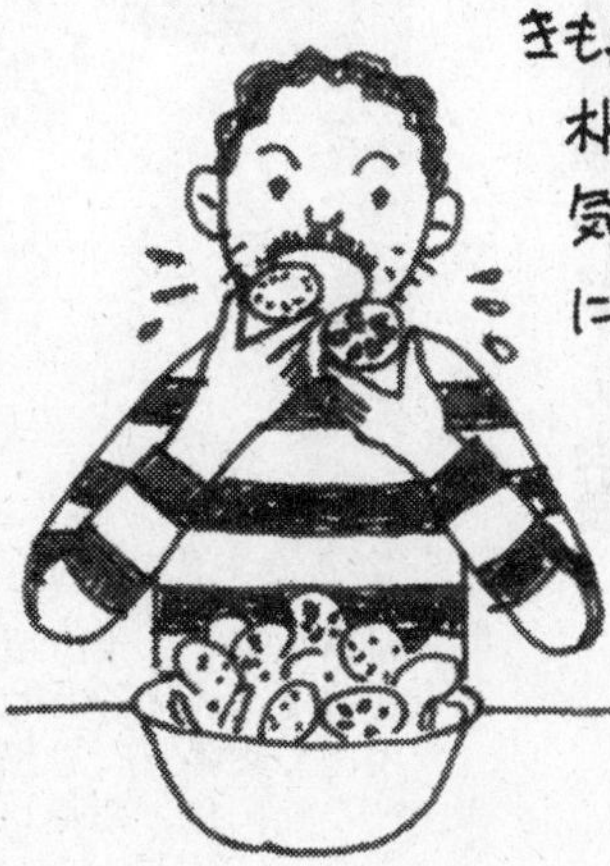

詳しくは、
和田はつ子著
『ダイエットの秘訣は「日本の食生活全集」から学んだ』
おかずとおやつ編
（農文協発行、定価1,300円）
をご覧ください。

（絵と文・飯島満）

日常食としての薬膳料理

新倉久美子　東方健美研究所

器・星野亨斉　撮影・小倉隆人

（カラー口絵もご覧ください）

郷土食は日本の薬膳

春夏秋冬、四季のある国で生活する私たちは、日々の食卓に並ぶ旬のものや、節句のお膳、祭りの日の料理などで季節の移ろいを感じてきました。しかし、最近は一年中、食材をもとめることができるようになり、旬を実感することが少なくなってしまったように思います。寒い冬の店頭に、なすやトマトが並んでいるのも当たり前、新緑の頃に食べるものだった初鰹《はつがつお》は冷凍されて、いつでも食べることができます。

しかし、これは薬膳の考え方からすれば〝とんでもないこと〟。夏野菜は身体を冷やす作用がありますし、秋から冬にかけておいしい根菜類は身体を温める作用があります。そして春に芽をだす、ふきやわらびなど苦味のある山菜は、夏に向かって注意しなければならない心臓機能を強化する作用をもっています。

このように自然のサイクルと人間の身体は切り離せない関係にあるのです。

薬膳というと中国料理と思いがちですが、薬膳の考え方の基本を守れば調理法にこだわる必要はありません。九州の冷や汁、沖縄のゴーヤチャンプル、東北のうこぎ飯など、むしろ日本各地に古くから伝承されてきた郷土食の中に、薬膳の理にかなった季節の養生食をたくさんみることができます。

旬の食材を上手に活用した郷土食は、日本の薬膳といえそうです。私は、先人の知恵と技によって培われてきたその地ならではの郷土食を、「ふるさと薬膳」と呼んでいます。

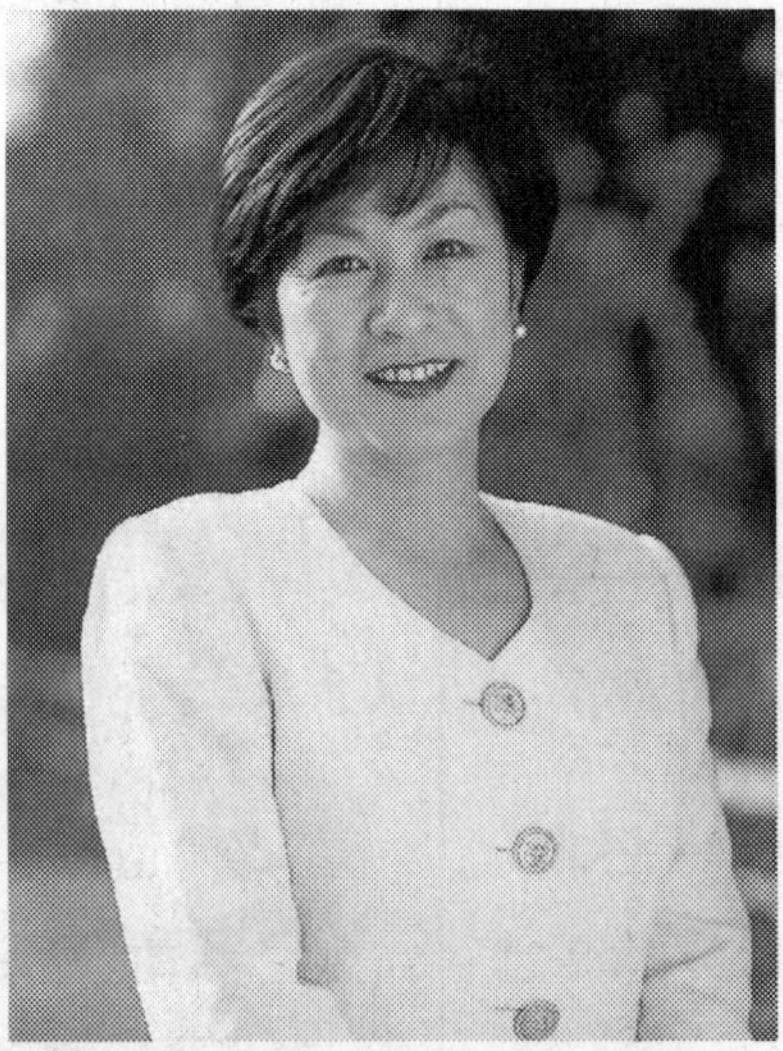

新倉久美子　東方健美研究所所長、食と農を考える全国女性の会事務局長。中国で陰陽五行思想に基づく薬膳を学び、帰国後、薬膳レストランの経営指導などに従事

毎日の食事としての食養

薬膳は、中国古代から不老不死を目的として、中国医学の理論と経験を基に薬用価値の高い食物を配合した滋養、強壮食として研究されてきました。日本では、「病気に効く漢方薬を使った薬くさい中国料理」といったイ

五味五性

五味	
酸	酸っぱい味で、収斂作用があり、肝、胆、眼によい
苦	苦い味で、消炎と堅固の作用があり、心臓によい
甘	甘い味で、緩和と滋養強壮作用があり、脾、胃によい
辛	辛い味で、発散作用があり、肺、鼻、大腸によい
鹹《かん》	塩辛い味で、和らげる作用があり、腎、膀胱、耳、骨によい

五性	
寒	体を冷やし、鎮静、消炎作用があり、のぼせ症で血圧の高い人によい
熱	体を温め、興奮作用があり、貧血、冷え性の人によい
温	熱よりやや作用が弱い
涼	寒よりやや作用が弱い
平	寒熱のひずみがなく、日常飲食するもので、常用すれば滋養強壮作用がある

五行配当表

五行	木	火	土	金	水
五味	酸	苦	甘	辛	鹹
五性	涼	寒	平	熱	温
五臓	肝	心	脾	肺	腎
五腑	胆	小腸	胃	大腸	膀胱
五根（窓）	眼	舌	口唇	鼻	耳
五主	筋（爪）	血脈	肌肉	皮毛	骨髄（骨型）
五季	春	夏	土用	秋	冬

メージで理解されているようです。

しかし、薬膳には、病気を治すことを目的とした食療と、病気を予防するための食養の二面性があります。私がこれからご紹介する薬膳は、毎日の食事によって健やかにすごしていただくための食養。身近にある旬の食材を使っておいしく、そして身体の喜ぶお料理をたくさん作って下さい。以下の四つポイントをあげておきます。

一、身土不二　その土地でとれた穀物やその季節の旬のものを食べる。

二、薬食同源　薬も食べ物もその源は一つ。食べ物にも各々効能があり、それを配慮して食材を組み合わせ、調理する。

三、陰陽五行　人間の臓器や食物の性質など、自然界のものはすべて、五つの要素「五行」から成り立っている。五行のバランスをもっとも重視。

四、和・洋・中の薬膳　日本の郷土食やインド料理にも薬膳の理に適った料理が数多い。中華にこだわらず、好みの調理法で。

冬

口福五飯

こうふくごはん

腎臓は寒さの影響をもっとも受けやすい臓器です。中医学※では腎臓を単に排尿をコントロールする臓器ではなく、精を蔵し、発育、生長、生殖をつかさどる重要な生命力の源と考えます。精には親から受け継いで生まれつき備わっている先天の精と、脾胃《ひい》の運化《うんか》によって生じる後天の精があります。日常、体で使われる気、血、津《しん》液も余ったものは後天の精として蓄えられます。

精の不足は、腎はもとより他の臓器にも影響しますので体全体の働きが衰えることとなります。とくに腎は脳、骨髄との関係が深く、腎機能の低下は健忘症、腰痛、歯や骨がもろくなったり、視力、聴力の低下、髪が白くなるなどの症状となって表れます。これらの症状は老化現象と大変よく似ています。不老長寿を願うならば腎を丈夫に保つことが大切です。

腎の働きを高めるためには黒豆、黒ごま、栗、くるみ、くこ、山芋、えび、いか、にしん、すっぽんなどが効果的。冬の食養生の基本は補陽温腎《ほようおんじん》。陽性の食材で腎を温めましょう。口福五飯は黒豆と雑穀をバランスよく炊き込んだ腎機能を強化する長寿ごはん。

黒豆はおせち料理には欠かせない豆ですが、中国では昔から薬用として扱われ、視力の低下、腰痛など腎虚《じんきょ》によるさまざまな症状に対する薬膳に用いられてきました。防已《ぼうい》という生薬を組み合せた処方は、老化に伴う下肢の浮腫、腰痛の治療薬膳として知られています。血中脂質の酸化を防ぎ、コレステロールを低下させる作用もありますので、お酒を好む方や肥満の気になる方にも効果的。

あわ、きび、ひえなど雑穀は動脈硬化、高血圧予防にすぐれ、各種ビタミン、たんぱく質を豊富に含む〝完全食〟。飽食の世の中、たまにはこんな素朴なごはんをゆっくりと噛みしめてください。今年の無事と新しい年の五穀豊穣を祈って。

※中医学　古代中国の伝統医学から発展した医学

初雪白菜　はつゆきはくさい

一陽来復を願い、無病息災を祈って、日本ではかぼちゃを食べ、ゆず湯に入る習慣がありますが、中国では小豆団子汁や小豆を入れたお粥を食べて疫除けをします。かぼちゃも小豆も利尿、解毒作用に優れ、腎臓機能を活性化してくれる食べものです。これら冬至の行事食は寒さにいちばん弱い臓器、腎臓を保護するための先人の知恵。

初雪白菜は冬野菜の代表格、白菜を鶏のスープでじっくり煮込み、蟹《かに》を加えて葛《くず》を

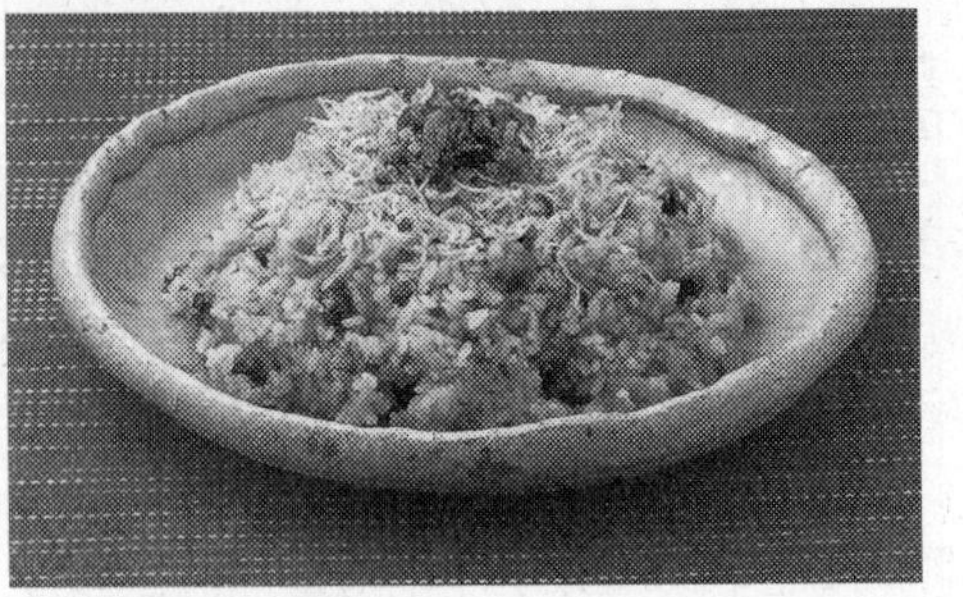

口《こう》福《ふく》五《ご》飯《はん》

〈材料（4人分）〉

米 1と1/4カップ、あわ・ひえ・きび・押し麦・黒豆 各1/4カップ、水 3と1/4カップ、青菜漬け 40g、A（塩 小さじ1.5、酒 大さじ1、ちりめんじゃこ 30g）、酒 小さじ1、酢 大さじ1.5～2

〈作り方〉

①米、あわ、ひえ、きび、押し麦は洗って分量の水に30分以上漬けておく。
②黒豆は濡れ布巾で拭いて鍋に入れ、弱火にかけて皮がこわれる程度まで炒る。
③Aのちりめんじゃこは熱湯をかけておく。米にAと黒豆を加え、よく混ぜて普通に炊く。
④青菜は水で洗って、塩出しをし、酒をかけて絞った後、細かく刻む。
⑤ごはんが炊き上がったら酢をふり、全体に混ぜ、青菜を添えて盛り付ける。

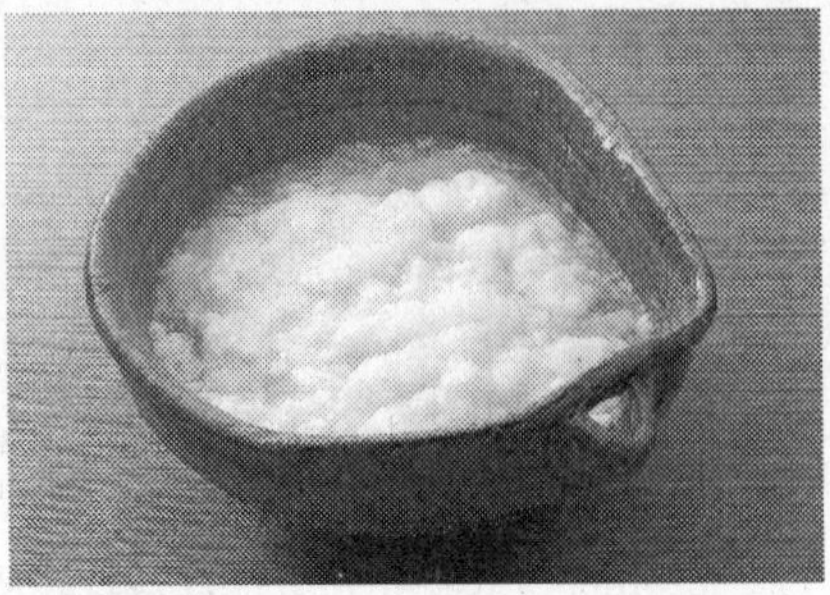

初《はつ》雪《ゆき》白《はく》菜《さい》

〈材料（4人分）〉

白菜 1/4個、蟹肉（または缶詰） 200g、鶏スープ カップ3、塩 小さじ3、老酒または日本酒 大さじ2、卵 2個、葛粉 少々

〈作り方〉

①白菜は食べよい大きさのザク切りにする。
②鍋に鶏スープを煮たて、白菜を入れて弱火で煮る。
③卵は黄身と白身に分け、白身はツノが立つくらいに泡立てておく。
④②の白菜がやわらかく煮えた所へ、塩と酒を加え、蟹をほぐし入れる。
⑤④の白菜を器に盛っておく。
⑥鍋に残ったスープに、水とき葛でとろみをつけ、卵の黄身を混ぜ入れる。
⑦⑥に泡立てておいた卵の白身を加え、鍋に浮かべたら、玉じゃくしでたたき広げる。
⑧ 器に盛った白菜にたっぷりとかける。

ひき、雪のような、ふわふわあんにしました。

白菜は利尿、便秘、酒毒に働き、胃腸消化作用。鶏は胃を温め、体力精力の増強、頻尿、下痢を止める。蟹は補血、解毒作用があり、めまい、健忘、黄疸によい。胃の調子を整え、消化促進、酒毒を除く。鶏卵は滋養強壮。葛粉は体を温め、悪寒、発汗、咳《せき》、痰《たん》など風邪の症状を改善させ、リウマチ、関節痛にも作用。いずれもこの季節に弱りがちな臓器に効果的に作用してくれます。

わが家では、おもちを入れたり、ごはんを入れて雑炊にしたり、うどんにかけたりと、いろいろなバリエーションで登場する冬のメニューです。

長寿粥　ちょうじゅがゆ

小寒を過ぎ、七種粥を食べる頃には寒さが日増しに厳しくなり、大寒には寒さがピークに達します。温かい食べ物で体を温め、こわばりがちな体を癒してあげましょう。お粥は消化がよく、胃に優しいうえ、体が温まる食べ物。この季節にはぜひ食べていただきたい料理です。

中国の朝はお粥の湯気とともに始まります。胃腸を清めるという意味の清腸潔胃《せいちょうけっせい》という言葉を使い、漬物やおかずを添えて多くの人がお粥を食べています。お粥の中に入れる材料は魚、肉、果実など様々。中国では薬として扱われる長芋、なつめ、松の実を加えました。体を温め、血管を強くし、スタミナをつける作用があります。

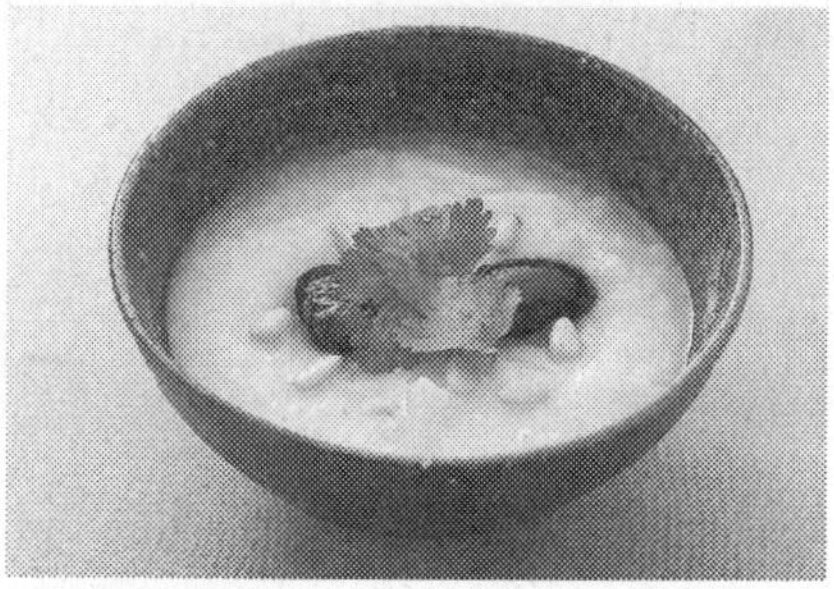

長《ちょう》寿《じゅ》粥《がゆ》

〈材料（4人分）〉
米 1カップ、もちきび 大さじ1、鶏スープ 10カップ（鶏ガラに少量のしょうがを入れて煮出したもの）、なつめ 4個、長芋 200g、松の実 大さじ1、香菜またはみつば 少々、塩 少々

〈作り方〉
①なつめは湯でもどしておく。
②長芋は皮をむいて、サイコロに切る。
③鍋に鶏スープを沸騰させて米ともちきびを入れ、再び煮立ったらなつめを入れる。
④弱火で40分炊いた頃、長芋を加える。
⑤さらに10分炊き、塩を加え、5分蒸らす。
⑥器に盛って、松の実、香菜を散らす。

冬宝巻　とうほうまき

中国では古代から白菜、大根、豆腐を養生三宝と呼び、冬にはもっとも多く利用される食材です。

白菜（五味五性で温・甘）は体を温める性質があり、胃腸に働きかける甘みを持っています。ビタミン、カリウム、カルシウムを豊富に含む上、繊維質も多く、風邪に対する抵抗力をつけます。高血圧、大腸ガン予防にも効果的です。

大根（平・辛）は温めも冷やしもしない中間の性質があり、肺・呼吸器に作用する辛みを持っています。健胃、利尿、解熱、血行促進作用にすぐれています。

豆腐（平・鹹《かん》）はいつ食べてもよい中間の性質があり、腎系統に作用する鹹（一三一頁参照）の味を持っています。動脈硬化、解毒、解熱、糖尿病などに効果を発揮します。

いずれも私たちの身近にあるすぐれもの。白菜、大根、豆腐を組み合わせることにより体を温め、腎機能を活性化させ、肺、呼吸器を潤し、風邪を予防する。冬にはもっとも良い組み合わせです。

冬宝巻は養生三宝を使った和風味の薬膳です。温性で腎機能を高め、強壮効果のある貝柱のスープでじっくり煮込みました。風邪に効果的な葛でとろみをつけ、肝臓を守る枸杞子《くこし》（くこの実）、香り高いゆずを散らしていただきます。体の芯から温まる薬膳で健やかに暖かい春を待ちましょう。

余寒鶏麺　よかんチーメン

冬季は足腰の痛みや冷え、風邪の予防に体を芯から温めてくれる鍋ものが何よりのごちそう。良質なたんぱく質やビタミンを豊富に含む鶏肉は生きた漢方薬。低脂肪で淡白な味は、医者に肉食を禁じられた人でも「鶏肉なら」と許される場合が多いはず。中国では食肉の王様とされ、消化機能を高め、気を養い、造血作用にすぐれたスタミナ食として病後の人、老人や心血管病患者に使われます。また、女性の生理不順、産後の体力補強にも効果的。鶏は、肉はもちろん、卵も内臓も骨も薬膳には欠かせない食材です。

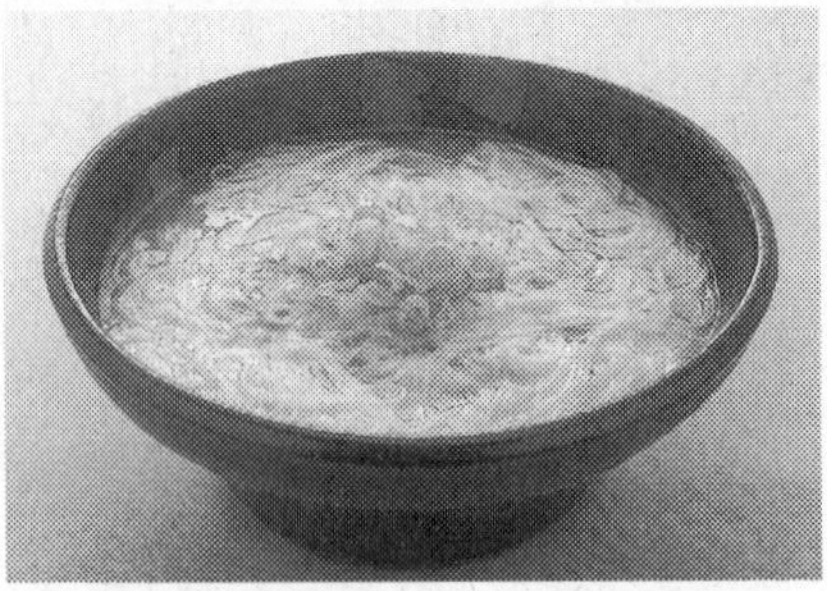

余《よ》寒《かん》鶏《チー》麺《メン》

〈材料（４人分）〉
鶏ガラスープ 5カップ、白菜（白い部分）8枚、鶏肉 500g、しょうが 1片、長ねぎ 1本、細うどん 300g、塩 大さじ1～2、老酒または日本酒 大さじ1～2、ラー油 適宜、（漢方生薬が入手できれば）黄耆 15g

〈作り方〉
①鶏スープをとる。鶏の骨１羽分を塩水に30分ほどつけて血抜きをする。鍋に入れ、長ねぎ1/2本としょうが１片、10カップの水を加えて火にかける。沸騰したら弱火にし、あくをとりながら約半量になるまで煮込む。
②土鍋にざく切りにした白菜をしき、食べよい大きさに切った鶏肉を入れて①を注ぎ入れる。老酒を加え、白菜と鶏肉が柔らかくなるまで煮る。（ここで黄耆を入れる）
③②に細うどんを入れて、少しとろみがつくくらいまで煮込む。
④③に塩を入れて味を整える。
⑤長ねぎ（1/2本を小口切にしたもの）をちらす。
⑥各自取り分け、ラー油を垂らす。

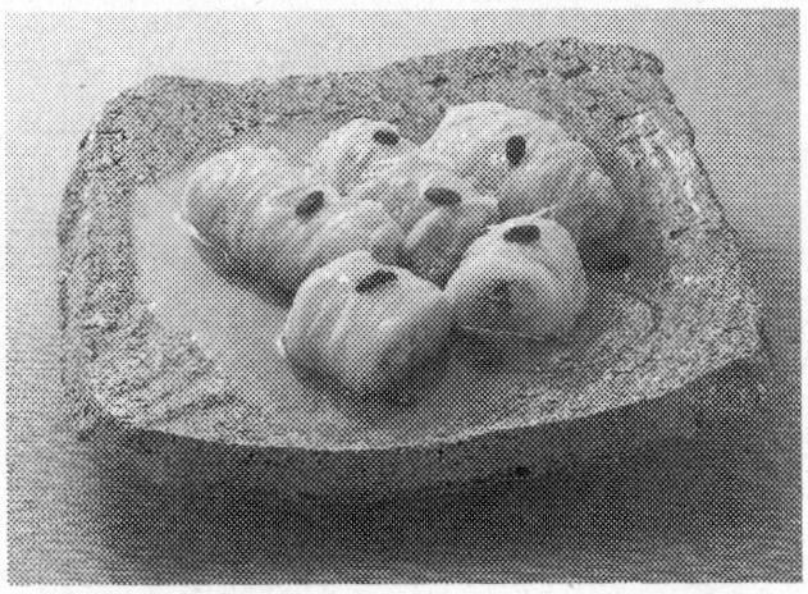

冬《とう》宝《ほう》巻《まき》

〈材料〉
白菜8枚　ホタテ貝柱（乾燥）4個、大根千切り150g、塩小さじ2、油大さじ2、にんじん千切り50g、薄口醤油大さじ1、豆腐1/2丁、みりん小さじ1、ごぼう笹がき50g、小麦粉・葛粉適量、枸杞子《くこし》少々、卵1個、ゆず少々、鮭2切れ

〈作り方〉
①鍋に水8カップと酒1/2カップ、ホタテ貝柱（乾燥）を入れ、一晩戻す。翌日、半量になるまで煮詰める。
②白菜は1枚ずつはがし、しんなりするまでゆでて冷ましておく。
③鍋に油大さじ2を熱し、笹がきごぼうを炒め、香りが出てきたら、水切りした豆腐1/2丁を加えて炒める。
④③に千切りしたにんじん、大根を加えてさらに炒め、しんなりしたら塩小さじ1、みりん小さじ1を入れて煮含める（5～6分）。
⑤④を冷まし、卵1個を混ぜ合わせ、8個に分けておく。
⑥鮭2切れを8当分に切っておく。
⑦②の白菜を広げ、小麦粉ひとつまみふりかけて、⑤の上に⑥の鮭1切れを置いて根元からしっかり巻いて軽くしぼる。
⑧⑦のロール白菜をすき間なく鍋に並べ、①の汁を静かに注ぎ入れる。
⑨⑧を中火にかけ、煮立ったら弱火にして約1時間ゆっくりと煮込む。
⑩⑨がやわらかく煮上がったら、塩小さじ1、薄口しょうゆ大さじ1を加え、味をつける。
⑪食べる直前に、水溶き葛粉を加えてとろみをつける。
⑫⑪を皿に盛り、水に戻しておいた枸杞子とゆずの千切りをちらす。

鶏肉は五行配当では体を温めもしない、冷やしもしない〝平〟の性質をもっているので、季節を問わず使えます。寒い時期には唐辛子、しょうが、ねぎなど温・熱性のもの、暑い季節にはきゅうり、なす、トマトなど涼、寒性の食材と組み合わせます。

余寒鶏麺はしっかり煮込んだ鶏スープが決め手。鶏と相性の良い白菜を加えてやわらかくしてから最後に麺を入れ、塩味でいただきます。さらに、薬膳では補虚益気《ほきょえっき》の効果を高めるために、この鍋に黄耆《おうぎ》という漢方薬を加えて煮込みます。体内の水分の流れをよくし、血圧を下げ、中国では糖尿病の方にも効果的な料理として好まれています。

私の家では、鶏の水炊きをした後の土鍋にスープを足して鶏麺を作りますが、冷や麦かそうめんを乾麺のまま入れてしまいます。適度な塩味ととろみがついて好評です。さらにお餅を入れても美味。

春

春香寿司

しゅんこうずし

春に出てくる野草、うど、みつばに、旬の魚介を使った春香寿司を作ります。素材の香りを活かしてあっさりと仕上げるのが私の味。とくによもぎは艾葉《がいよう》という生薬名で関節痛、動脈硬化、貧血、冷え性による生理不順、アトピー性皮膚炎の緩和などに使われています。さらに最近では、含有成分のクロロフィルに結合している物質がインターフェロン誘起物質であることが解明され、ガン細胞を小さくする効能をもつことが証明されました。

具に使う野草はよもぎのほか、はこべ、せり、おおばこ、すぎなど。いずれもこの季節に弱りがちな肝機能を助け、視力の低下、イライラ、倦怠感などの症状を緩和させる働きがあります。みつばは消炎・解毒、うどは肩こり・便秘の解消、貝類は滋養強壮・視力障害にも効果的。肝機能を強化するくこの実

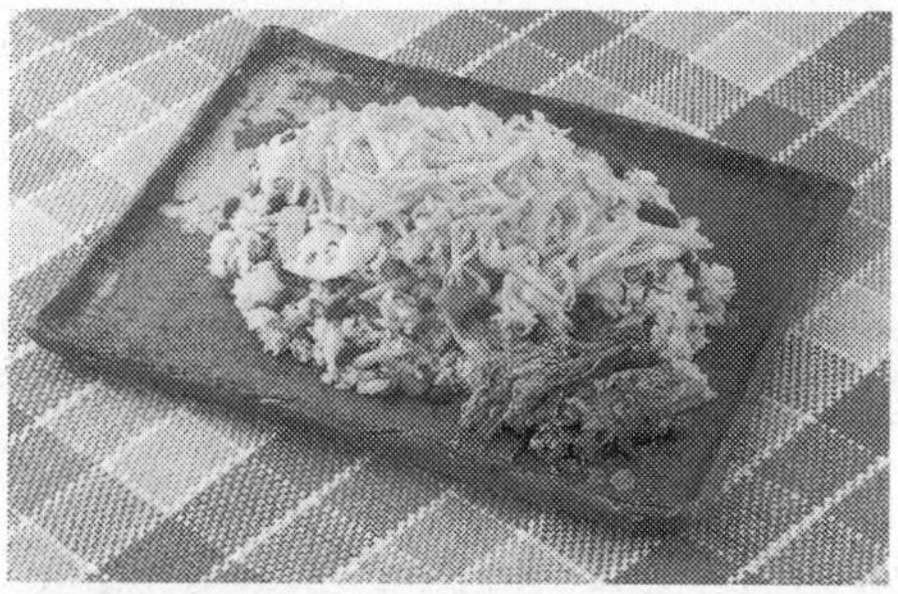

春香寿司《しゅんこうずし》

〈材料（4人分）〉

米 3カップ、だし昆布 10㎝、合わせ酢（酢 大さじ4.5、砂糖 大さじ3、塩 小さじ1.5）、酒 大さじ2、卵 2個、生貝（小柱 100g、青柳 200g）、たい・ひらめなど旬の魚 適宜、みつば 少々、れんこん 少々、うど 少々、野草（せり、はこべ、よもぎ、おおばこ、すぎななど） 適宜、くこの実 大さじ2、いり白ごま 大さじ3

〈作り方〉

①米は炊く30分前に洗ってざるにあげ、昆布と酒を入れて、かための水加減で炊く。
②合わせ酢を作っておく。
③れんこんはうす切り、酢と砂糖少々で火を通して冷ます。
④うどは3㎝の長さのうす切りにして水に放し、あくをとる。
⑤みつばは粗くみじん切り。
⑥れんこん類はさっと湯通ししてから水に放し、かたく絞ってみじん切りにしておく。
⑦貝類は、塩をふりかけてから、ざるにとり、水洗いして酢少々をふりかけておく。
⑧魚類は刺身用に切っておく。
⑨卵はうすく焼き、細切りにして錦糸卵にしておく。
⑩①に合わせ酢をまぜて、すし飯を作る。
⑪⑩に③④⑤⑥とくこの実、いりごまをさっくりとまぜ合せる。
⑫⑪を器に盛り付けてから、⑦⑧を盛り付け、最後に⑨を飾る。

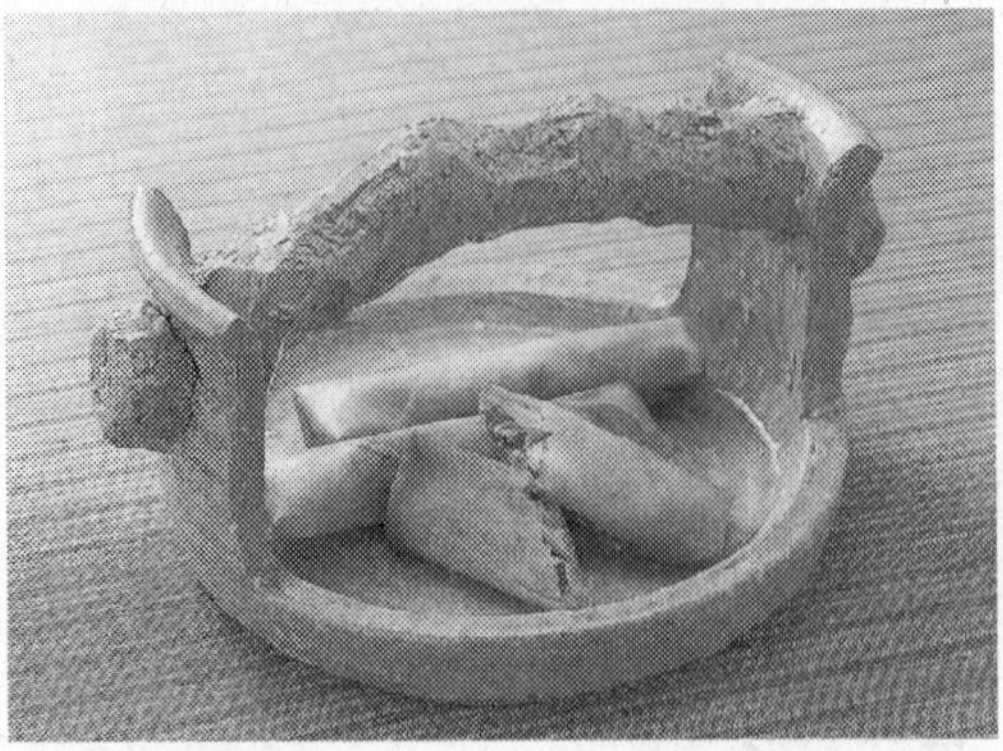

萌《もえ》黄《ぎ》揚《あ》げ

〈材料（4人分）〉
野草（ふきのとう、はこべ、たんぽぽ、せり、よもぎなど）適宜、鶏肉（胸肉）1/2枚、枸杞子（くこ） 大さじ1（水で戻しておく）、春巻の皮 10枚、揚げ油 適宜、味噌 大さじ3、砂糖 大さじ1、みりん 小さじ2、酢 大さじ3、すりごま 大さじ2

〈作り方〉
①鶏肉は日本酒少々をふり、蒸してから、指で2～3cmにさく。
②春巻の皮は対角線に切り、三角形にする。
③野草はそれぞれ3cmくらいに切っておく。
④春巻の皮で野草、鶏肉、枸杞子を包んで油で揚げる。
⑤味噌、砂糖、みりん、酢を混ぜ合わせ、すりごまを加える。
⑥④の萌黄揚げを皿に盛り、⑤をつけていただく。

を散らして彩を添えます。

萌黄揚げ　もえぎあげ

肝臓に負担のかかるこの季節の食養生のポイントは養陰《よういん》補肝《ほかん》。旬の食材で体内の陰を養い、酸味を利かせて肝機能を補うことが大切です。

旬の食材にはその季節の身体を守ってくれる薬効があります。春の食材にはおもに涼の性質があり、体内の熱をとり、血の流れをよくする消熱解毒の働きがあります。また、体内の陽を虚《うつ》し、陰を養う働きもあります。

酸っぱい味には、ものを収縮させたり、おさめたりする収斂《しゅうれん》作用があります。中医学では気、血、水がそれぞれ正常に流れている状態をとても大切に考えますが、陰から陽に変化する春には気と血の流れが必要以上に旺盛になることから、肝臓への負担を補うために酸味の効用を教えています。

今日、野菜で旬を感じることが少なくなってしまいましたが、季節をはっきりと教えてくれるのが野草です。淡雪の残る土手に真っ先に顔を出すふきのとうは春の便り。続いてせり、はこべ、よもぎなど。

春の野山はすぐれた薬効をもつ宝物でいっぱいです。ふきのとうは咳止め、痰切り、心臓強化、血流促進、せりは浄血、血流促進、食欲不振や頻尿の緩和、はこべは浄血、催乳、虚痛の緩和、よもぎは止血、冷え性や歯痛の緩和など、いずれもこの季節の諸症状に効果的なものばかり。

朧菜飯　おぼろなめし

薬膳では菜の花を、血の滞りを散らす食材として、肝臓からくるトラブルの諸症状に使います。解毒、血液の循環作用にすぐれ、目の疲れ、体がだるくてイライラする時などに効果的。また、搾り汁は腫れものによく効きます。

春は肝機能が低下する季節ですが、ありがたいことに菜の花のほか、ほうれん草、春菊、ブロッコリー、アスパラガス、にらなど肝臓に効能のある野菜がおいしい季節でもあります。

春はとりわけ血と気の流れが大切な季節。この季節、身近にある食べものは春の気に満ちあふれています。朧菜飯は菜の花をザクザク切ってご飯と一緒にごま油でさっと炒めたもの。お酒の好きな方は酢のものを一品加えてどうぞ。

踏青和え

とうせいあえ

肝臓への負担を補う食材にはごま、松の実、しいたけ、あぶら菜、ほうれん草、セロリ、にら、レバー、しじみ、あさり、くこの実などがあげられます。酸味を加えて調理しましょう。収斂作用のある酸味は血の流れをコントロールし、涼性の春の食材には体内の熱をとり、解毒の作用があります。踏青和えは根みつば、竹の子、あさり、くこの実を、松の実とごまを加えた酢味噌で和えました。

松の実は海松子《かいしょうし》と呼ばれ、中国、韓国では滋養強壮、滋潤薬として吐血、空咳、頭痛などに用いられます。ごまは不飽和脂肪酸やビタミンE、カルシウム、鉄分を多量に含むところから、耳鳴り、目がかすむなどの肝腎虚弱症状に効果的。解毒作用にすぐれた味噌、胃腸に効果を発揮する蜂蜜、肝機能に効果的な酢を組み合わせた和え衣は、レシピにとらわれず身近にある旬の食材でお試し下さい。強壮作用だけでなく肝細胞の新生を促し、抗脂肝作用のあるくこの実を加えることもお忘れなく。

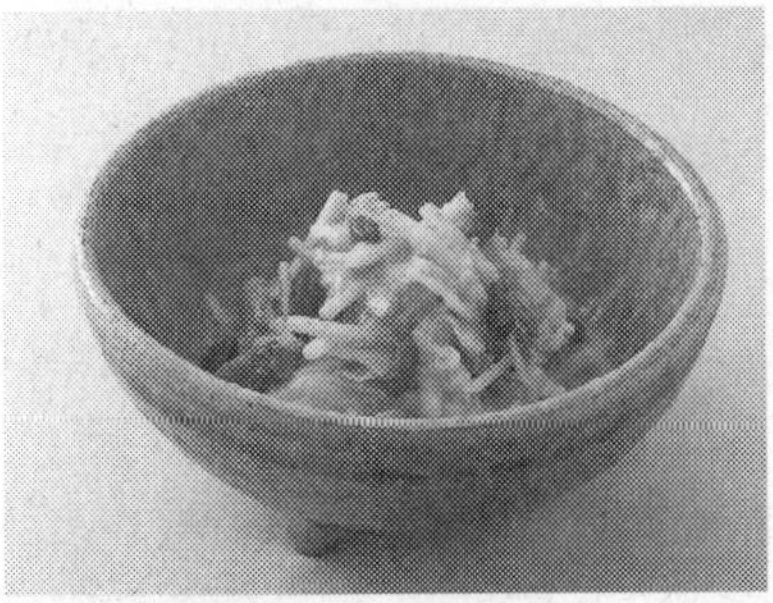

踏青和《とうせい》え《あ》

〈材料（4人分）〉
あさり（むき身） 120g、竹の子（ゆでたもの） 100g、根みつば 150g、くこの実 大さじ1
和え衣…いりごま 大さじ2、松の実 大さじ2、蜂蜜 大さじ1、味噌 大さじ2、酢 大さじ2、みりん 大さじ1、だし汁 大さじ1

〈作り方〉
①あさりは塩水で洗ってさっとゆでておく。
②竹の子はゆでて、3cmの千切り。
③根みつばはさっとゆでて水に放し、3cmに切る。
④くこの実は水でもどしておく。
⑤いりごま、松の実はよくすりつぶし、他の材料と合せる。
⑥下ごしらえした①②③④をしっかり水切りして、食べる直前に⑤の和え衣で和える。

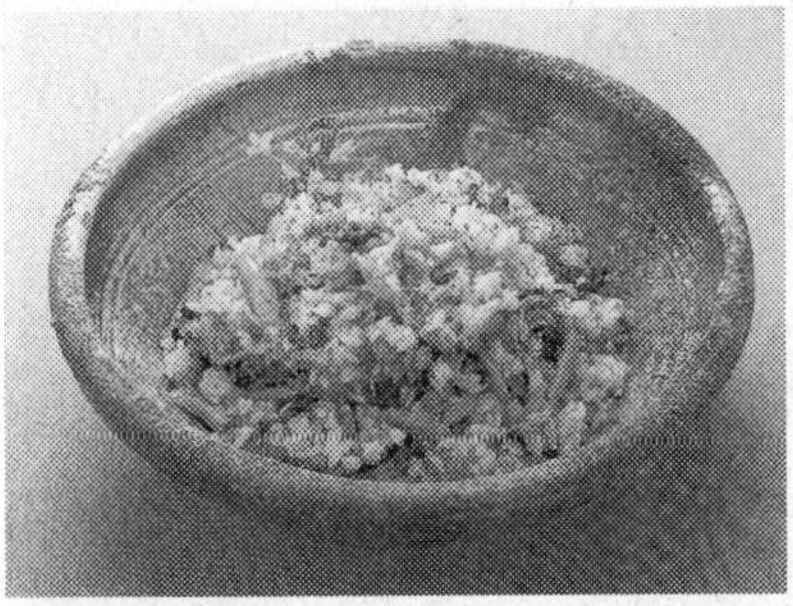

朧《おぼろ》菜《な》飯《めし》

〈材料（4人分）〉
米 2カップ、菜の花 1束（約250g）、ちりめんじゃこ 30g、いりごま 大さじ4、ごま油 大さじ2、醤油 大さじ1、塩 少々

〈作り方〉
①米はやや固めに炊く。
②菜の花は約3cmにザク切りにする。
③中華鍋をよく熱し、ごま油を入れて菜の花をさっと炒め、半生くらいの時にちりめんじゃこと塩を加える。
④③に火が通ったら、ご飯を加えてさっくり混ぜ合わせ、鍋へりから醤油を回し入れる。
⑤④にいりごまを加えて盛りつける。
※枸杞子があれば、⑤で大さじ2程度加えると、なお良い。

惜春菜

せきしゅんさい

中国では、五月を凶月として、忌《い》み除けをする習慣が今でも残っています。とくに五月五日は災いのおこりやすい悪日として、五色豆粥、五色団子など、五行に基づいた食べ物で家中の健康を祈ります。さらに五毒餅（蛇、さそり、むかで、とかげ、がまがえるの五毒虫をかたどった餅）で毒虫除けをしたり、魔物から身を守るとされる粽子（ちまき）を食べます。

端午の節句は本来、「さつき忌み」という厄払い祈願として、季節の変わり目の体の変調を上手に乗り切る知恵と方法を教えていたのです。

春は陽気が上昇する温の季節。肝機能が活発になることによって目や筋肉、精神に不調が現れやすくなります。これらの症状を緩和するには、涼性の食材で体内の陰を養い、酸味を加えて肝を補います。

季節ごとに弱りがちな臓器に効能のある食材と味を組み合わせることが薬膳の基本です。夏を目前にした五月は、緑の濃い野菜がたくさん出回ります。涼性の旬の野菜と平性の鶏肉を炒め、夏みかんの酸味を加えた五月の薬膳は肝機能強化の惜春菜です。

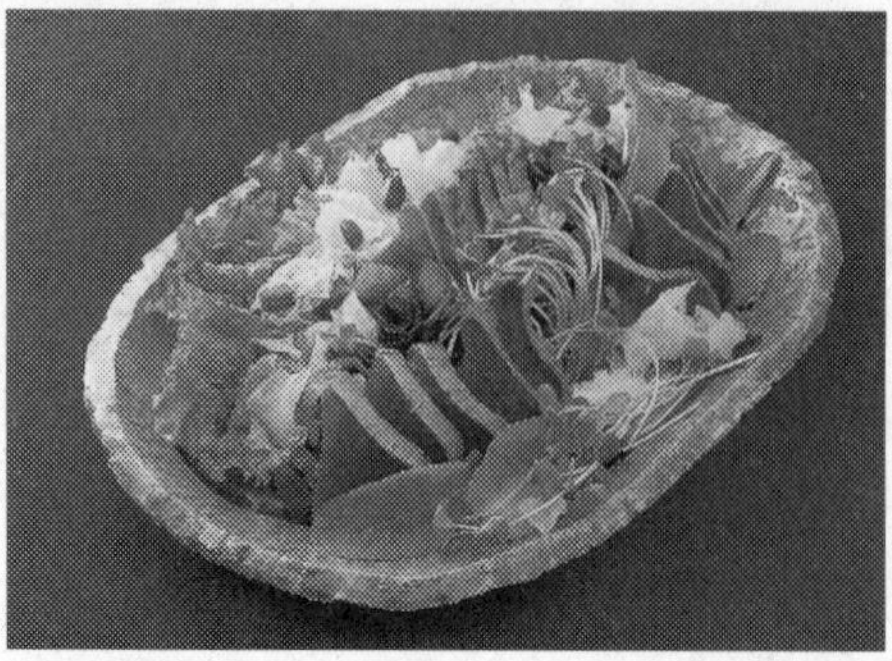

早苗饗《さなぶり》サラダ

〈材料（4人分）〉
鰹（たたき用） 300g、わかめ（もどしたもの） 50g、白きくらげ 15g、くこの実 大さじ1、レタス・セロリ・かいわれ・ルッコラなど 適量
ドレッシング･･･サラダ油 大さじ6、にんにく 2片、玉ねぎ（みじん切り） 大さじ1、しょうが（みじん切り） 小さじ1/2、醤油・酢 各大さじ3
〈作り方〉
①ドレッシングを作る。サラダ油を熱し、薄切りにしたにんにくを弱火で色づくまで炒めて取り出し、ガーリックオイルを作る。冷めたらボウルに移し、他の材料と混ぜ合わせる。
②白きくらげは水に浸し、戻してから10分ほどゆで、食べよい大きさに切っておく。
③わかめはザク切り。野菜は冷水につけてパリッとさせ、食べよい大きさに切っておく。
④鰹のたたきは食べよい大きさに切っておく。
⑤②③④を彩りよく器に盛り付ける。
⑥⑤に水で戻したくこの実をちらし、食べる直前にドレッシングをかける。

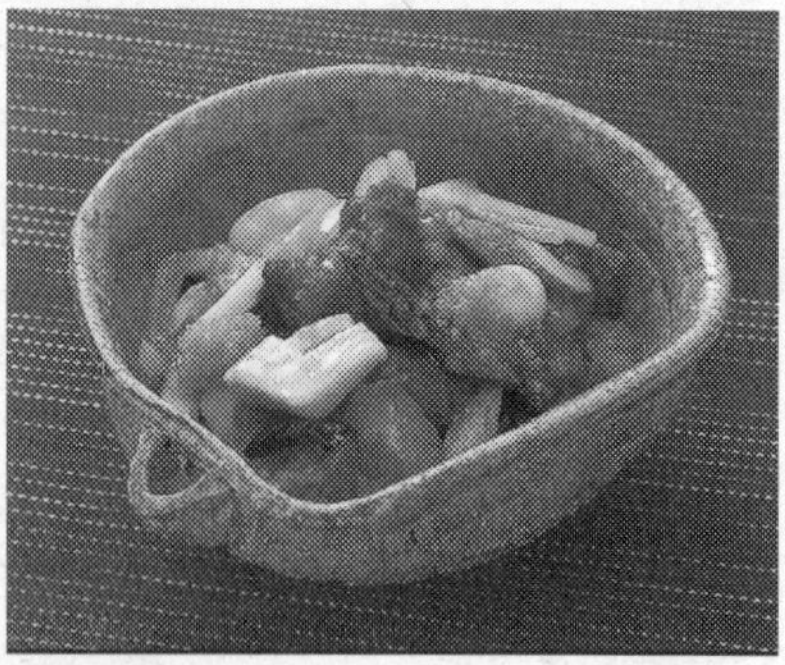

惜春菜《せきしゅんさい》

〈材料（4人分）〉
鶏もも肉 300g、キャベツ 150g、ブロッコリー 80g、アスパラガス 3本、竹の子 80g、かぶ 1個、さやえんどう 50g、片栗粉 大さじ1、油 適宜
▼肉漬け込み用たれ
醤油 小さじ1、塩 小さじ1、しょうが汁 小さじ1、ねぎ（みじん切り） 大さじ1、卵黄 1個分
▼とろみあん
水 1カップ、薄口醤油 大さじ1、砂糖 大さじ1、蜂蜜 小さじ1、みりん 小さじ1、塩 小さじ1、夏みかん 1/2個分（袋から出す）、片栗粉 大さじ3（1/2カップの水でとく）

〈作り方〉
① 鶏肉は一口大に切って、漬け込み用のたれに1時間くらい漬け込んでおく。
② キャベツはざく切り。ブロッコリー、アスパラガス、竹の子、かぶは食べ良い大きさに切り、さっと湯通ししておく。
③ ①に片栗粉をつけ、中温の油で揚げる。
④ とろみあんの調味料を合わせ、袋から出した夏みかんを加えてひと煮立ちさせる。
⑤ ④に水とき片栗粉を加えてとろみを出し、③の鶏肉を加える。
⑥ ②のキャベツを炒め、あらかじめ火の通った所へ、湯通ししておいた他の野菜、さやえんどうを入れて炒める。
⑦ ⑥に⑤を加えて全体にからませる。
※仕上げに水で戻した枸杞子をちらしてもよい。

早苗饗サラダ《さなぶりサラダ》

早苗饗サラダは、春に一番美味といわれる

鰹《かつお》と、香り高い旬の野菜をふんだんに使ったお刺身サラダ。鰹はたんぱく質のほか、ビタミン類、鉄分、ＤＨＡ、ＥＰＡも豊富に含む魚。脳細胞を活性化し、抗血栓機能、精神安定作用を持つ鰹・いわし・さばなど背の青い魚は、痴呆や生活習慣病が気になる方に、とくにおすすめしたい食材です。生でいただく時はしょうが、にんにく、青じそなどと一緒に食べましょう。殺菌作用にすぐれ、あわせて生臭さを消してくれます。

レタスは解熱、利尿、血液の循環をよくします。セロリはめまい、目の充血、血液をきれいにし、血圧降下作用もあります。かいわれは血の滞りを散らし、コレステロール値を下げます。ルッコラは貧血、不眠、精神不安の改善に効果的で、ごまに似た香りで日本人にも受け入れやすいハーブです。レシピにこだわらず、身近にある新鮮な野菜をたくさん使って下さい。

今回は野菜のほか、むくみをとり、消炎作用のあるわかめ、肝機能を活性化して視力の減退に効果的なくこの実、肺を潤し、津液《しんえき》を作り、健胃、美肌効果もある白きくらげを加えました。白きくらげは銀耳《ぎんじ》という生薬。無味、無臭で歯ごたえが良く、どんな料理にもよく合います。

夏

水無月サラダ

みなづきサラダ

毎日なにげなく飲んでいるお茶も湿邪《しつじゃ》を払う食材の一つ。そもそもお茶は、薬として日本に渡来しました。古代中国の本草書には、「熱を冷まし、のぼせや気の上昇を下す」「食べ物を消化させ、さらにその毒を除く」「痰《たん》を切り、利尿を促す」と、その薬効を高く評価しています。

お茶は、他の食品では摂取できない有効成分を、多く含んでいるのも大きな特徴です。渋味の成分であるタンニンは、動脈硬化防止に効果的。茶カテキンは発ガン抑制作用があるとされています。昔から、下痢をしたらお茶を飲むと良いといわれていました。お寿司を食べる時に大きな湯のみ茶碗でお茶を飲むのは、魚の生臭さを消すと同時に食中毒を防ぐためでもあります。

じめじめと蒸し暑い六月は、涼性の食材と苦味を使って体の中からすっきりとしたいものです。サニーレタス、セロリ、に

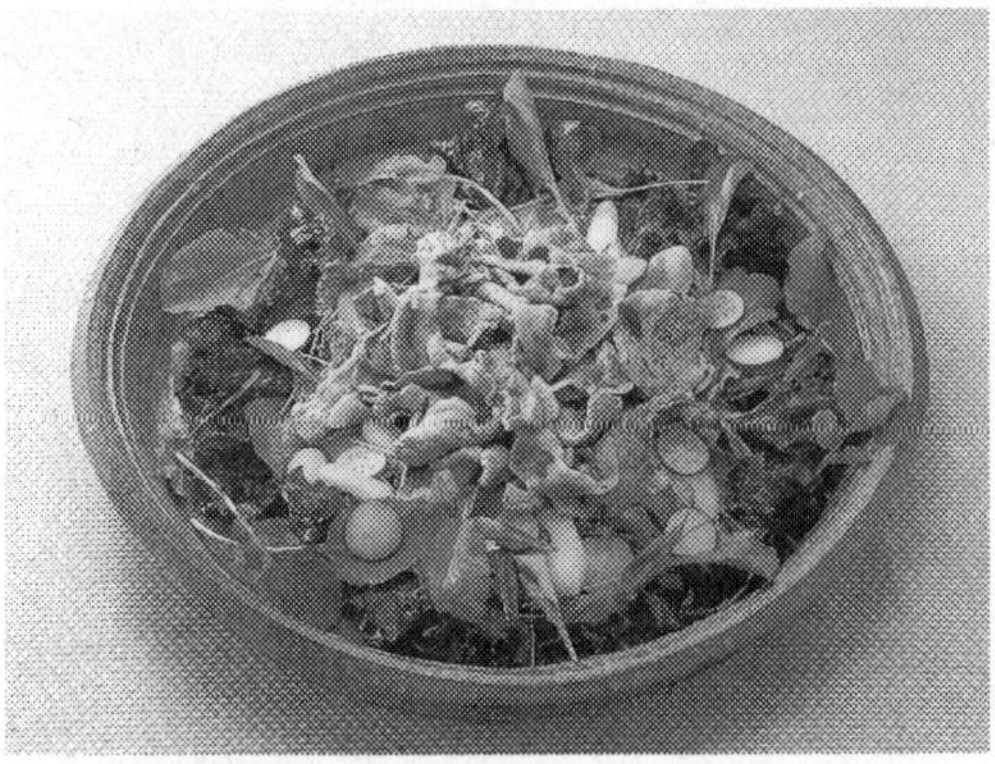

水無月《みなづき》サラダ

〈材料（4人分）〉

豚肉うす切り（しゃぶしゃぶ用） 250g、季節の野菜（サニーレタス、にがうり、ルッコラ、セロリ、みょうが、青じそ）、緑茶 10g

▼たれ

にんにく・しょうが 各1片、醤油 大さじ3、すりごま・酢・ゆで汁 各大さじ2、豆板醤・味噌・砂糖 各大さじ1、ごま油 小さじ1

〈作り方〉

①サニーレタス、にがうり、ルッコラなど季節の野菜をサラダのように皿に盛り、冷蔵庫で冷やしておく。

②鍋にたっぷりの湯をわかし、分量のお茶を入れて、程よい色が出てきたら豚肉をしゃぶしゃぶの要領でゆでる。

③豚肉を冷水にとって冷やし、水を切って用意した野菜の上に盛り付ける（肉についたお茶は一緒に食べましょう）。

④にんにく、しょうがはみじん切りにし、分量の調味料で作ったたれに漬け込んでおく。

※たれはごまの代わりにピーナッツを使ったり、にんにくの代わりにねぎを使ってもおいしい。

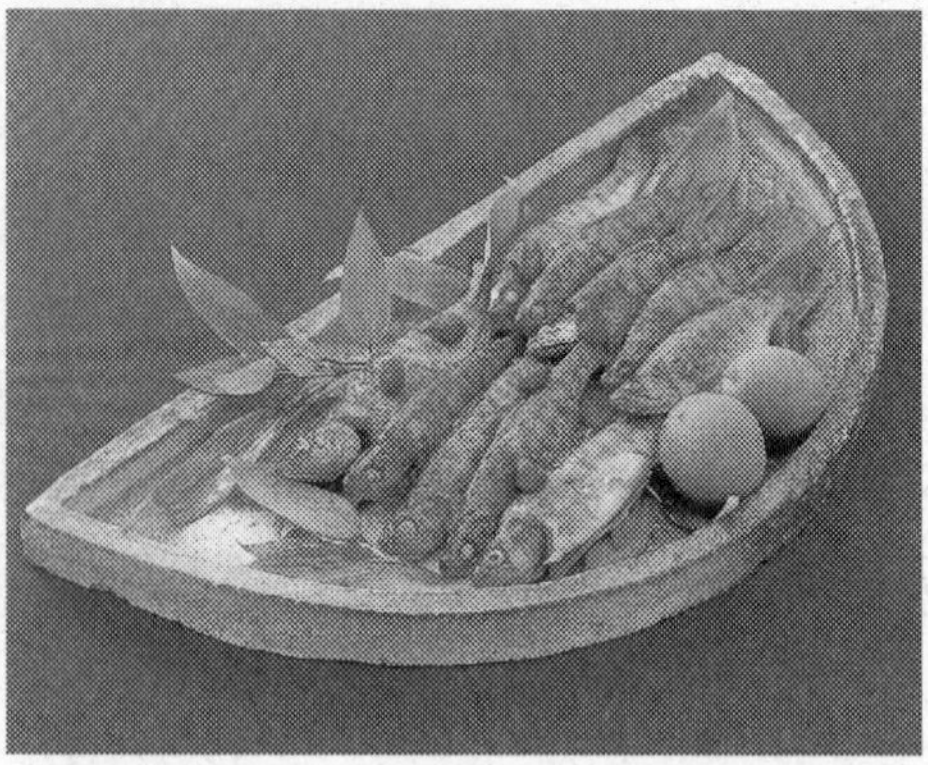

翡《ひ》翠《すい》煮《に》

〈材料（4人分）〉
旬の魚（小ぶりのもの） 8尾、三温糖（または黄ざら） 適量、醤油 1カップ、梅酒の梅 8個、梅酒1カップ、くこの実 少々

〈作り方〉
①魚は流水で洗い、水気を切って切れ目を入れる。頭やはらわたは取らない。
②鍋に分量の梅酒、醤油を入れ、魚は背を上に立てるように並べ、落としぶたをして火にかける（笹があれば鍋底に敷くとよい）。
③煮立ったら弱火にし、途中で味をみて甘さが足りないようなら三温糖で調整する。
④煮汁が2/3くらいになったら、梅を入れる。
⑤水でもどしたくこの実をちらす。
※煮汁が足りない場合は、醤油と梅酒を1：1で増やし、三温糖で甘味を調節して下さい。

がうりなど、苦味を持った涼性の野菜をたくさん使った水無月サラダ。湯の代わりにお茶を使った豚肉の冷しゃぶを加えました。

豚肉は補血、水分代謝にすぐれ、体を冷やす作用のある、夏に適した食材。暑い季節が長い沖縄の郷土食には、豚肉料理が多く、ゴーヤチャンプルに代表されるにがうりの料理がたくさんあります。なるほどと思わずにはいられません。

翡翠煮　ひすいに

夏至の頃は梅の実が翡翠色に耀きます。梅はその昔、中国から薬として渡来。肝、脾、肺、大腸の働きを助ける烏梅《うばい》という生薬として知られます。烏梅は未成熟の梅を藁火《わらび》の煤煙でいぶし、乾燥させたもの。日本では、青梅をすりおろして布で漉しとった汁を、弱火で黒くあめ状になるまで煮込んで作る内服薬、梅エキスが有名。梅はクエン酸、リンゴ酸、コハク酸など有機酸を多量に含む上、A・B_1・B_2・Cなどのビタミン類、カルシウム・カリウム・リンなどミネラルも豊富。

梅は体内の湿熱をとり、下痢、腹痛、二日酔い、暑気あたり、疲労回復、健胃、整腸、肝機能強化、殺菌・抗菌作用などすぐれた効能があります。強酸性の梅は吸収されて血液に入るとアルカリ性になり、血液をきれいにして循環をよくします。高血圧、動脈硬化予防、胃ガンの予防にも効果的。蒸し暑さによる様々な不具合、腐敗に起因する食中毒などの多い梅雨時に、青い実を結実させる梅はすばらしい旬の恵みです。

翡翠煮は旬の魚に梅酒を加えて炊き上げた一品。北海道の友人が釣って送ってくれた天然の山女《やまめ》は姿といい、味といい一級品の川魚です。魚だけでなく、肉や野菜も梅酒を加えて煮るとさっぱりと軟らかく仕上がります。

昔の日本人は穀物を粒食し、野菜をたくさん食べて健康を保っていましたが、現代の食生活では肉食と粉食に傾いています。結果、体内に動物性たんぱく質と脂肪がたまり、コレステロールが増加、血液が酸性となり、肥満と生活習慣病を誘発しています。この傾向に有効なのが梅。魚、肉の脂肪を中和してアルカリ性に変えます。

養心冷汁　ようしんひやじる

中国では夏、とうがんのスープや蒸し物、なつめを入れた甘い麦のお粥など、日本でもきゅうりもみ、冷や麦、なすのしぎ焼きなど、体を冷やしてすっきりさせる料理がたくさん

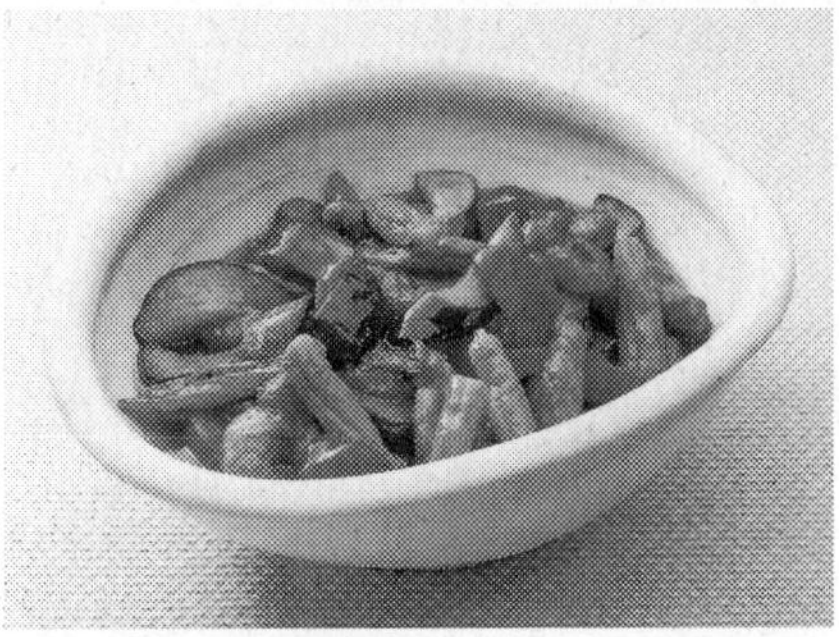

朱《しゅ》夏《か》涼《りょう》菜《さい》

〈材料（4人分）〉
豚肉(ロース・とんかつ用) 2枚、なす 1個、オクラ 4本、赤ピーマン 1個、ししとう 4本、トマト 小1個、にんにく 粗みじん切り小さじ2、塩・こしょう 各少々、日本酒 大さじ2、合わせ調味料（醤油 大さじ1、砂糖 小さじ3、酢—あれば黒酢・中国酢など 大さじ2、水 大さじ1)、油 大さじ3、片栗粉 適量

〈作り方〉
①豚肉は両面に斜めに浅く切れ目を入れ、2㎝くらいの幅で細切りにし、塩・こしょうで下味をつけて30分くらい置き、片栗粉をまぶす。
②合わせ調味料を混ぜ合わせておく。
③野菜は食べ良い大きさに乱切りにする。
④中華鍋に油を熱し、豚肉を入れ、両面こんがりと焼く。
⑤豚肉に火が通ったらにんにくを加え、香りがたった頃、酒を入れる。
⑥酒が煮立ったら、野菜を入れて強火で手早く炒める。
⑦⑥に②を加え、さっくりと炒めながらからめる。
※野菜の炒め物は強火で手早く仕上げましょう。鍋を充分熱してから、油と食材を同時に入れるのがこつ。

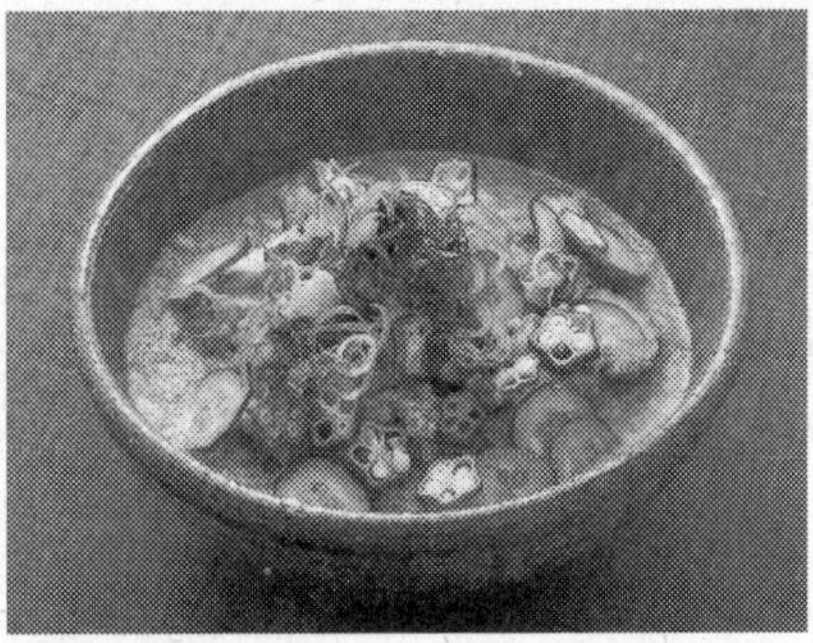

養《よう》心《しん》冷《ひや》汁《じる》

〈材料（4人分）〉
▼ご飯（炊く）
米 1.5カップ、押し麦 1カップ、きび 大さじ2、あわ 大さじ1、ひえ 小さじ1、水 3カップ
▼具
白身魚（とびうお・かます干物など） 2枚、いりごま（白） 大さじ2、きゅうり（小） 2本、みょうが 2個、オクラ 2本、豆腐 1/2丁、味噌 大さじ2、ダシ 3.5カップ

〈作り方〉
①きゅうり、みょうが、オクラは小口切りにする。
②白身魚を焼いて、皮と骨を除き、細かくほぐす。
③いりごまをすり鉢で油が出るまですり、②、味噌を順に加えてすり混ぜる。
④すり鉢に戻して、だしですりのばす。①を混ぜ、豆腐は手なりで加える。
⑤器に入れ、好みで氷を加える。
⑥熱々のご飯にかけて食べる。

あります。私が日本の薬膳と絶賛したいのは九州の郷土食、冷汁。麦飯、きゅうり、みょうが、青じそ、麦味噌の組み合わせに感動します。体を冷やす食材と心臓機能を強化する苦味の組み合わせは、まさに日本の薬膳。九州以外でもぜひおすすめしたい夏の料理です。

養心冷汁では、麦ご飯の中にきび、あわ、ひえを加えました。いずれもほてりをとる穀物です。各種ビタミンや食物繊維を豊富に含む雑穀が最近見直されていますが、とくにアトピー体質の方には食べてほしい食材。少し昔にもどって郷土食や雑穀に目を向けてみましょう。

朱夏涼菜《しゅかりょうさい》

人間の体には、体表の血管を拡張させて汗をかき、体内の熱を放散する体温調節機能があるのですが、最近は冷房機器の発達によって、本来そなわっている体の自然機能を退化させてしまっているように思います。その結果、心臓や自律神経を混乱させ、神経痛、関節炎、頭痛、月経障害などいわゆる冷房病に悩む人が増えました。

自然の恵みとは大変ありがたいもので、きゅうり、なす、トマト、ピーマン、オクラなど、夏野菜には体の熱をとり、ほてりをしずめ、利尿を促し、体力をつけるスタミナ源がしっかりと含まれています。太陽の光をたっぷり浴びた夏野菜をたくさん食べて、この季節に弱りがちな心臓機能を強化しましょう。

心臓には、涼・寒性で苦味をもった食材、緑茶、きゅうり、にがうり、わらび、セロリ、みょうが、よもぎなどが効果的。あさり、しじみ、はまぐりなど貝類、豚肉も体に直接、涼気を呼び込んでくれる食材です。

朱夏涼菜は、涼・寒性の夏野菜と豚肉の炒めもの。豚肉はにんにくとの相性が大変よく、豚肉に含まれるビタミンB_1がにんにく成分アリシンと結合することによって、脳を活性化させ、集中力をつけ、筋肉疲労の回復を早めます。にんにくは抗菌作用、心臓の働きを助け、強壮作用もあるので、この季節にはぴったりの組み合わせといえます。ビタミン豊富な夏野菜で彩よく仕上げましょう。

涼菜麺　りょうさいめん

夏ばてした弱った体に優しく作用し、消化機能を助けるのが、大豆、小豆、とうもろこし、にんじん、じゃがいもなど甘味、平性の食材です。なす、きゅうり、トマトなどの夏野菜は体を冷やす作用がありますので生でたくさん食べると、体が冷えすぎてしまいます。土用の一八日間だけは熱を通して食べることをおすすめします。

涼菜麺はフランスの田舎料理、ラタトゥイユを冷や麦にかけたもので、ビタミン、鉄分、

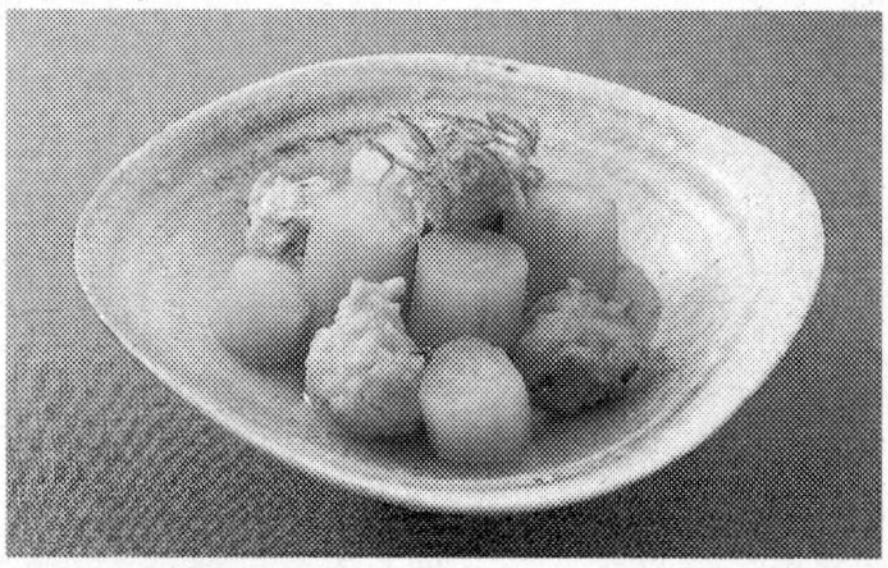

餞《せん》暑《しょ》瓜《うり》

〈材料（4人分）〉
きゅうり 2本、だし汁 3カップ、酒 大さじ2、みりん 大さじ3、薄口醤油 大さじ3、塩 少々、みょうが 適量
つくね・・・鶏ひき肉 250g、ねぎ（みじん切り） 大さじ3、しょうが 小さじ1/2、酒 大さじ2、薄口醤油 小さじ1、塩 少々、片栗粉 大さじ1、水 大さじ2

〈作り方〉
①きゅうりは皮をむいて6等分の長さに切る。
②つくねを作る。ボウルにひき肉を入れ、残りの材料を加え、粘りが出るまで手でよく混ぜる。
③鍋でだし汁を煮立て、酒、みりん、薄口醤油で調味する。
④水でぬらしたスプーンで、②を一口大に丸く形作りながら③に落とし入れる。再び煮立ってきたら火を弱めてふたをし、10分ほど煮てつくねを取り出す。
⑤塩少々を加えた熱湯に①を入れて5～6分ゆでで、ざるに上げて水気をきる。
⑥⑤を④の鍋に入れてふたをし、10分ほど煮て、つくねを戻し入れてひと煮する。
⑦器に盛り、みょうがをちらす。

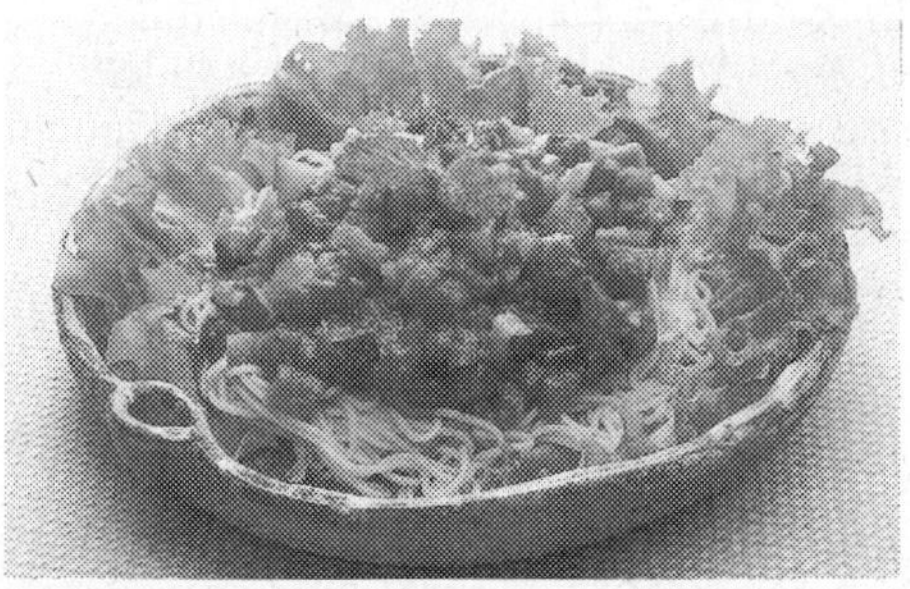

涼《りょう》菜《さい》麺《めん》（フランス風）

〈材料（4人分）〉
冷や麦400g、リーフレタス適宜、バジル（またはミント） 適宜、枸杞子（くこ）大さじ1、ジャンボピーマン（緑・赤・黄）各1個、なす2個、ズッキーニ1本（なければきゅうりでもよい）、玉ねぎ1個、完熟トマト400g、にんにく1かけ、オリーブ油1/2カップ、塩大さじ1弱、ベイリーフ1枚

〈作り方〉
①にんにくと玉ねぎは粗みじんに、ジャンボピーマン、なす、ズッキーニは1cm角に切る。トマトはざく切りにする。
②鍋にオリーブ油大さじ3（分量内）を入れ、にんにくを炒める。香りが出たら、玉ねぎを加え、炒める。
③玉ねぎが透き通ったら、残りのオリーブ油を足し、ジャンボピーマン、なす、ズッキーニを加えて炒める。
④全体に油が回ったら、トマトと枸杞子を入れ、ベイリーフを加えて煮る。
⑤野菜がやわらかくなったら、塩で味をととのえ、冷やす。
⑥たっぷりのお湯で冷や麦をゆで、冷やす。
⑦リーフレタス、冷や麦を盛りつけ、⑤をかける。バジル（ミント）を飾る。

カロチンなどを豊富に含む旬の野菜をオリーブ油で煮込んだ胃腸に優しい一品。あるとき、ラタトゥイユを冷や麦にかけて食べてみたところ、とてもおいしかったので、我が家では夏の定番メニューとなりました。

立秋を過ぎてもまだ、しばらく暑い日が続きそうです。暑気あたりには、清熱解暑に働き、体内に直接涼しさを呼び込んでくれる夏野菜をしっかり食べて下さい。食欲の秋を健やかに迎えられますよう。

餞暑瓜　せんしょうり

暑気あたりにはきゅうり、なす、トマト、すいか、枝豆など清熱解暑に働く食べものを積極的にとります。とくにすいか、メロン、にがうりなどウリ科の食べ物は体内の熱をとり、胃腸に優しく作用してくれます。涼性、寒性の夏野菜で体のほてりをとり、胃腸の調子を整えながら鶏肉、レバー、豆腐など消化のよいスタミナ食を組み合わせるのが基本です。

餞暑瓜は、きゅうりの淡い緑が涼やかな一品。白うりや夕顔に代えてもよいでしょう。少し冷やしたほうが美味。鶏は体力の低下を補い、疲労回復を促す補虚益気の効果があり、ねぎ、しょうがは肉の臭毒を消し、食欲増進作用があります。とくに夏場の葉ねぎは夏風邪予防に効果的。

みょうが、青じそなど夏の香味野菜は胃腸の働きをよくし、咳《せき》を止め、不眠、精神不安の改善に役立つ日本古来のハーブです。

秋

白露茄子　はくろなす

秋の食養生のポイント、培陽潤肺《ばいようじゅんぱい》は、空気の乾燥に影響を受けやすい肺、呼吸器系を潤し、保護することです。効果を発揮するのは、五味では辛味、五性では熱性の食材。ねぎ、大根、れんこん、里芋、にんにく、しょうが、唐辛子などです。

辛味は体を温める作用があり、性質は発散。発汗を促し、咳止め、鼻づまり、のどの痛みにも効果的です。幼い頃、風邪をひくと祖母がしょうが湯を作ってくれたり、ねぎをガーゼにくるんで首に巻いてくれました。

また、辛味の食材は薬味や香辛料としても多く使われ、抗菌・殺菌作用をあわせもつことが大きな特徴。刺身のつまに大根とわさびは付きものですし、鰹のたたきや馬刺は、しょうがやにんにくでいただきます。これらは臭いを消すだけでなく、殺菌のためでもあります。

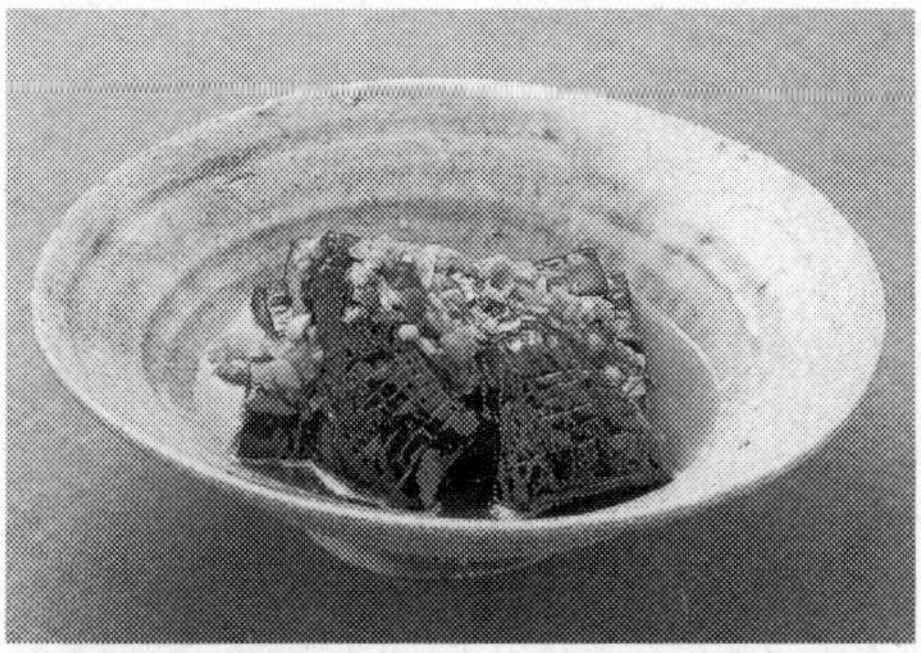

白露茄子《はくろなす》

〈材料〉
なす 8個、ねぎ（みじん切り） 大さじ1、くこ・しょうが・にんにく（みじん切り） 各小さじ1、醤油・みりん 各大さじ4、砂糖 大さじ1、豆板醤 小さじ1、酢 大さじ2、揚げ油

〈作り方〉
①なすは縦半分に切り、切れ目を入れて横半分にし、各4個とする。水に10分ほどさらしてあくを抜く。
②みじん切りにした香味野菜と各調味料を合わせておく。
③なすの水気を十分ふき取ってから、170℃の油で揚げ、皿に盛る。
④③が熱いうちに②をかける。
※冷たくしても、おいしくいただけます。

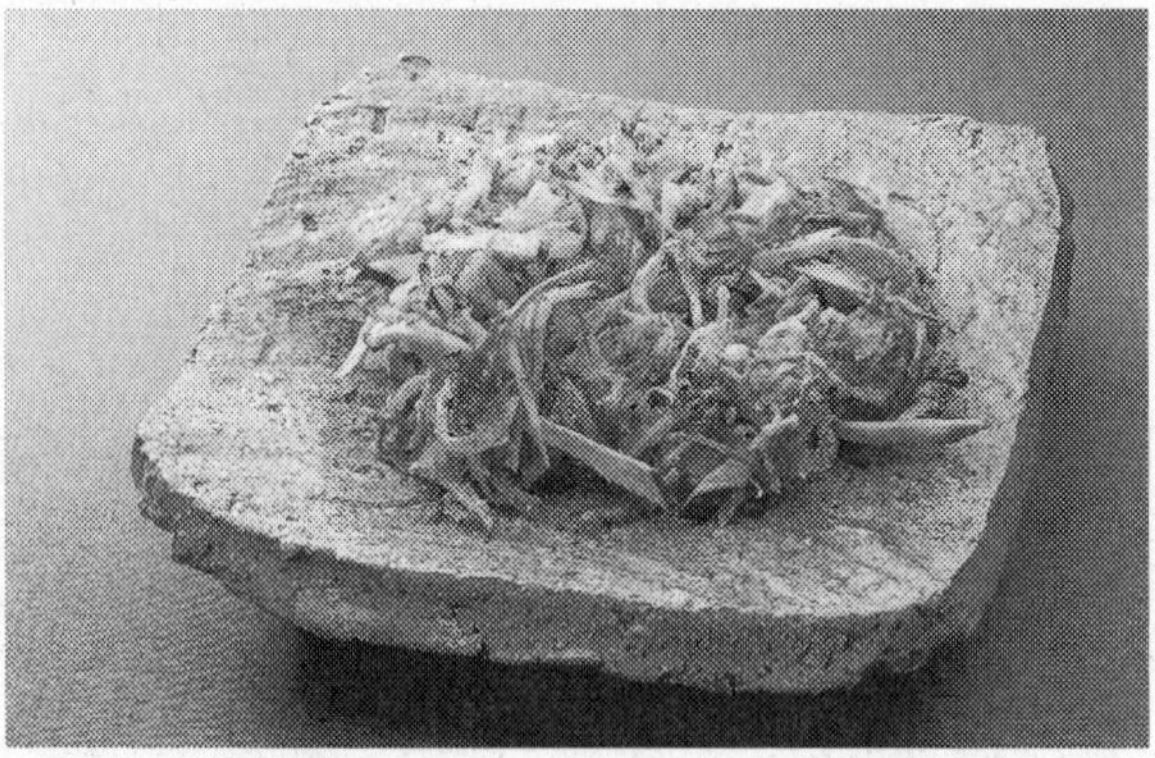

仲秋揚《ちゅうしゅうあ》げ

〈材料（4人分）〉

さつまいも 1/2個、にんじん 1/2本、ごぼう 1/4本、玉ねぎ 1/2個、りんご 1/2個、えのきだけ 1/2袋、ちりめんじゃこ 1/2カップ、ごま 大さじ1

揚げ衣・・・小麦粉 3/4カップ、片栗粉 大さじ2、卵 1個、砂糖 小さじ1/2、塩 小さじ1、酒 大さじ1、冷水 1/2カップ、揚げ油 適量

〈作り方〉

①さつまいも、にんじん、ごぼう、玉ねぎ、りんごを千切りにする（ごぼうは千切りにしてから水にさらす）。
②えのきだけは1/2に切り、ほぐしておく。
③ボールに①、②を入れごまを加えて混ぜ合わせる。
④③に小麦粉と片栗粉を半量ずつ加え、からめる。
⑤＜揚げ衣を作る＞ボールに卵を割り、ほぐし、砂糖と塩、酒を入れてよく混ぜ合せる。
⑥⑤に冷水を加えて混ぜ合わせ、残り半量の小麦粉と片栗粉をふり入れて、さっくりと混ぜる。
⑦④に⑥を加え、混ぜ合わせる。
⑧⑦を木べらに取り、すべらせるようにして170度に熱した油に入れ、からりと揚げる。
※衣に味がついているのでそのままでもよく、お好みでつけ塩や天つゆをご用意下さい。りんごを柿に代えても美味。

仲秋揚げ

ちゅうしゅうあげ

秋はおいしい食材がもっとも豊富な季節。私たちの体も、夏の疲れを癒し、冬に備えて体力を蓄えるために旺盛な食欲を発揮します。でも、本格的な食欲の秋を迎える前に、温性の食べもので体をリラックスさせ、胃腸の調子を整えておく必要があります。さつまいも、にんじん、じゃがいも、山芋などの根菜類、さんま、さばなどが効果的。ちょうど旬のものばかりです。

中でもさつまいもは健胃、整腸作用にすぐれ、大腸ガン予防、高血圧、動脈硬化予防、便秘の改善、美肌などに効果的。江戸時代、享保の飢餓のおりに、さつまいもが豊富な薩摩藩では餓死する人が少なかったことから、その生命力と栄養価を高く評価され、他の地方でも広く栽培されるようになった野菜です。

以前、さつまいもは太るという理由で敬遠されがちでしたが、近年、食物繊維が脚光を浴びるとともに評価が浮上してきました。炭水化物の代謝を促し、エネルギーを燃焼しやすくするビタミンB_1、脂質の代謝を助けるB_2、Cなどの含有量はいも類でナンバーワン。その上、含まれるビタミンは加熱による損失が少ないのも大きな特徴です。

今回の仲秋揚げは懐かしい里の味をヒントに、わが家風にアレンジしたもの。さつまいも、玉ねぎ、ごぼう、にんじん、りんごの千切りにえのきだけ、じゃこ、ごまを加えました。

秋麗麺

しゅうれいめん

秋麗麺は肺機能を強化して、風邪をひきにくい体をつくる秋のパスタ。食欲の秋に体重の気になる方にも最適なきのこをたくさん使いました。そして咳を止め、肺に働くぎんなん、ねぎ、辛味のにんにくを加えて、この季節にこその一品です。

ちなみに、中華料理の最後に出てくる杏仁豆腐は、私も大好きなデザートですが、杏仁（杏の種）は、咳を止め痰《たん》を切り、肺を潤すしょうがです。にんじん、里芋、ねぎ、山芋、百合根も効果的。にんにく、しょうが、唐辛子など辛味を加えて体を温めることも大切です。

金風和え

きんぷうあえ

金風和えは長芋の千切りと、菊の花をみぞれ酢で和えたもの。このままでもおいしくいただけますが、さばの香味揚げにかけて、山海の旬を楽しみましょう。

菊は桜とともに日本を代表する花です。延命長寿の薬として中国から渡来。中国の宮廷行事、重陽の宴が日本に伝わり、陰暦九月九日の重陽節には長寿効果があるとされる菊の酒が振る舞われました。菊のつく日本酒銘柄が多いのはそのせいかもしれません。

中国では解毒、解熱、鎮痛、消炎、さらに、発熱、頭痛、目まい、耳鳴りなどの薬として使われます。日本でも昔は風邪にともなう解熱、頭痛、咳止め、目まいや傷口の腫れを抑えるための民間薬として使われました。

長芋は中国では山薬《さんやく》という名の生薬。滋養強壮、下痢止め、食欲増進などに使われます。ぬめりのある食材は滋養強壮作用にすぐれ、近年見直されていますが、とくに腰痛、肩こりには効果的。

山芋、里芋、さんま、さばなど、いずれも一年中店頭に並んでいますが、本当は秋が旬。寒さに向かって必要なパワーをしっかりと蓄

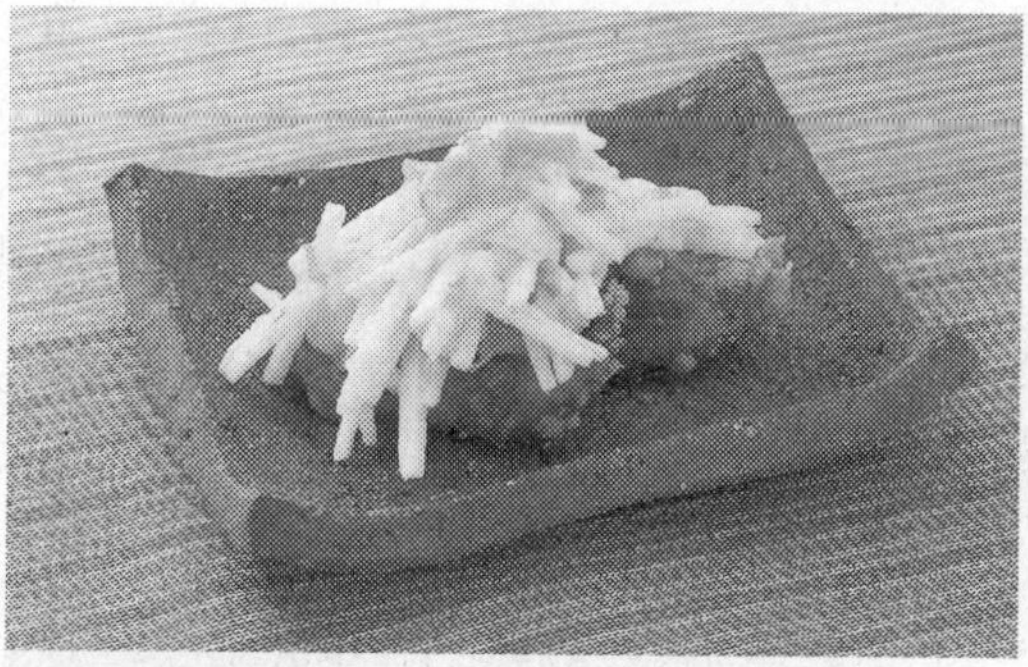

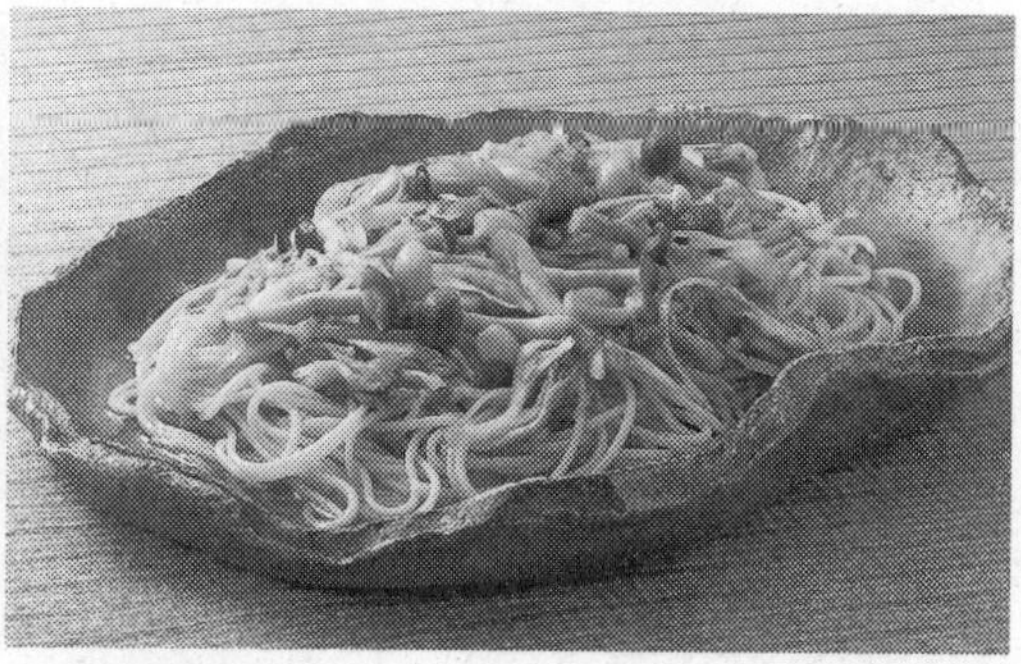

金《きん》風《ぷう》和《あ》え

〈材料（4人分）〉

みぞれ酢…酢 大さじ2、砂糖 大さじ1.5、塩 小さじ1/2、だし汁 大さじ1

薄口醤油 少々、大根おろし 1カップ、長芋 300g、菊花（花弁） 30g

①材料を全部混ぜ合せ、みぞれ酢を作る。
②菊花は熱湯に少量の塩と酢をふり入れた中に入れ、湯通しする程度ですぐに冷水に放す。
③②をしぼって水気をきり、①に混ぜ合わせておく。
④長芋は皮をむいて千切りにする。
⑤③と④をさっくり和える。

▼香味揚げ

つけだれ…ねぎ（みじん切り） 大さじ1、しょうが（すりおろし） 小さじ1、日本酒 大さじ1、醤油 大さじ2、みりん 小さじ1

さば 4切れ、小麦粉 適量、揚げ油 適量

①材料を混ぜ合せ、つけだれを作る。
②さばはひと口大に切って①をからめ、下味をつけておく。
③揚げ油を170度に熱し、②に小麦粉をまぶして揚げる。

※金風和えは、そのままでも美味しくいただけますが、魚や肉の揚げ物にかけたり、おひたしに添えてもよいでしょう。

秋《しゅう》麗《れい》麺《めん》

〈材料（4人分）〉

スパゲティ400ｇ、好みのきのこ400ｇ、にんにく（薄切り）20ｇ、長ねぎ1/2本、ぎんなん（炒って薄皮をむいたもの）20粒、オリーブ油　大さじ2、塩　小さじ1、醤油　大さじ2、みりん　大さじ1、パスタ用の塩・オリーブ油　各適宜

〈作り方〉

①しいたけは石づきをとって削ぎ切り、しめじは石づきをとって小房に分ける。他のきのこも大きさをそろえて切る。長ねぎは斜め切りに。
②大きな鍋にたっぷりの湯をわかして塩を加え、スパゲティをゆでる。
③フライパンにオリーブ油とにんにくを入れて火にかける。にんにくがうっすらと色づいたら、きのこを加えて炒める。
④全体に油がまわったら塩、醤油、みりんで調味。
⑤長ねぎとぎんなんを加えてひと混ぜしたら火を止める。皿に盛り付けておいたスパゲティの上にかける。

えている食材です。食欲の秋は自然のリズムのなせるわざなのです。

霜月団子　しもつきだんご

体を温める食材には、牛、羊などの肉類と、さば、いわし、さんまなどの青魚があげられます。里芋の効能は肥満、便秘、高血圧症、神経症、肝臓の解毒作用など。カリウムを多く含むため、疲労回復に役立ち、血圧の上がるのを防ぎます。また、独特のぬめりの中に含まれるムチンは、体内でグルクロン酸を生じ、肝臓を保護。さらに消化を助け、便通を良くし、肌をなめらかにする作用があるのです。皮むきやぬめりをとる手間から若い人には敬遠されがちですが、この季節にはたくさん食べていただきたい食材のひとつです。

霜月団子はぬめりを大切に考えて里芋を蒸してつぶし、焼鮭とぎんなんを餡《あん》にして揚げ団子にしました。煮ころがしも良いけれど、たまにはこんな里芋料理も試していただければと思います。芳ばしいごまの香りの霜月団子が、新しいおふくろの味として加わるかもしれません。

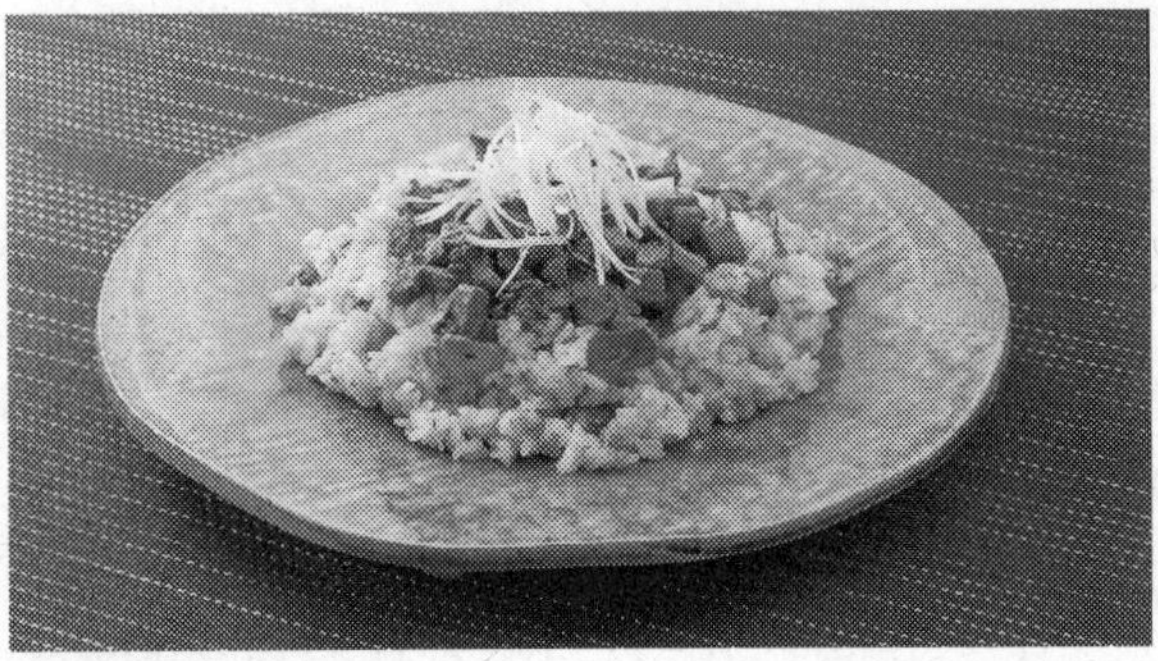

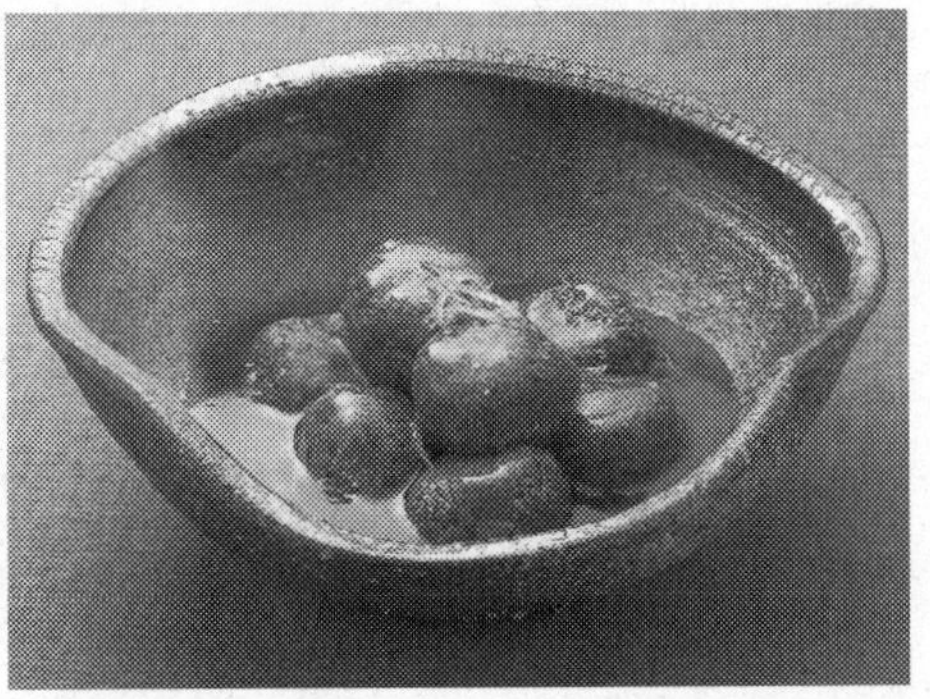

霜月《しもつき》ごはん

▼ガーリックライス

〈材料（4人分）〉
にんにく1玉、ごはん4カップ、たくあん（みじん切り）大さじ1
塩・こしょう・醤油各少々、サラダ油大さじ2
＊たくあんは水分の少ない古漬けがよく合う

〈作り方〉
①にんにくはうす切り、たくあんはみじん切りにする。
②フライパンにサラダ油を入れ、にんにくをカリッとするまで炒める。
③②にごはんとたくあんを入れ、さらに炒める。
④塩・こしょうをして、最後に醤油をまわし入れて香ばしく仕上げる。

▼サイコロステーキ

牛肉（7〜8㎜の厚さで100gくらいのもの）4枚、ねぎ（白い部分）1本
塩・こしょう各少々、サラダ油大さじ1、醤油大さじ1、酒小さじ1
①牛肉は包丁の背でまんべんなくたたき、塩・こしょうをふっておく。ねぎはせん切りにしておく。
②熱したフライパンに油をひいて①を入れ、強火で焼く。
③②が両面焼けたら酒・醤油をまわし入れる。
④食べやすい大きさのサイコロ切りにする。
皿に盛ったガーリックライスの上にサイコロステーキをのせ、白髪ねぎを飾ればできあがり。

霜月団子《しもつきだんご》

〈材料（4人分）〉
里芋大6〜7個（約500g）、塩小さじ1/2、片栗粉大さじ2、しょうが汁少々、塩鮭1切れ、ぎんなん24粒、ごま1/2カップ、葛粉少々、揚げ油適宜

〈作り方〉
①里芋は洗って皮をむき、蒸し器でやわらかく蒸す。
②やわらかくなった里芋をすりこぎなどで突いてつぶし、塩と片栗粉、しょうが汁を混ぜ合わせ、12等分にする。
③鮭は焼いて皮と骨を除き、粗くほぐしておく。
④ぎんなんはゆでて、渋皮をとっておく。
⑤里芋を手のひらにのせ、鮭少々とぎんなん2粒を芯にして団子を作る。
⑥⑤の表面にごまをまぶしつけ、170度くらいの揚げ油で転がしながら香ばしく揚げる（約3分）。
⑦1カップの湯を煮立て、水とき葛を入れてとろみをつける。
⑧⑥を盛り付け、食べる直前に⑦をたっぷりとかける。
※あれば、ゆずや枸杞子（くこ）を飾る。

霜月ごはん　しもつきごはん

たっぷりのにんにくと、醤油の香りが香ばしいガーリックライスに、サイコロステーキをのせて熱々をいただきます。

風邪のひきはじめの軽い症状なら身近にある秋の果実や木の実も効果的です。

梨　体熱をとり、渇きを潤し、喉の痛みをとる
きんかん・みかん　咳《せき》を止める
柿　肺を潤し、喉の炎症を鎮め、咳・痰《たん》を止める
かりん　咳・喉の痛みを鎮める
ぎんなん　咳を止め、強壮効果も
栗　気力を増し、老人性の咳に効く

薬膳では、アミガサユリの鱗茎を乾燥させた川《せん》貝母《ばいも》、温州みかんの皮を乾燥させた陳皮《ちんぴ》という生薬を使います。

病気を防ぐ薬膳

口福そぼろ　こうふくそぼろ

老化予防

抗酸化物質を十分に補給しましょう。にんじん、にら、かぼちゃ、ピーマンなどのβ―カロテン、じゃがいも、ブロッコリー、いちご、みかんなどのビタミンC、さば、いわし、かぼちゃ、アーモンドなどのビタミンE、緑茶、赤ワインなどのポリフェノールなどのほか、ごま、トマト、しょうが、うこんなども効果的。

とくにさんま、いわし、さばなど背の青い魚に多く含まれる不飽和脂肪酸のDHA（ドコサヘキサエン酸）、EPA（エイコサペンタエン酸）は血液中の中性脂肪を減らし、血液と血管を健康に保って脳血管障害を防ぎ、老化防止には強い味方です。

口福そぼろは、老化防止に役立つ抗酸化物質をたっぷり含んだ料理。スプーンでさばの身をほぐし、にんじん、しいたけ、ごまなど、身近な材料を加えて炒め合せたもの。さんまやあじでもおいしくできます。わが家では玄

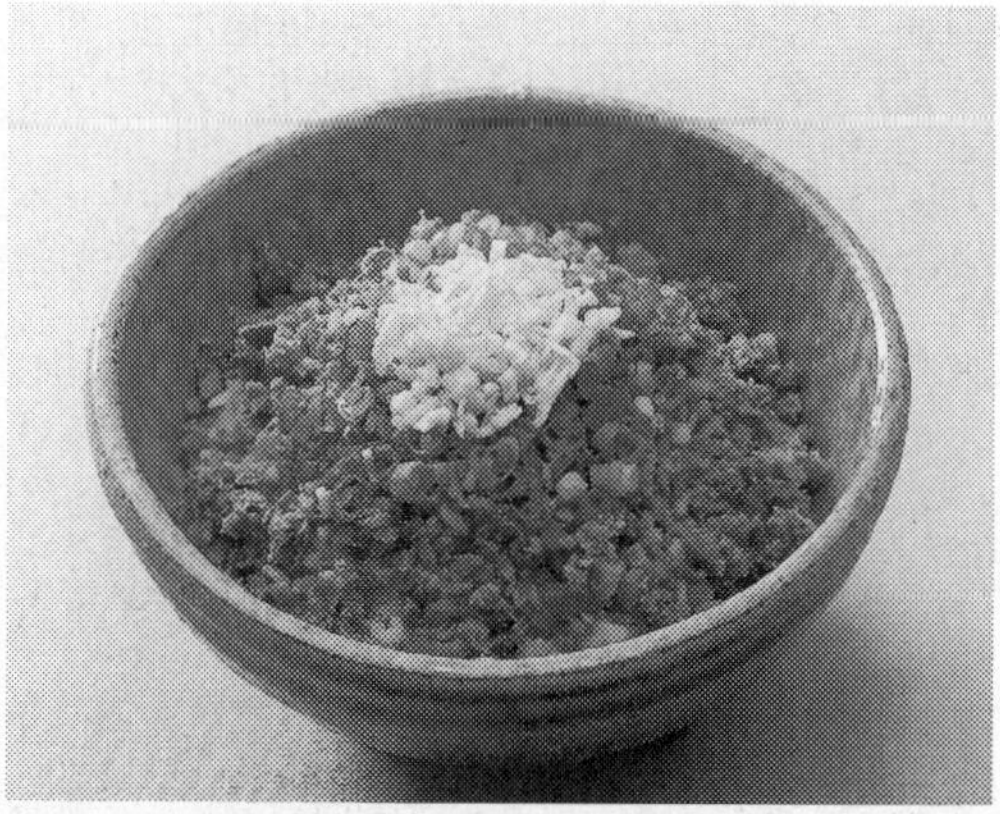

口福《こうふく》そぼろ

〈材料（4人分）〉
さば 1尾、にんじん 1/2本、玉ねぎ 1/2個、干ししいたけ 4枚、しょうが みじん切り小さじ1、あさつき みじん切り大さじ2、卵 1個
A…醤油 大さじ4、みりん 大さじ2、日本酒 大さじ1、砂糖 大さじ1.5

〈作り方〉
①さばは3枚におろして、頭を上にして、中骨にそって身をスプーンでかき出す。
②干ししいたけはもどしておく。
③にんじん、しいたけ、玉ねぎは粗みじん切りにする。
④しょうがはみじん切り。
⑤フライパンにサラダ油を熱し、④を炒め、しょうがの香りがたってきたら、①のさばを炒める。
⑥さばの色が変わってほぐれたら、③の野菜を加えて炒める。
⑦⑥にAを加え、汁気がなくなるまで煮る。
⑧卵は炒り、⑦にかけて食べる直前にあさつきをちらす。

米ごはんにたっぷりかけて、どんぶり仕立て。孫のお弁当にも好評です。

爽心ハンバーグ
そうしんハンバーグ

肥満の予防

肥満の予防と治療には、生活の乱れ、とりわけ食生活の乱れを改善することが重要です。一般的なダイエットは「カロリーを制限して運動による消費エネルギーを増やす」という方法で行なわれますが、薬膳では肥満タイプにあわせて体質にあった食べ方をして調整していきます。

食欲があまりなく、体がだるくて、めまい、むくみ、息ぎれなどをともなう、ぶよぶよと太った水太りタイプには、胃腸消化機能を強くしてむくみをとる小豆、きゅうり、とうもろこし、とうがん、鶏肉などを使います。食欲旺盛で口が渇きやすく、エネルギッシュな固太りタイプには、ほうれん草、玉ねぎ、せり、にら、さば、いわしなどの青魚、きのこ類、こんにゃくなどが効果的。

水太りタイプには防已黄耆《ぼういおうぎ》湯《とう》、固太りタイプには防風通聖散《ぼうふうつうしょうさん》、大柴胡湯《だいさいことう》という漢方薬もあります。しかし、痩身のための漢方薬は、あくまで病的肥満の存在するときに効果が現れます。標準体重の人が、美容上の目的でさらに減量しようとして服用しても、目標を達することはできません。

毎日の薬膳だけではなく、すぎな、はと麦、おおばこなどで作った薬草茶も大活躍します。ダイエットには、おなかいっぱい食べなくては満足しないといった食習慣を改めることが大切ですが、我慢し過ぎてストレスとなり、イライラが爆発して挫折することになりかねません。脂肪の少ない肉や魚を野菜と組

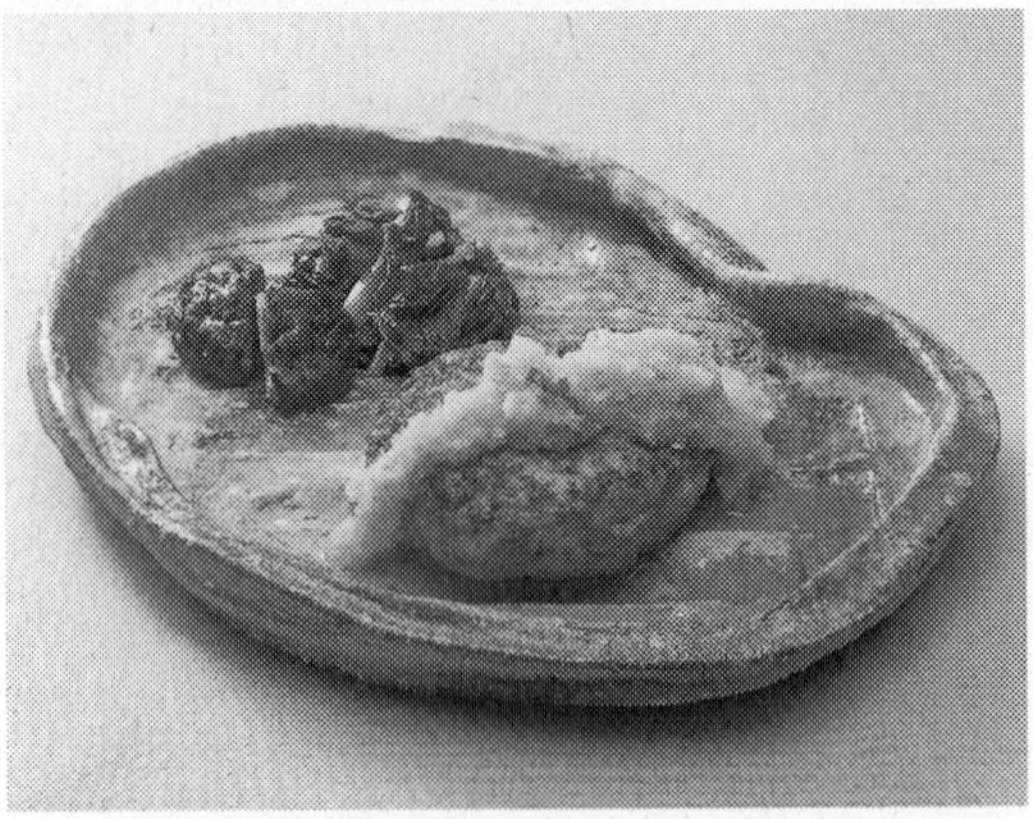

爽《そう》心《しん》ハンバーグ

〈材料（4人分）〉
鶏ひき肉 150g、さば 150g、豆腐（もめん） 1/2丁、卵 1個、パン粉 大さじ5、サラダ油 大さじ2、醤油 大さじ1、みりん 大さじ1、大根おろし 200g、すりごま 大さじ1、酢 大さじ1
みじん切り･･･玉ねぎ 100g、にんじん 40g、キャベツ 100g、えのきだけ 100g、ひじき（もどした物） 40g
調味料A･･･醤油 大さじ1、塩 小さじ1/2、酒 大さじ1

〈作り方〉
①玉ねぎ、にんじん、キャベツ、えのきだけ、ひじきをみじん切りにする。
②さばはスプーンで身をほぐし、鶏ひき肉を混ぜ合せておく。
③玉ねぎをフライパンで炒め、香りが出たら、他の野菜と混ぜ合せる。
④ボールに②と③を入れてよく練り、水けをきった豆腐を加えてさらに練る。
⑤④に卵・パン粉・Aの調味料を加えて混ぜ合せる。
⑥サラダ油少々をつけた手で⑤を8等分にした丸形に整える。
⑦フライパンにサラダ油を熱して⑥を入れて焼き、きつね色の焦げ目がついたら裏返して火を弱めて焼く。
⑧⑦が全体にふくらんで澄んだ汁が出てきたら、醤油とみりんを入れてからめる。
⑨大根おろし・すりごま・酢を合せておく。
⑩⑧を皿に盛り、⑨を添えて、好みで醤油をかける。

み合わせておいしく食べる工夫をします。

春風ピラフ　しゅんぷうピラフ

花粉症

花粉症の治療、予防にはまず、食生活を見直し、アレルギー体質の改善を図ることが必要です。さらに免疫力を高める食材を積極的にとることも大切です。

免疫力アップのための食材とは、カロチンを多く含むにんじん、ほうれん草、小松菜、かぼちゃ、菜の花、緑茶などが効果的。細菌やウィルスの侵入を防ぎ、粘膜を健康に保ちます。免疫系の過剰反応を鎮めるβ—Dグルカンを多く含むしいたけ、しめじなどきのこ類、活性酸素から細胞膜を守るビタミンEが豊富なうなぎ、たらこ、ごまなど、免疫力のバランスをとり、炎症性疾患を軽減するEPAを多く含むいわし、あじ、さば、ぶりなど背の青い魚をたくさん食べましょう。

漢方では花粉症をひき起こすアレルギー症状を、肺と腎の機能低下によるものと考えます。肺は鼻、皮膚、毛孔などの呼吸によって外界からとり込まれるものからの防衛をつかさどる臓器。腎は泌尿、生殖機能のほか、免疫力、ホルモンのバランスなど、生命全般に影響する臓器です。呼吸器と副腎の働きが衰えるアレルギー症状にはこの二つの臓器を活発にし、機能を改善しなければなりません。

薬膳ではまず、胃腸を調整し、肺と腎を強化する食べ物を効率よく摂取するよう心がけます。春の花粉症には、キャベツ、にんじん、ブロッコリー、ねぎ、大根、うど、ふきなど。はと麦をご飯に炊き込んだり、お粥にするのも効果的。体内の水分代謝を促し、腎機能を活性化してくれます。

中国では、黄耆《おうぎ》、防風《ぼうふう》、白朮《びゃくじゅつ》、甘《かん》草《ぞう》、桔梗《ききょう》という生薬を合わせて炊き込む鼻炎粥があります。とりわけ黄耆は胃腸に優しく作用し、筋肉を強め、全身の免疫力を高めるうえ、くせのない生薬ですので、体質改善の薬膳にはおすすめです。

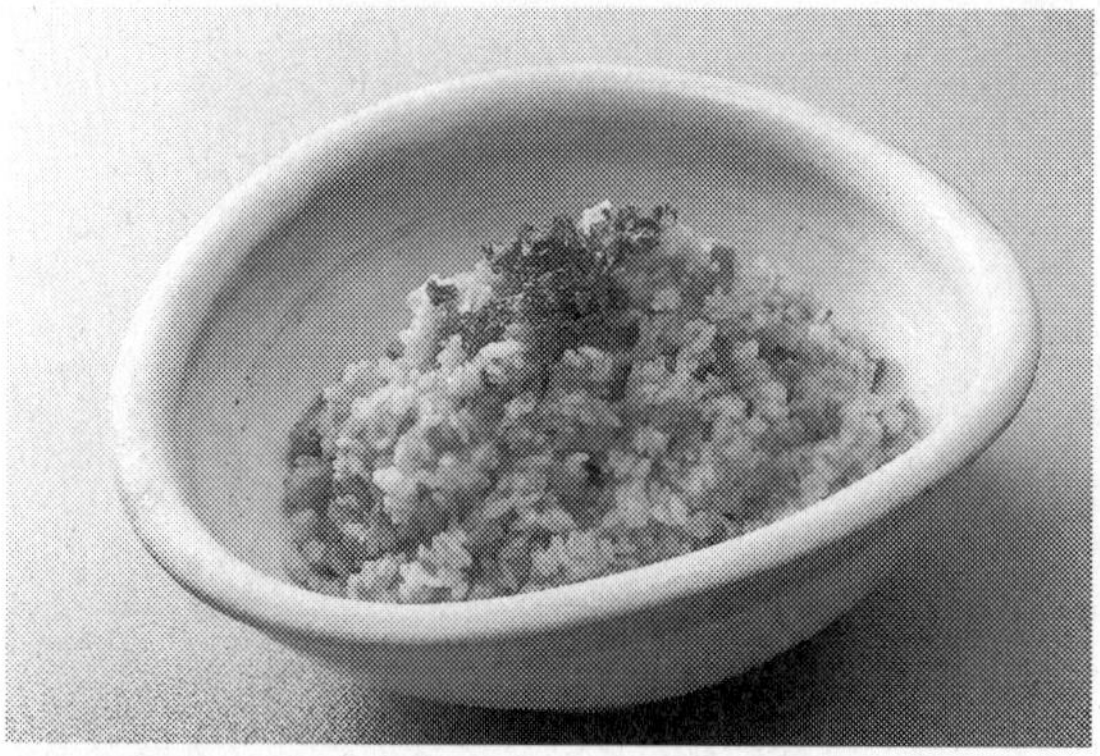

春風《しゅんぷう》ピラフ

〈材料（4人分）〉

はと麦2カップ、鶏もも肉 200g、にんじん 200g、玉ねぎ 100g、生しいたけ・しめじ 100g、菜の花 少々、水5カップ、塩 小さじ1、バター 大さじ1、黄耆 10g、

〈作り方〉

①はと麦は水を替えながら濁った水が出なくなるまで洗う。
②深い鍋に入れ、分量の水と黄耆を加えて1時間以上置く。
③鶏肉は小さめの角切り。玉ねぎはみじん切り。しいたけ、しめじは小さめの角切り。にんじんはすりおろしておく。
④ ②を火にかけ、沸騰後、中火で20分炊く。
⑤フライパンにバターを熱して、玉ねぎを炒め、香りが立ってきたら、鶏肉、しいたけ、しめじを加えて炒める。
⑥④の鍋が20分たったら、弱火にし、鍋底からかき混ぜ、さらに10分炊く。
⑦⑥に⑤とすりおろしたにんじん、塩を加え、かき混ぜて15分炊く。
⑧⑦の火を止め、10分ほど蒸らす。
⑨⑧をさっくりと混ぜ合わせ、盛りつけてから、ゆでた菜の花のみじん切りをちらす。
※はと麦が手に入らない場合は米を使い、炊飯器で炊いてください。

清流スープ　せいりゅうスープ

高脂血症

高脂血症は、遺伝的素因によるもの、肝疾患、腎疾患など臓器機能障害によるものなど、いくつかの原因とタイプがあります。でも、多くは加齢による生理的原因と、コレステロール、エネルギーの過剰摂取、運動不足など生活環境によるものです。

毎日の食事に気を配ることで、ドロドロの血液をサラサラにすることはそう難しいことではありません。高脂血症の判断要素となる血清脂質も、自分に適した食事と適度な運動で驚くほど下がります。とくに、ウオーキングや水泳など、持続的に酸素を取り入れ脂肪を燃やす有酸素運動は効果的。

食事では、飽和脂肪酸の多いラード、バター、ベーコン、脂の多い肉類などを控えましょう。多くとりたいのは、コレステロール値を下げるさば、いわし、ぶりなど背の青い魚や、リノール酸、オレイン酸の多いオリーブ油、菜種油などの植物油、他にキャベツ、さつまいも、そら豆、さやえんどう、みかん、いちご、キウイなどです。中性脂肪値を下げる食べ物は、タウリンを多く含むあさり、牡蠣《かき》、たこ、いか、食物繊維の豊富なひじき、わかめ、ごぼう、こんにゃく、それにしいたけやしめじなどきのこ類に、かんぴょう、切り干し大根などです。

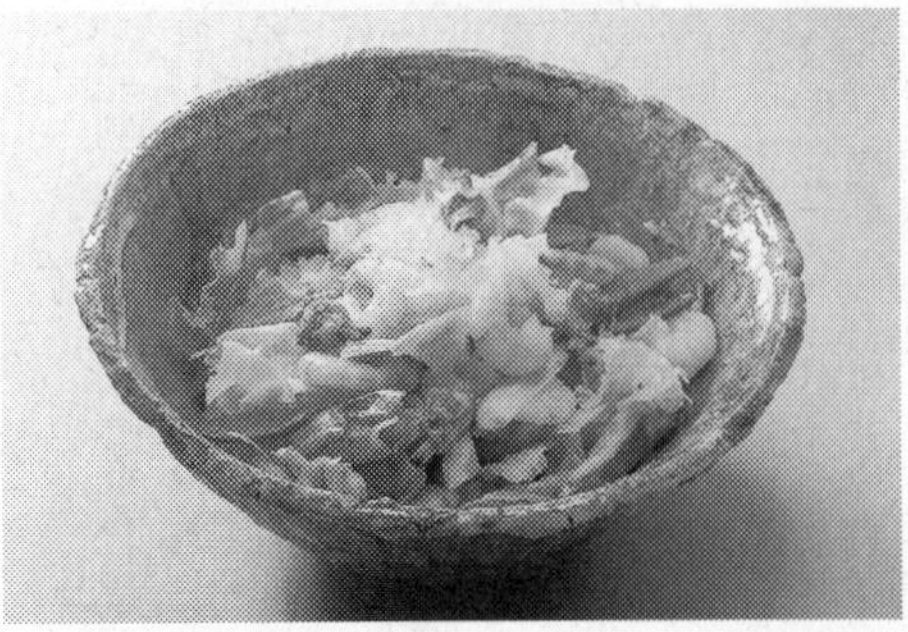

薫《くん》風《ぷう》サラダ

〈材料（4人分）〉
レタス 1/4個、さやえんどう 150g、ルッコラ 8枚、セロリ 1/2本、鰹（刺身）200g、芝えび 150g、はまぐりまたはあさりのむき身 150g、白きくらげ 適量、焼のり 1枚

▼ドレッシング
ごま油 大さじ5
酢、醤油 各大さじ2、塩、こしょう 少々

▼鰹の漬け汁
醤油 大さじ1、みりん 小さじ2、ごま油 小さじ1、にら（みじん切り）大さじ1

〈作り方〉
①鰹はサイコロ切りにして漬け汁に約30分漬けておく。
②芝えびとはまぐりは軽くゆでておく。
③白きくらげは水でもどして、食べよい大きさに切る。
④さやえんどうは、色よくゆでておく。
⑤レタス、ルッコラ、セロリは冷水で洗い、食べやすい大きさに切っておく。
⑥ドレッシングは油を先にして分量の調味料を加え、よく混ぜ合わせる。
⑦①は漬け汁がからんだら、のりをもんでまぶす。
⑧すべての材料をボウルにいれて、食べる直前にドレッシングをかける。

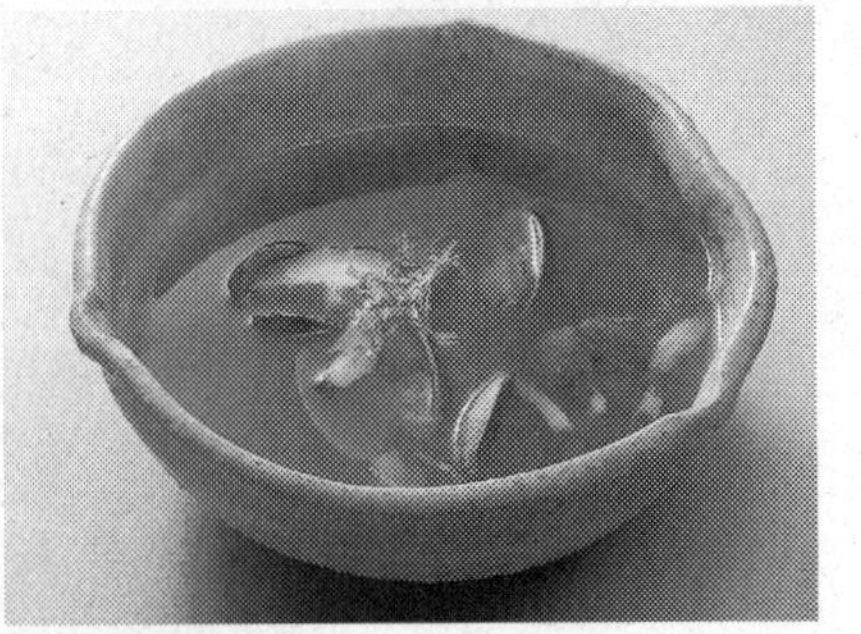

清《せい》流《りゅう》スープ

〈材料（4人分）〉
あさり　300g、干ししいたけ　2枚、しめじ　1/2パック、ウーロン茶の葉 大さじ2、水700cc、オリーブ油　大さじ2、塩　少々、せり　少々

〈作り方〉
①あさりは塩水に放して砂を吐かせ、流水でよく洗う。
②干ししいたけは200ccの水でやわらかくもどして千切りに。
③しめじは食べよい大きさに切る。
④鍋にオリーブ油をひいて、あさりを炒める。
⑤あさりの口が開いたら、しめじとしいたけを加えて炒める。
⑥⑤にしいたけのもどし汁と、水500ccを加えて煮立てる。
⑦⑥にお茶用パックにつめたウーロン茶の葉を加える。
⑧ウーロン茶の色が出たら塩を加えて味をととのえる。
⑨ 細くきざんだ、せりをちらす。

薫風サラダ

くんぷうサラダ

不定愁訴、不安神経症、うつ病

ストレスを感じたら、カルシウムを多く含むいわし、じゃこ、ひじき、小松菜、豆腐、牛乳、ヨーグルトなど、マグネシウムを多く含む鰹《かつお》、はまぐり、ひじき、のり、ほうれん草、大豆、アーモンド、カシューナッツなどが効果的。

カルシウムは、骨や歯の形成に欠かすことのできない栄養素であると同時に、体内で脳や神経の興奮を鎮める精神安定剤（トランキライザー）として働きます。そしてカルシウムはマグネシウムと一緒でなければ体内で正常に機能しないという性質をもっているため、この二つはブラザーイオンと呼ばれています。

カルシウム２に対してマグネシウム１の割合でとることがポイント。キャベツ、レタス、ブロッコリー、ごまなどビタミンC、B_1を含む食材と組み合わせれば一層効果を発揮してくれます。

漢方ではこの季節に起こりがちな精神不安定の状態を、体内のエネルギーである気のめぐりをコントロールする、肝機能の低下によるものと考えます。気のめぐりが悪くなると顔のほてりや発汗、頭痛、めまい、イライラして怒りっぽい不定愁訴に悩まされ、症状が悪化すると不安神経症やうつ病にまで発展しかねません。とくに更年期の方にはつらい季節です。

薬膳では百合《ひゃくごう》（百合根を乾燥させたもの）と忍冬《にんどう》（スイカズラの葉茎を乾燥させたもの）という生薬を使いますが、生の百合根でも充分効果的。

滞っている気をめぐらせ、イライラを緩和させるのにもっとも効果的なのは香りの高い食べもの。セロリ、パセリ、にら、春菊など、ジャスミンティー、ローズティー、菊花茶なども心身をリラックスさせてくれます。興奮作用のある辛味の物は避け、酸味を多めにするのを心がけることが大切。

仲夏菜　ちゅうかな

腰痛、肩こり

腰痛の多くは腹筋、背筋、大腿筋など筋力の低下によるもの。生活様式の近代化によって体を動かすことが少なくなり、加えて運動不足による太り過ぎが、大きな原因と言えそうです。体内の脂肪の圧迫によって血管の収縮が起こり、血行を悪くして筋肉疲労、筋力の低下を生みます。その結果、筋肉組織に痛みを引き起こす物質、ブラジキニンが発生し、腰痛となるのです。

肩こりの原因は、筋肉内部にたまった老廃物。筋肉は本来、酸素や栄養分を含んだ新鮮な血液を取り込む弛緩状態と、筋肉運動で生じた老廃物を静脈流によって捨てる緊張状態とを交互に繰り返します。このバランスが崩れて緊張状態だけが続くと、血管が圧迫されてうっ血が起こり、老廃物が蓄積されてしまい、肩こりの症状となります。

腰痛や肩こりには、小松菜・かぶ・牛乳・ヨーグルトなどカルシウム、豆腐、納豆、う

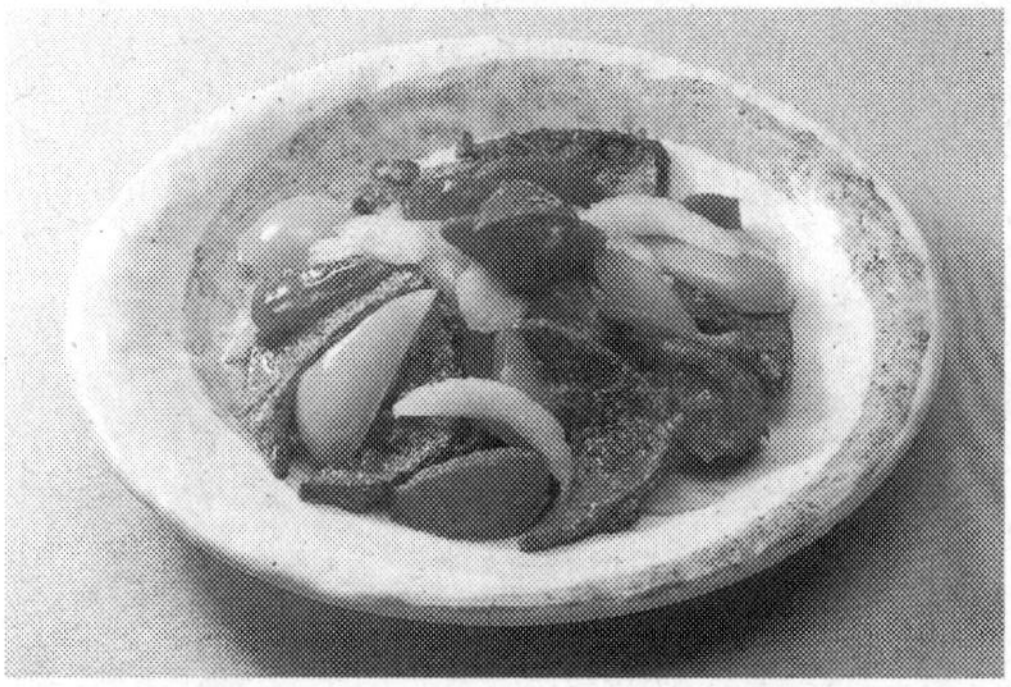

仲《ちゅう》夏《か》菜《な》

〈材料（4人分）〉
豚レバー 200g、トマト 2個、玉ねぎ 1/2個、セロリ 1/2本、ピーマン 緑・黄各1個、塩・こしょう 各少々、醤油 小さじ2、しょうがの搾り汁 小さじ1、にんにく 1片、油 大さじ3、水とき片栗粉 適量、小麦粉 適量

▼合わせ調味料
醤油 大さじ1、砂糖 小さじ3、酢（あれば黒酢、中国酢） 大さじ2、日本酒 大さじ1

〈作り方〉
①レバーはうす切りにして水に放し、血抜きをする。
②①の水分をよくとって、塩、こしょう、醤油、しょうがの搾り汁をからめておく。
③トマト、玉ねぎはくし切り、ピーマン、セロリは食べよい大きさの乱切りにしておく。
④②小麦粉をはたきつける。
⑤中華鍋に油を熱し、うす切りのにんにくを入れ、香りを出す。
⑥にんにくを出して④のレバーを入れて焼く。
⑦⑥を別の器に出してから、残りの油で③の野菜を強火で手早く炒める。
⑧⑦の野菜に火が通ったら、レバーを戻し入れ、合わせ調味料を加えてからめる。
⑨⑧の水分を片方に寄せ、水とき片栗粉でとろみをつける。

なぎ、卵など筋肉を強化するたんぱく質、レバー、豚肉などビタミンB_1、トマト、いちご、かぶなどビタミンCを多く含む食品を積極的にとるようにしましょう。とくに肩こりには、ごま、蜂蜜、かぼちゃ、アボカド、酢などミネラル・ビタミンE・クエン酸を含む食べ物も効果を発揮してくれます。

ちなみに漢方では、この時期に起こる腰痛や肩こりなどを体の内外に停滞する湿邪《しつじゃ》によるものと考え、体内の湿気を取り、蒸し暑さに弱りがちな心臓を強化する、苦味の食材を使った薬膳をすすめます。苦味の食材は緑茶、にがうり、ピーマン、うど、ふきなど。

涼菜麺　りょうさいめん

高血圧

高血圧は心不全、脳卒中、心筋梗塞、腎硬化症などを引き起こす要因となります。高血圧の人の多くは肥満の傾向があり、減量によって血圧が下がったという例が少なくありません。そのほか、精神的肉体的疲労、運動不足、ストレスなど私たちの生活をとりまく、さまざまな要因によっても血圧は不安定になりがちです。

薬膳では心、肝、腎系統に効果的な食材を組み合わせます。大豆、納豆、豆腐、きな粉など植物性のたんぱく質を多くとり、動物性たんぱく質をとる場合は鶏肉や豚の赤身肉など脂肪分の少ないもの。ごま、菜種、紅花など植物性油脂。不飽和脂肪酸を多く含む鰹、さば、さんま、いわし、さけなど背の青い魚類、すずき、あじ、かれいなど。

玉ねぎ、セロリ、せり、春菊、なす、トマト、アスパラガス、さつまいも、バナナなど各種ビタミン、カリウムが豊富なもの。とくにおすすめしたいのはルチン、ビタミンPを多く含むそば粉、槐花《かいか》(マメ科エンジュのつぼみ)、しいたけ、昆布。そして、今回はこれらの組み合わせから涼菜麺としてみました。

なお、緑茶、柿の葉茶、どくだみ茶、はぶ茶、桑茶など薬草茶を飲むことも効果的です。

漢方薬店で生薬を求め、降圧茶をつくるのもよいでしょう。つくり方は、決明子《けつめいし》、山査子《さんざし》各一五g、五味子《ごみし》一〇gに四カップの水を加え、土鍋で三分の二くらいの量になるまで煎じます。飲みにくければ、少量の蜂蜜を入れたり冷やして毎日飲んでみてください。決明子ははぶ茶のこと、山査子はサンザシの実を乾燥させたもの、五味子はチョウセンゴミシの果実を乾燥させたものです。

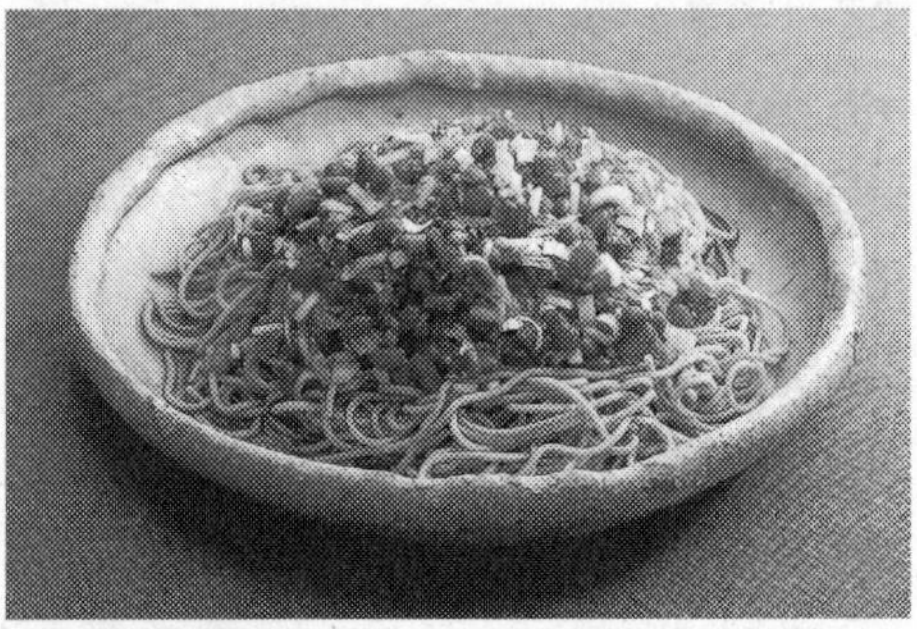

涼《りょう》菜《さい》麺《めん》

〈材料（4人分）〉
そば 400g、玉ねぎ 1/2個、オクラ 2本、青じそ 4枚、みょうが 1個、納豆 2パック、梅干たたいたもの2個分、麺つゆ･･･水 1カップ、削り鰹 1/2カップ、昆布 5㎝、醤油 1/4カップ、みりん 1/4カップ、干ししいたけ 2個

〈作り方〉
①麺つゆ･･･昆布、干ししいたけを水につけておき、30分したら他の材料を加え、3分煮立て、こして冷やしておく。
②玉ねぎはみじん切り、オクラ、みょうがは輪切り、青じそは千切りにする。
③麺つゆのだしにしたしいたけは、石づきをとり、乱みじん切りにする。
④納豆をねばりが出るまでよくかきまわし、梅干、②と③を加えて混ぜ合せる。
⑤鍋にたっぷりの湯をわかし、そばをゆでる。
⑥⑤がゆであがったら、ざるにとり、流水で手早く冷やす。
⑦⑥を皿に盛る。
⑧④に①の麺つゆを加え、味をみながら調整して、⑦にかける。

盛夏菜彩　せいかさいさい

夏ばて

暑さで失った気力、体力を取り戻すために

はまず、胃腸を元気に保つことが必要。胃腸の働きをよくする食材には山芋、キャベツ、かぼちゃ、じゃがいも、いちじくなどが挙げられます。生薬では陳皮《ちんぴ》（温州ミカンの皮を乾燥したもの）、大棗《たいそう》（なつめの果実を乾燥したもの）などを使います。

トマト、なす、ピーマン、きゅうりなど太陽の光をたくさん浴びた色鮮やかな夏野菜はビタミン豊富な上、体内の熱をとり、のぼせやほてりをしずめてくれます。とくにトマトは胃液の分泌を促して食欲を増進させ、疲労回復、夏ばて解消にはすぐれた効果を発揮。

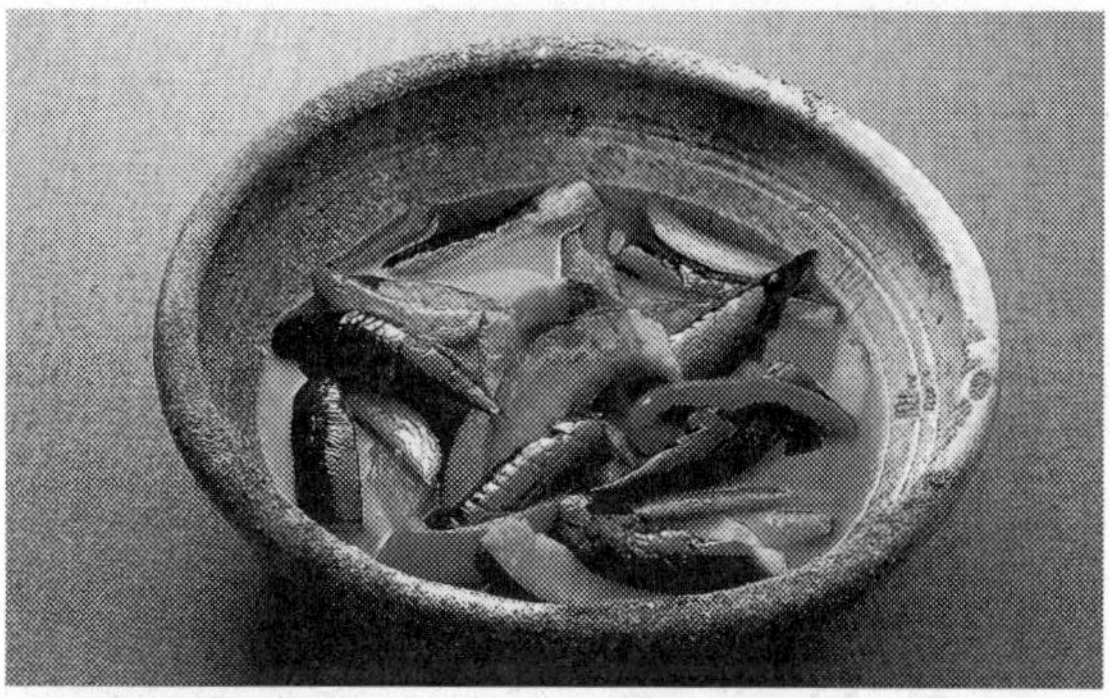

盛《せい》夏《か》菜《さい》彩《さい》

〈材料（4人分）〉
かぼちゃ 1/6個、なす 2本、ピーマン・パプリカ 各1個、いんげん 10本、ズッキーニ 小1個、オクラ 8本、揚げ油 適宜
漬け汁･･･昆布と鰹のだし汁 3カップ、醤油 大さじ4、砂糖 小さじ1、みりん 大さじ3、赤唐辛子 1本

〈作り方〉
①漬け汁はすべての調味料を入れて一度煮立ててから冷ましておく。
②かぼちゃは7㎜くらいの厚さで食べよい大きさに切る。
③なすは縦半分に切って横に切れ目を入れてから、さらに半分に切り、水に放しておく。
④ズッキーニは7㎜くらいの厚さに輪切りにする。
⑤いんげん、オクラはそのままか、食べよい長さに切る。
⑥ピーマン・パプリカは半分に切ってから、さらに食べよい大きさに切っておく。
⑦揚げ油を熱し、②～⑥の野菜の水分をペーパーなどでよくふきとってから素揚げにする。揚げ過ぎないよう注意。
⑧熱いうちに①に漬け込む。
⑨⑧を漬け汁ごと器に盛り、よく冷やす。

油と相性のよいズッキーニやなすは、食欲のない季節に貴重なスタミナ源となるでしょう。

食欲減退、胃痛、代謝機能低下、四肢の鈍重、湿性脚気、精神倦怠など夏ばて特有の症状には、いきなりスタミナ食を食べるよりも、旬の食材を上手に使って胃腸の調子を整えることから始めましょう。

盛夏菜彩は、かぼちゃ、なす、ピーマン、ズッキーニなど旬の野菜をたくさん使った一品。素揚げした野菜をあっさり味の漬け汁にそのまま入れ、器ごと冷やしていただきます。

いんげん、にがうり、アスパラガス、さつまいもなど、何を加えてもおいしく、冷麦やそうめんにもよく合います。好みでしょうがや青じそを薬味にしてもよいでしょう。

ちなみに、どうしても食欲がないという日には野菜ジュースもおすすめです。キャベツ、にんじん、きゅうり、ピーマンなどに桃、キウイなどを組み合わせ、甘みが足りなければ蜂蜜を加えて、酸味が足りなければ梅ジュース、レモン、りんごなどを加えてもよいでしょう。身近にある材料でオリジナルジュースを作ってください。

この時期は体によいかどうかよりも、おいしいと感じるかどうかを優先。「おいしい」と感じるものは体が求めている栄養素だから。ただし、胃腸が弱っている時は酸味を控えめにすることがポイントです。

爽快酢豚　そうかいすぶた

便秘、下痢

便秘も下痢も腸のバランスが崩れ、機能が低下した状態。ルーズな食生活と多忙によるストレスが腸に及ぼす影響はとても大きいのです。

腸の働きを活性化させる第一は食生活の乱れを正常に戻すことから。便利なジャンクフードや肉中心の食事を控え、野菜や魚を多くすることによって、腸内は悪玉菌が増殖した弱アルカリ性から、善玉菌のすみやすい弱酸性へと変わっていきます。

腸内を弱酸性に保ち、善玉菌を増やすために効果的な食材は、ヨーグルト、蜂蜜、きな粉、玉ねぎ、ごぼう、さつまいも、かぼちゃ、桃、バナナ、パイナップル、しいたけ、いんげん、ささげ、小豆など。

とくに整腸に欠かすことができない重要な存在が食物繊維です。中でもすぐれた効果を発揮してくれるのがかぼちゃ、さつまいも、ごぼうなど不溶性食物繊維。腸の中を、すっきりきれいにお掃除してます。また、肉が大好きという方には脂肪が少なめのものをおすすめします。

爽快酢豚は、不溶性食物繊維を豊富に含んだ野菜に、ビタミン、ミネラルも豊富なパプリカを加えて彩よく仕上げた酢豚。豚肉は体内の熱をとり、ほてりをしずめてくれる肉です。黒酢を使って程よい酸味を楽しんでください。

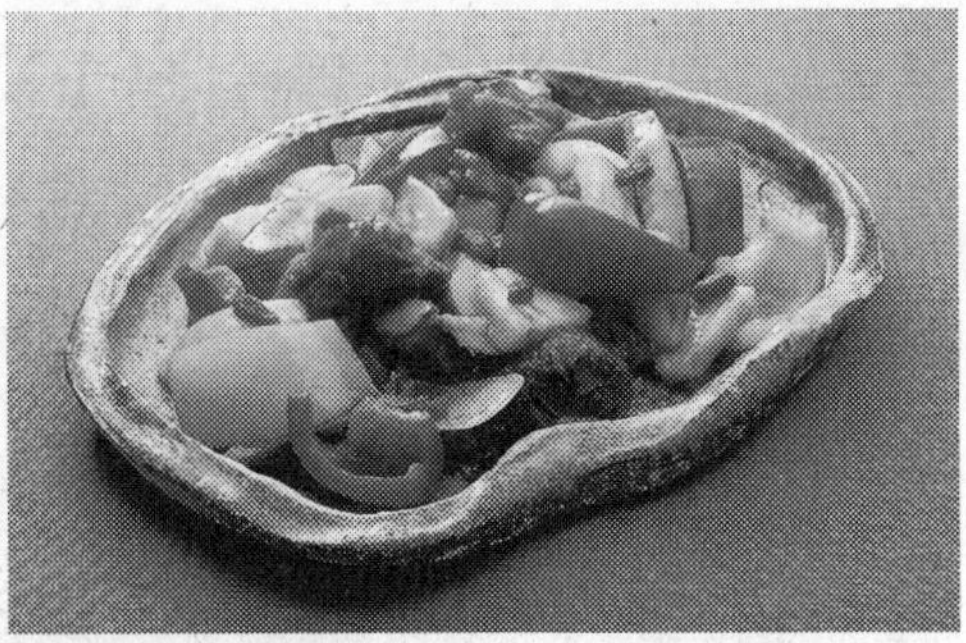

爽《そう》快《かい》酢《す》豚《ぶた》

〈材料（4人分）〉
豚ロース 400g、材料A（卵 1/2個分、酒・醤油 各大さじ1、片栗粉 大さじ4）、玉ねぎ 1個、パプリカ 1個、いんげん 12本、しいたけ 4枚、パイナップル 1/4個、にんにく 1片、油 大さじ2、塩・こしょう 各少々、材料B（水 1カップ、三温糖 大さじ5、醤油 大さじ4、黒酢 大さじ3、ケチャップ 大さじ2、片栗粉 大さじ1.5、ごま油 小さじ1）、揚げ油 適宜、くこの実 適宜

〈作り方〉
①豚肉は角切りにして、材料Aをからめておく。
②しいたけ、パイナップルは薄切りにし、玉ねぎはくし形に切る。パプリカは乱切り。かぼちゃは食べやすい大きさにして軽く素揚げしておく。
③ボウルに材料Bを合わせ、甘酢あんを作っておく。
④揚げ油を中温に熱して豚肉を揚げ、②といんげんも油通ししておく。
⑤にんにくはたたいてつぶして油大さじ2で炒め、④の野菜だけを加えて③を入れ、塩とこしょうで味をととのえる。
⑥⑤にとろみが出たら豚肉を加えて混ぜる。
⑦皿に盛り付け、戻しておいたくこの実を飾る。

白秋シチュー

はくしゅうシチュー

免疫力アップ

私たちの体を元気に保つために重要な役割を担っているのが免疫力です。免疫力とはウイルスや細菌など、眼には見えない外敵から体を守るために、生まれながらに備わっている力です。

しかし、食生活や環境の変化などによって近年、免疫力がとても低下しているといわれています。免疫力の低下はあらゆる病気の原因となるので、日常の食生活で免疫力を正常に保つよう心がけなければなりません。

免疫力をアップするために必要な栄養素は、ビタミンA（β―カロテン）、ビタミンC、ビタミンE、EPA、β―Dグルカンなどです。

ビタミンAは細菌やウイルスの体内への侵入を防止する粘膜を強化する働きがあります。豊富に含む食材は、レバー、うなぎ、にんじん、かぼちゃ、ほうれん草、小松菜など。ビタミンCは白血球の働きを高め、免疫の活動を活発にして風邪など感染症に対する免疫力をアップ。緑茶、小松菜、ブロッコリー、ほうれん草、みかん、いちごなど。

ビタミンEは活性酸素から細胞膜を保護して生活習慣病を予防する作用があります。いわし、さんま、うなぎ、ごま、アボカド、たらこなど。EPAは免疫力のバランスを整え、とくに炎症性疾患の症状を軽くしてくれます。いわし、あじ、さば、ぶり、さんま、さけ、まぐろなど。β—Dグルカンは免疫力の過剰反応をしずめ、正常に保つ働きがあります。しいたけ、しめじなど。

白秋シチューは、免疫力を高める旬の食材をふんだんに使った和風シチュー。素材の持っている味を大切にあっさりと仕上げました。

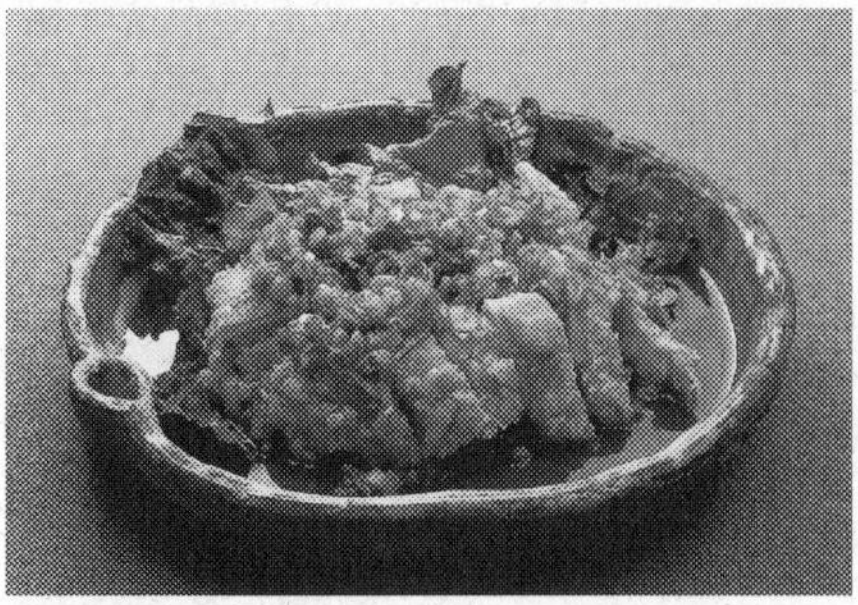

金《きん》風《ぷう》揚《あげ》鶏《どり》

〈材料（4人分）〉
鶏もも肉 2枚
A･･･醤油 大さじ1、酒 大さじ1、こしょう 少々
B･･･ねぎ（みじん切り） 大さじ8、にんにく（みじん切り） 小さじ1/2、しょうが（みじん切り） 小さじ1、赤唐辛子（小口切り） 1本分、サラダ油 大さじ1、醤油 1/2カップ、砂糖 大さじ3、黒酢 大さじ2、酒 大さじ1、片栗粉 適宜、揚げ油 適宜

〈作り方〉
①鶏肉にAをまぶし、15分程おく。
②Bのねぎ、にんにく、しょうが、赤唐辛子をサラダ油で炒め、香りがたってきたら火を止めて、残りの材料を全部入れ、ねぎソースを作っておく。
③①の汁気をきって片栗粉をまぶし、170度の油でカリカリになるまで揚げる。
④好みの厚さに切り、②のソースをかける。

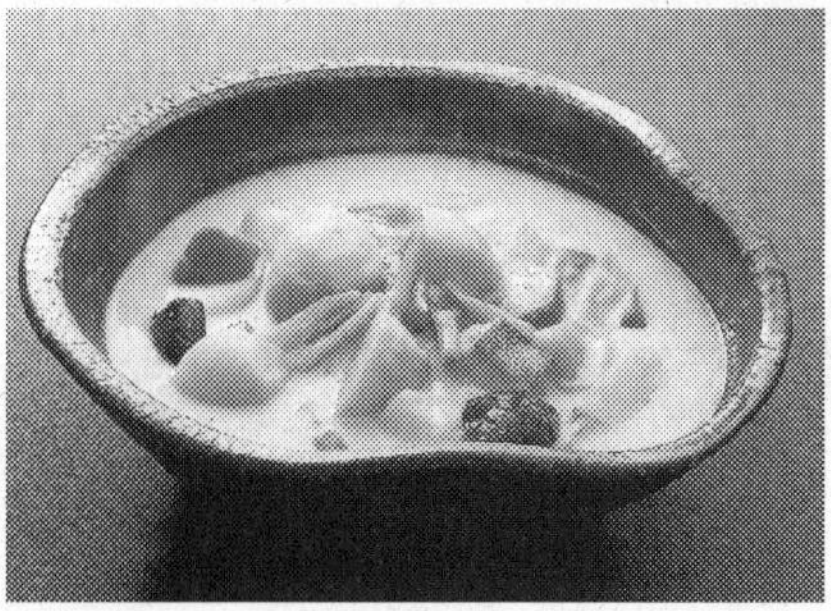

白秋《はくしゅう》シチュー

〈材料（4人分）〉
鮭切身 2切れ、かぶ 2個、じゃがいも 2個、ブロッコリー 1/2個、大根 1/4本、にんじん 1本、生しいたけ 4枚、しめじ 1/2袋、豆乳・生クリーム 各50cc、しょうが 30g、オリーブ油 少々、塩 少々、葛粉 大さじ4

〈作り方〉
①鮭の切身は食べよい大きさに切り、3カップの水を加えて弱火にかける。
②かぶはくし形に切り、しいたけ、じゃがいもは大きめの一口サイズ、大根、にんじんは乱切り、しめじ、ブロッコリーは小房に分けておく。
③オリーブ油で細切りのしょうがを炒め、次にじゃがいもを入れ、ふたをして加熱する。
④大根、にんじん、かぶを加えてしばらく蒸し煮し、①を注ぎ、煮立てる。
⑤材料に火が通ったら、しいたけ、しめじ、ブロッコリーを入れ、塩で味をととのえる。
⑥続いて豆乳を加え、とき葛粉でとろみをつける。仕上げに生クリームを加える。

金風揚鶏

きんぷうあげどり　風邪

風邪に対する免疫力を高め、強い体をつくるためにはにんじん、レバー、あじ、さけなどビタミンA、いちご、レモン、アセロラ、ピーマンなどビタミンCを多く含む食材が効果的。ビタミンAは鼻やのどの粘膜を強化して病原体の侵入から体を守り、ビタミンCはコラーゲンの生成を促進して、ウイルスによってダメージを受けた細胞を活性化させます。緑茶に含まれるカテキンもすぐれた殺菌作用があるので、風邪予防には、お茶でうがいをすることをおすすめします。

薬膳では、体を温め、乾燥から肺・呼吸器を守る効果のあるねぎ、しょうが、にんにく、唐辛子、山椒、にっけいなど熱性、辛味の食材を使います。中でもねぎ、しょうが、にんにくは風邪の諸症状に抜群の効果を発揮してくれます。

ねぎは、中国では体を温め、発汗を促す作用があることから、風邪の初期症状の緩和に用いる生薬とされていますが、日本でも昔から風邪のための民間療法に活用されてきました。

しょうがも、中国では鎮痛、発汗、解熱、

鎮咳、去痰、解毒、健胃のための生薬。日本でも風邪や冷え症の民間療法として古くから知られていますが、最近では抗酸化作用、殺菌効果のある食品として注目されています。

にんにくは整腸、解毒、利尿、腰痛、冷え症、低血圧などの民間薬として利用され、古くは古代エジプトのツタンカーメン王も用いていたという元祖・滋養強壮食品。

金風揚鶏はカリッと揚げた鶏肉に、たっぷりのねぎソースをかけた一品。鶏肉をカリカリになるまで揚げて、熱々の上からねぎソースをジュワッとかけるのがこつです。

補腎口福菜

ほじんこうふくさい

骨粗しょう症

カルシウムが骨から血液中に流れ出し、骨の内部がスカスカになってしまう骨粗しょう症。とくに女性に多いのも特徴です。

骨の老化防止にカルシウムと叫ばれ、サプリメントで手軽にとる人たちが増えています。しかし、過剰に摂取した結果、体内に蓄積されてしまい、カルシウム結石、動脈硬化、心筋梗塞などを引き起こしている例が少なくありません。

カルシウムは大切な栄養素ですが、マグネシウムと二対一の割合でとるようにしましょう。マグネシウムは骨芽細胞に働きかけてカルシウムが骨内にうまく入るよう手助けをしてくれるのです。丈夫な骨を作るためには、さらにビタミンD・B_6、たんぱく質もバランスよくとることが大切。サプリメントにたよらず、毎日の食事を見直しましょう。

薬膳では、生命エネルギーの根本である腎機能を強化する食材を組み合わせて調理します。カルシウムを多く含むのり、わかめ、ひじき、昆布、ちりめんじゃこ、小松菜、ぎんなん、ほたて、あさり、牛乳など。マグネシウムの豊富な牡蠣《かき》、しめじ、えのき、しいたけなど。ビタミンD・B_6は鶏肉、鰹、にんにく、バナナなど。カルシウムの吸収力を高める上質なたんぱく質を含む味噌、チーズ、レバーなどが効果を発揮してくれます。

煮干と昆布でしっかりとっただし汁で作る味噌汁を毎日食べることは骨を丈夫にして腎機能を元気に保つための第一歩。旬の野菜をたくさん入れてください。寒さがきわまるこの季節、身近な食べ物で体を温め、腎臓をいたわってあげましょう。

（東京都渋谷区東一―二六―三〇　渋谷イーストビル一F（株）東方健美研究所）

二〇〇二年一月～二〇〇四年十二月号　ふるさと薬膳

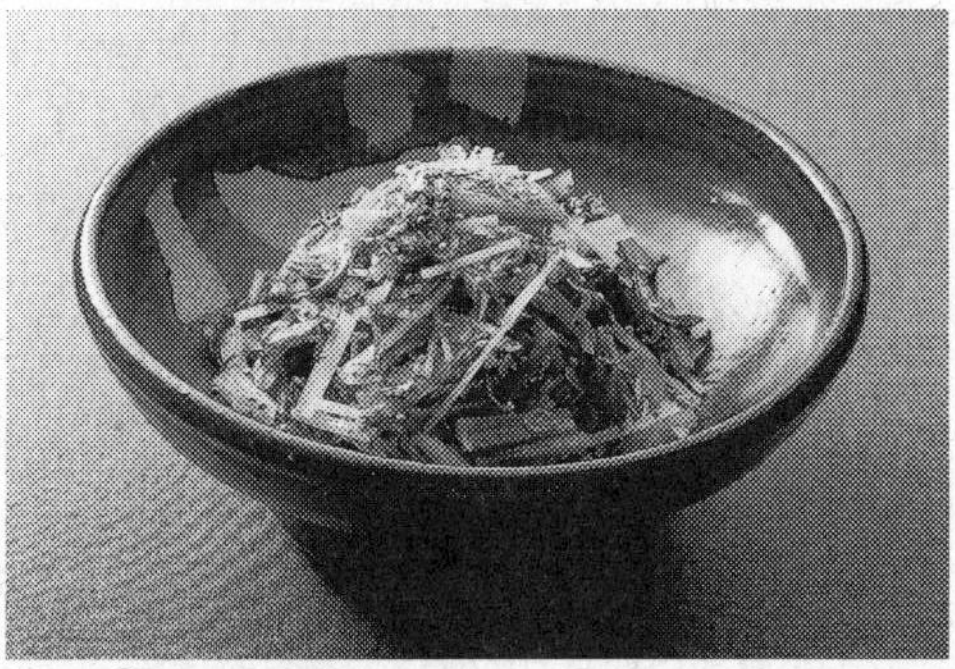

補《ほ》腎《じん》口《こう》福《ふく》菜《さい》

〈材料（4人分）〉
小松菜 1束、ゆば（乾燥） 5枚、ちりめんじゃこ 40g、焼きのり 1枚、えごままたはごま 大さじ1、サラダ油 大さじ1
煮汁…だし汁 1カップ、醤油 大さじ3、みりん 大さじ4

〈作り方〉
①小松菜は食べよい大きさにざく切り。
②ゆばは、ぬるま湯にさっとつけて戻し、食べよい大きさに切る。
③鍋にサラダ油を熱し、ちりめんじゃこを炒める。
④③に①の小松菜を入れ、さっとからめてから煮汁を入れ、5～6分煮る。
⑤④の小松菜がしんなりしたら、ゆばを入れて火を止める。
⑥えごま（なければごま）を煎って、すり鉢であたる。
⑦⑤に⑥を混ぜ合わせ、器に盛る寸前に焼きのりをもんで、さっくりと混ぜ合わせる。

Part 4 からだにいい野草、薬草

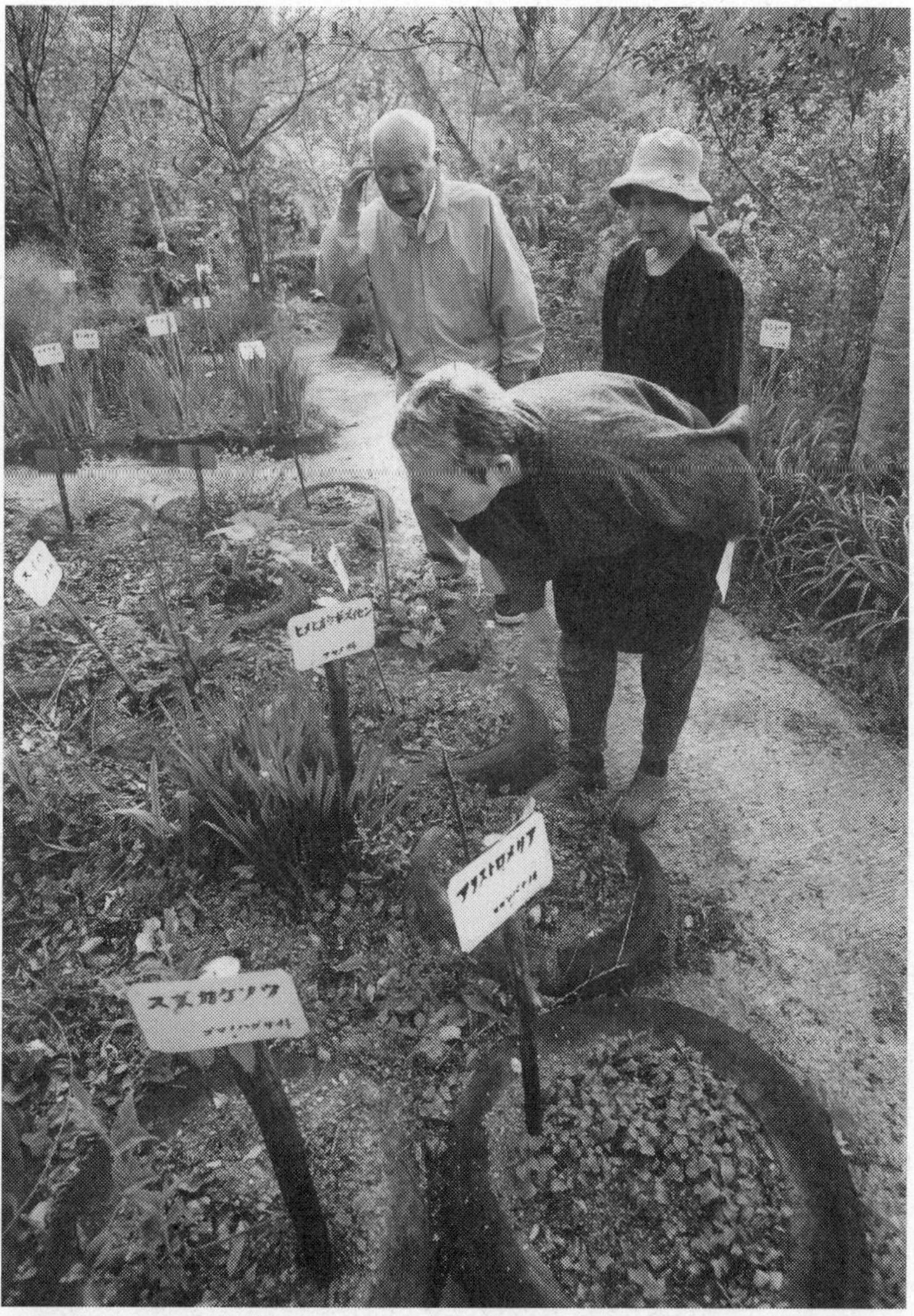

徳島県神山町の杜性次さんは、世の中のためになりたいという気持ちから、「もり植物園」をつくった。集めた植物は900種あまり、入園料は無料で、一般の見学者や研究者が訪れている。
（撮影　橋本紘二）

「もり植物園」植物数約九〇〇種、薬草は三五〇種

薬草のおかげで健康回復

杜《もり》性《せい》次《じ》　徳島県神山町

平成十七年五月、妻カツエが病死した。一時はおおいに落胆し、ことに厨房に立ったことのない私が、これからひとりで生きていけるのであろうかと憂慮した。妻が残した歌がある。

千々の花　競うがごとく　咲く園に　八十路をともに夢追いて生く

私は九二歳。この歌のおかげで、ともに懸命に追ってきた夢の実現こそこれからの生きる道であり、亡き妻への供養でもあると思い直した。「希望に輝く人生」をモットーに、これからの第三の人生、全精力を夢の実現に傾注しようと決意した。

その夢とは、世の中のためになり、多くの人々の植物への興味を喚起するような、植物園の造成である。植物は、私自身を苦しい闘病生活から解放してくれた。

七〇歳のとき狭心症の発作

私は、昭和九年に徳島県師範学校を卒業した。師範附属をはじめ、国立・公立小学校、県教育委員会に勤務ののち、昭和四十九年に退職した。退職後は、妻とともに郷里の神山町で農業を再開。すだち、ゆずなどを植えつけた。その後、四国女子大学の要請を受け、昭和五十二年同校に再就職。四年制児童学科と二年制児童教育科の学生にたいする授業と教育実習を担当したが、四日労働（週休三日）であったので農業も継続することができた。

青天の霹靂。私の胸を激しい痛みが襲ったのは、この再就職先を昭和五十九年に退職したのち、六十年十二月のことだった。かかりつけの医師を介して、専門医のいる東徳島病院へ。診断の結果は狭心症だった。それもかなり危険な状態だったらしく、即入院である。

入院中は薬を飲み、安静に努めた。おかげで発作もなく、私は狭心症と心筋梗塞の図書を取り寄せ、熟読した。健康を回復したいという一心からである。

約一か月で退院。退院に際して医師からは「あなたは典型的な異型狭心症ですから、一年くらいは薬を飲み、十分に気をつけるように」と注意されたが、ともかく退院である。私は、これでもうよくなったか、と思った。しかしそんな生やさしいものではなかった。

闘病は一〇年に及んだ。風が吹いて「おお寒っ」と思ったら、次の瞬間に発作（胸に痛み）。入浴のため脱衣したとたん発作。風呂

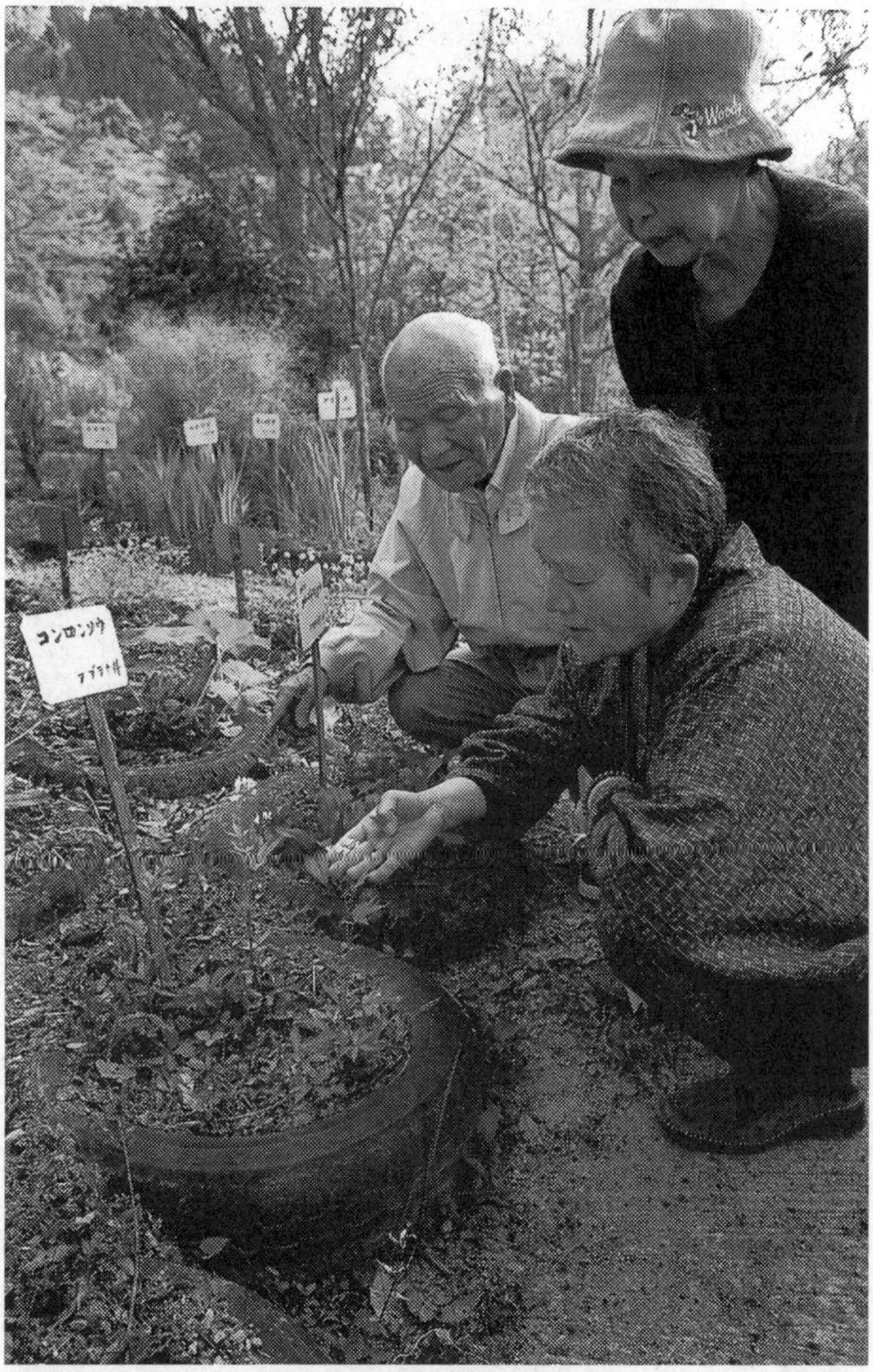

筆者（左）手づくりの「もり植物園」に見学に訪れた人たちと
（橋本紘二撮影、以下も）

から出るとまた発作。そのたびに舌下錠（ニトログリセリン）を舌の下に入れると発作は治まる。だが、発作が激しくなれば心筋梗塞に移行し、そうなれば命は一時間しかもたないのである。

子どもたちには遺産相続の話までした。だが、なんとかしていま一度健康を回復したい。その一念から勉強し努力した。毎日朝夕に血圧と体温を測定。体調とともに記録して、医師の診断の参考に供した。血圧は高いほうが一〇〇前後、ときには八〇台にまで下がる低血圧だった。さらに、中年のころの暴飲で痛めた胃腸が、体調不良とともに悪化する。強い便秘にも苦しんだ。

適切な治療法はなかなか見出せなかった。それでも、朝夕に一〇分間の体操をする、水道の水は浄水する、毎日医師の薬とともにキョーレオピンを服用する、心臓貼り薬ができてからはこれを毎日胸に貼る、といったことを続けた。その甲斐もあってか、体調は徐々にだがよくなり、発作の回数も減ってはきた。しかしこの段階では、全快の域に達するにはほど遠い状態だった。

「もり植物園」　地域の野草九〇〇種

教員退職後、第二の人生として始めた農業のほうは、すだちもゆずも実がなりだして、それなりに成功していた。ただ一方で私のなかには、世の中のためになる事業を興したい気持ちが募っていた。

私の地方はもともと植物の種類がきわめて多く、生長も旺盛である。それが、かつての植林の普及によって雑木林が減り、下草が枯死することで、激減するようになっていた。地元の豊かな自生の植物を保存したいと考えた私は、「もり植物園」の開園を決意する。平成五年のことだった。

「もり」は私の姓の杜。名前のとおり手づくりの植物園である。田や畑に地域の野草を植えつけ、山林に道を造り、自生の樹木にも名札を取り付けた。幸い、県内の同好の方々、とくに徳島大学、徳島文理大学両大学の薬学部の先生方からご指導やご援助をいただき、地域のご支援もあって、当初、約一haで発足した園は、現在、二・六haまで拡大している。植物数約九〇〇種、うち薬草は三五〇種を数えるまでになった。

毎日、薬草を利用する

植物園経営は、私の体に思わぬ効用をもたらした。地元にあった植物のおかげで病気のすべてが解消し、すばらしい健康体を回復したのである。これは、旺盛な希望と意志をもとに、頭を使い、身体を使い、薬草を利用することによって得られた効果である。

薬草の知識は、当時、徳島大学（現在は熊本・崇城大学）におられた村上光太郎先生のご指導を中核に獲得したものである。薬草は、文字どおり病気を治療する薬ではあるが、その効用はむしろ、病気にならない強健な身体を作ることにあると私は理解した。私が実行してきたおもな利用法は、

①薬草を食べる
②薬酒にして飲む
③風呂に入れて入浴する

の三つである。

薬草を毎日食べる

一般に、各種の食材をバランスよく食べること、とくに野菜をよく食べることは健康の基本と説かれている。しかし栽培した野菜よりも野草のほうがミネラルが多く、健康への効果が高いという。

ヨモギをはじめ、ユキノシタ、クコ、イワタバコ、フキノトウ、ツクシ、アカメガシワ、カキ、クワ等々、数え上げればきりがない。私は、これらの数種を毎日食べることにしている。毎週、天ぷらを作るが、それにも三〜四種の薬草を用いることにしている。

薬酒を毎日飲む

各種の薬草をホワイトリカーに漬け、氷砂糖などで甘味をつけて熟成する。私が現在つくっているのは、イカリソウ酒、ヒイラギ酒、

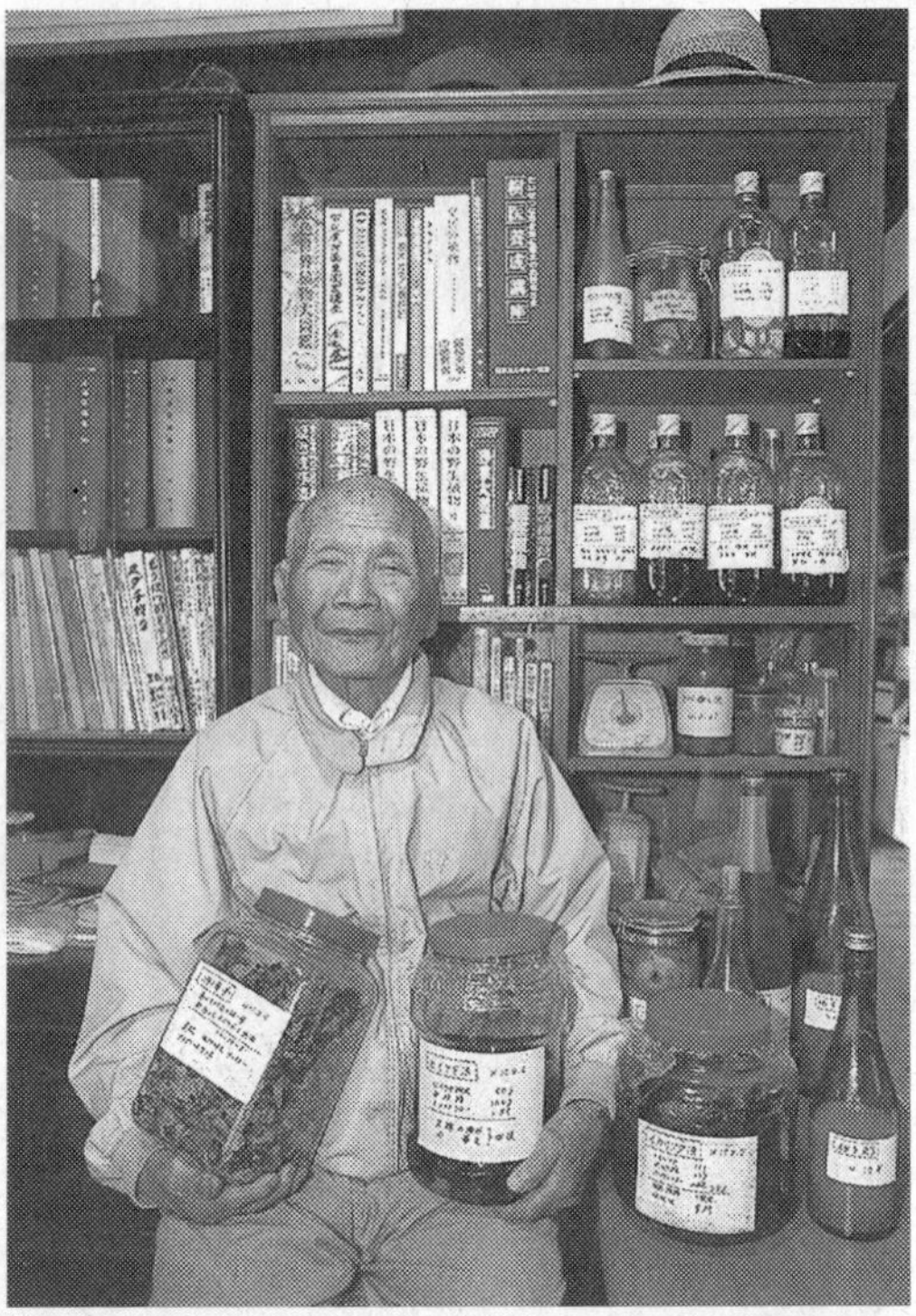

各種の薬草をホワイトリカーに漬ければ薬酒のできあがり。特製ジュースに加えて毎日飲む

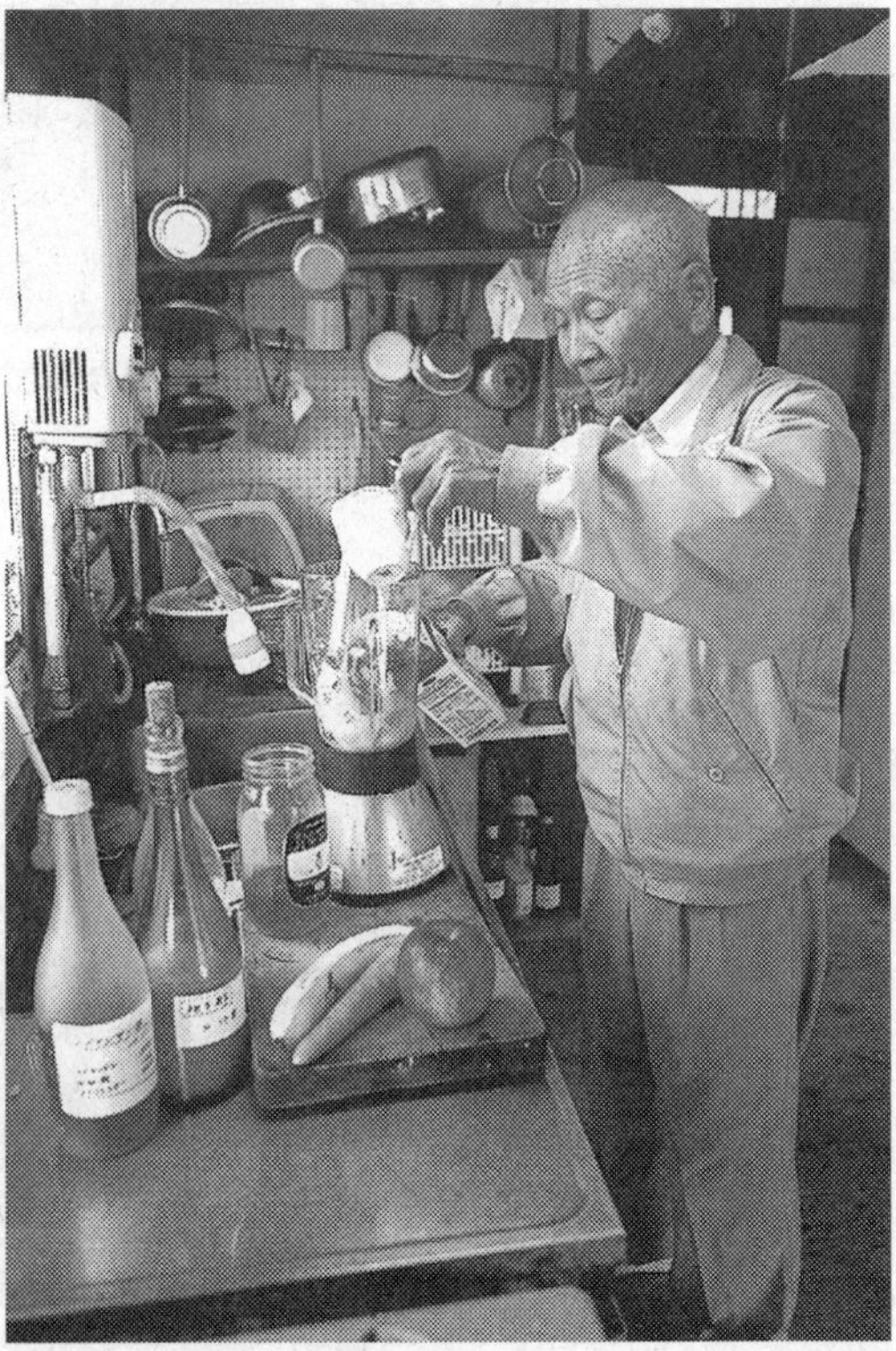

毎朝、特製の薬草果物ジュースをつくる。1日に2回飲む

マタタビ酒、ニンジン酒、セキショウ酒、カリン酒などである。これらを毎日飲用する。

特製・薬草果物ジュース

薬草を食べ、薬酒を毎日飲む方法として、毎朝、果物ジュースをつくっている。薬草を二～三種と薬酒を一～二種に、バナナ一本、リンゴ半分、ニンジン一本、蜂蜜、酢(すだち酢またはゆず酢)を適量、さらに牛乳をコップ二杯加え、ジューサーで一分半。妻と二人で半分ずつ飲んでいたが、現在では朝と作業中の休憩時にひとりで飲んでいる。継続すること約一〇年。体調は少しずつ確実に回復してきた。

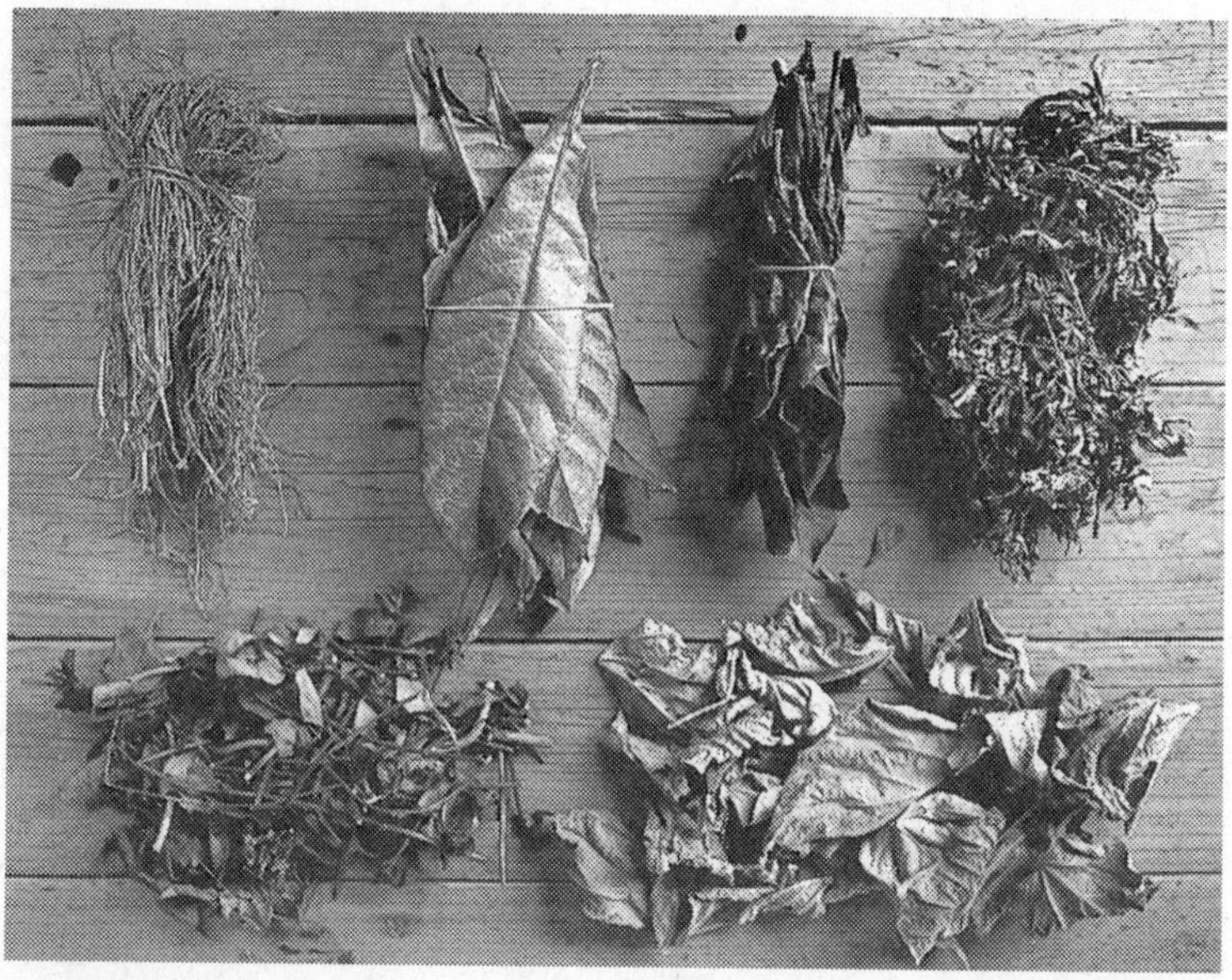

薬草風呂には、乾燥させたヨモギ、スギナ、ビワ、ドクダミ、アカメガシワなどを使う

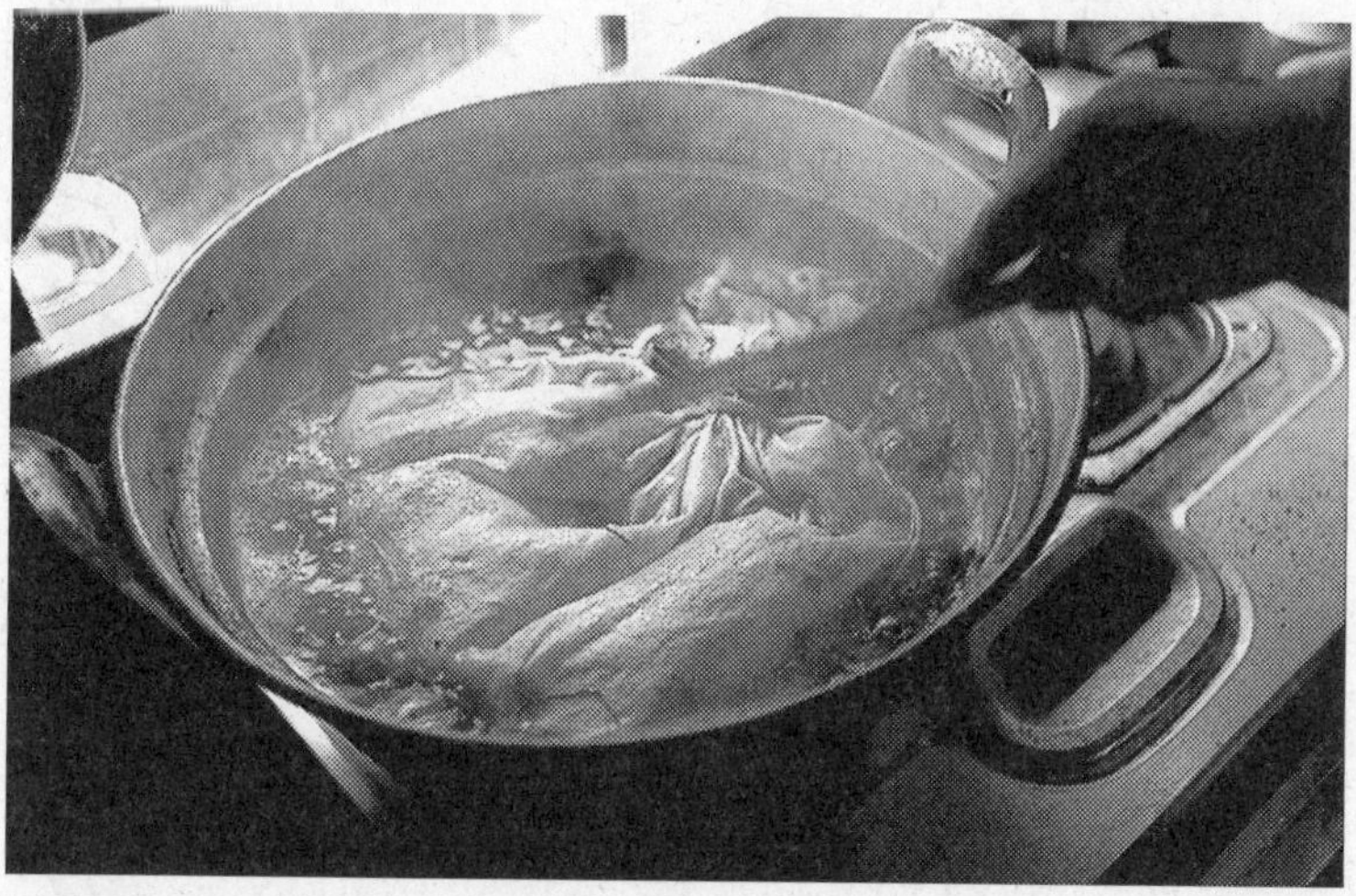

乾燥させた薬草を布袋に入れ、4ℓの水で煮出す。布袋ごと風呂へ入れる

薬草風呂

薬草風呂を「家庭温泉」と称し、毎日入浴する。使用する薬草は、ヨモギとスギナは必ず入れ、そのうえにビワ、ドクダミ、ニワトコ、アカメガシワ、アオキ、スイカズラ等々である。布袋(日本手拭を二つ折りにして両側を縫ったもの)に入れ、四ℓ入る鍋で沸騰させた汁を、薬草袋ともども風呂に入れる。

現在の体調は、耳が遠いほかはすべて健調。血圧一三〇、体温三六・一～三六・二度。快食、快便、快眠で、顔にあったシミやホクロなどすべて解消、顔色がよくなった。作業をしても、九〇歳を超えた現在のほうが一〇年前より能率が上がり、本当に健康になったと実感する。感謝感謝の毎日である。

(徳島県名西郡神山町上分字金泉)

二〇〇六年七月号　薬草のおかげで難病克服

野山の健康野草

効用とおいしい食べ方

村上光太郎　崇城大学薬学部

（カラー口絵もご覧ください）

野草、山菜でミネラル補給

春の七草や秋の七草を知らない人はいないと思いますが、では、なぜ春と秋なのでしょうか？「春は七草粥にするから。秋は観賞のため」と解釈される場合もありますが、では、なぜ夏と冬にはないのでしょうか？

それは春と秋は温度変化が激しく、気候が不安定だからです。その変化に対応するには多量のミネラルが必要で、それを七草などの野草や山菜から摂取する必要があるのです。

もう一つ、「春眠暁を覚えず」というのはなぜでしょうか？「春先はまだ寒いので、布団が恋しくてなかなか起きられないから」というのは間違いです。

温度変化が激しくなると体が代謝するのに必要なミネラルの必要量が増加します。しかし、食事から摂取するミネラル量が不足すると、骨を溶かしてミネラル（とくにカルシウム）を取り出します（これがすすむと骨粗しょう症になります）。その間は寝ているほうが体に負担がかからないので、目が覚めにくくなるのです。ですから「春眠暁を覚えず」という人が、ミネラル豊富な野草や山菜を食べると次の日から早く目が覚めます。

骨粗しょう症の回復にもミネラルが関係あります。徳島の八〇歳のおばあさんが家の中で転んで大腿骨を骨折しました。医者は「骨粗しょう症はもう治らないから、車椅子の生活になる」と丁寧に説明してくれたそうです。

しかし、彼女は満足できず、何か治す方法がないかと聞いてきました。私はそれほど効果があるとは思いませんでしたが、少しはよくなるだろうと、そのおばあさんが知っていた野草（ヨモギ、ナズナ、ハコベ）を食べるようにいいました。

それから八か月後。おばあさんから「二階から落ちて病院に行ったけど、どこも骨が折れていないから見に来い」という電話がありました。聞けば、そのおばあさんは八か月間、ヨモギとナズナとハコベ以外は何も食べなかったそうです。さすがに驚きましたが、ここまで徹底すればこれほど早く治るのだと納得しました。

病気の心配をする前に、体によい野草、山菜を食べましょう。なにも山の中でなくても、あなたの庭先にある雑草にも、有用な野草、山菜があります。

そんな意外と身近な野草とその特徴をいくつか記載しました。煎じてお茶として飲むのが一般的ですが、それ以外にも様々な食べ方を紹介したので、ぜひ、たくさん利用してください。家の周り、野山に行く道端にだってあなたの体を健康にする宝が豊富にあるはずです。

春の野草

搾り汁でドクダミ酒

ドクダミ

【効用のある症状】ちくのう症、腫れ物、胎毒（乳児の湿疹）、ピリン疹、月経疹、腎炎、ぼうこう炎、尿道炎、夜尿症、子宮や膣部の炎症、冷え性、高血圧、動脈硬化症、狭心症、肋（胸）膜炎、神経痛、風邪、頭痛、のぼせ、胃酸過多症、胃下垂、胃アトニー（胃無力症）、便秘。

【使い方】乾燥させた茎葉を一日一〇～四〇g煎じて服用、または茶の代用として飲むか、生薬を蒸し焼きにして泥状にし、軟こうとして塗布。

臭いからといって庭のドクダミを抜いていませんか？ドクダミは非常に効果のある薬草です。別名ジュウヤクは「十薬」という意味で、生のドクダミは消炎（炎症をとめる）、排膿（膿を出す）剤となり、乾燥すれば解毒（体の毒を消す）剤となります。

しかし、薬効はこんな程度ではありません。一度、搾り汁を発酵させたドクダミ酒を作ってみてください。りんご酒のような味とかぐわしい香りで誰もドクダミと思わないでしょう。ただし、初老を迎えた方はご注意ください。青春がよみがえります。病気の人はその回復力に周りの人が、いや医者が一番驚くでしょう。

ドクダミを採集するのは開花期に限ると思うかもしれませんが、搾り汁をとるには春の伸び盛りの頃がよいです。

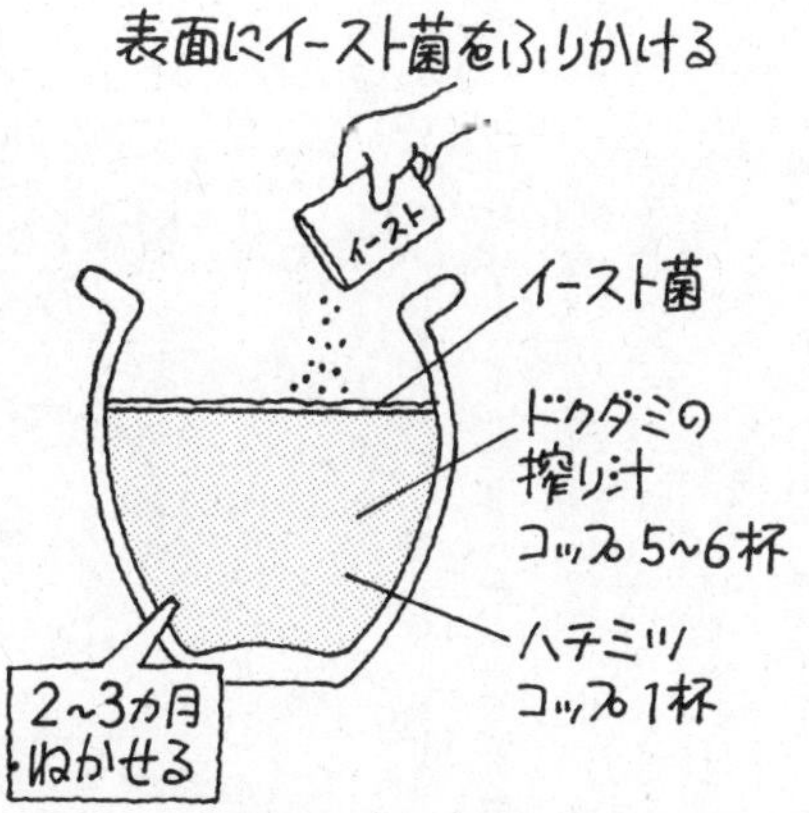
表面にイースト菌をふりかける
イースト
イースト菌
ドクダミの搾り汁 コップ5～6杯
ハチミツ コップ1杯
2～3カ月ねかせる

ドクダミ酒
ドクダミは、小さく刻んでからジューサーにかけるか、すり鉢ですったものを布で搾る。搾り汁に蜂蜜を加えてよく混ぜて、表面にイースト菌をふりかけて、布でふたをする。2～3カ月後、味見をして甘すぎれば発酵不足なので、もう少しねかせる。酸っぱければ発酵しすぎなので蜂蜜を入れる。

苦味こそ健胃剤

タンポポ

【効用のある症状】強壮、苦味健胃、整腸、催乳、解熱、浄血を促す。利胆剤として消化不良、乳汁不足、胃炎、胃カタル、胃《い》潰《かい》瘍《よう》、腸カタル（腸炎）、食中毒、便秘、痔、浮腫（むくみ）、脚気、肝炎などの肝臓病、黄疸、胆汁分泌の促進。子宮の諸病、乳腫、血の道（更年期障

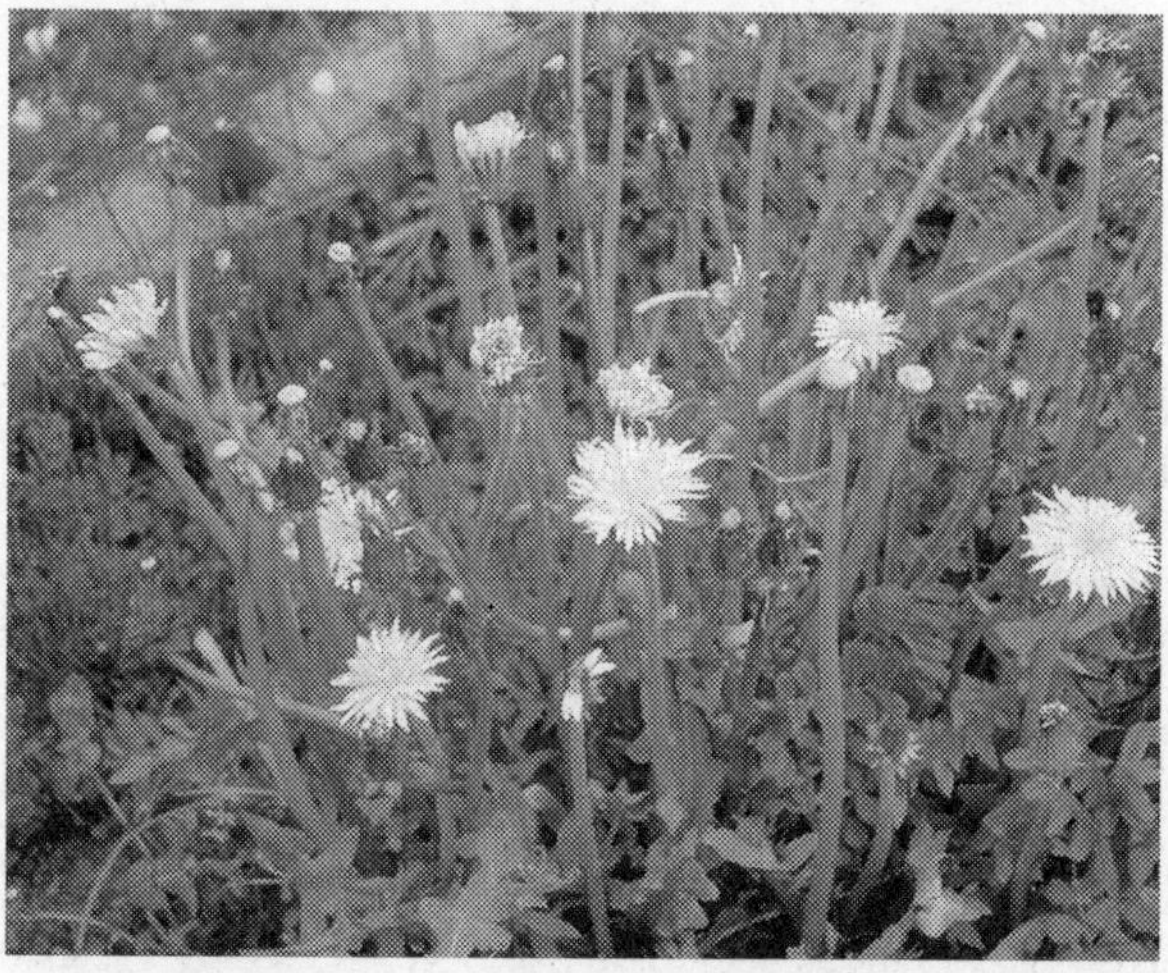

シロバナタンポポ　タンポポは葉、花、根の全部が使える

害など月経にまつわる神経症）、寝汗、喘息、心臓病、小便閉塞、貧血症。

【使い方】乾燥させた根を一日一〇～一五g、または、全草（根、葉、茎、花すべて）なら二〇gを煎じて服用する。葉を山菜として食用してもよい。

セイヨウタンポポ、カントウタンポポ、カンサイタンポポなどの種類がありますが、効能は変わりません。

ためしに葉をかじってみてください。苦味を感じるでしょう。しかし、食べられないと早急に結論を出さないでください。この苦味こそ健胃剤となり、ミネラルを摂るには絶好の素材となるのです。欧米では野菜としてマーケットに並んでいるぐらいです。

それでも食べられないという人は、食べ方を工夫すればよいのです。おいしいうえに、胃腸が健康になるのが、ベーコン巻きです。これを食べると今まで食欲のなかった人も食欲が出てきます。

しかし、この程度でタンポポの魅力に満足してはいけません。非常においしいタンポポ酒にもなります。胃腸が丈夫になり食欲が増す食前酒です。

タンポポ酒　食欲がないときによい

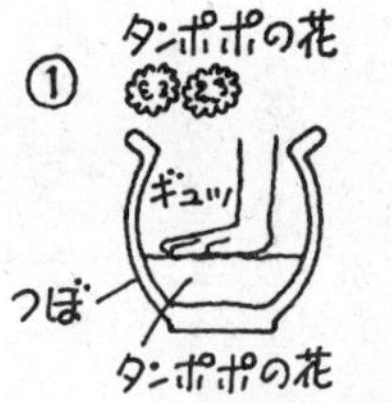

約1ℓ分のたんぽぽの花（ガクは取っても取らなくてもよい）を押さえつけながらつぼに入れる。

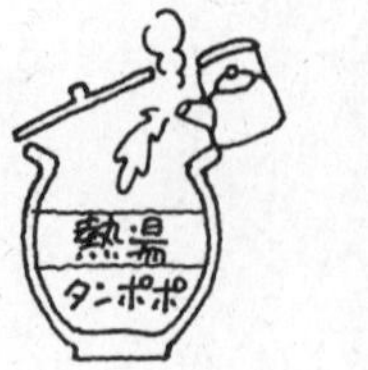

押さえつけたタンポポと同量の熱湯を注いでフタをする。できれば1日に1回～2回、全体をよく混ぜる。5日おいたら布でこして鍋にとる。

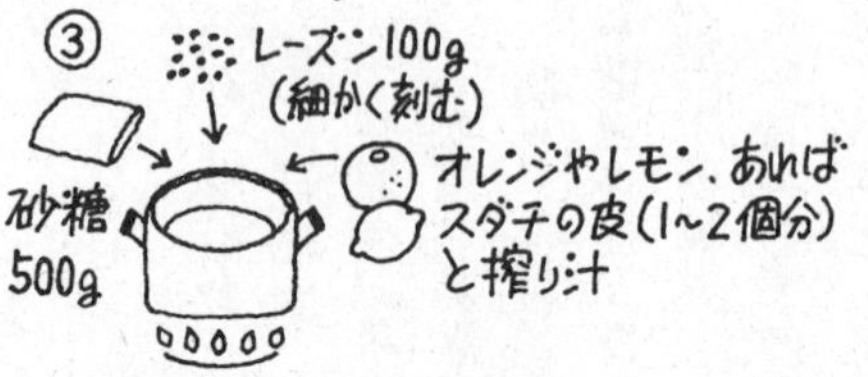

砂糖（量は好みだが多いほうがおいしい）、オレンジ、レモンなどとレーズンを入れて、30分程度沸騰させて、熱いうちにつぼに戻す。

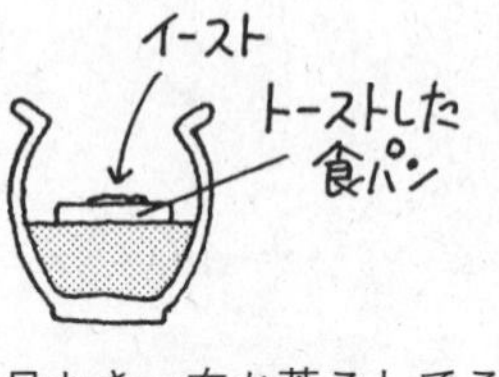

冷めたら、イーストをのせたトーストを浮かべる。このまま4～5日おき、布か茶こしでこして、液体だけを保存用のビンに入れて冷暗所に保存。3か月ほど飲めるが1年以上熟成させるとおいしい。

タンポポの葉のベーコン巻き

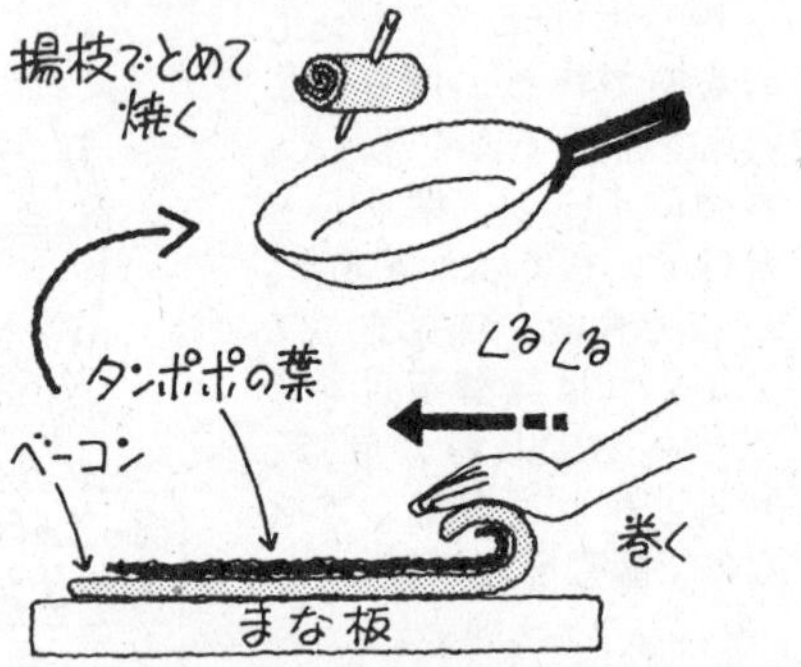

ベーコンの上にタンポポの生の葉を、すき間なく2～3重に並べる。くるくる巻いて楊枝でとめ、フライパンで焼く。

スイバ、ギシギシ

食べてよし、塗ってよし

【効用のある症状】慢性の便秘、胃けいれん、痔疾、にきび、湿疹、疥癬《かいせん》、水虫、いんきん、たむし、しらくも、白なまず（白斑）、腫れ物、リウマチ。

【使い方】根を乾燥させて一日五～一〇gを煎じて服用する。山菜として利用してもよい。

どちらもタデ科で、よく似ています。植物学ならともかく、薬として考える場合はどちらも薬効は同じなので、今回は区別していません。

煎じて飲めば緩下剤となり、慢性の便秘や胃けいれん、痔疾に効果があります。

根をすりおろした搾り汁（生根汁。食酢を少し加えて数日間ねかせるとさらに効果が高い）を外用剤として塗布すれば、にきび、湿疹、疥癬、水虫、いんきん、たむし、しらくも、白なまず、腫れ物、リウマチに効果的です。患部が多少しみて痛くなることがありますが、心配いりません。皮膚が弱くてかぶれる人は、乾燥させて粉末にし、薄めた酢で練ってから貼るとよいでしょう。

まだ薄皮を被った若芽は、ナイフで根際からカットし、塩ゆでにするか、重曹を入れてゆで、冷水にさらします。汁の実としたり、酢味噌和え、マヨネーズ和えなどにすると、ジュンサイのようなぬめりと酸味があり、とてもおいしいです。

また、多量にとれたら、ゆでてから乾燥保存し、必要なときに水からゆでてもどすとおいしくいただけます。ただ、多量に食べると下痢しますので、小皿に一杯ぐらいにしましょう。

眼底出血も消えた
ナズナ（ペンペングサ）

【効用のある症状】眼底出血、肺出血、月経不順、子宮出血などの異常出血。利尿、解毒、解熱剤として慢性腎炎、浮腫、肝臓病、高血圧、便秘。

【使い方】乾燥させた全草を一日五～一五g煎じて服用するか、山菜として利用する。

春の七草の中でもアクがなくておいしいので、ぜひとも食べてください。

花や実のある時期はすぐに見つけられますが、葉だけだと案外苦労するので、花の時期に場所を覚えておきます。葉が軟らかくて若い苗の状態がわからない人は、花がついている上部二cmほどの部分を摘み取りましょう。葉も茎もシャリシャリとした歯ざわりを楽しめます。

若葉や花は、塩を一つまみ入れた熱湯でゆでて細かく刻み、粥に入れたり、油炒めなどにしてもよいでしょう。

どうしても硬くなってからしか見つけられない人は、根を抜き、主根部をきれいに洗い、包丁の背で叩き崩して、きんぴらにするとおいしくいただけます。

くせがないので和え物、炒め物にと応用がきくのが特徴です。ひき肉と混ぜて、餃子の具にするのもよいでしょう。

このナズナの効果には、私も驚かされたことがあります。それは眼底出血で倒れた人の話です。運悪く手術できない部位だったので、毎日、たくさんのナズナを採ってきては煎じて飲んだり、白菜と同じように炊いて（煮て）食べたそうです。すると一か月ぐらいで出血がなくなっていることがわかり、喜んで私に報告してくれました。

以来、いろんな人に試してもらうごとに喜ばれています。なんでもない雑草の威力に驚かされました。

強力な消炎作用
ハコベ（ヒヨコグサ）

【効用のある症状】歯槽膿漏、胃腸病、便秘、腹痛、脚気、虫垂炎。利尿、催乳、産前産後の浄血、産後の肥立ちも促す。

【使い方】搾り汁を杯一杯ずつ飲むか、乾燥させた茎葉を一日一〇～二〇g煎じて服用する。山菜として利用してもよい。

ハコベも春の七草です。畑や道ばたの少し肥えた場所なら、いつの間にか生えてくる植物です。ウシハコベやミヤマハコベなど多くの仲間がありますが、いずれも同じように使えます。

この茎先を摘んで、ゆでて水に軽くさらし、おひたしや和え物にするとおいしくいただけます。とくにごま味噌和えはおいしく、東京から撮影に来たスタッフがこの味に感動し、ハコベを麻袋一杯に詰めて持ち帰ったほどです。

　ハコベの青汁を塩に含ませて、油気のないフライパンなどで炒りながら乾燥させたものがハコベ塩で、これで歯磨きをすると歯槽膿漏に効果があります。青汁は多いほど効果が高いので、時間をかけて多量の青汁を塩に含ませるように乾燥させましょう。消炎作用が強いので、炎症を起こしやすい人は時々ふりかけにして食べるとよいでしょう。

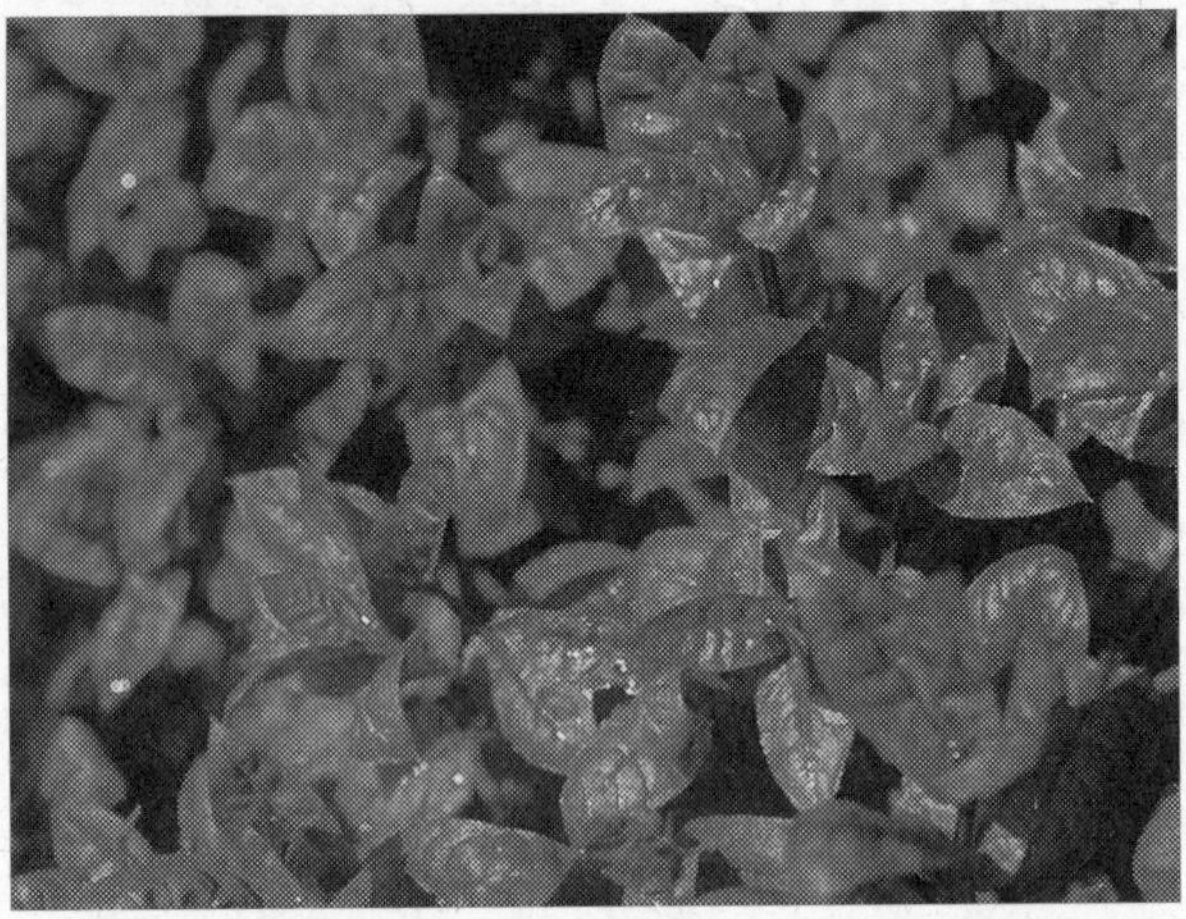

消炎作用のあるウシハコベ。茎先をゆでて水にさらし、おひたし、ごま和えに

　花が咲いた生のハコベは、刻んだりんごやちくわと混ぜて、ドレッシングをかけて食べるのもおいしいです。

　また、さっと塩ゆでし、搾って水気を切り、しらす干しや花鰹をかけて醤油味で食べたり、ごま和えやバター炒めにするのもよいです。生をそのまま天ぷらにしてもおいしいです。

咳《せき》を抑えて、痰《たん》をとる
ハハコグサ（オギョウ、ゴギョウ）

【効用のある症状】百日咳、気管支炎、扁桃腺炎、急性腎炎。

【使い方】全草を乾燥して一日五～一五g煎じて服用するか、山菜として利用する。

　これも春の七種の一つです。アクが少ないので、ちょっとゆでればよく、昔から団子に混ぜて草餅に使われていました。そのため、田舎ではモチバナとかモチクサと呼ばれています。

　しかし、このハハコグサだけをおひたしなどにして食べると綿毛が気になって、あまりおいしいとはいえません。おいしく食べるにはだしのきいた雑炊にするか、若葉を天ぷらにするとよいでしょう。

　近年、市街地ではハハコグサの仲間で外来種のチチコグサモドキがたくさん見られるようになりました。こちらは毛が少なくてアクもなく、葉が軟らかくて大きくなるので、山菜として利用できます。ところが、近縁のチチコグサやウラジロチチコグサの葉は硬いので、料理として使うのではなく、乾燥させてから炒って、お茶にするほうがよいでしょう。

ミネラル豊富
ヨモギ

【効用のある症状】子宮出血、鼻血、吐血、下血、痔出血、腹痛、食中毒、胃潰瘍、胃カタルによる下痢、嘔吐、頭痛、風邪、喘息、咽喉痛、中風、神経痛、動脈硬化、目の疲労、鳥目、しゃっくり、暑気あたり、冷え性。

【使い方】乾燥葉を一日五～一五gを煎じて服用するか、生葉を料理して食べる。

　ヨモギが生えて困ると思う方は、その効果を知らないからでしょう。北はアイヌから南は沖縄まで、いや、世界中で薬として使われ、伝説にも登場します。中でも長寿県と知られる沖縄ではフーチバーと呼んで、味噌汁に入れるなど、毎日の食事に使われていました。

しかし、沖縄は、昨年、男性の都道府県別の平均寿命が大幅に転落しました。これはヨモギを食べなくなったことが影響しているのではないかと思います。

ヨモギをさわると、指が黒くなることからもわかりますが、とてもアクが強いのが特徴です。ヨモギ餅にもゆでてアクを抜いたものを使いますが、じつはこのアクに含まれるミネラルが体によい影響を与えるのです。ですから、アク抜きせずにうどん粉と練って団子にして食べると、老人の体力回復をはじめ、神経痛などにも効果があります。

あせも、冷え性、腰痛、神経痛、リウマチ、黄疸に苦しんでいる人は、食べるだけでなく、風呂に入れて入浴することで早く解消できるでしょう。こんな有用なヨモギを困った雑草だと思ってしまうことこそ困ったことです。

止血効果

アザミ

【効用のある症状】鼻血、喀血、血便、血尿、不正性器出血など各種の出血。

【使い方】葉や根を乾燥させて一日五～一五g煎じて服用するか、山菜として利用する。

「山菜を食べてみたいが、毒草かどうか、植物の区別ができない」という人がおられます。こんな人におすすめなのがアザミです。

アザミ属は約六〇種もの種類がありますが、どれも葉にトゲがあって、わかりやすいからです。細かくは、根を食べるとおいしい種類、若い茎がおいしい種類、葉の歯ごたえと香りを楽しむ種類などがあり、変化も豊富ですが、あまりこだわらなければ、どの種も、どの部分も食べられます。

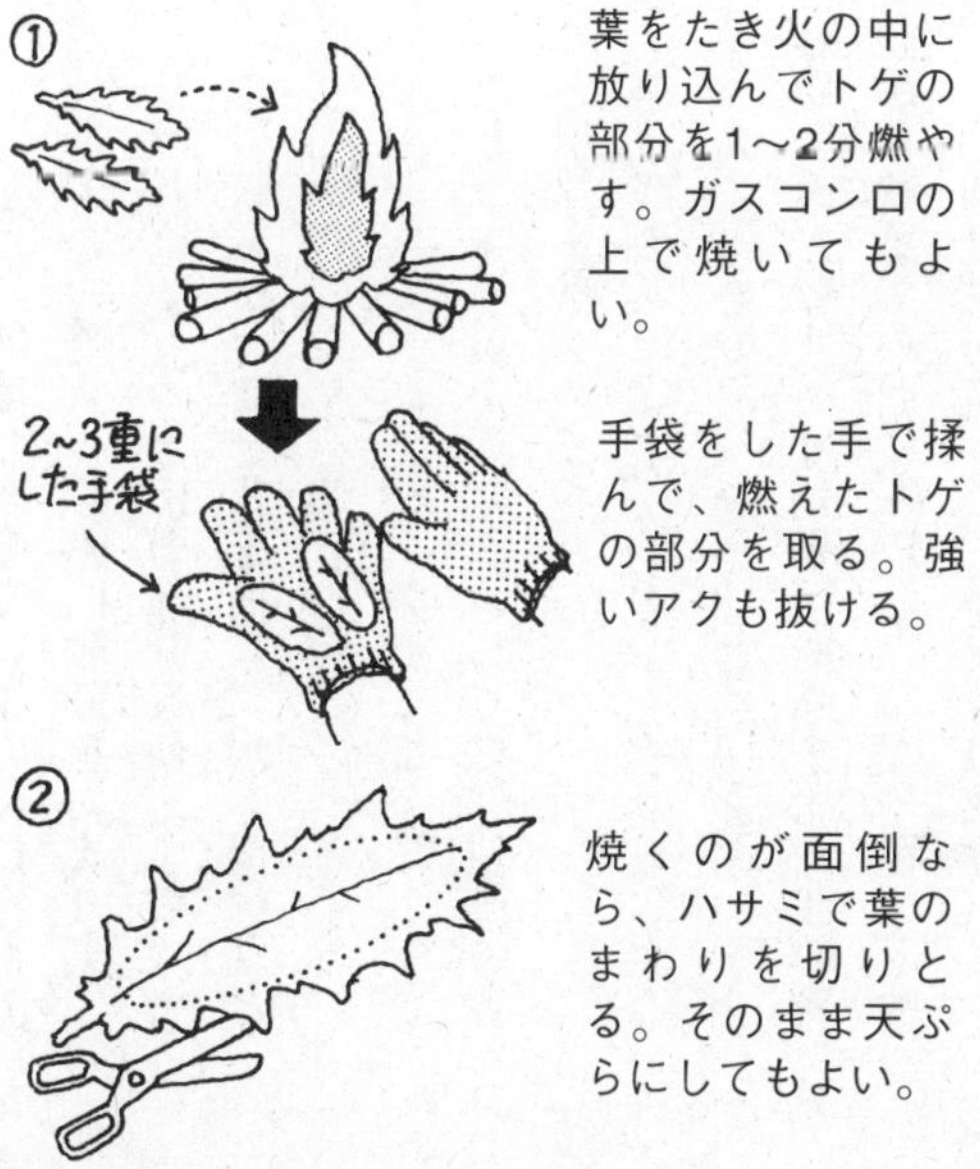
①
葉をたき火の中に放り込んでトゲの部分を1～2分燃やす。ガスコンロの上で焼いてもよい。
2～3重にした手袋
手袋をした手で揉んで、燃えたトゲの部分を取る。強いアクも抜ける。
②
焼くのが面倒なら、ハサミで葉のまわりを切りとる。そのまま天ぷらにしてもよい。
アザミのトゲのとり方

また、ほとんどの種類は、頭花で薬酒ができて、花びら（筒状花）はサラダにできるなど重宝する植物です。

さあ、身近にあるアザミを食べてみましょう。でも、「トゲが痛くて、あんなものは食べられない」と思っておられる人に、簡単で確実なおいしい食べ方を伝授しましょう。

図のようにしてトゲをとったら、そのまま刻んで醤油と鰹節をかけて食べてもおいしいです。梅干しの果肉をみりんで伸ばしたもので和えてもよいです。

アザミの芽の部分も、炎にかざしてトゲを焼き切ります。天ぷら粉に黒ごまと粉鰹を加えて、水で溶いた衣を付けて中温で揚げると、おいしいアザミの天ぷらになります。

また、葉軸（主脈）だけを切りとり、ゆでて冷水にとり、おひたし、辛子和え、マヨネーズ、生姜醤油、細かく刻んでスープなどにすれば、歯切れがよくて、季節の香りが楽しめます。

強い生命力

カキドオシ

【効用のある症状】虚弱児の強壮剤、

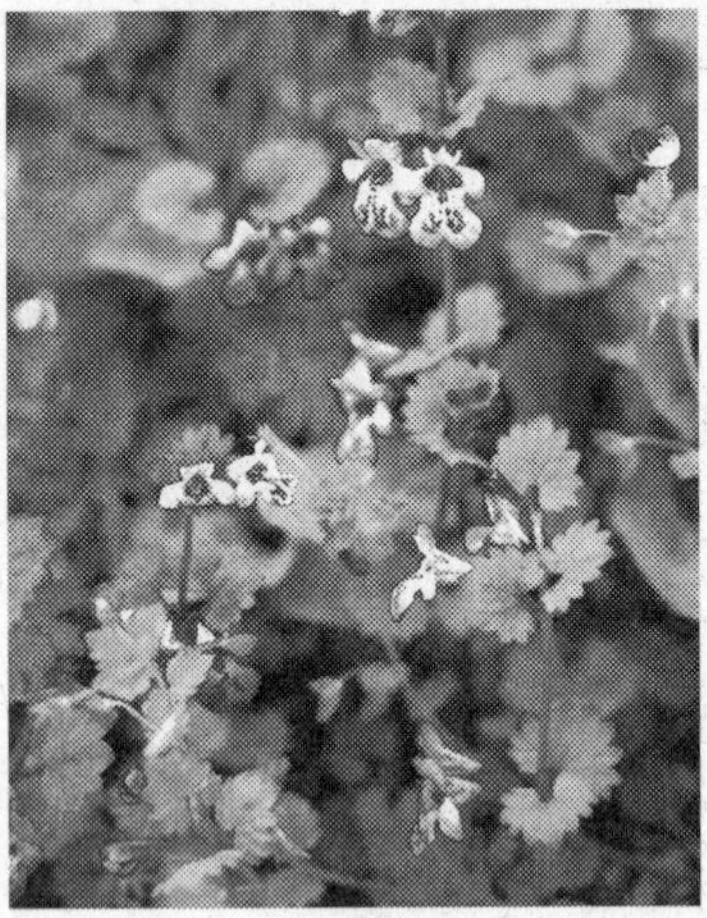

花が終わると茎が倒れ、つるとなって伸びてゆくカキドオシ

風邪、解熱、鎮咳、鎮痛にはたらく。小児の疳《かん》、喀血（痰に血が混じること）、肺炎、泌尿器カタル、腎炎、腎臓結石、胆石、陰萎（インポテンツ）、糖尿病、高血圧、神経痛。

【使い方】乾燥させた全草を一日五～一五g煎じて服用するか、山菜として利用。

畑や道ばた、庭の隅など、どこでも見られる多年生草本です。垣根を越えて長く伸びていくので、この名が付けられています。また、小児の疳や夜泣きを治める効果があるので、疳取草《かんとりそう》とも呼ばれています。地面に這うように広がって、節ごとに根を下ろすのであちこちから土中のミネラルをよく吸収しています。

食べられるのは、春、茎の先端の約二〇cmです。まだ、展開しきらない葉を付けた部分が一番よいのです。味や口触りをあまり気にしなければ、もっと下の部分も使えます。

この軟らかな葉と花を摘み、かき揚げなどにして特有の香りを楽しむか、さっとゆでて水にさらし、ドレッシングやごま、ピーナッツなどで味を調えるとおいしくて、独得の香りと風味を楽しめます。

糖尿病の人は、このカキドオシとドクダミ、ヤマノイモを乾燥させて、各一〇gずつを合わせて煎じて飲めば効果があります。花の時期から秋までの間に採取した茎葉を陰干しすると、強壮剤を兼ねたお茶となります。花を葉と一緒に採集し、生のまま寄せ揚げにしてもおいしくいただけます。

ノビル

若葉も葉も鱗茎もうまい

【効用のある症状】食欲不振、胃炎、百日咳、気管支炎、肺疾患、子宮出血、月経不順、毒虫の刺し傷、切り傷、火傷、肩こり、五十肩、扁桃炎。

【使い方】生で食べるか、搾り汁を塗布する。

路傍や原野に生えて困るノビル。ニラやニンニクの親戚で、簡単な料理でもおいしくなる重宝な薬草です。東洋医学の古典「名医別録」には、鱗茎を生で食べるか黒焼き粉末としたものを健胃、整腸、去痰剤として服用したり、生の鱗茎をつぶしてその汁を患部に塗布すれば鎮痛、消腫剤となることが記載されています。

鱗茎なら年中食べられますが、若葉を摘むなら春から初夏までと、秋から初冬にかけてがチャンスです。浅緑色の細い葉が茂っていたら、ちょうど食べごろ。とくに芽立ちの細く軟らかい葉は細かく刻んで味噌汁に入れたり、納豆に混ぜるとおいしく、強壮効果もあります。

また、葉を〇・五～一cmに刻んで、湯豆腐

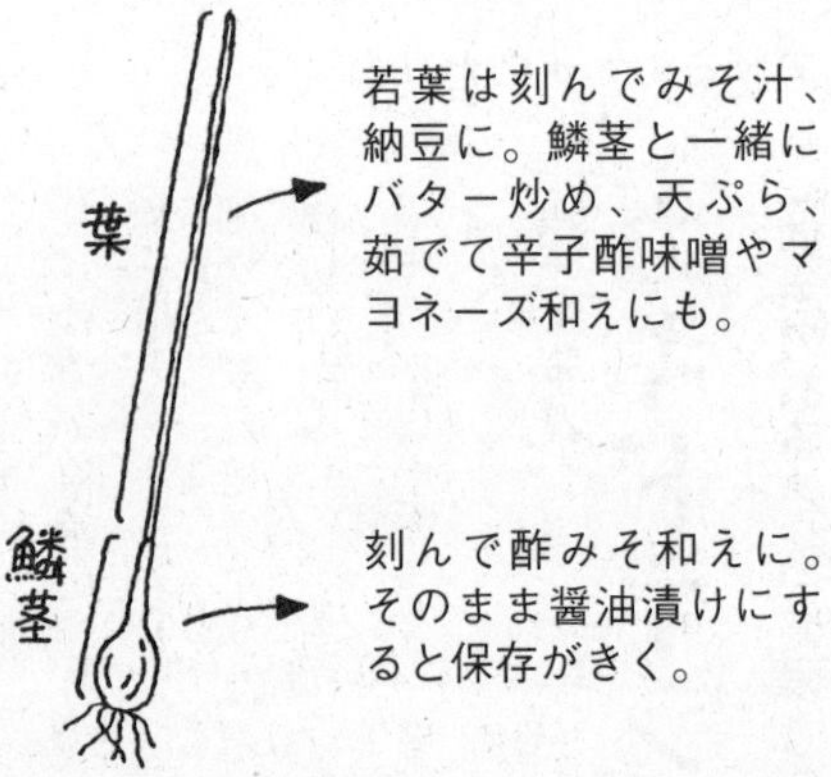
葉
若葉は刻んでみそ汁、納豆に。鱗茎と一緒にバター炒め、天ぷら、茹でて辛子酢味噌やマヨネーズ和えにも。
鱗茎
刻んで酢みそ和えに。そのまま醤油漬けにすると保存がきく。

ノビルの利用法

や冷や奴の薬味にするのもよいでしょう。缶詰のまぐろのフレーク（ツナ缶）と味噌を混ぜて、充分に味をなじませてから、炊きたてのご飯の上にのせるのもおいしいです。

若葉と鱗茎はバター炒め、天ぷらなどにしたり、ゆでて辛子酢味噌、マヨネーズ和えなどにしてもおいしくいただけます。私は酢味噌和えが一番好きです。また、生の鱗茎だけを刻んで酢味噌で和えたものも好きです。これらの和え物を、海苔、ご飯の上にのせて手巻きにして食べるとおいしいです。雑草のノビルが高価な野菜に見えてくるはずです。

保存食にして一年中食べるのなら、醤油漬けがよいでしょう。中粒のノビルの鱗茎を醤油（好みで唐辛子を足すとピリ辛になっておいしい）で漬けるだけの簡単さです。半年ほどねかせると味がしみておいしいです。〇・五㎜以下の小さい鱗茎なら一か月でおいしく食べられます。

夏の野草

暑さを乗り切るには健康でなければなりません。暑さ、寒さを苦なく乗り切れる真の健康は、あなたの周りにある野草が作ってくれるのです。野草を食べた次の日から、夜明けが待ち遠しい体になるでしょう。毎日とはいわなくても、週に一回、月に一回でも野草や山菜に浸り、健康体である喜びを享受してください。

抗菌作用アップ
イタドリ

【効果のある症状】健胃、緩下、利尿、通経剤として、消化不良、老人・婦人の常習便秘、浮腫、神経痛、リウマチ、肋膜炎、尿閉、夜尿症、膀胱炎、膀胱結石、婦人病、月経困難、喘息、風邪など。血糖値を下げる作用もあるので糖尿病にも効果がある。

【使い方】虎杖根《こじょうこん》（根茎を乾燥させたもの）を一日五～二〇g煎じて服用するか、茶代用とする。茎や葉はジュースで飲んでもよい。

あの酸っぱい茎は、皮をむいてさっとゆでてマヨネーズや甘味噌で和えたり、塩漬け保存したものを塩出しして煮物にすると、おいしく食べられます。

でも、こうして食べられるのは早春の若い茎だけ。夏の時期は繊維がしっかりしていて、かむと口に残るのです。

これからの時期は虎杖根《こじょうこん》を煎じたものを飲むとよいのですが、おいしいものではありません。そこで、江戸時代の人は甘草を加え琥珀色になるまで煎じて濾過して冷やして茶代用としておいしく飲んでいました。冷飲子

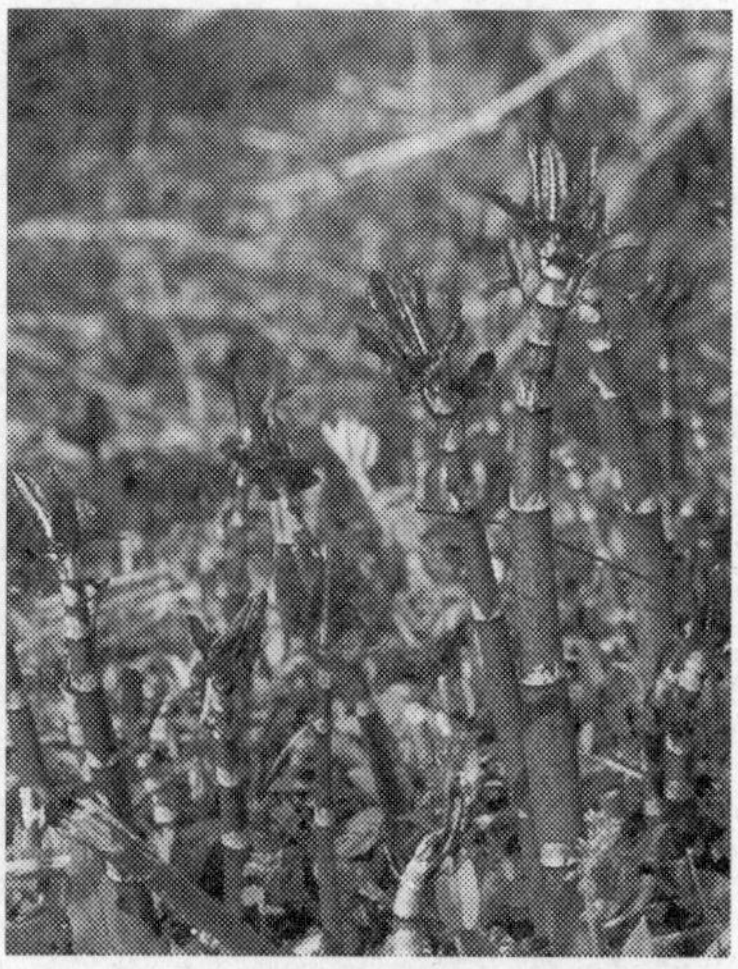
イタドリの若い茎（小林正夫撮影）

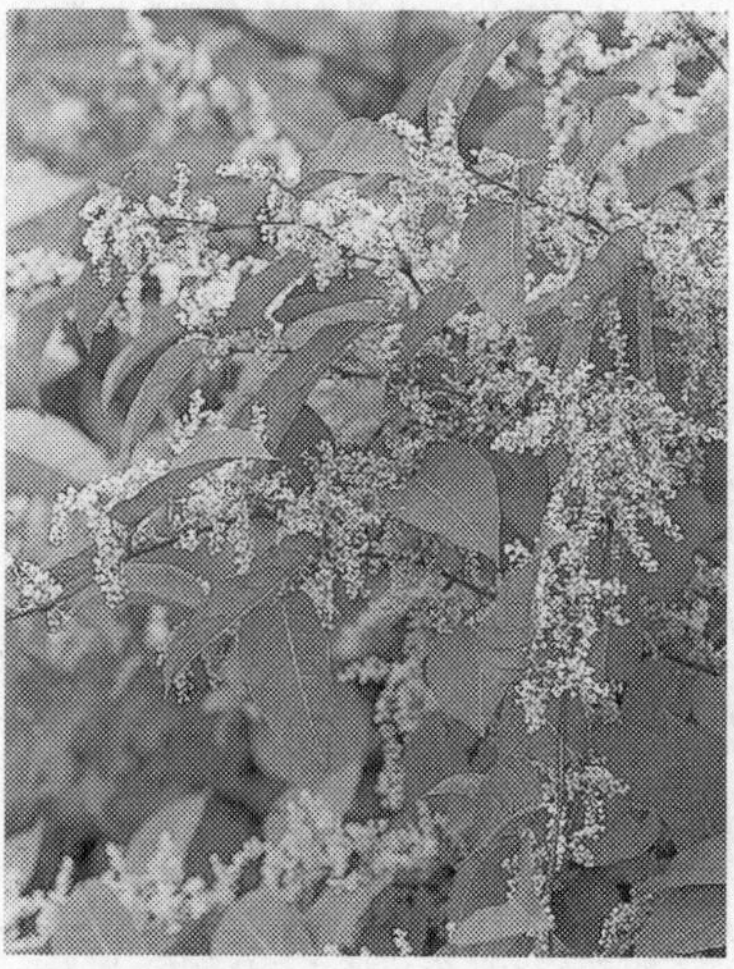
イタドリの花

という名で販売されていたほどで、暑さでくらくらする時に飲むと頭がしっかりし、夏の暑さも苦にならなくなるのです。でも、やはり薬くさいのです。

　そこで、ジュースはいかがでしょうか(図)。飲んでみると、なんだか昔飲んだような気がしてきます。そうです、しそジュースの味なのです。抗菌性に優れているので、お腹をこわしやすい人にもうってつけ。夏の食中毒からあなたの体を守ってくれます。

　ジュースになる上澄み液をとったあとのおりは、そのまま、あるいは乾燥させて風呂に入れれば皮膚の炎症やかゆみも消してくれます。

イタドリジュースの作り方

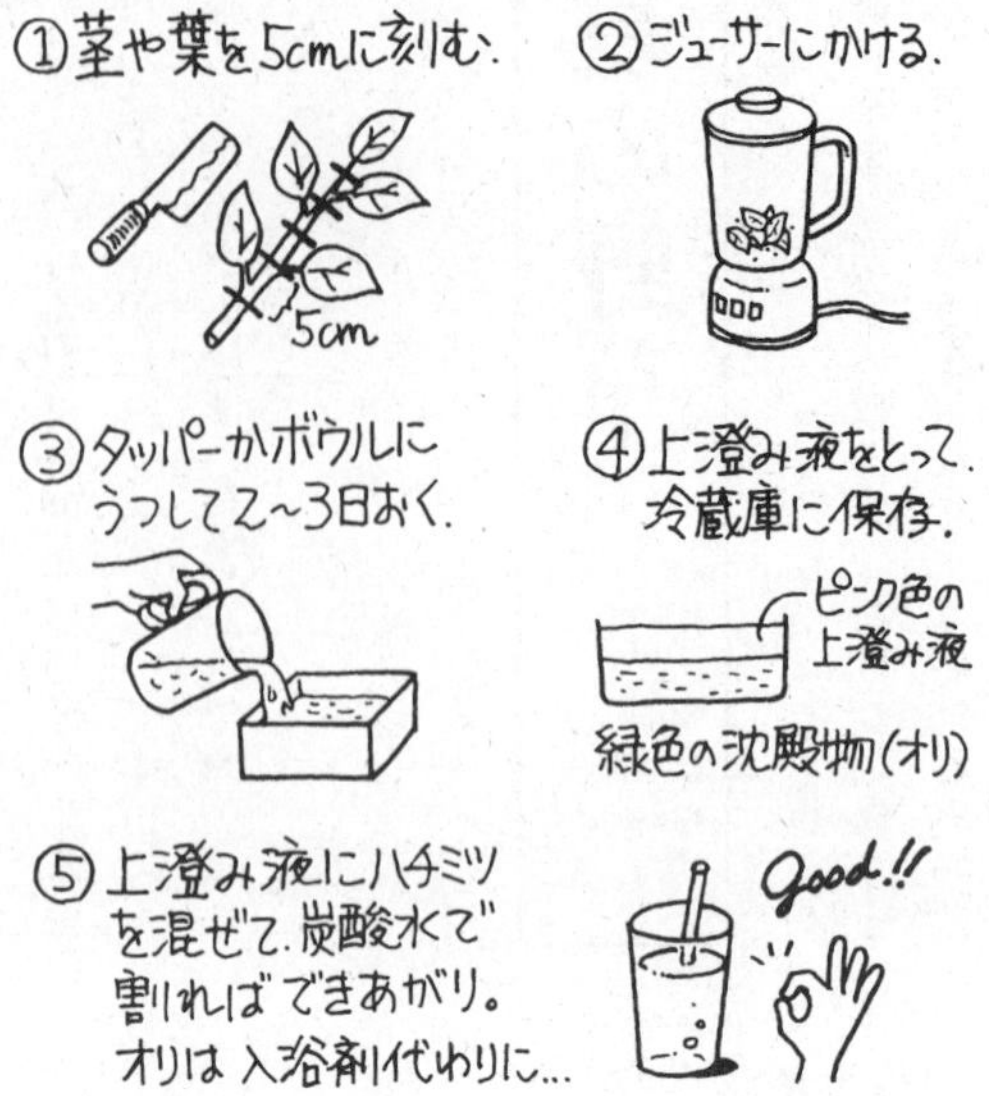
①茎や葉を5cmに刻む。
5cm
②ジューサーにかける。
③タッパーかボウルにうつして2〜3日おく。
④上澄み液をとって、冷蔵庫に保存。
ピンク色の上澄み液
緑色の沈殿物(オリ)
⑤上澄み液にハチミツを混ぜて、炭酸水で割ればできあがり。オリは入浴剤代わりに…
Good!!

　これまで困った雑草だといって刈り倒していませんでしたか?これは宝の山を刈り倒しているようなものです。

花は肝臓を助ける

クズ

【効果のある症状】 肝機能を顕著に高めてくれるので、二日酔いや酒毒をはじめ、食中毒などにも効果がある。

【使い方】 花の乾燥粉末を茶さじ一〜三杯ずつ服用する。若葉、若芽は油炒めや天ぷらとしたり、老葉は乾燥粉末としてふりかけにしてもよいが、作用は花には劣る。

　やっかいな代物として取り扱われているクズ。家畜のえさに混ぜると健康になり、乳牛は搾乳量が増すので、人間の体にもよいと想像している方もいるかもしれませんが、実際、食べている方はいらっしゃらないでしょう。

　肝臓機能が悪い人は検査結果を心配する前に、今年こそクズの花を採集しましょう。二日酔いをはじめ、薬物で湿疹の出る人、金属アレルギーの人などもぜひ飲んでください。クズの花は葛《かっ》花《か》解《かい》醒《せい》湯《とう》という日本でできた薬方で使われる、肝機能の改善薬なのです。

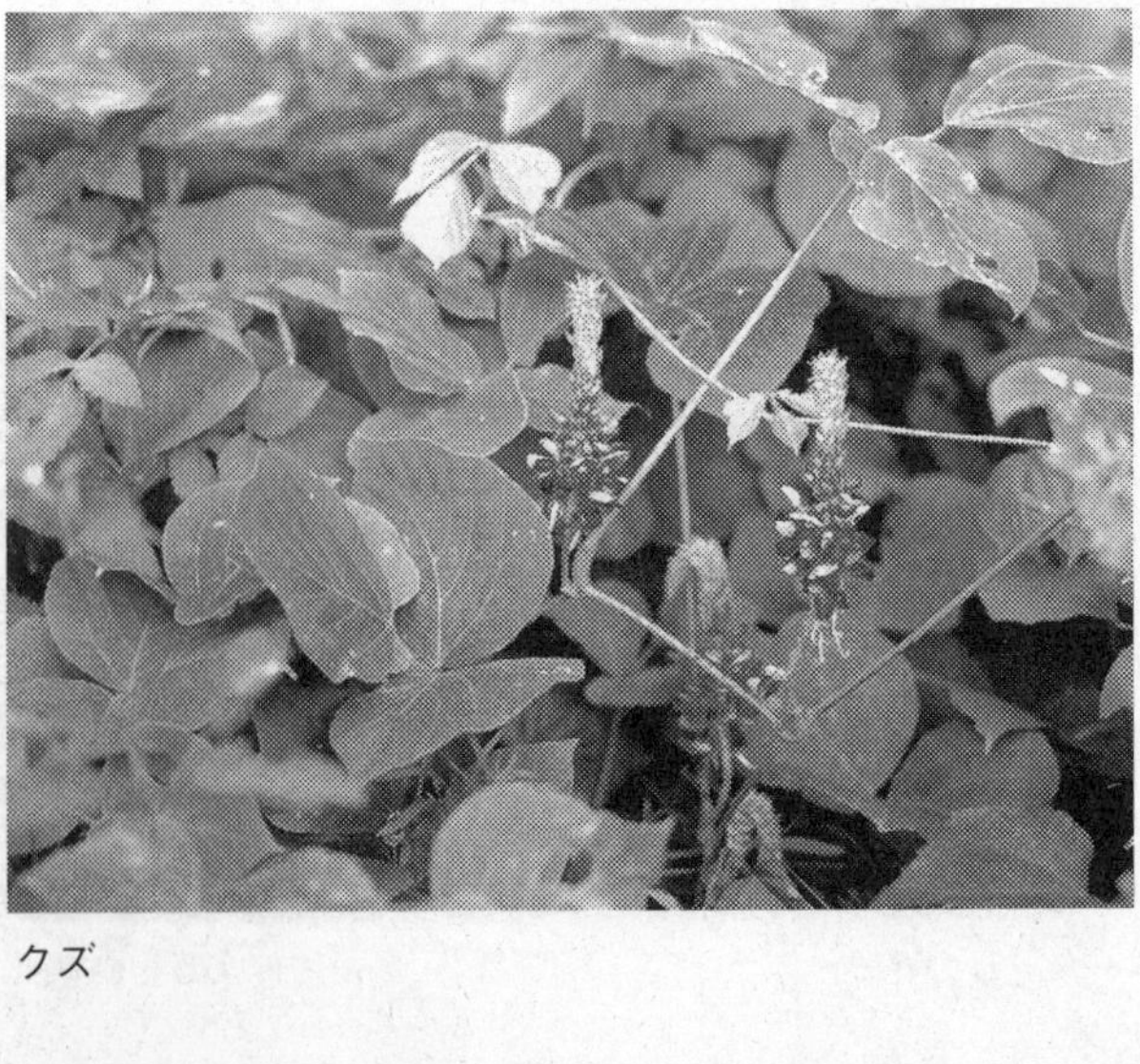

クズ

　花を乾燥させて粉末にし、蜂蜜を加えてあずき粒大の丸薬にして飲んでみてください。状態が悪い人は一回に三〜五粒、予防で飲む人は一〜二粒を一日三回飲んでみてください。一週間もすれば効果がわかります。

　ただ、注意する点が一つ。中国産ではなく、日本産の花しか肝機能を改善してくれないのです。日本産と中国産の花の成分を比べると、主成分として含有するイソフラボンの構造に違いがあり、これが効果の違いに影響しているようです。そこで、中国の古文書には根で代用するようにと記載されていますが、作用は劣ります。

ところで、クズの若葉や若芽は油炒めや天ぷらとしたり、ゆでて、和え物、酢の物、炒め物、煮付けにして食べられますが、決しておいしいものではありません。老葉もおいしくはありませんが、乾燥粉末にして、鰹節、青のり、ごま、梅干の乾燥果肉、塩などと混ぜてふりかけにするとおいしく、食べ続けると体は若返り、糖尿病も改善します。

生い茂って根絶やしにできないと悩まされていたクズも、じつは健康を改善する非常に有益な薬草だったのです。

シミ、ソバカスとり
アマドコロ

【効果のある症状】滋養強壮剤、解熱剤として寝汗、失精などに効果があるとともに、シミをとり、気力の減退を治し、胃炎、胃潰瘍にも効果がある。外用すれば、湿疹、胎毒、ねんざ、打撲、腰痛、脚部の痛みに効果がある。

【使い方】根茎を一日五～一〇g煎じて服用する。粉末を服用するか練って外用する。毎日でなくとも、疲労の激しい時に服用すれば、その効果を得られる。

地下茎がヤマノイモ科のトコロのようで、食べると甘みがあるのが名前の由来です。花をめでる観賞用の山野草として楽しんでいる方もいらっしゃるでしょう。

根茎や葉は乾燥させて茶代用として常用すれば、顔面のシミやホクロをとり、肌のつやや顔色をよくします。足腰の筋肉を増して活力を促進させて体を軽くし、老化を遅らせる作用もあります。

根茎は生のまま皮をむいて短冊状に切り、わさび醤油で食べてもおいしく、同様の効果が得られます。根茎をすり下ろしてだし汁少々で溶き、熱々のご飯の上に載せてもおいしく、食欲増進効果もあります。

このすり下ろした根茎をそのまま、または少量の小麦粉と混ぜて顔にパックするとシミやソバカスを除き、つやをよくして肌をきれいにします。痛む患部に塗布すれば傷を治し、痛みをしずめます。

なお、生の根茎が手に入らない人は、生薬の萎ずい（別名玉竹《ぎょくちく》）を購入し、その粉末に少量の小麦粉と酢を混ぜて同様に塗布すれば効果があります。

なお、仲間のヤマアマドコロ、オオアマドコロとも同様の効果があります。

似ている植物としてナルコユリがあります。仲間のヒュウガナルコユリ、オオナルコユリ、ミヤマナルコユリと同様、ほとんど同じ効果を持ちます。しかし、根茎が折り曲がるように伸びるので洗いにくく、皮がむきにくいので、栽培するならアマドコロをおすすめします。

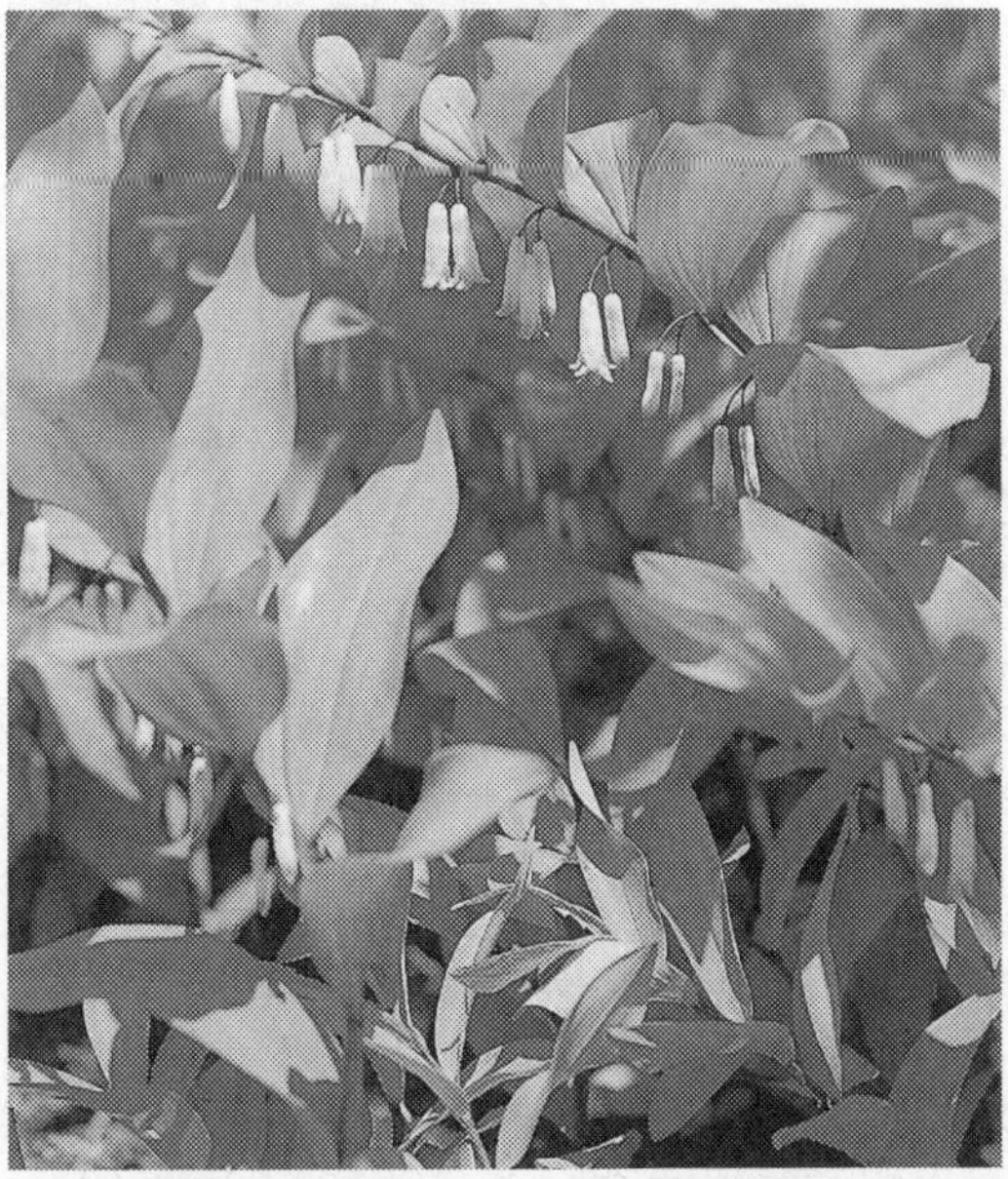
アマドコロ（小林撮影）

食欲不振
イワタバコ

【効果のある症状】健胃、整腸の効

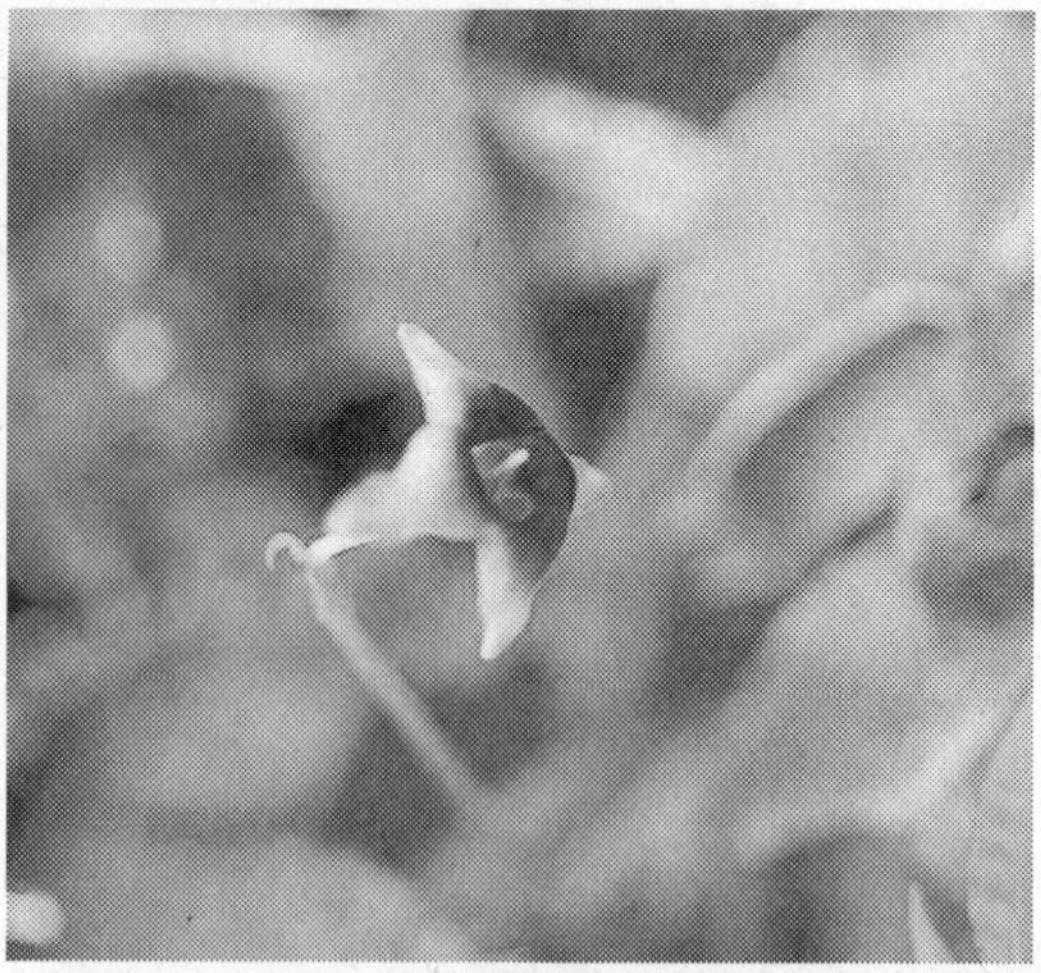

イワタバコの花と葉（小林撮影）

果があり、食中毒、下痢、腹痛、胃腸病、胃潰瘍、血の道症その他の婦人病、神経痛、リウマチ、中風、高血圧、肝臓病、肺結核、肋膜炎、心臓病、痔にも効果がある。

【使い方】乾燥葉を一日一〇～二〇g煎じて服用する。

滝のある場所や清流のそばに行けば、各地で見つけられます。葉は水気と肥料があれば生長し、数十cmの長さになります。この葉の形がタバコの葉に似ているので、岩に生えるタバコという意味で名付けられました。葉が

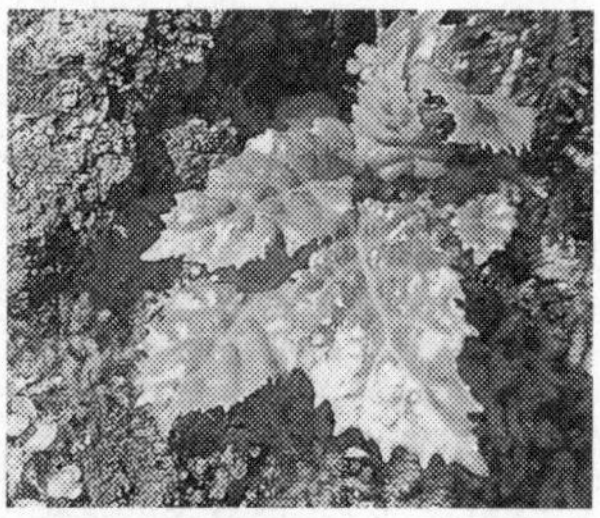

やわらかく食べられるので、岩に生えるチシャの意味でイワジシャ、岩に生える菜の意味でイワナとも呼ばれ、昔から食べられていたことがわかります。

若葉は生のままドレッシングやマヨネーズをつけてサラダにしたり、油炒めや天ぷらにしたり、汁の実にするとおいしくいただけます。さっとゆでて水にさらし、汁の実、酢味噌やごまなどの和え物、ひたし物とするのもよいでしょう。

また、タンポポの葉と同様、ベーコン巻きもおいしいです。ベーコンに生葉三～五枚を敷き、端からくるくると巻いて楊枝で止め、油で炒めます。

生で食べる場合は日陰にある長さ一〇cm以下の葉を採集してください。大きい葉や日当たりのよいところにある葉は苦みが強く、食べにくくなります。

イワタバコの全草を乾燥させたのが生薬の苦巨《くきょく》苔《たい》で、市場にも出回っています。この苦巨苔や生薬の乾燥させたものを煎じて服用すれば、上記のような効果があります。

ところで、以前は胃ガンや子宮ガンに効くとの記載もありましたが、これらは間違いで、頑固な胃潰瘍や子宮関連の病気が治ったために、間違えていわれるようになったのです。

スベリヒユ

イボ、ニキビ、ソバカス

【効果のある症状】煎じて服用すれば解熱、清涼、浄血剤となり、便秘、痔、睾丸炎、尿道炎、心臓病、肝臓病、胃潰瘍などに効果がある。生葉汁を外用し、煎液を内服すれば、イボ、ニキビ、ソバカス、いんきん、たむし、白くも、毒虫刺され、痔、乳腫に効果がある。

【使い方】乾燥した全草五～一〇gを煎じて服用する。生の葉はジューサーなどにかけ、搾り汁を盃一杯服用する。

葉の表面がつるつるしていることから名付けられました。非常に生命力が旺盛で、抜き取って枯れたようになっても雨が降ればまた根を出し、青々と生長しはじめるほどです。

昔はよく軒の瓦《かわら》にスベリヒユを差し込み、ハエを防いだそうです。何かハエが嫌う物質を含有しているのかどうかは今後の研究課題ですが、民間の知恵には驚かされます。しかし、スベリヒユはハエを追うためにあるので

はありません。九三四年に書かれた「蜀《しょく》本草《ほんぞう》」にも記載されている立派な薬草です。

六～八月になるべく開花前のやわらかい茎先を根際で切り取り、土やごみを洗い落として四～五㎝に切ります。鍋にたっぷりの湯を沸騰させて重曹を入れ、やや長くゆでるか、または、ひとつまみの塩を入れた湯でさっとゆでてから水にさらしてアクを抜きます。独得の酸味とぬるぬるした粘液が出ますが、くせは少なく食べやすい素材です。

これを辛子や辛子酢味噌などで和えたり、煮物、炒め物などにするとおいしくいただけます。鶏肉、豚肉や他の野菜などと一緒に、ごま油、オイスターソース、豆板醤、唐辛子などの味つけで炒めるのもおすすめです。

また、茎をさっとゆでて、まな板の上でとんとんと粘りが出るまで細かく刻み、同様に、梅干しの果肉を刻んだものと一緒に納豆に混ぜ、青じその葉で包んで食べるのもおいしいです。青じその上にご飯をのせ、納豆と混ぜたものを具にして手巻き寿司のようにしてもおいしいです。

ヨーロッパでは古くから食べられていたので、一八世紀の博物学者・リンネが植物ラテン名を決める際、種名に食用蔬菜の意味のオレラケアとつけています。これほど有名な食用野草を日本ではただの雑草として苦労して抜いてきたとは、もったいない話です。

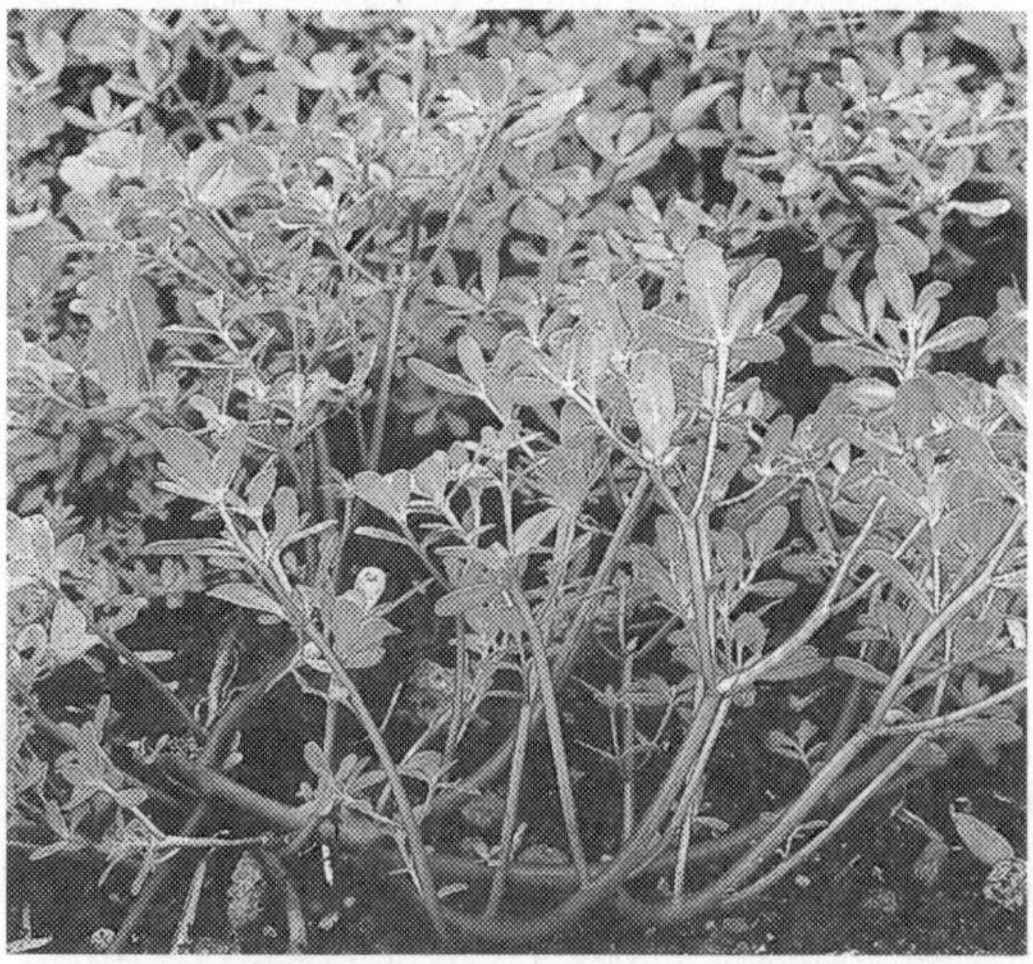

スベリヒユ（橋本紘二撮影）

動脈硬化、脳溢血

クワ

【効果のある症状】消炎、利尿、鎮咳、去痰。緩下、補血、強壮剤として、百日咳、呼吸困難、喘息、肺結核、肺気腫、肺水腫、腎臓病、糖尿病、尿利減少、便秘、のぼせ、中風、高血圧、動脈硬化、脳溢血などに効果がある。

【使い方】桑白皮（桑の根の皮）、桑葉を一日五～一〇g煎じて服用するか、茶代用とする。

昔は各地に植えられていましたが、今はあまり見かけなくなりました。しかし、根の皮はもちろん、葉にも血圧降下作用のあるγ―アミノ酪酸や二日酔いに効果のあるアラニンが多量に含まれています。

クワの実にはレスベラトロルという成分が含まれ、これがガンを抑える作用があるとわかって注目されるようになりました。アントシアニンも含まれており、これらの機能性物質を全面に押し出したジャムやワインなどが開発されています。

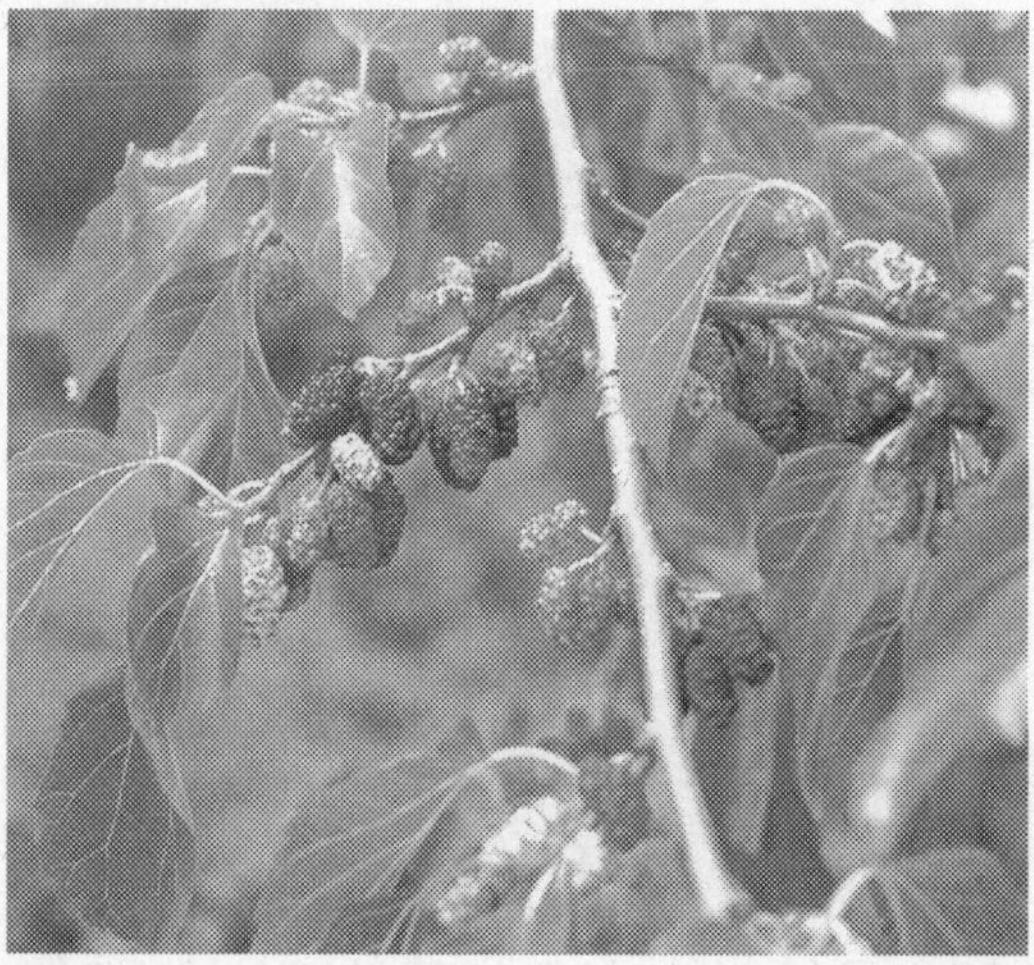

クワ

でも、それらの登場を待つまでもなく、クワの実を焼酎に漬けるか、麹《こうじ》やイースト菌を混ぜて発酵させて薬酒として飲むとよいでしょう。同様に、クワの実を干して煎じて服用しても、神経衰弱、運動麻痺、知覚麻痺、酒毒、冷え性、不眠症、低血圧に効果があり、衰えた性欲の回復に効果的です。

今、高齢化社会になり、生活習慣病で悩む人も増えてきましたが、それらの多くはクワで解消できるのです。クワは大切な薬木なのです。近くにあれば、新芽の頃は、天ぷらや和え物、おひたしにして食べるとおいしくいただけます。また、生長した葉は乾燥粉末にし、うどんやそばなどに混ぜて利用するとよいでしょう。

今年はクワを食べて、やがて来る老後を元気に過ごしてください。

解毒作用、炎症も抑える

スイカズラ

【効果のある症状】利尿、緩下、解毒、解熱、抗炎症、抗菌、消毒、浄血剤として、発熱、風邪、淋病、腎臓病、膀胱炎、関節炎、腸炎、冷え性、湿疹、脳溢血、また、血痢、伝染性肝炎、化膿性疾患、神経痛、リウマチ、関節痛など効果がある。

【使い方】忍冬《にんどう》（茎や葉の生薬）か金銀花を一日一〇〜一五g煎じて服用、または茶代用とするか、金銀花を薬酒にする。

道端や日当たりのよい樹木にからみついて、芳香ある白色の筒状の花をつけている、つる性の植物です。花が最初は白色なのに徐々に黄色くなるので、白色の花を銀、黄色の花を金にたとえて、金銀《きんぎん》花《か》という生薬名をもらっています。

非常に身近な植物で、私たちが子供の頃、甘くてよい香りがする花の蜜をよく吸ったものです。ここから蜜を吸うつる性の植物ということで、この名が与えられたのです。また、一年中、緑色の葉が付いているさまを冬を忍んでいると考え、茎や葉の生薬名を忍冬といいます。

金銀花の煎液でうがいをすると、口内炎や歯槽膿漏にも効果があります。また、たくさんの金銀花を酒に入れ、少し温めた後、約一か月間置くか、金銀花を濃く煎じた液に砂糖か蜂蜜と、麹菌かイースト菌を入れてねかせておくと、おいしい金銀花酒ができます。これを飲めばひょう疽《そ》やその他の皮膚病に効果があり、不老長寿薬となります。

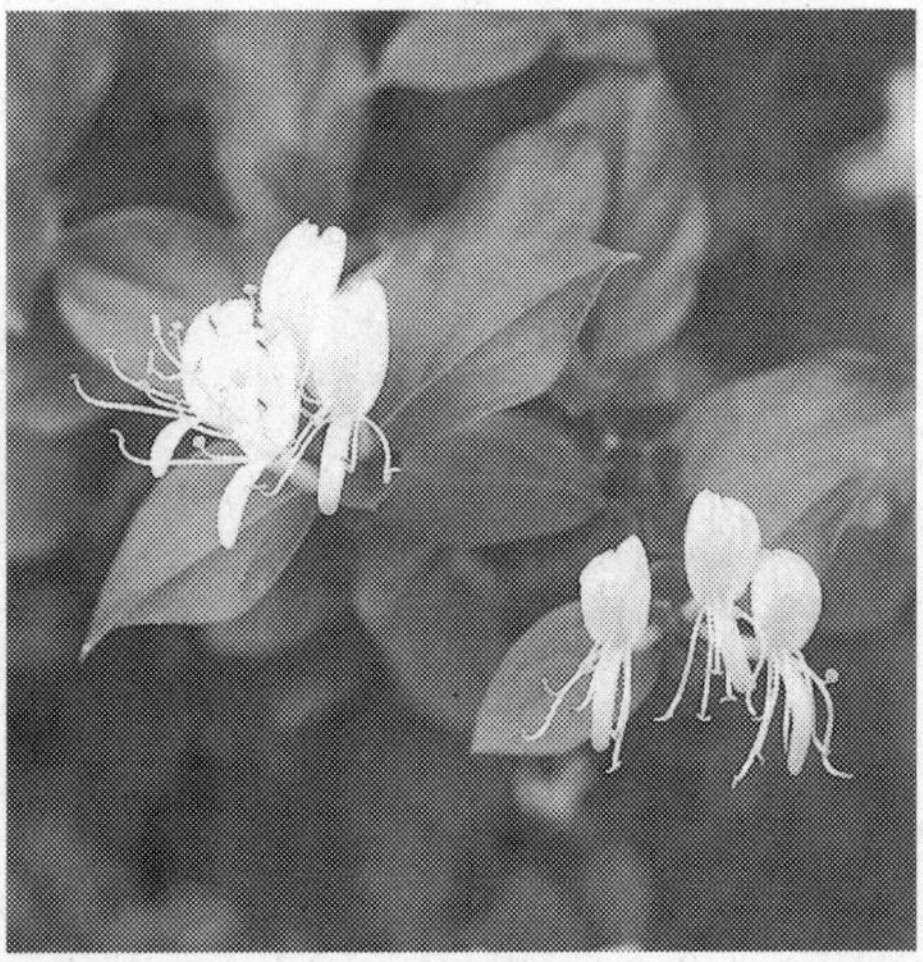

スイカズラの花（小林撮影）

煎じなくても、若葉を塩ゆでして、半日ほど流水にさらし、マヨネーズで味わうこともできます。また、花と若葉を摘み集め、干し柿、なつめ、あんず、ぶどうやピーナツなどを刻んで天ぷらの衣に混ぜてかき揚げにするとおいしくいただけます。

強壮効果

マタタビ

【効果のある症状】体を温め血の巡りをよくする。強壮、利尿、麻酔鎮痛剤として、腹痛、リウマチ、神経痛、腰痛、脚気、腎臓病、膀胱カタル、頻尿、淋病、黄疸、冷え性、高血圧に効果がある。

【使い方】果実、木天蓼《もくてんりょう》を一日に三～一〇gを煎じて服用する。または薬酒を服用する。刻んで乾燥させた茎葉を五～一〇g煎服したり、風呂に入れてもよい。

お盆の頃、白く花が咲いたようなつる性の植物が樹の上を覆っているのが見えるでしょう。でも、白いのは花ではなく葉の一部。これがマタタビの特徴で、この葉も半月もすれば緑一色に変わります。

秋に黄熟した果実を食べると元気が出て、また旅を続けることができたのが名前の由来です。でも、今の時期の実は松ヤニ臭く、舌や喉を刺激するので食べられません。

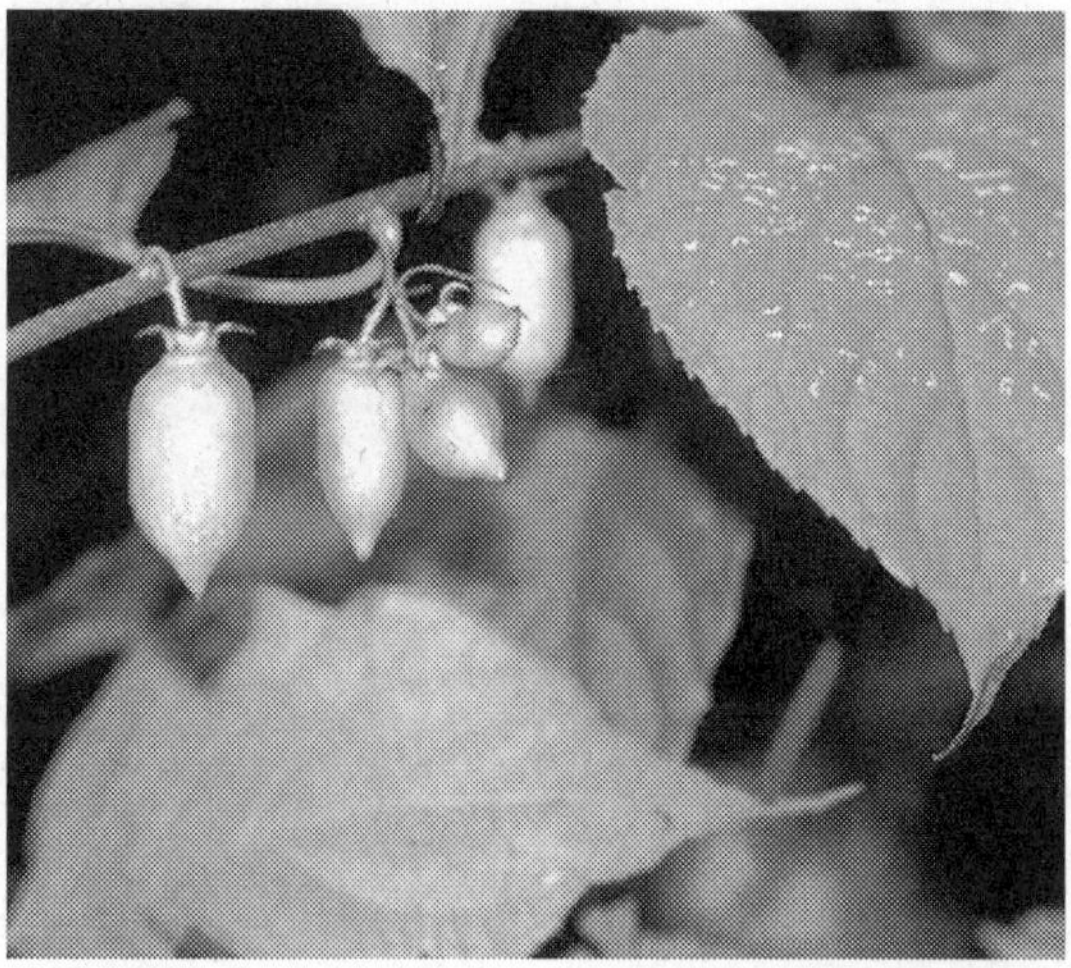
マタタビ

果実の形は小さいナスのようですが、お盆頃に落ちている果実は凹凸が激しい、お茶の実のような形をしています。これは、果実にマタタビアブラムシが卵を産み付けたために変形した虫えい（虫こぶ）です。この虫えいを熱湯に浸けて幼虫を殺したあと、日干ししたものが生薬の木天蓼《もくてんりょう》です。

これを煎服してもよいし、二〇〇gを三五度の焼酎一・八ℓに漬けて半年ほど冷暗所に置くと木天蓼酒ができ、リウマチ、神経痛、冷え性に効果があります。でも、やはり松やに臭くて刺激が強いのです。薄めて飲みやすくしたものを見かけますが、それでは効果がありません。

ところが、よく熟した果実なら話は別。果実の三倍量の焼酎に漬けると半年～一年で橙黄色となり、強い香りと渋み、いがらっぽさ、苦みなどがまじる辛口の薬酒に仕上がります。さらに数年寝かせるとおいしい逸品となります。

若いつるや若葉は生のまま天ぷらとするか、塩をやや多く入れたお湯でゆでて水によくさらし、おひたしや炒め物、味噌和えにするとよいでしょう。おいしいうえに、疲れを除いてくれます。ただ、慣れないとくせが強いかもしれません。

マタタビの青い果実は、漬物にすると、万人がおいしいという逸品になります。果実を五％以上の塩水に一～二晩つけ込み、黄色を帯びたら半日干しにしてガーゼで包み、ぬか床（塩を混ぜ米のとぎ汁で練っておく）か、もろみの中で漬けると、三か月～半年でおいしいマタタビ漬けのできあがりです。

花は甘酢漬けにすると、添え花として料理のアクセントとして使えます。

神経痛やリウマチ

イノコズチ

【効果のある症状】利尿、強壮、通経剤として、月経不順、月経閉止、産後の腹痛などの諸病、便秘、浮腫、脚気、腎臓病、淋病、腰痛、膝痛、神経痛、関節痛、リウマチ、中風などに効果がある。

【使い方】根（牛膝《ごしつ》）を一日一〇g煎じて服用する。

道端に生える雑草で、夏から秋に実が熟れます。トゲがあって「草むらを歩くといつの間にか服にひっついてきて困る」という方も

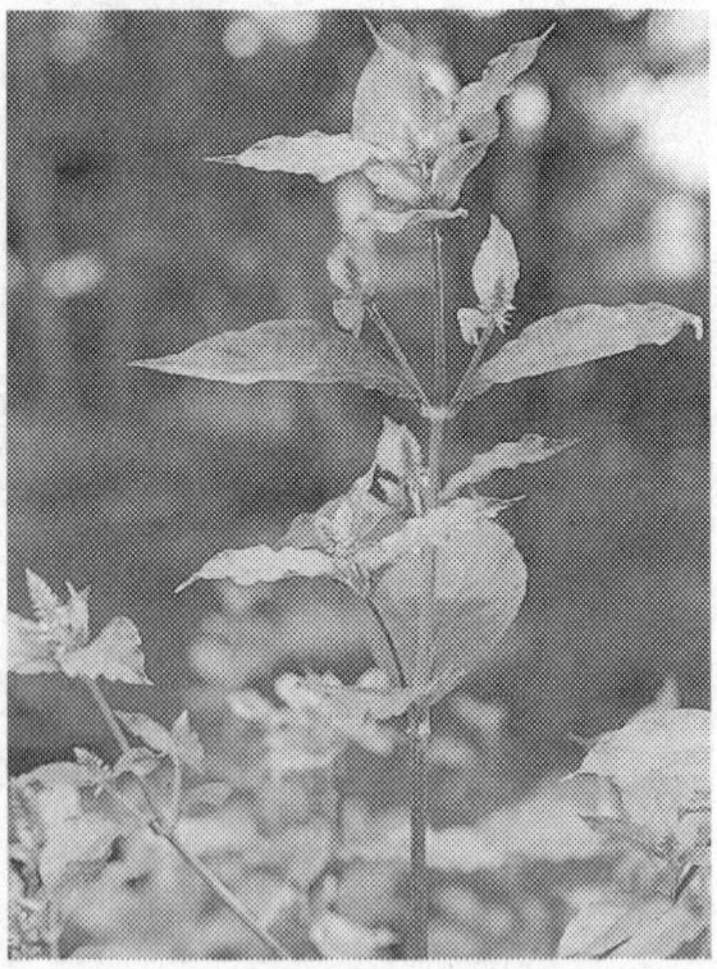

イノコズチ（小林撮影）

いらっしゃるでしょうが、じつはおいしい薬草です。節がふくれて秋には赤くなるようすが牛の脚に似ていると、牛膝《ごしつ》の生薬名が与えられました。

若葉は天ぷらか、ゆでて冷水にさらしてごま和えとするとおいしく、強壮効果も得られます。

料理が面倒な人は、天日で一～二日干して乾燥させ、手で揉みほぐし、これに、お好みで塩やいりこ、白ごま、粉鰹などを加えればイノコズチふりかけのできあがりです。これを毎日ティースプーン二～三杯ずつ、ご飯にかけて食べても健康が得られます。

夏を過ぎると葉が硬くなるので、一度一〇～三〇㎝の高さで切り落とし、ザルかムシロ、コモをかけて日陰にして栽培するとやわらかい葉が得られ、ほぼ年間を通して食べることができます。

水辺のとろろ

ウワバミソウ

【効果のある症状】黄疸、水腫、下痢止めに効果がある。

【使い方】茎をすり下ろし、どろどろにしたものを盃一～二杯飲む。

山地の水気の多い湿った斜面に群生する多年草で、蛇がいそうな所に生えていることからこの名前が付きました。水辺に生える菜の意味で、ミズナとかミズとも呼ばれます。日当たりの悪い湿った谷で、太くてやわらかく、生長のよいものが見つかります。

見つけたら、赤みをおびた多汁質の地中の根茎と、やわらかい茎を採集します。葉やムカゴはくせが強くて食べにくいので取り除いておきます。

根茎の付いた茎を採集したら適当な大きさに束ねて持ち帰り、土間の涼しいところに立てかけておくと三～四日は保存できます。このとき、根元を水に漬けると次の日には茎がとろけて使い物にならなくなるので注意します。

さて、根茎を除いた茎の部分は、ひとつまみの塩を入れた熱湯でゆで（茎が硬ければ皮をむく）、鮮やかな緑色に変わったら、さっと引き上げて冷水でさまします。生姜醤油に漬けたり、三杯酢、酢味噌、辛子醤油や納豆で和えると美味です。

また、五～六本ずつまとめて海苔で巻き、わさび醤油などをつけて食べてもおいしいです。だし汁に浸したものを冷蔵庫に入れて五時間以上冷やすと、これまたおいしい逸品になります。

除いた根茎の部分は、ひげ根を除いてきれ

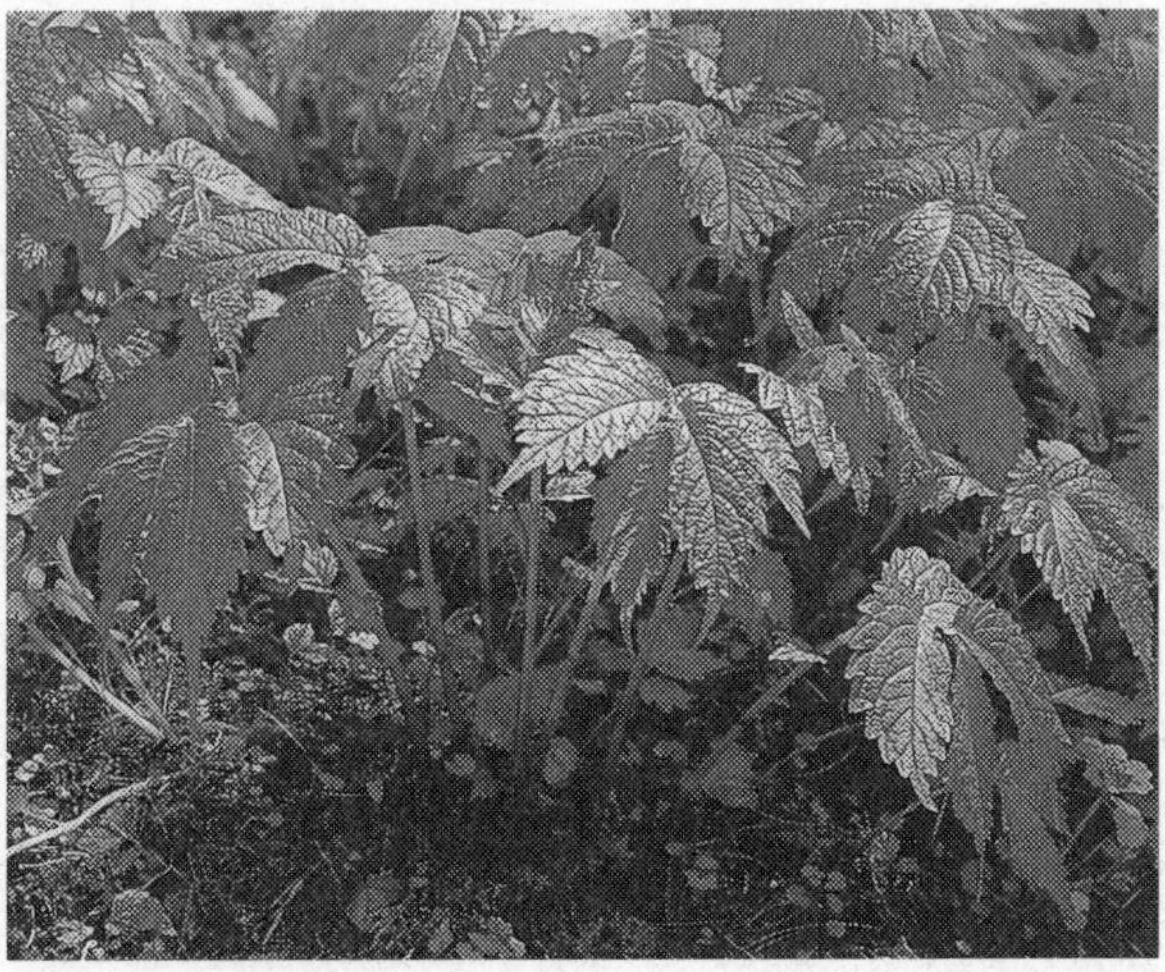

ウワバミソウ（橋本撮影）

いに洗い、二cm程度に切って、包丁の峰（背）で細かく叩くと粘りが出てくるので、だし汁でといて、熱々のご飯にかけるとおいしくいただけます。わさびを少量入れると、さらに美味です。このとろろにお酢を少し入れると薄い紅色になって、一風変わったとろろになります。

代わりにヒメウワバミソウやアオミズなども使えますが、アオミズは夏を過ぎると硬くなるので、やわらかい上のほうだけを採集するようにしましょう。

焼いて食べると身体にいい

山菜の中にはワラビやゼンマイのように、アク抜きをすることで、含まれる発ガン物質を無害な物質に変えるという操作が必要なものがあります。また、ギシギシやスイバのようにシュウ酸が多いので、重曹を入れた熱湯でさっとゆでるものもあります。

しかし、多くの山菜は、そのような毒性を持たないため、アク抜きの操作が味の損失を招いているだけであるのをご存知でしょうか。

アクとされているものの中には、タンニンなどとともにカルシウム、カリウム、マグネシウム、鉄などの多くのミネラル群が含まれています。なるほど、タンニンなどは渋味を伴い、味を悪くする部分もあります。

しかし、アク抜きをすると、山菜本来のよさである各種ミネラルをはじめ、ビタミンなどは水溶性化合物となってお湯の中に流出してしまいます。その結果、ただの繊維だけを食べているだけということが多いのです。極端ないい方ですが、アク抜きが健康に有益な多くの物質をなくしているのは事実です。

その点、山菜を焼いて食べると、山菜に含まれるすべてのミネラル、ビタミン類は流出することがないので、まるごと摂取できます。

詳しい仕組みはわかっていないのですが、どうやら人間の味覚は焼いたり焦がしたりすることで、アクがあっても感じなくなるようです。苦味の強い山菜を酢や塩、味噌、そして油（天ぷらなど）で調理するとおいしくなるのと同様、焼くとおいしくなり、しかもミネラルの損失がないのです。

タケノコを焼いて食べる

たとえばタケノコ。多くの人は採集したら、すぐ米ぬかとゆでて、アク抜きをします。しかもご丁寧に、次の日までゆで汁につけたままにします。販売されているものはそのまま数日、いや、それ以上に長く置かれます。

こうしてアク抜きされたタケノコを料理しても、タケノコを食べているのではなく、タケノコの繊維を食べているだけなのです。味付けしたタケノコを食べてタケノコを食べた気になっているのです。

では、タケノコの本当のおいしさはどうしたら味わえるでしょうか。それは、皮ごと焼

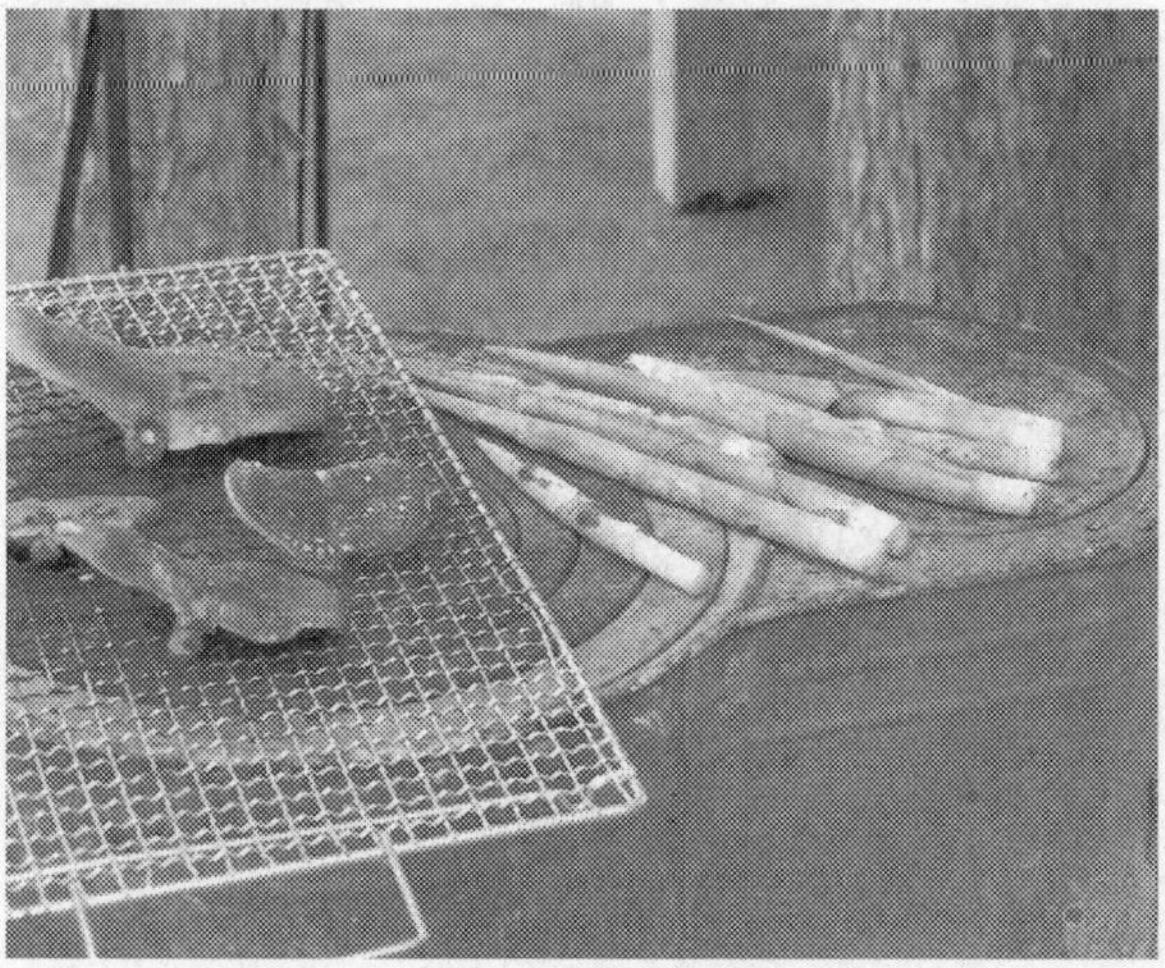

タケノコもゆでるより焼いたほうが美味

いてみればわかります。皮が黒くなるまで焼いたら皮をむき、それにマヨネーズでもつけて食べてみてください。その味のよさに驚かれるでしょう。

モウソウチク、ハチク、シホウチク、クロチク…いろんな種類のタケノコを皮ごと焼いて食べてみてください。それぞれの違いが鮮明にわかります。種類によりタケノコの生える時期が異なりますので、ほぼ年中、焼いて食べられるのです。

ある地方の老人会の集会で、こんなことがありました。杖をついて公民館に集まった老人たちにタケノコを焼いて食べてもらったら、そのおいしさのあまり、もっと採って食べたいといいだしたのです。そこで、近くの竹林に採りに行ったのですが、誰もが杖を忘れて採りに行きました。

また、焼きタケノコを食べたその夜から、毎日布団に入るときに起きていた、喘息の発作がなくなったと喜ばれたこともあります。

そうです、これはタケノコに含まれるジベレリンの作用です。しかし、ゆでてアク抜きをすると、ビタミンやミネラルの一部と一緒に水の中に溶出してしまいます。これらの作用で体の痛みを解消できるのに、ゆでることで捨ててしまっていたのです。

焼いたタケノコを食べたら、今までゆでて食べていたタケノコは本当に繊維だけだったということがわかるでしょう。そして、腰痛や関節の痛みを忘れ、筋肉痛もなくなっているのに驚かれるでしょう。

アザミを焼いて食べる

トゲがあって採集も嫌なアザミ。処理が面倒なのにもかかわらず、食べようというのは、アザミ特有のおいしさがあるからです。あるところで山菜料理をした際、どの料理がおいしいか投票したら、タラノメやノビルを抜いて、アザミが一番おいしいと投票されたことがあります。

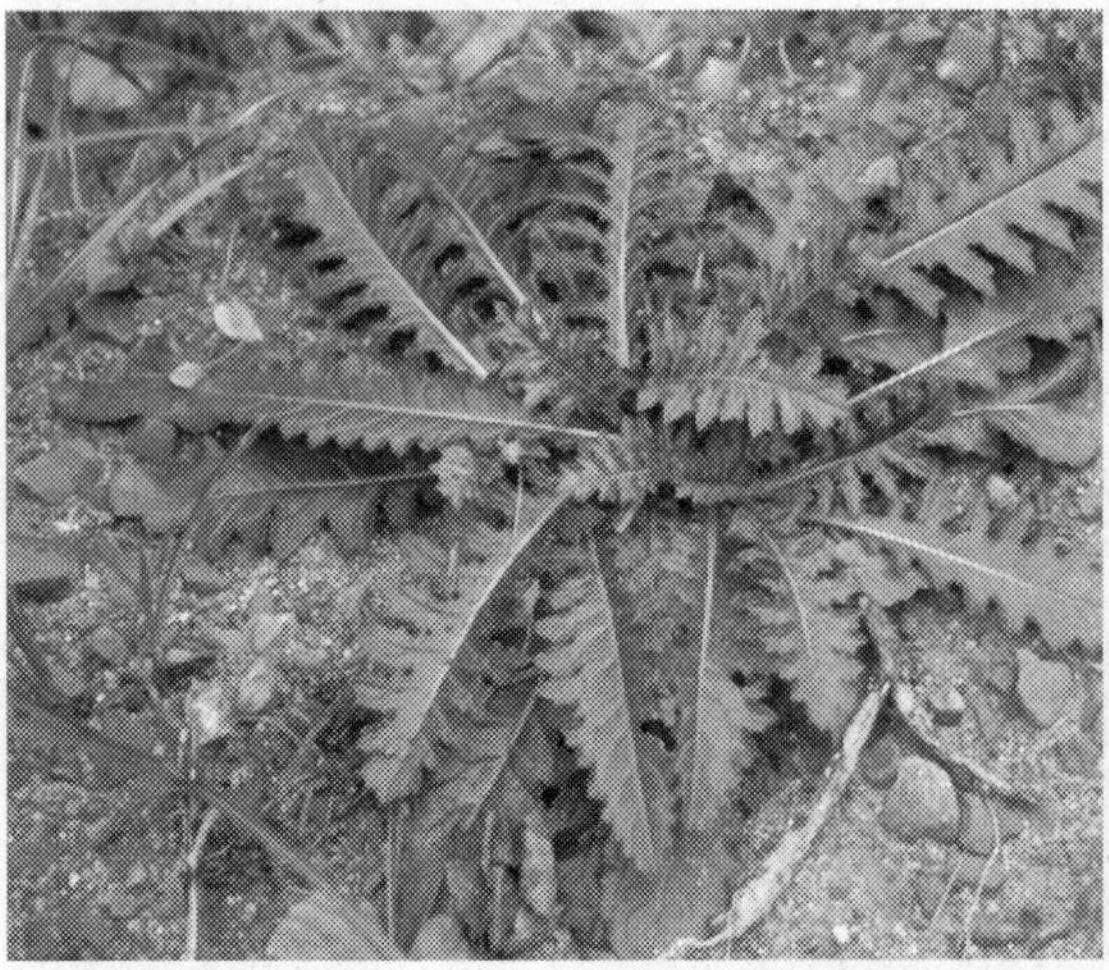

アザミの根出葉

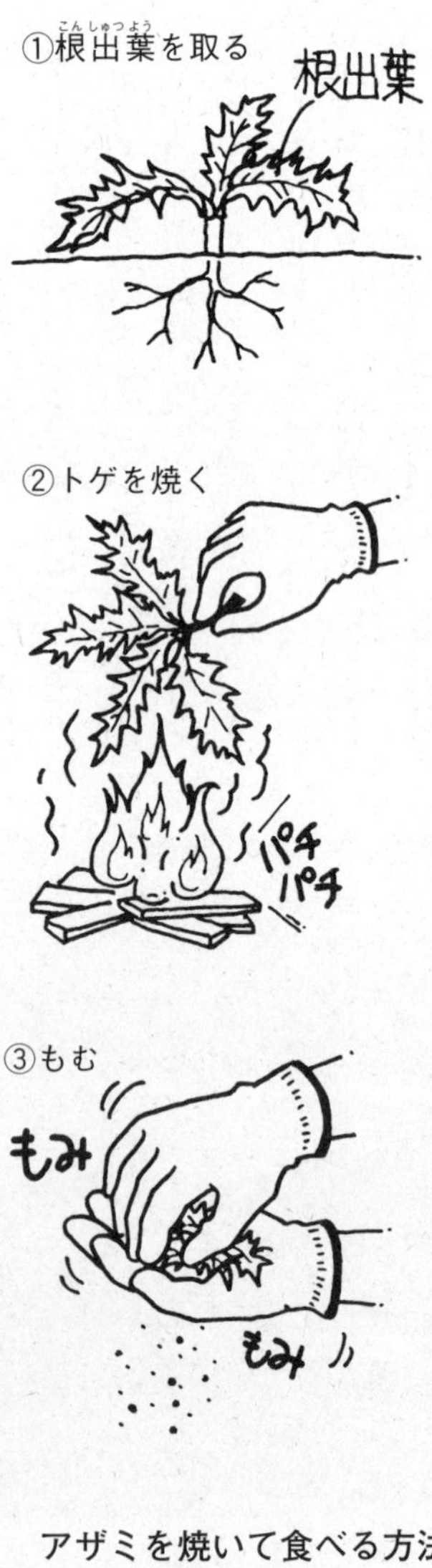
①根出葉《こんしゅつよう》を取る
根出葉
②トゲを焼く
パチ
パチ
③もむ
もみ
もみ

地面に広がっている根出葉を根際で刈り取る。根出葉のみが出ていて抽苔していない株を選ぶ。

軍手（2枚重ね）をした手で根出葉を火（ガスコンロ等）の上にかざして、動かしながら、トゲを焼く。片面を焼いたらひっくりかえして反対側（葉裏）のトゲも焼く。葉の色が少し変わるまで炎に当てる。多少焦げてもよい。

両手で最初は軽く、次第に強くもむ。焼けたトゲがポロポロと落ちてくる。長くもむほどよく、アクがとれる。

アザミを焼いて食べる方法

アザミも焼きあぶってもむことで、ビタミンやミネラルを残したまま、アク抜きできるのです。これを適当に切り、器にとって鰹節と醤油をかけるか、マヨネーズ和えにしていただくと、おいしさこのうえない山菜になるのです。

それではアクの味が強すぎるという人は、焼いてもんだアザミを、さらに塩を少し入れた熱湯で少しゆでてから水で冷まし、同様に醤油かマヨネーズで食べるとよいでしょう。また、焼いたアザミの葉に衣を付けて、天ぷらにするのもよいでしょう。

これで本州のどこにでもあるノアザミが非常においしくいただけるのです。食べてもトゲで苦しむこともありません。モリアザミ、オニアザミ、ノアザミ、サワアザミ…といろんな種類がありますが、どんなアザミでもよいので食べてみてください。種類により味にも微妙な違いがあります。

フキノトウを焼いて食べる

次はフキノトウです。まだ花が開かないものを天ぷらにしたり、さっとゆでて味噌和えなどにするのもよいでしょう。また、春早くの蕾はアクもないので、そのまま刻んで甘く味付けした味噌と混ぜて食べるのもよいでしょう。

しかし、花が咲いてしまったフキノトウは誰も見向きもしてくれません。ところが、この花が開いたフキノトウも、おいしい食べ方があるのです。

花の咲いたフキノトウを丸ごと火の上で焼き、一部焦げた状態にします。これを焼き肉で巻いて食べるのです。フキノトウの苦味がおいしさを引き立ててくれます。

山でバーベキューをしたとき、近くにあった、とうの立ったフキノトウを肉とともに焼いて、焼き肉のタレを付けて肉で巻いて食べてもらったところ、食べた人たちが周りの山にフキノトウを採りに行ってしまいました。

この咲いてしまったフキノトウの小さな花のかたまりを、ひとつひとつ丁寧に採り、さっと水で洗ったら水を切り、片栗粉をまぶして、から揚げにするのもよいでしょう。できれば、薬膳用のクコの実を水で洗って、同様に片栗粉をまぶしてあげて混ぜると、色合いのよいおつまみやおやつになります。子供たちもおいしいといって食べます。呼吸器系が強くなるので、健康的なおやつです。

葉の薄いものは包み焼きに

さて、山菜を焼いておいしく食べるには、

健康の秘訣は歩くこと

「人間、生物学的に考えると一八〇歳まで生きられるんです。私の母は今、広島におって九三歳ですが、まだまだ人生これからということで、この前「絵手紙教室」に入学しました。私も小学生以来、病院にかかったことはないんですよ」

―先生、じゃずっと若い頃から薬草とか飲んで、元気にしてたんですか？

「そうじゃないんですよ。薬草調べに山に行くでしょ。それなんですよ。つまり歩くこと。皆さんもどんどん歩いたらいい。ホントはそれだけで十分健康になるんです。昔の高僧も歩いてあちこちまわったでしょ。一日三万歩歩いていればまず病気は治ります。三万歩は大変ですけどね。一生懸命歩いて五時間かかる。ゆったり歩くと八時間。四国八十八か所巡りすると病気が治るっていうのは、歩くからなんです。願かけしながら一周グルリまわって、治らなかったらもう一回巡る。二回巡ればどんな病気もまず治りましたね」

―うーん先生、運動しなくてすむ方法はないんですか？

「早くあの世に行くことですな」

葉などの食用部分が薄くないことと、アクが強いことが条件です。たとえば、ノビルの鱗茎やアマドコロやナルコユリの根茎はそのままでもおいしく食べられる素材ですから、焼くと味がなくなったようになるので、おいしく食べるには向きません。

タラノメのような場合は、芽が伸びすぎた場合に焼いて食べるのはよいのですが、まだあまり伸びていないときは、アクの味が強いので味噌をつけて田楽のようにして焼くとおいしく食べられます。

また、ノカンゾウ、ヤブカンゾウなどカンゾウ類の若芽や、ギボウシ類の若芽は、そのまま焼くのではなく、薄く味噌を塗ったアルミホイルなどで包んで包み焼きにするとおいしくいただけます。水分があるので蒸し焼き状態となります。また、マヨネーズをつけて食べるのもよいでしょう。

このように包み焼きにすれば、葉の薄い各種の山菜に応用できます。

また、ミョウガの花にも、味噌を塗って焼くのもよいでしょう。ヤマノイモのムカゴをフライパンでから煎りして食べるのも、山菜を焼いて食べるという方法の一つかもしれません。

冷え性、貧血、アレルギー、アトピー…現代病の原因はミネラル不足

冒頭に温度変化が激しいとミネラルが必要だと書きましたが、夏の暑さ、冬の寒さを乗り切るにも、やはりミネラルが必要です。

しかし、暑い地域、寒い地域も年中暑いまま、寒いままではありません。沖縄は年中暑いのですが、けっこう温度差もあります。暑い地方が寒くなったり、寒い地方が暑くなれば、いつも温暖な地方が必要なミネラル量よりも、はるかに多くのミネラルが必要になるのです。

そのことは、北や南の地方の食生活を見ると納得できます。北の地方は春の山菜から秋のきのこまで、たくさんの野草を食べてミネラルを補給します。南の地方はアク巻きなど、アクを食べてミネラルを補給しているのです。沖縄でヨモギが食べられているのも、その表れです。北でもなく南でもなく、温度差が少ない温暖な地方は、ミネラルの補給は日常の食事に任されて、わざわざ食べることは少なかったのです。

しかし、現代は、夏には冷房が、冬には暖房が普及し、室内外の温度差が激しく、日本のどこでも一日の温度差が大きくなっています。それなのに、野草を食べる食習慣は消えつつあり、また、日常の食事で食べる食材も、昔ほどアクが強くないので、摂取しているミネラルが不足しています。そのせいか、ミネラル欠乏による疾患の増加、すなわち、冷え性、貧血、アレルギー、アトピーが増加しているように思えるのです。アトピーも発症するのは、以前は一歳を超えてからでしたが、今は三か月ぐらいで発症する赤ちゃんを見かけます。

なぜでしょうか？食事制限をした女性が出産したので、赤ちゃんに渡せるミネラルも不足しているからに他なりません。親がアトピーでも、妊娠中に十分にミネラルを摂取すると、赤ちゃんのアトピーの発症が遅れるという事実があります。

今回、紹介した野草以外にも、おいしく食べられて、健康になる薬草はまだまだたくさんあります。病気の心配をする前に、まず庭に出て、野草、山菜を採集しましょう。そして、おいしく料理して食べることでミネラルをとり、健康をとり戻しましょう。

二〇〇四年四月号　春の野草　特選一〇種の効用とおいしい食べ方／二〇〇四年七月号　夏の健康野草　特選一〇種の効用とおいしい食べ方／二〇〇五年四月号　焼いて食べると身体にいい

木の葉や野草をブレンド
身土不二の薬膳茶

新倉久美子

龍泉洞で有名な岩手県岩泉町に、「ふるさと薬膳　縁樹《えんじゅ》」というレストランがあります。経営するのは同町の女性グループ、「岩泉町　食と農を考える女性の会」。岩泉町で暮らすベテラン主婦ばかり、料理の腕は確かです。

メニュー構成のコンセプトは安心、健康、身土不二。岩泉町の郷土食をもとに、薬膳の理論を加味した「薬樹五膳」を中心に、薬膳カレー、野草ラーメンなどメニューが豊富です。私はオープン前から現在までの四年間、コンサルタントとして郷土食の掘り起こし、薬膳の料理講習など、いろいろな活動に関わってきました。

その中で開発されたのが薬膳茶。お客様から大変好評を得ています。

季節によって配合を変える

「縁樹」の薬膳茶は、野草の採取から配合、バッグ詰めまで、すべて会員の手作業で作られています。スギナ、アマチャヅル、ヨモギ、カキドウシ、オオバコ、タンポポ、ハコベ、クマザサ、ドクダミ、クコ、ゲンノショウコ、アカシア、シソ、イチョウ、クワなどのほか、大豆、黒豆、麦、とうもろこしの毛などのうち、七～八種類を配合します。

採取、細断、バッグ詰めなどの作業は、にぎやかなおしゃべりと笑い声に包まれますが、選

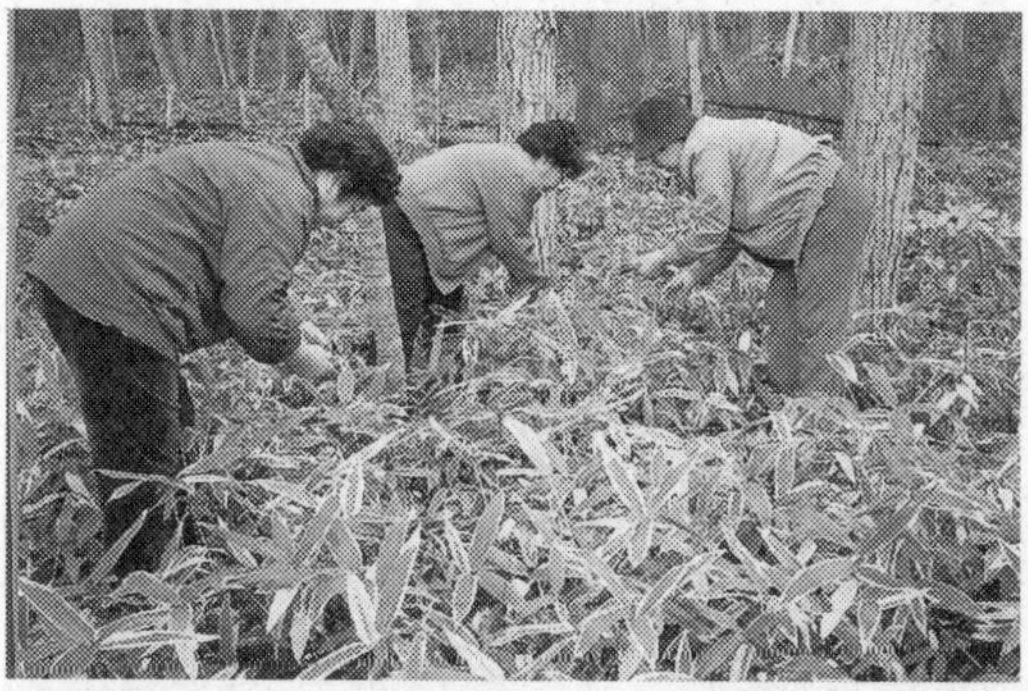
クマザサ

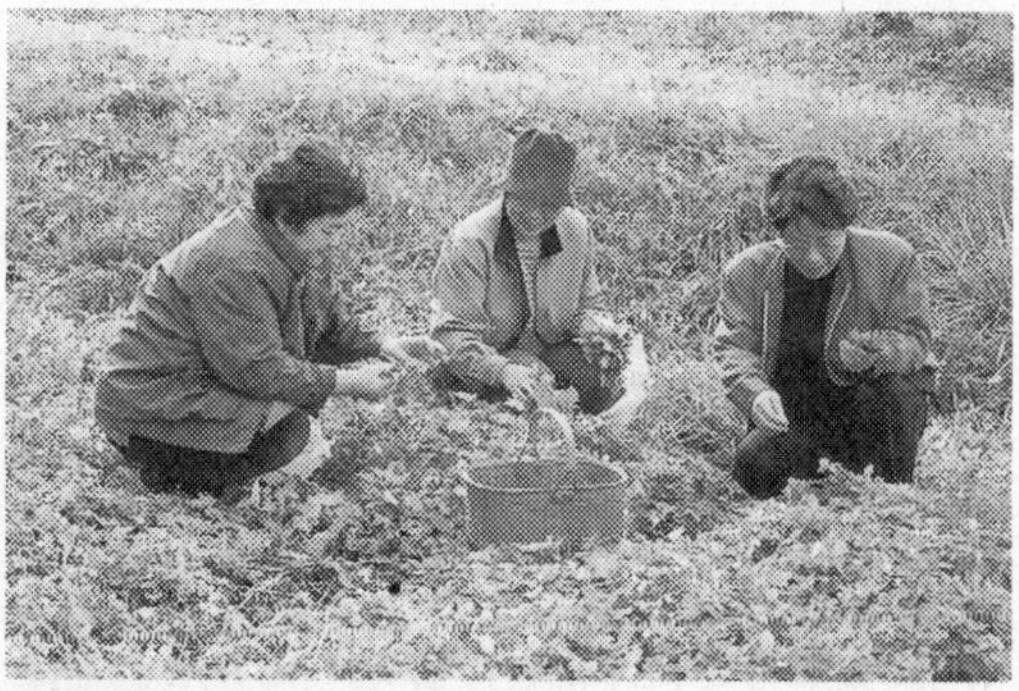
ヨモギ

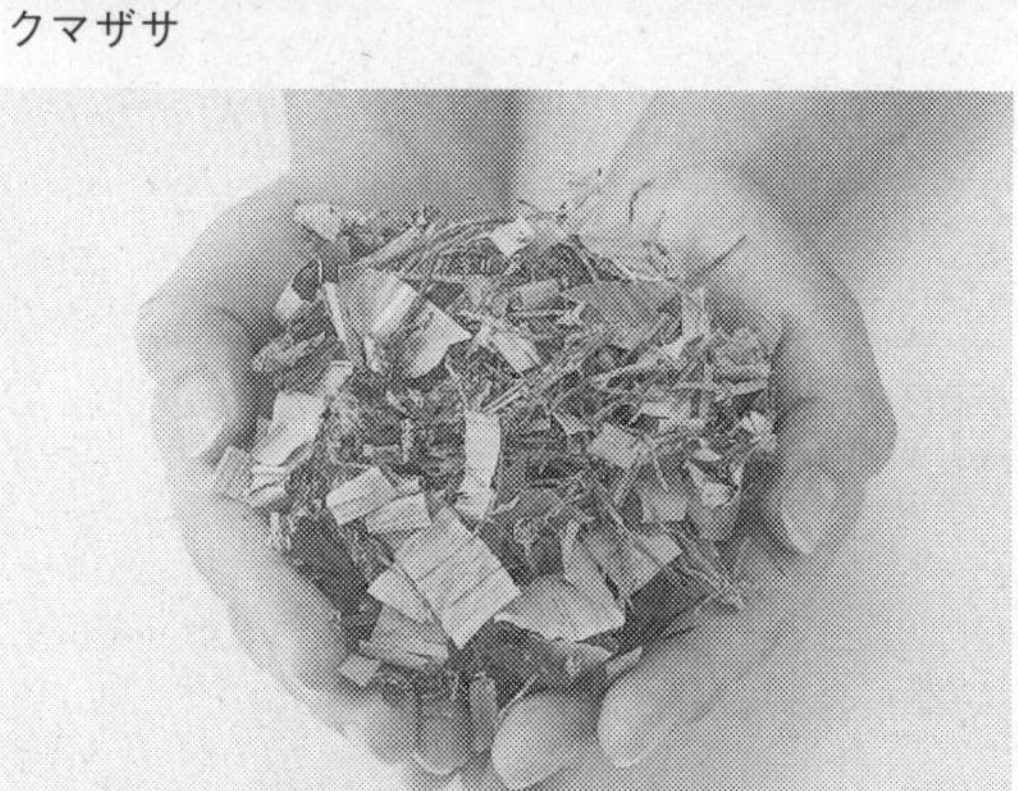
野山の恵みを生かした薬膳茶（小倉隆人撮影）

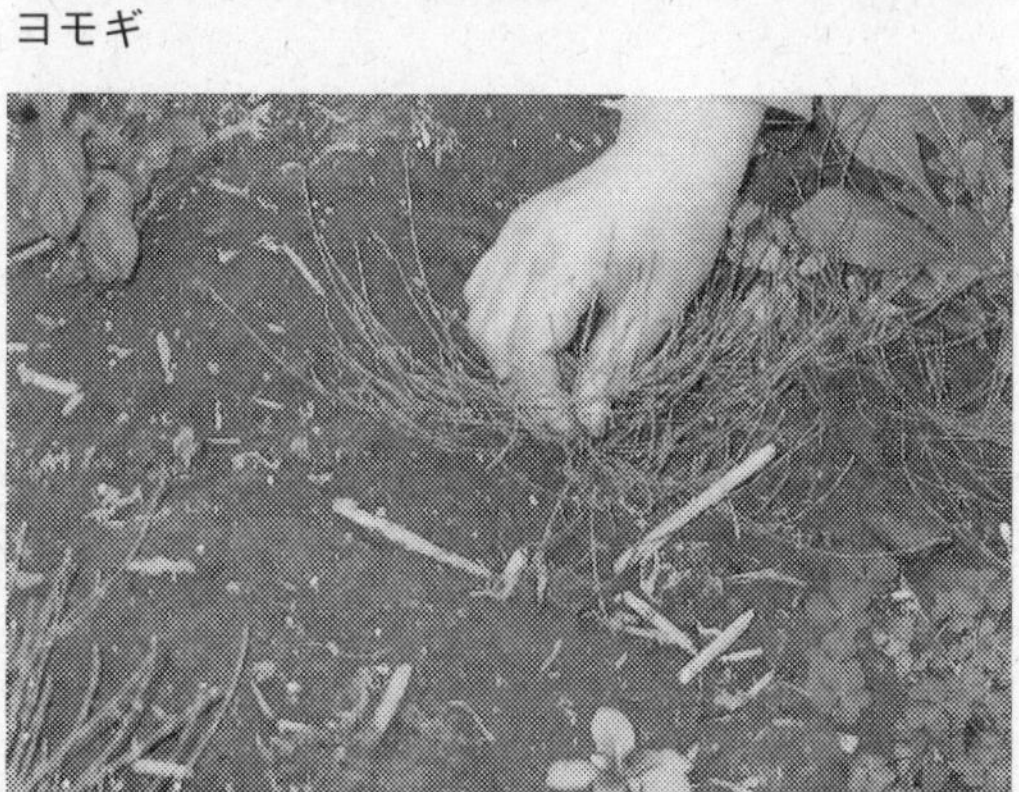
スギナ

季節別「薬膳茶」の配合例（本文で紹介した材料を中心にまとめたもの）

五季	五臓	効能＼材料	スギナ	ヨモギ	アマチャヅル	オオバコ	タンポポ	クコ	ゲンノショウコ	ドクダミ	クマザサ	シソ	カキドウシ	オトギリソウ	ビワの葉	イチョウの葉	松葉	ウコン	柿の葉	イカリソウ	グアバ	ハスの葉	黒豆
共通		疲労回復				○		○					○		○		○	○	○	○			
		老化防止		○				○				○	○			○	○			○			○
春	肝	肝臓機能障害	○		○	○		○			○			○	○			○				○	
		貧血		○		○					○							○	○				○
		眼の疲れ						○					○		○				○				
夏	心	心機能障害		○			○										○	○				○	
		脳卒中、動脈硬化			○					○				○		○	○					○	○
		ダイエット		○					○		○		○									○	
土用	脾	胃腸障害			○	○			○	○		○	○				○	○					○
		食欲不振			○	○			○			○	○		○				○				
秋	肺	ぜんそく、気管支炎		○	○					○		○			○	○	○						
		鼻炎、蓄膿症								○		○			○								
冬	腎	腎機能障害	○			○					○				○					○			○
		胆石・膀胱結石	○		○																		
		利尿	○				○			○	○				○				○		○	○	○
特定の症例		冷え性		○											○	○	○						○
		糖尿病	○		○					○	○				○	○		○			○	○	
		頭痛		○	○	○				○					○	○	○	○					
		神経痛		○	○					○				○	○		○						
		高血圧	○	○	○					○	○				○	○	○	○	○			○	
		ストレス・神経疲労		○	○	○					○					○	○		○				○
		アトピー性皮膚炎	○	○						○		○			○	○			○				
		アレルギー	○	○	○					○	○	○				○							
		肩こり		○	○	○		○		○			○		○	○	○						○
		腰痛・関節痛	○	○	○			○		○			○		○	○	○					○	○
		ガン・白血病	○	○	○						○	○		○	○			○			○		

表の見方…たとえば、秋の薬膳茶はヨモギ・アマチャヅル、ドクダミ、シソ、ビワの葉、イチョウの葉、松葉のうち、その土地で入手できるものを配合する。また、冷え症（特定の症例）はヨモギ、ビワの葉、イチョウの葉、松葉、黒豆で同様に配合する。表に挙げた材料は、仮に相克（互いに反発し合うこと）しても弊害は小さいので、各々、自由に配合してみてください。

択、配合は真剣です。季節、効能によって配合する野草の種類が違うからです。私たちの体内では気温や湿度によってさまざまな不調、不具合が起こっており、そのような季節による体調の変化に従って配合を変えているの

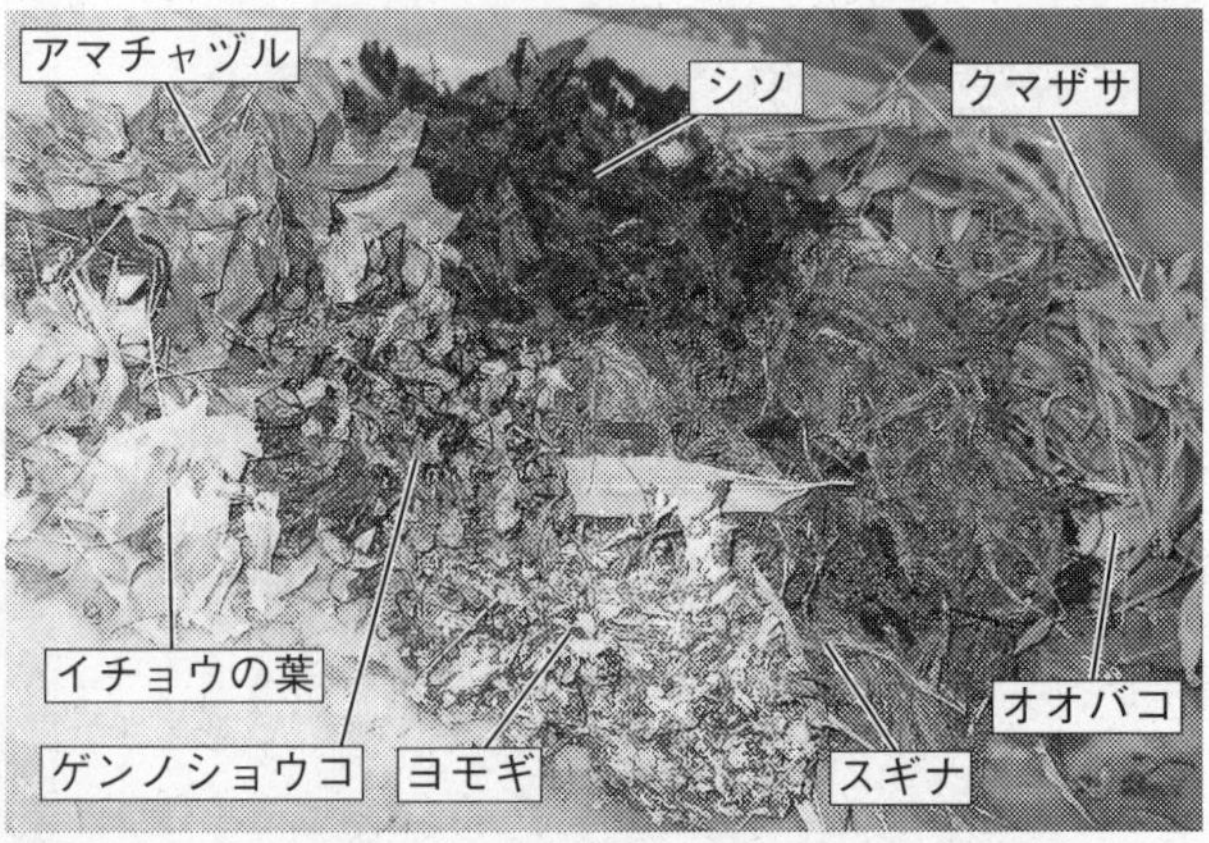

材料は1日天日で干し、さらにカラカラになるまで陰干し。写真にハコベと黒大豆を加えたものが縁樹の薬膳茶の秋の配合

です（表）。

野草の持つそれぞれの効能を五行配当表（一三一ページ参照）に照らし、春は肝機能、夏は心機能、土用は胃腸消化器、秋は肺・呼吸器、冬は腎機能を高めるお茶を作ります。さらに、味と香りも調整します。体に良さそうだからといって、何でも混ぜ合わせれば良いというものではありません。薬効があるということは、飲まないほうが良い場合もあるのです。

その土地にあった野草がある

また、薬膳茶の配合は地域に

よっても違います。「縁樹」と同じコンセプトで平成十二年に開業した、長崎県西海町「ふるさと薬膳　菜彩」では、ヨモギ、ドクダミ、オオバコ、ゲンノショウコ、クコ、タンポポ、シソ、キランソウ、ノギク、グアバ、ビワの葉、柿の葉、緑茶、とうもろこしの毛、大豆、黒豆を配合しています。

ちなみに、「菜彩」のお茶は「縁樹」とは製法が少し異なります。採取した野草を洗ってすぐに約二分間蒸してから、天日に一日干して三日間陰干します。それを細断した後、配合して、から炒りして作ります。干す際に、発生するカビを避けるとともに、炒ることによって香ばしさが増す工夫がなされています。とくに、梅雨のさ中に採取適期をむかえるドクダミは、カビの発生に注意します。

暑い季節の長い沖縄、九州地方には、暑さに弱い心臓を守り、体内の熱をとってくれる野草があります。北海道、東北地方には、体を温め、寒さに弱りがちな腎機能を強化する山野草が自生しています。自然の恵みとは大変ありがたいもので、その土地で、その季節の影響を受けて低下する臓器の機能を高める効能を持った野草が、必ず身近にあります。

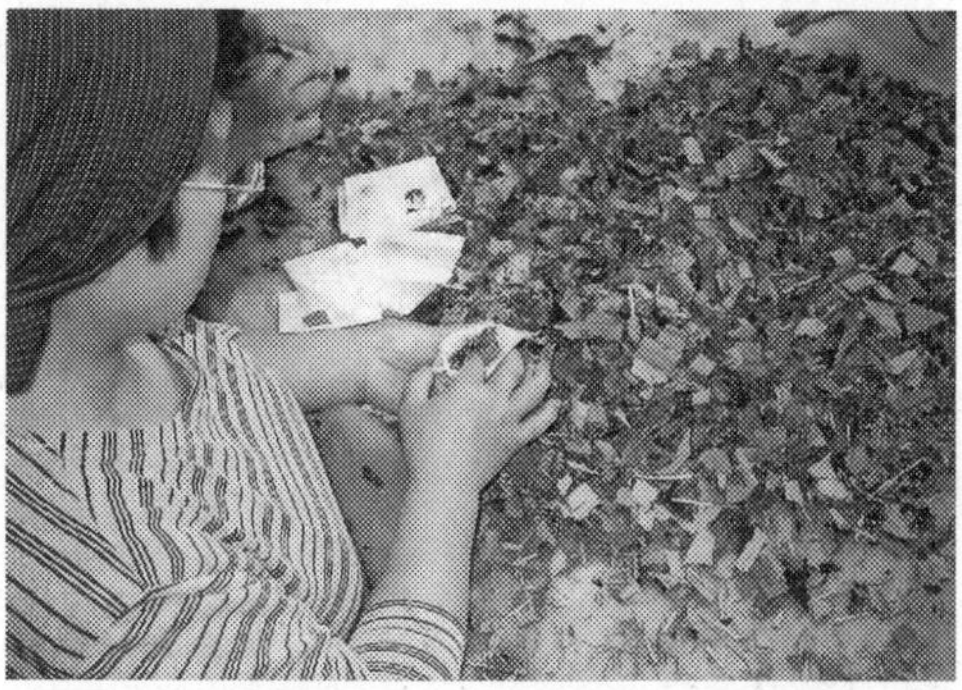
乾燥、細断、配合して、10gずつバッグ詰め

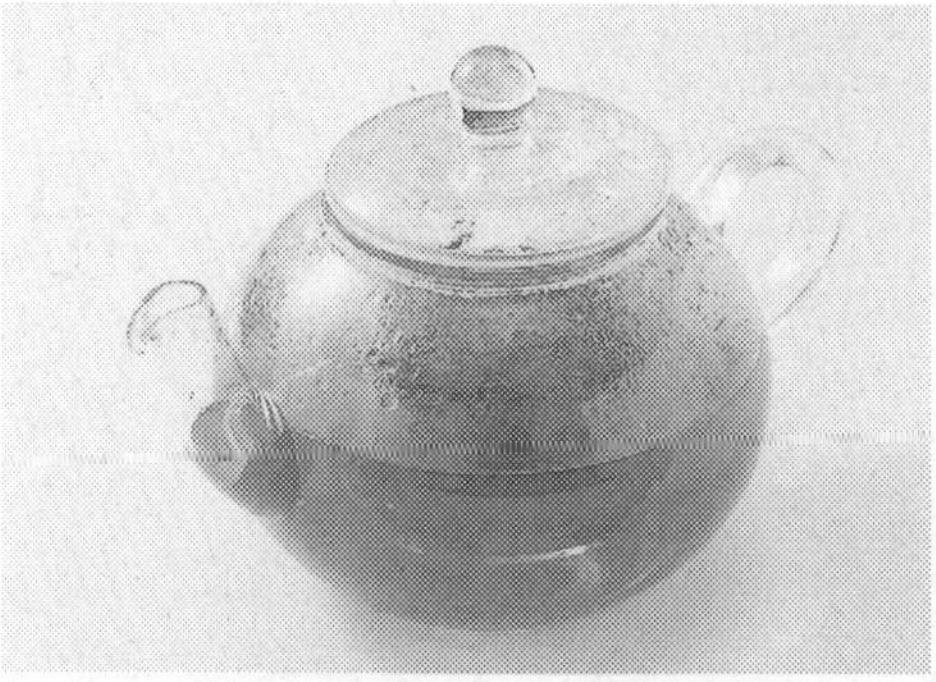
10gバッグの薬膳茶は3ℓの水で3分煮出し、温かいうちに飲むとよい（小倉撮影）

アトピーや心臓疾患にも

配合例の表は季節別だけでなく、症例別に配合することもできます。また、私は「縁樹」や「菜彩」のお茶に緑茶やウーロン茶、杜仲茶などを配合し、心臓疾患のある夫や、アトピー性皮膚炎の孫のためのお茶を作ります。とくにアトピーには効果的で、飲むだけでなく、このお茶で体をふいたり、浴剤として使うことで、かゆみがずいぶんやわらぐようでした。

薬膳レストランのコンセプトである身土不二は、「その土地でとれた穀物や、その季節の旬のものを食べることがもっとも体に良い」という意味です。私たちの身のまわりには、その地で生きる者たちにとって、薬効の高い山野草がたくさんあります。

生活様式の変化とともに、日本古来の伝統食が忘れられていきました。山野に自生する野草、薬木で病を癒し、健康な体を維持する各地の民間茶も同じです。その土地でとれたものをいただく暮らしの第一歩として、日々の食生活の中に薬膳茶を取り入れてはいかがでしょうか。日頃、気付かずに踏んでいた野草の中に、健康補薬となる宝物がたくさんあるはずです。

（東方健美研究所　東京都世田谷区喜多見四―七―三三　TEL〇三―三四一六―七七八二）

※薬膳茶は料理と一緒に出しており、販売しておりません。飲んでみたい方は、直接お立ち寄りください。「縁樹」TEL〇一九四―二二―五二二〇、「菜彩」TEL〇九五九―三七―九五一〇。

二〇〇四年二月号　木の葉や野草ブレンドで身土不二の「薬膳茶」

植物利用の知恵袋

本澤渡さん　長野県塩尻市

文・編集部　撮影・赤松富仁

本澤渡さんは、二三年間、全国の山谷を歩き回って、薬草の調査、買い付けの仕事をしてきた。現在は、長野県公認の薬草指導員や自然観察インストラクターを務め、建設業や農作業のかたわら薬草の魅力を伝えている。本澤さんの話を聞くと、野の草も樹もすべて薬草に思えてくる。じっさい、迎えに来てもらった車の中でも「あの街路樹のナナカマドの赤い実は焼酎漬けにするといーんだわ」、「この冬の雪はすごかったけど、キリの樹の芽吹き、開花などの時期を調べれば、長期予報ができますよ」などなど。

ハコベミルク

本澤さんのおすすめは、薬効のある植物の青汁と牛乳、蜂蜜を混ぜた健康ドリンク。今回用いたのはハコベ。ハコベは身近にある最高の浄血剤で、一日一杯飲んでいたら、「血糖値が一九五あって一日おきに医者通いしてたのがなくなった」、「最高血圧が一二〇〜一九五と乱高下していたのが落ち着いた」という。

講演先で「脳溢血《のういっけつ》の予防になりますよ」と

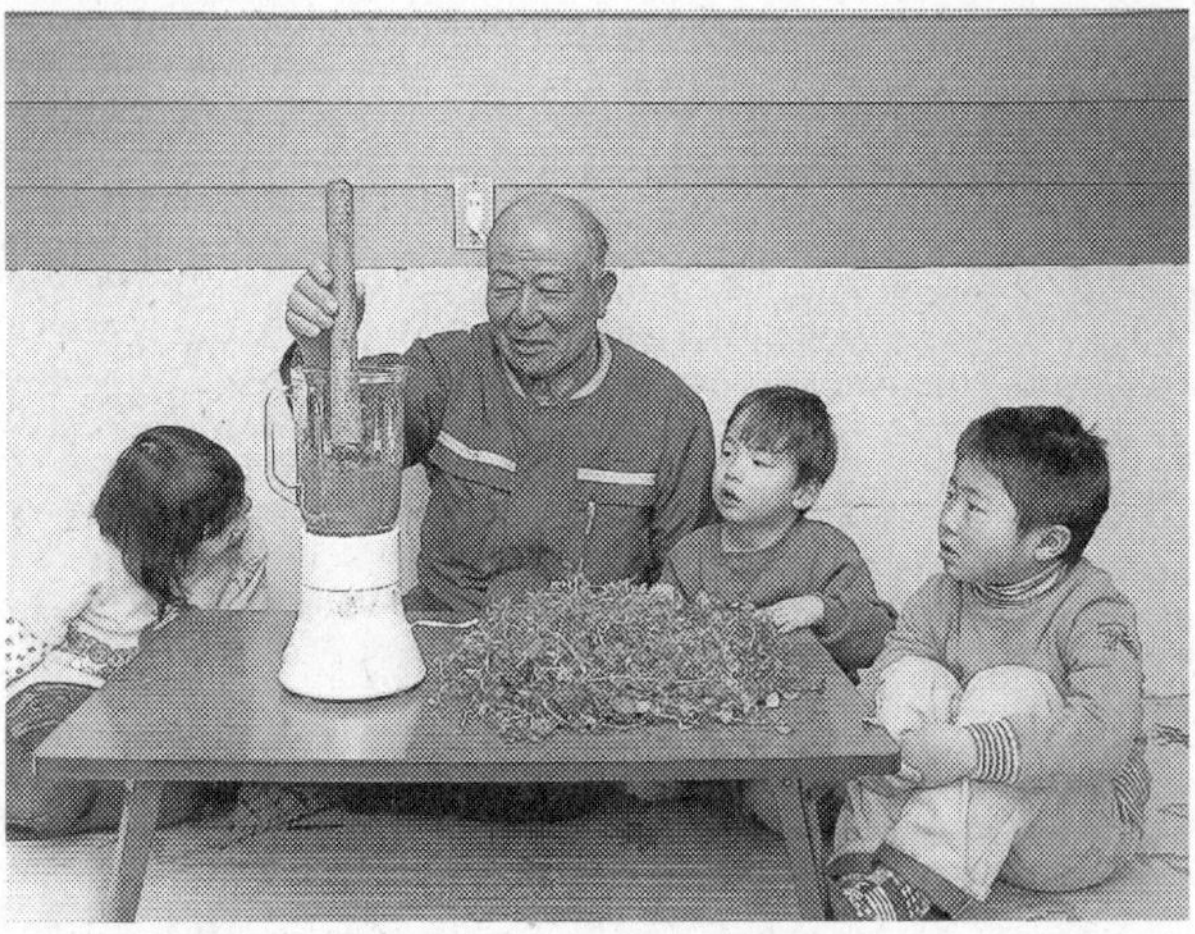

りんごジュースとハコベをミキサーにかける（ハコベペースト）

ハコベミルクのつくり方

材料	ハコベ、りんごジュース、牛乳、蜂蜜
①	りんごジュースをミキサーの底の羽ぐらいまで入れる（80〜90cc）。
②	ハコベを入れてミキサーにかけ、ペースト状にする。すりこぎ棒などで軽く押し込むとよい。（生が心配な人は少量の水を足して軽く沸騰させる）
③	コップに牛乳をついで、蜂蜜（小さじ１杯）を混ぜておく。
④	③の牛乳に、②のハコベペースト（小さじ山盛り１）を加える。
⑤	ぐるぐる混ぜてできあがり。

代表的な食べられる薬草

学名	漢方名	薬用部	薬効
ハコベ	繁縷《はくろう》	全草	浄血剤
ヒキオコシ	延命草《えんめいそう》	全草	神経剤
ヨモギ	艾葉《がいよう》	全草	止血剤
ゲンノショウコ	玄草《げんそう》	全草	整腸剤
ツリガネニンジン	沙参《さじん》	根	去痰剤
コンフリー	するば	全草	皮膚剤
オケラ	蒼求《そうじつ》	根	整腸剤
カキドウシ	連銭草《れんせんそう》	全草	小児の疳《かん》の特効薬

話をすると、若い人でも「うちのじいさんにも飲ませる」と反応大。「なんだかんだいっても年寄りのことは心配しているもんです。若い人の思いやりを引き出す飲みものですよ」と本澤さん。

ハコベの採取時期や材料の割合によってバナナ味になったり、メロン味になったり、いちごのような味になる。ハコベと蜂蜜がスプーン一杯ずつだとメロン味、ハコベをもう一杯入れるとバナナ味。りんごジュースが多いといちご味といったところ。

ハコベ以外では、たとえばゲンノショウコやカキドウシ（表）だとキウイフルーツのような味になる。「食べられる薬草なら必ずなんらかの果物の味になる」そうなので、ぜひ皆さんも実験されてみては？

苦木　健胃剤

本澤さんの住む長野県塩尻市から野麦峠まで野草を探しながら、車で走ってみました。あ、こんなところに苦木（くぼく・にがき）があったんだ。渡り鳥の糞の中に種がまじっていたのでしょう。がれ場みたいにこういう石がゴロゴロある場所によく生えます。

雪が降ってからとけるまでの期間に、苦木の枝を切って細かくチップにし、乾かしてください。それから二晩ぐらい煮ると、液が茶色くなって少し苦くなります。

「粗茶ですが…」と、そしらぬ顔して東京から来た娘さんたちに出したら「お茶?ううん、ビールの味!!」って、そりゃ驚いた驚いた。

もちろん身体にもいいんですよ。健胃剤として胃腸薬に入っているぐらいですから。

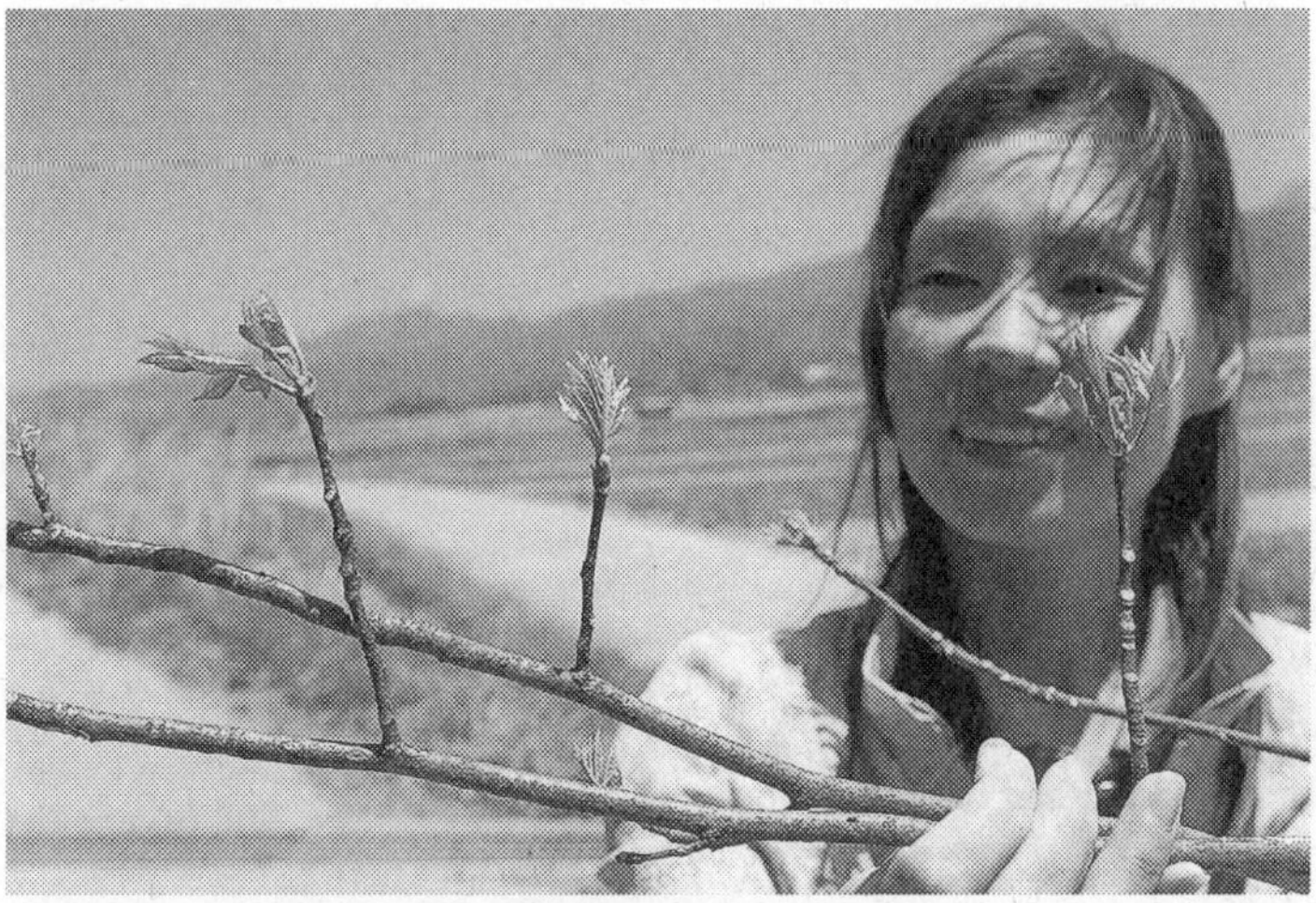

樹皮が黒く芽はナナカマドにも似る苦木。芽はおひたしもよい

ホオノキ　虫歯予防

あそこにはホオノキがあります。ホオノキは六月頃に樹皮をはがしたら、一×六cmの大きさに切り、糸に通してよく乾燥させて九〇%の水分を飛ばすと、大きさが三分の一になります。

これを少しの間、ザブリと蜂蜜の中に漬けたら、もうチューインガム。子供は学校へ行く前に漬けて、歩きながらくちゃくちゃとやって、校門に入る前にペッと捨てりゃあいいのです。ホオノキには殺菌作用がありますから、これが虫歯予防の特効薬。

あとは、コオロギ、カマキリなんかの腹を出して食べる食虫も歯が丈夫になりますよ。

おかげで、私は七〇歳になりましたが、ぜ

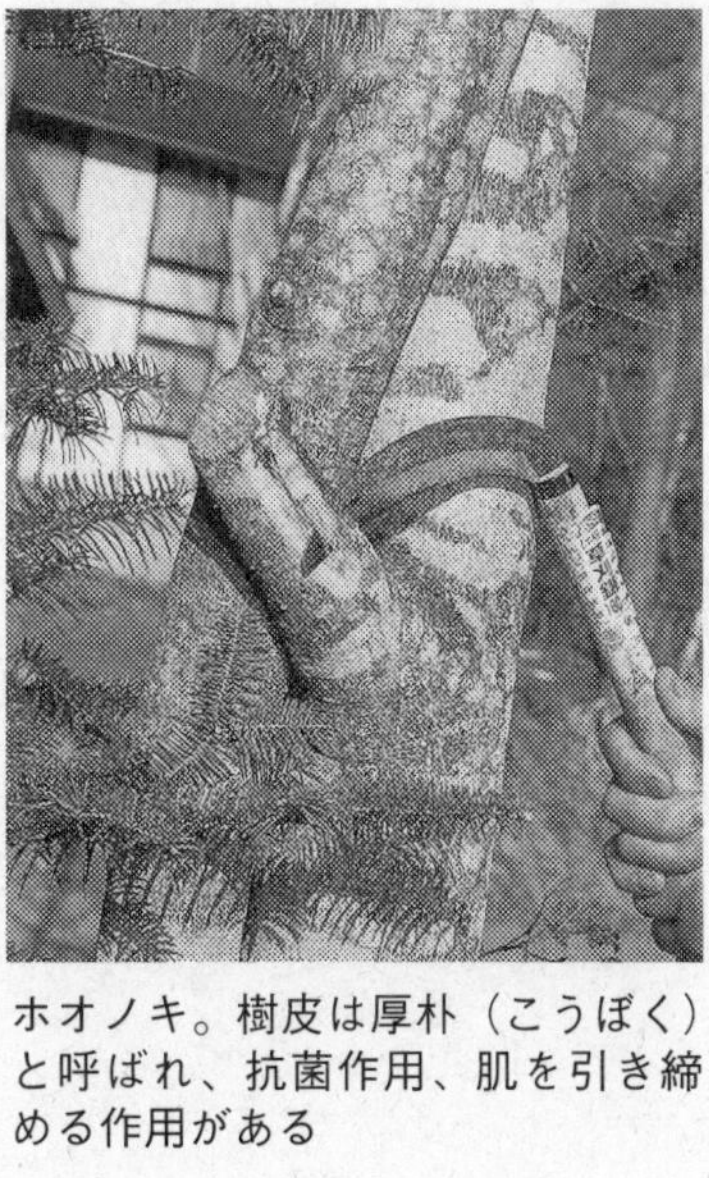

ホオノキ。樹皮は厚朴（こうぼく）と呼ばれ、抗菌作用、肌を引き締める作用がある

んぶ自分の歯。この前、かぶせてあったのが取れちゃったから歯医者に行ってみたけれど、「本澤さんの歯、硬くて削れないや」といってたよ。

ギシギシ

ギシギシの漢方名は羊蹄《ようてい》。葉の裏側からライターであぶって傷口に貼ると、膿《うみ》が出てきます。ドクダミ同様、毒を吸い出すんですよ。ケガをしたときのためにも、山に行くときはライター、ナイフにガーゼが必需品。あとは虫が入るから耳かきも。

火をつけるとき、雨が降っててつきにくかったら、杉林に行ってみてください。杉の樹の皮をナタではがしてゴシゴシこすると、縁日の綿あめみたいのが出てくるから。これにマッチで火をつければ雨が降っていても火がつくよ（ただし他人の樹に傷つけると怒られます）。

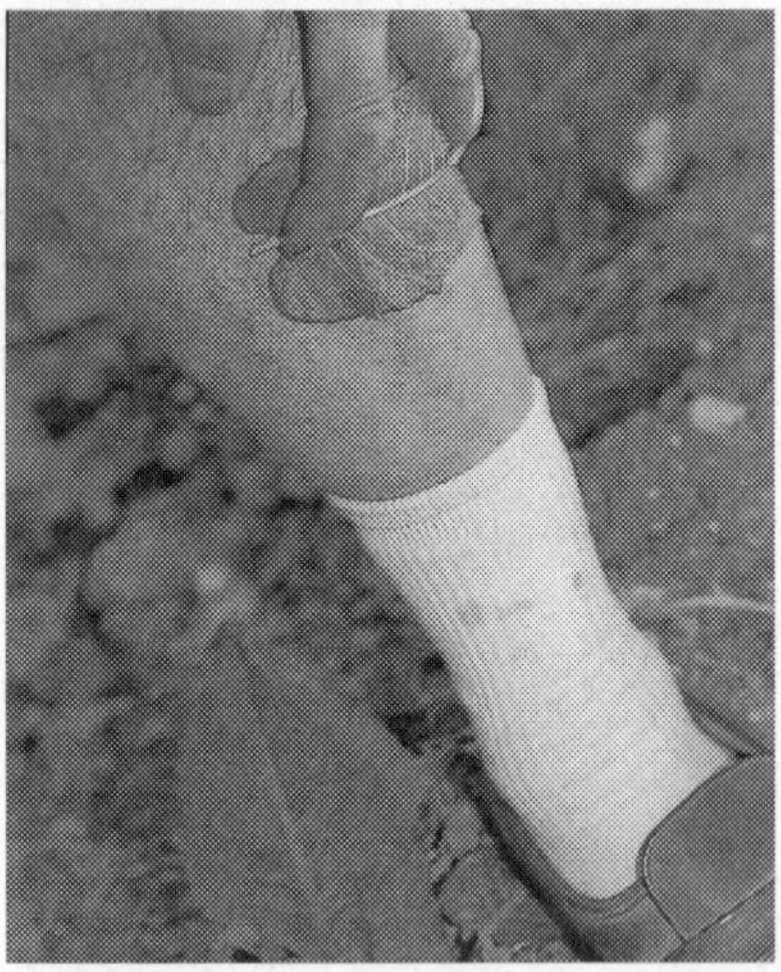

葉の裏側から火であぶり、ケガをしたところに貼る

リョウブ

もち、ワインに

僕は、春の樹の芽を食べる食芽《しょくが》っていうのをすすめているの。タラノメやコシアブラもいいけど、ぜひ味わっていただきたいのがリョウブの芽。天ぷらにすると、もちの味がするんです。昔はお米がなかったから、これを五目飯に混ぜて増量したんですよ。

――どれどれ。たしかに甘くて、油で揚げてあるせいか、あられにも似ているぞ。

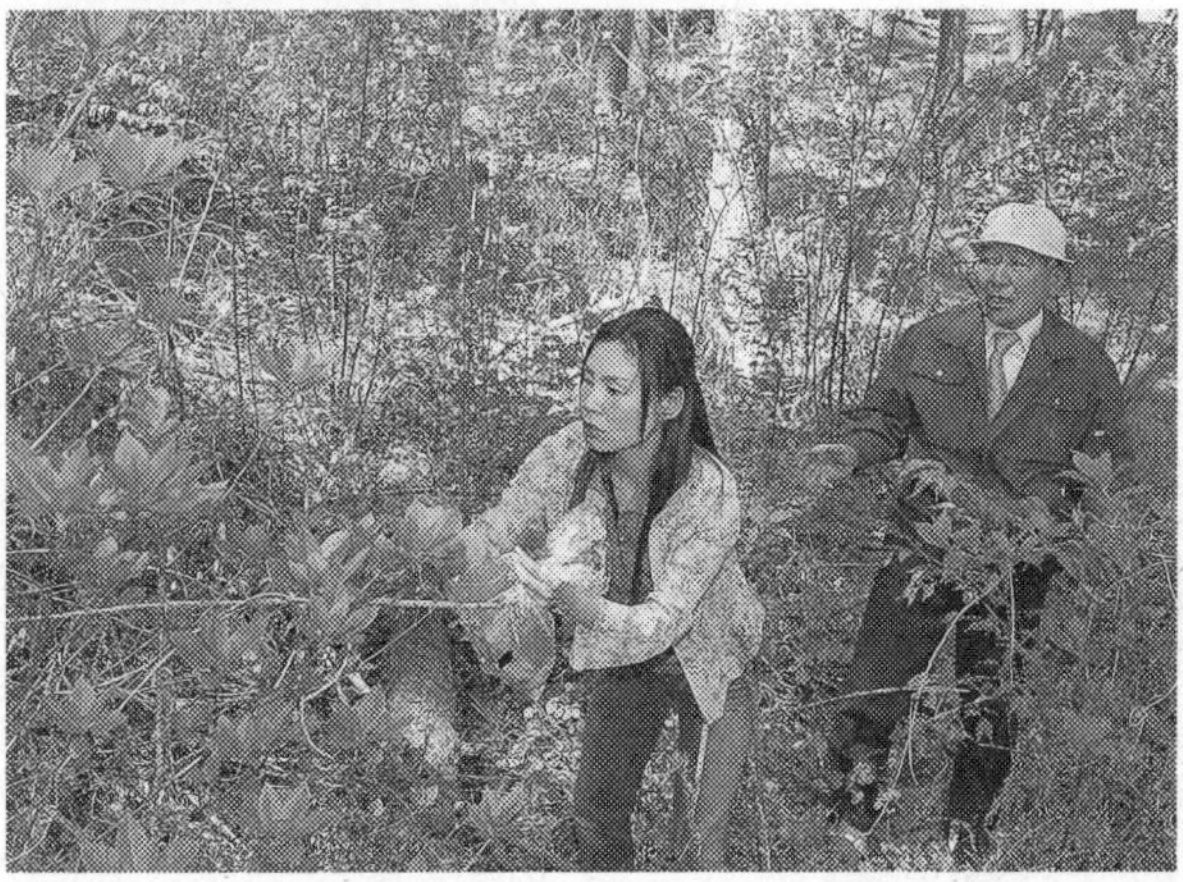

リョウブ（左側）の樹皮は肌が白くサルスベリのようにツルツルしている。ミツマタのように同じところから枝が何本か出ているように見える

春になったら、ヤマブドウの新芽も天ぷらにしてみてください。おいしいんですよー。まるでワインを飲んでいるのかと錯覚しそうなほど変わった味がしますから。お客さんにも「どうぞワインを味わってください」と出したらいかがでしょう。

ノビル、ニラ

次は野生のニラを天ぷらにしましょう。ぐるっと束にして揚げてください。

―ニラの天ぷらとは初めて。うーん、ニョリッとした中にシキシキした歯ごたえとニラの香り。これは新食感!! さすが手品師、ただの天ぷらといえどちょっと変わってる。

おいしいでしょ。僕は天ぷらでこれが一番好きです。

野草の大まかな食べ方の目安を教えときましょう。天ぷらにするといいのは、葉の硬いもの、形がグロテスクなもの、ユキノシタみたいに毛が多いもの。スラッとスタイルがいいのはおひたしやあえものがいいね。カタクリやニッコウキスゲは花が有名ですが、葉のおひたしもうまいですよ。

二〇〇六年四月号ハコベミルク／二〇〇六年七月号野山のマジックショー

あっちの話こっちの話

ビワの葉茶で、お通じや肝臓がよくなった

原田順子

中国では神の木とも百の薬の木ともいわれるビワ。しかも、常緑樹で葉っぱがいつでも手に入るので、ここ鹿児島県中種子町に住む平山タミ子さんも、毎日のようにお茶にして飲んでいます。

タミ子さんの飲み方はビワの若い葉を四つに切り、急須の茶漉しに敷きます。その上からふつうのお茶っ葉を入れて飲めば、ビワの葉のエキスがお茶にしみ出てきます。それに、お茶っ葉が茶漉しにこびり付かないので、洗うのも簡単です。

このお茶を飲んでからというもの、お通じが固からず軟らかすぎず、とちょうどよくなったそうです。それに、お父さんがお酒を飲みに行く前にこのお茶を飲ませれば、悪酔いしなくて肝臓にもいいそうです。

他にもパンツをはくときに、お腹にビワの葉の表側を当てておくと利尿効果があるとか、関節がこったときにも葉をあてると痛みがやわらぐことなど教えてもらいました。

二〇〇四年四月号　あっちの話こっちの話

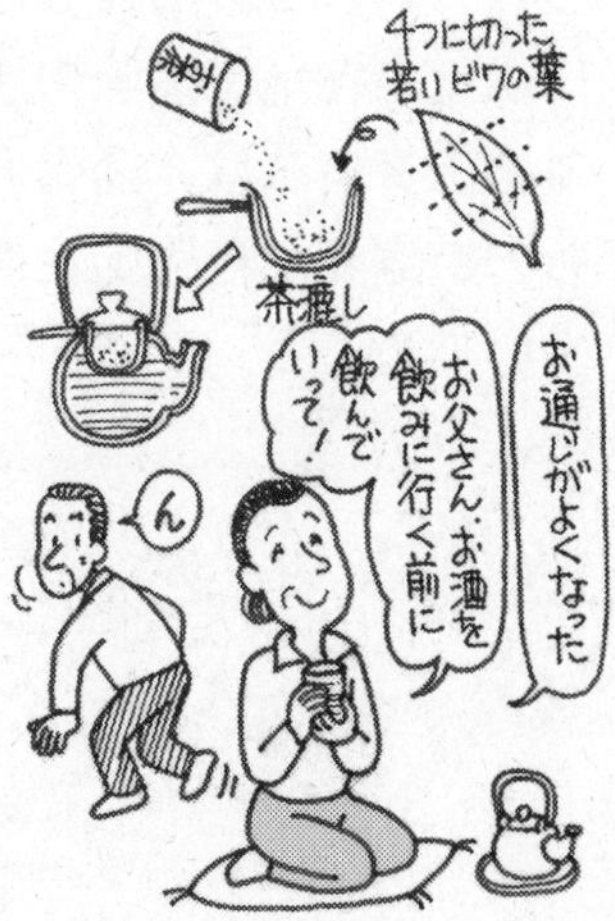

お茶代わりに飲む、薬草汁で健康

野中常雄

栃木県西那須野町の藤田肇さんから、糖尿病に効く薬草のお話をうかがいました。

採ってくる薬草は四種類。カキドオシのツルとタラの芽（あるいはタラの木の根）、ミツバカエデ（メグスリノキ）の樹皮、それにドクダミの葉です。タラの芽や根は薄くそいで。いずれの材料もよく乾燥させてから使います。

カキドオシとドクダミは一つかみくらい、ミツバカエデの樹皮は幅一cm、長さ三cmくらいのものを四〜五枚。これらは、小さな布袋に入れて魔法瓶のお湯の中に二〜三時間漬けておけばいい。タラの芽や根は、煎じた汁を適量加えていっしょに飲みます。

ミツバカエデは手に入らなければ入れなくてもよいが、肝臓の機能を誘発する成分が含まれているので、できればあったほうがいい。またドクダミには、どんな薬草にも微量に含まれている毒素を消す効果があるそうです。

この薬草汁は、お茶代わりに一日に何回飲んでもよいそうです。藤田さんは一日に合わせて一ℓくらい飲んでいます。

飲み続けると、肝臓の働きが高まり、糖尿病体質も改善される。飲み始めてすぐに効果が出るというものではありませんが、煎じ汁を半年間飲み続けた同じ町内の人は、三二〇もあった血糖値が正常な値まで下がったそうです。また体力がつくので、夏ばてや風邪なども吹き飛ばしてしまいます。

一九九五年十一月号　あっちの話こっちの話

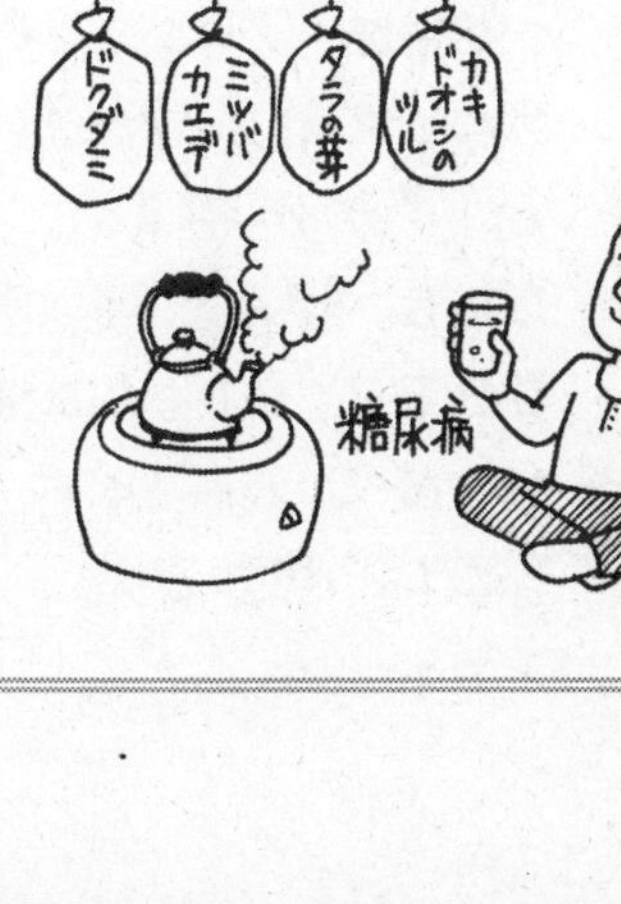

自分でつくろう 健康茶

このところ、「身体によい」とうたったお茶の葉やペットボトル詰のものが売られていますが、季節にあわせた身近な植物などで健康茶をつくってみましょう。速効性はないかもしれませんが、いろいろなテイストを味わって愉しみながら、病気の間接的・遠因的な要因を防ぎましょう。

健康茶 にチャレンジです。

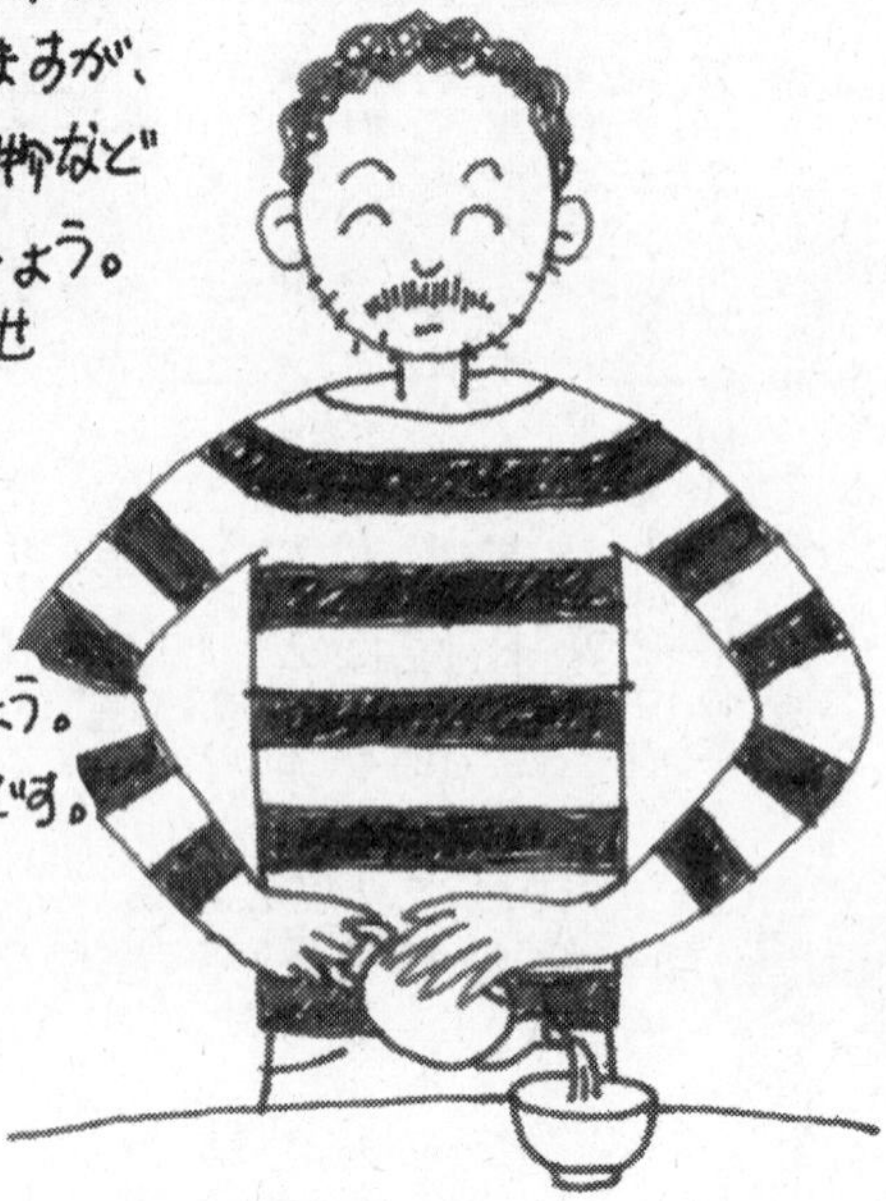

今回は、オランダガラシとコダチアロエを選びました。
オランダガラシは、スーパーなどでクレソンとして売られています。もともと外来種ですが、いまや全国的に帰化、各地の清流の浅瀬に野生化もしています。
コダチアロエは、通常、単に「アロエ」と呼んでいるもので庭先に植えて民間薬草として活用している方も多いでしょう。

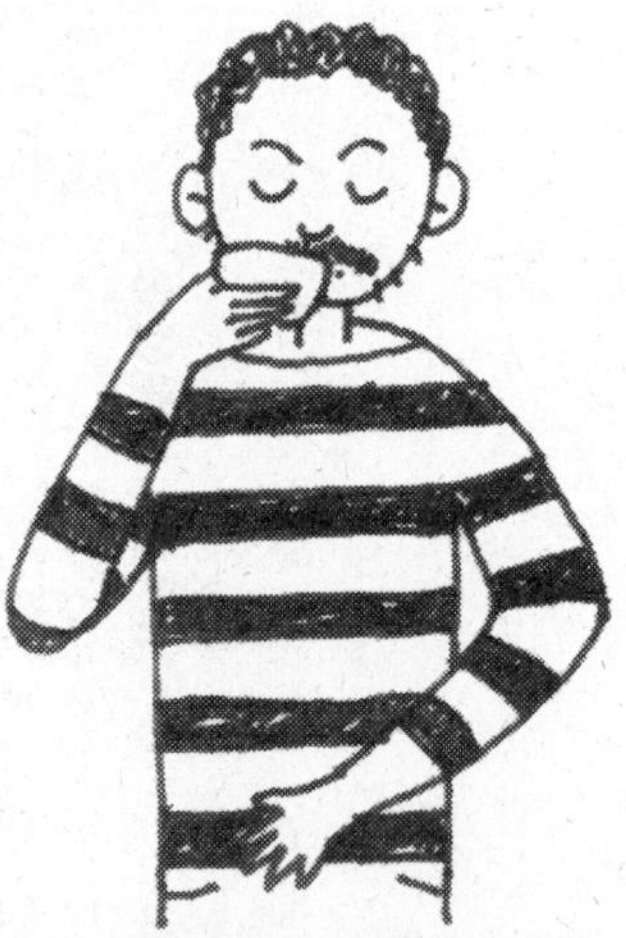

オランダガラシ
（クレソン）

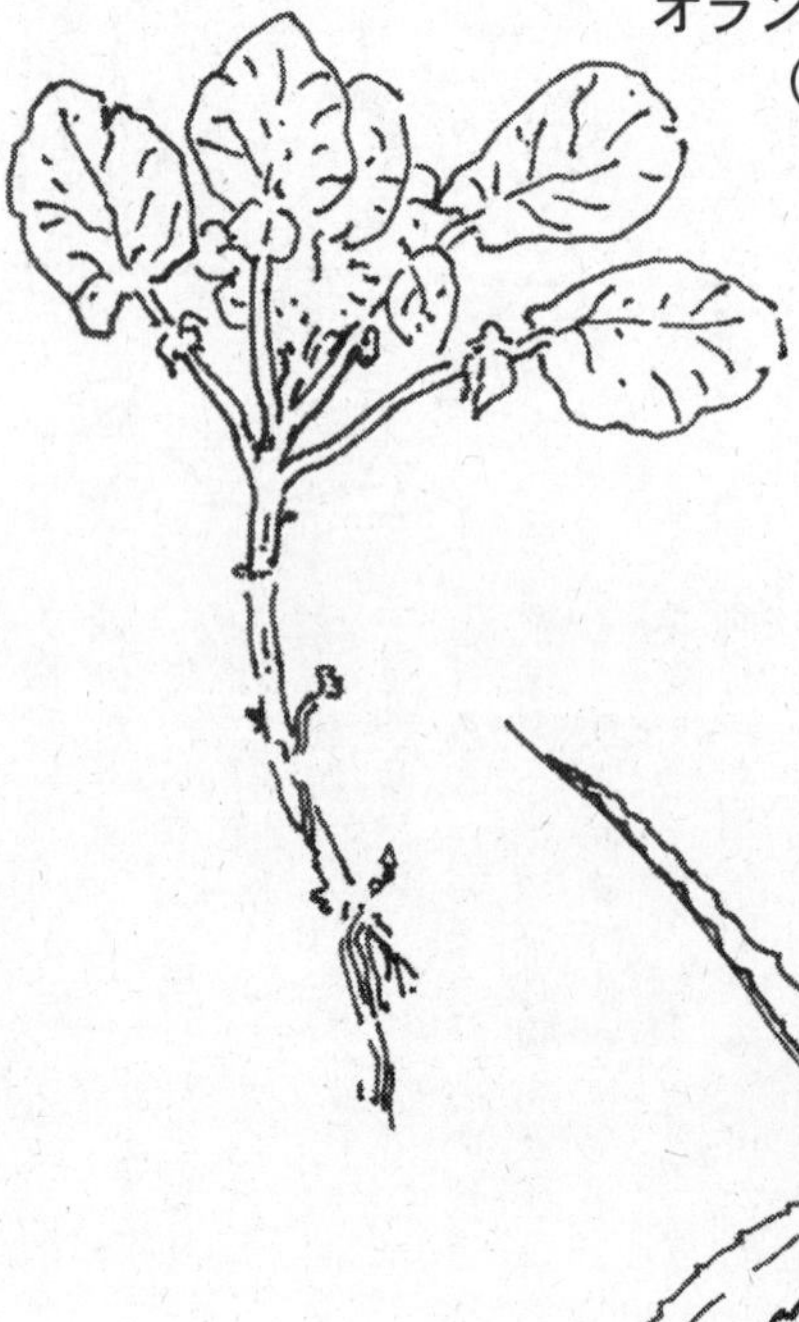

コダチアロエ

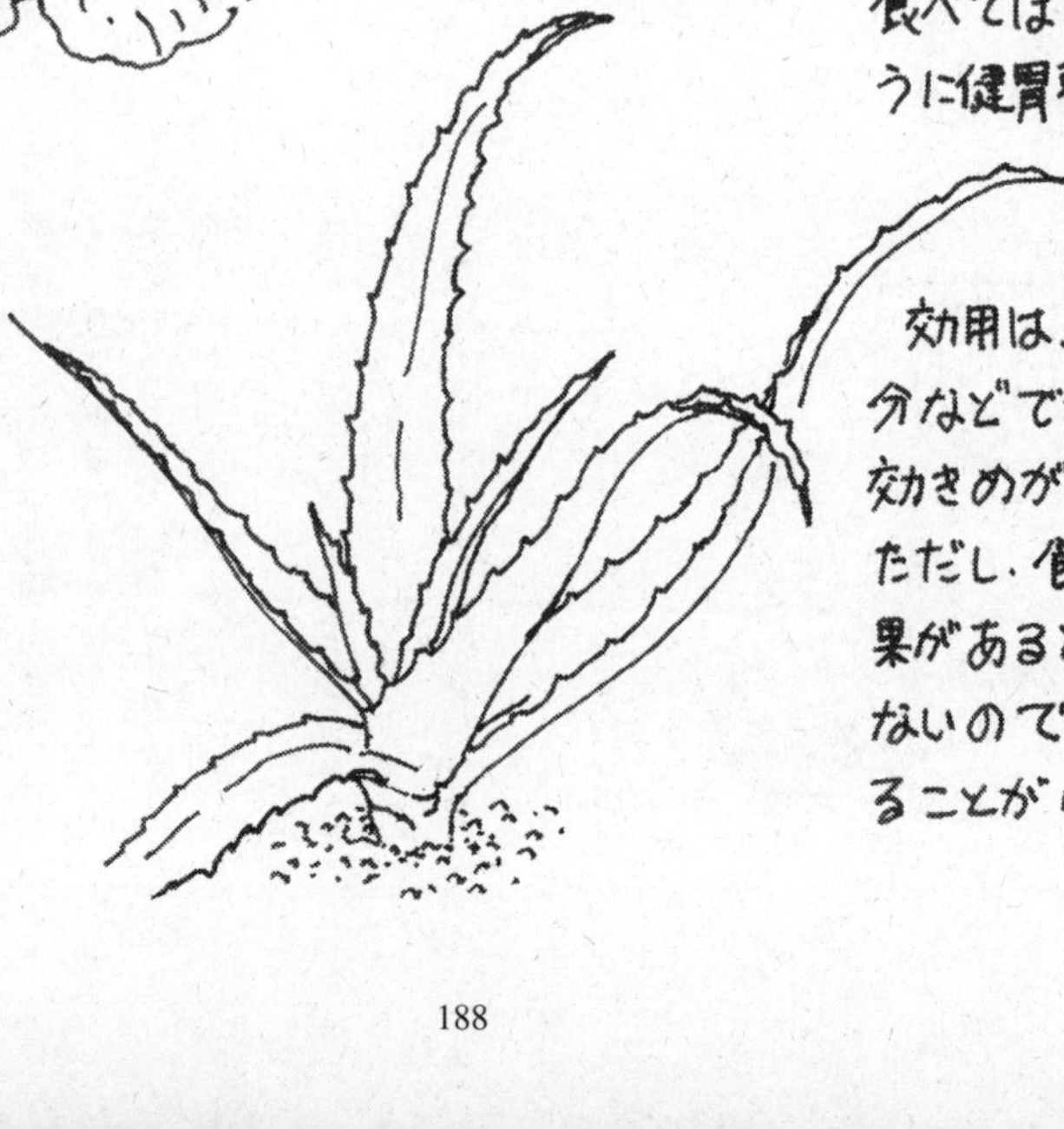

オランダガラシの効用は、食べてほろ苦さがあるように健胃整腸と消化促進など。
コダチアロエの効用は、アロエニン成分などで健胃、便秘症に効きめがあります。
ただし、飲んですぐに効果があるというものではないので、しばらく続けることが必要です。

オランダガラシは、根ぎわから茎葉を採り、ざるなどにひろげて天日に干し、からからに乾燥させ、細かく裁断します。

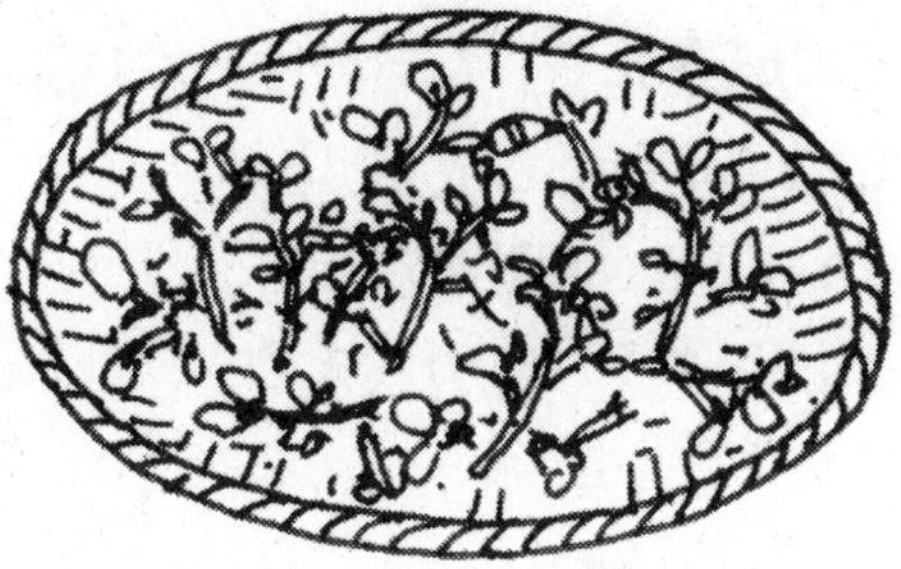

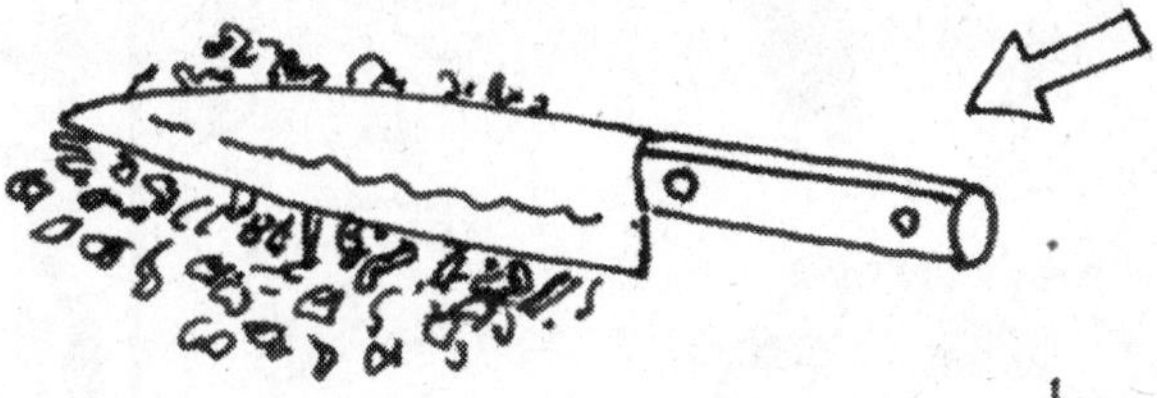

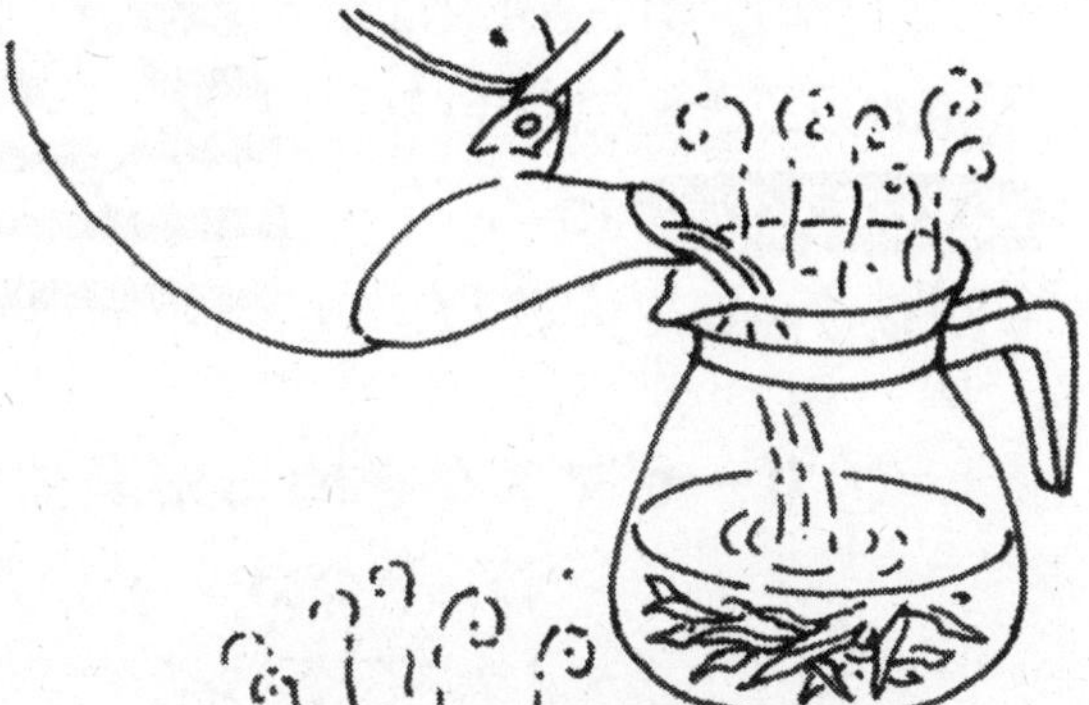

アロエは、トゲを包丁で落としてから葉を４～５ミリの厚さに裁断し、天日に干して乾燥させます。

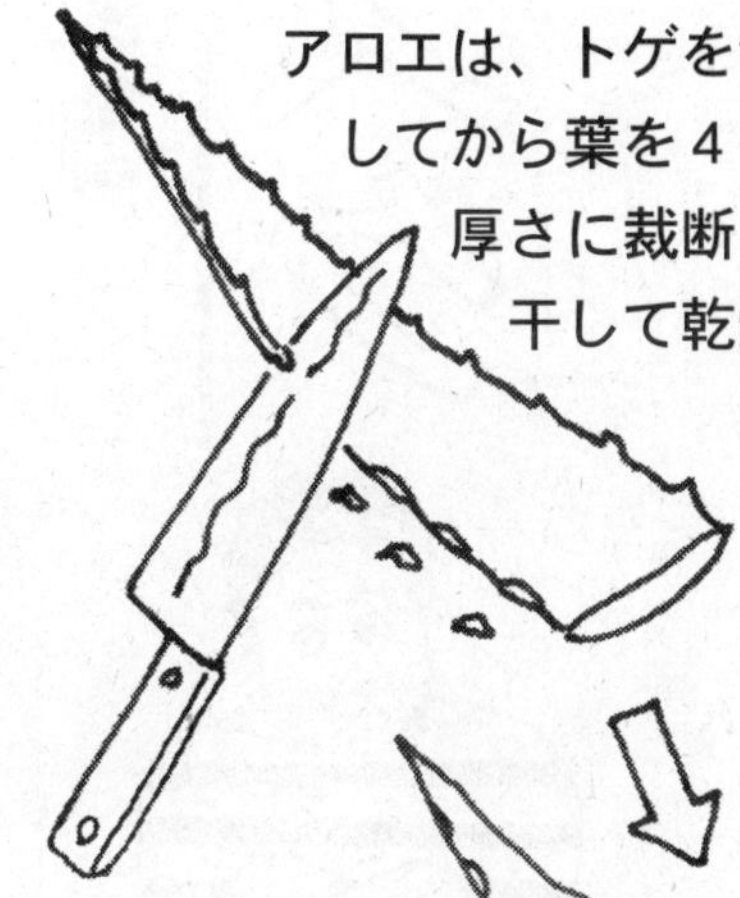

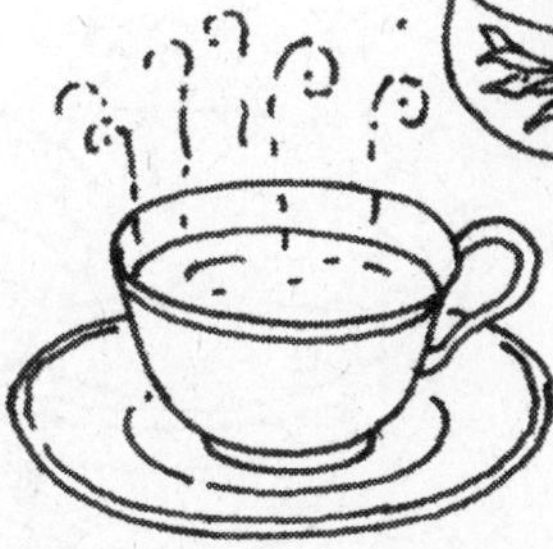

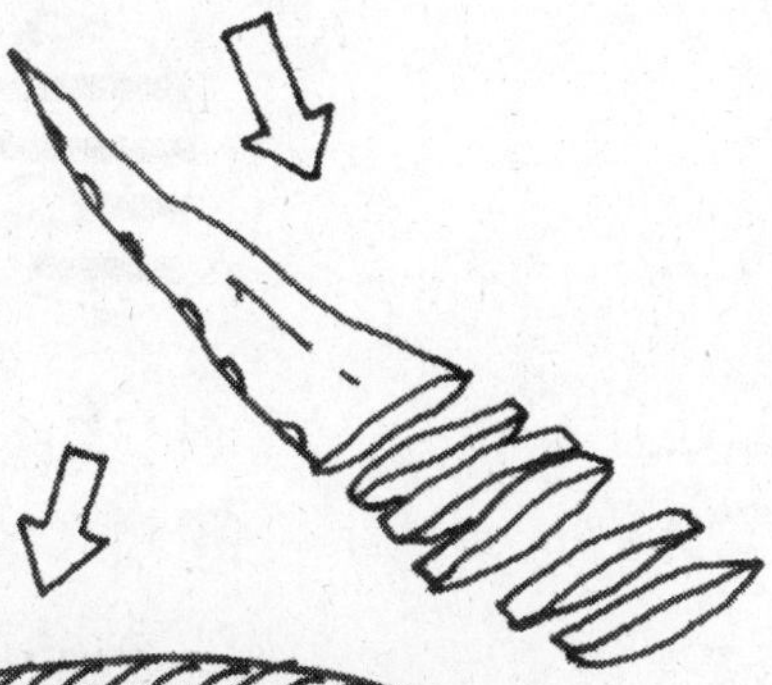

飲み方は、ひとつまみ（約10ｇ）を急須に入れ、お湯を注ぎ、日本茶を飲むようにいただきましょう。
ガラスポットとティーカップなどを使うとおしゃれな気分で楽しめます。

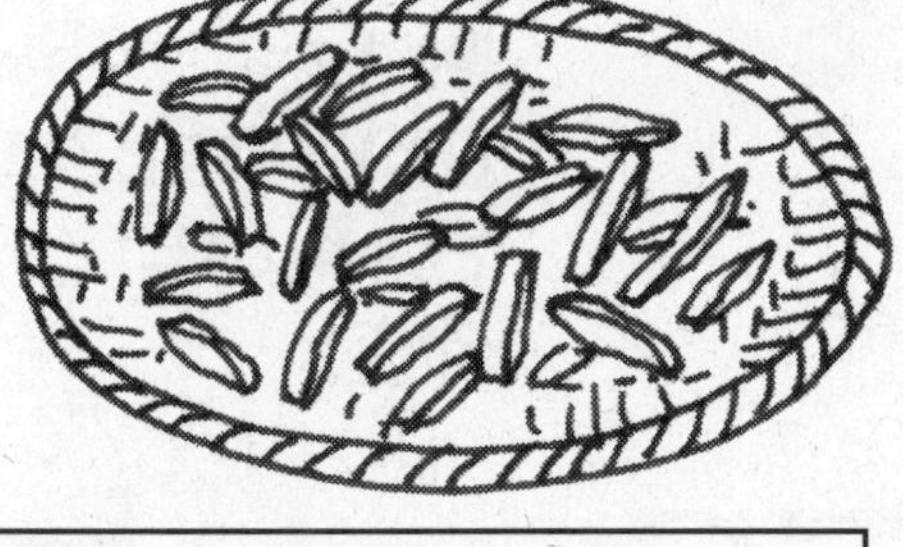

それぞれ味にクセがあります。オランダガラシはちょっと青臭くえぐみがあり、アロエには苦味があります。そのような時には、焙じ茶を3分の1ぐらい混ぜると飲みやすくなりました。

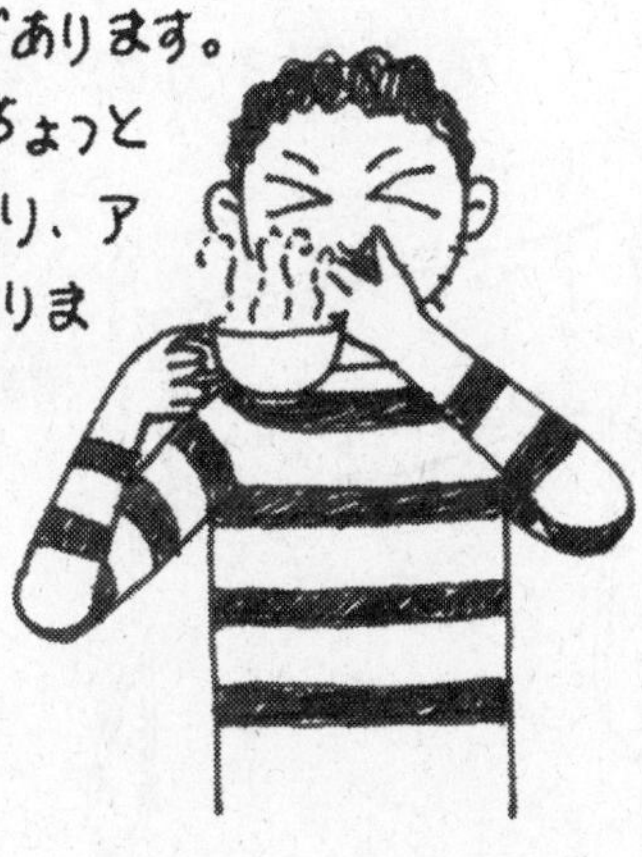

詳しくは、
大海　淳著
『自分でつくろう健康茶』
（農文協発行、定価1,750円）
をご覧ください。

（絵と文・飯島満）

カゼを予防する ぬれマスク

この時季に気になるのはのどの痛み。
ヒリヒリしてくると危険信号。
イイジマは朝目覚めると
のどの奥から鼻の穴まで
カラカラに乾ききっている
時があります。
そこで「のど」のためにもよく
寝ながらできるカゼ予防
ぬれマスク法に
今回はチャレンジです！

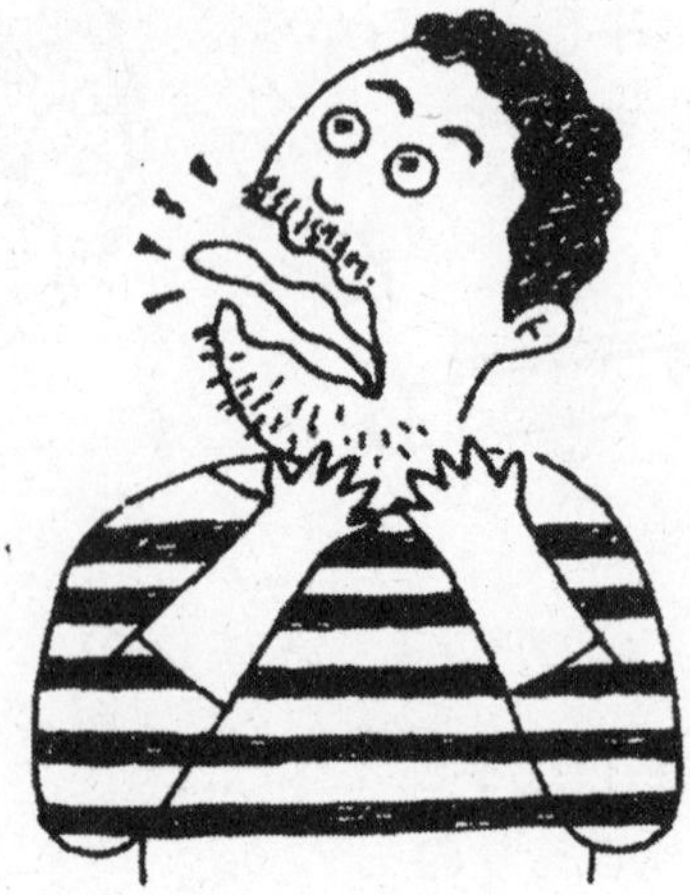

イイジマは恥しながら
健康にはまったく自信
がありません。それに
無精です。
しかし！今回の企画
で決意しました。
健康に
チャレンジだ！
おうー！

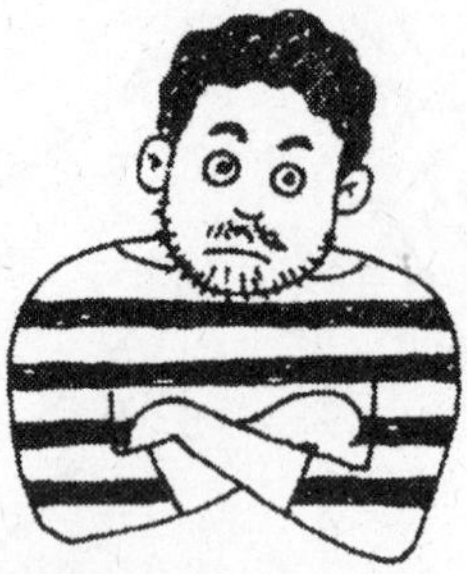

①ガーゼマスクをぬるま湯につけ

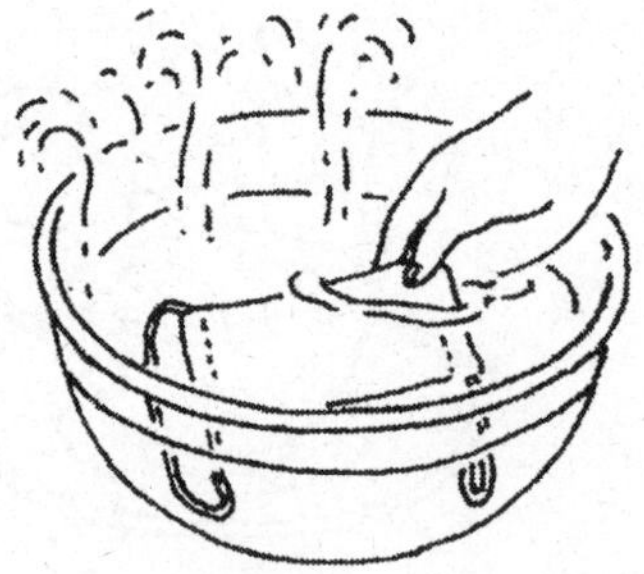

②軽くしぼります。

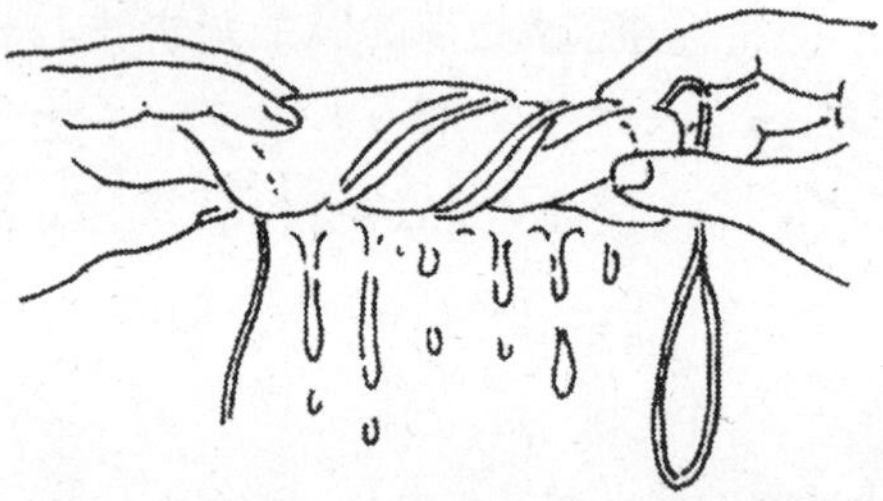

③上部3分の1を外側へ折り返して

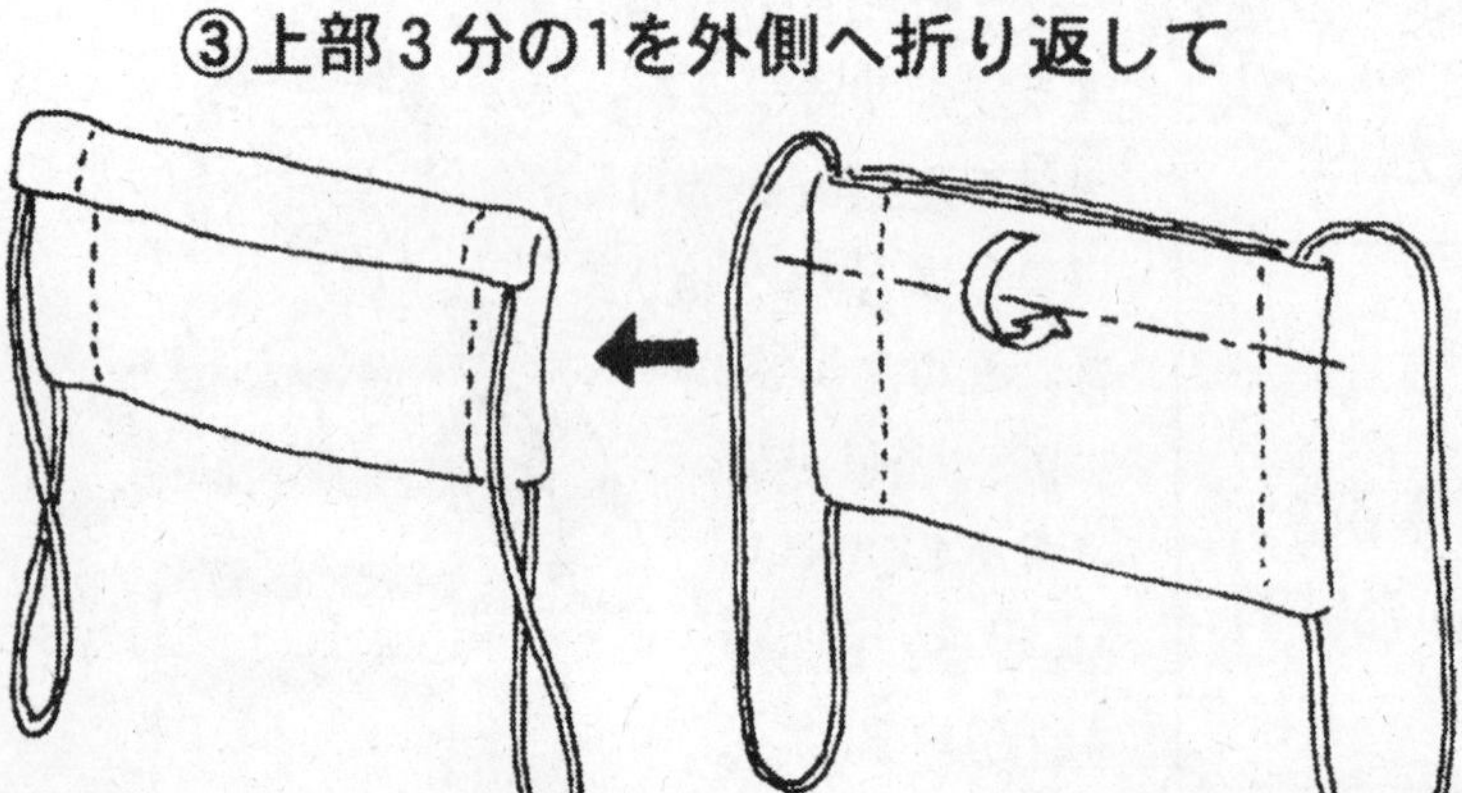

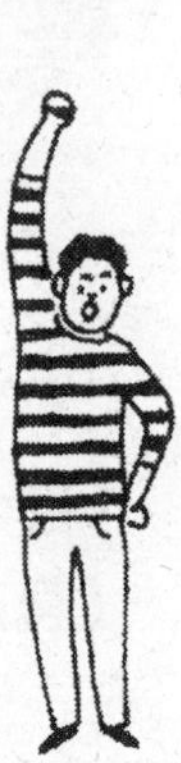

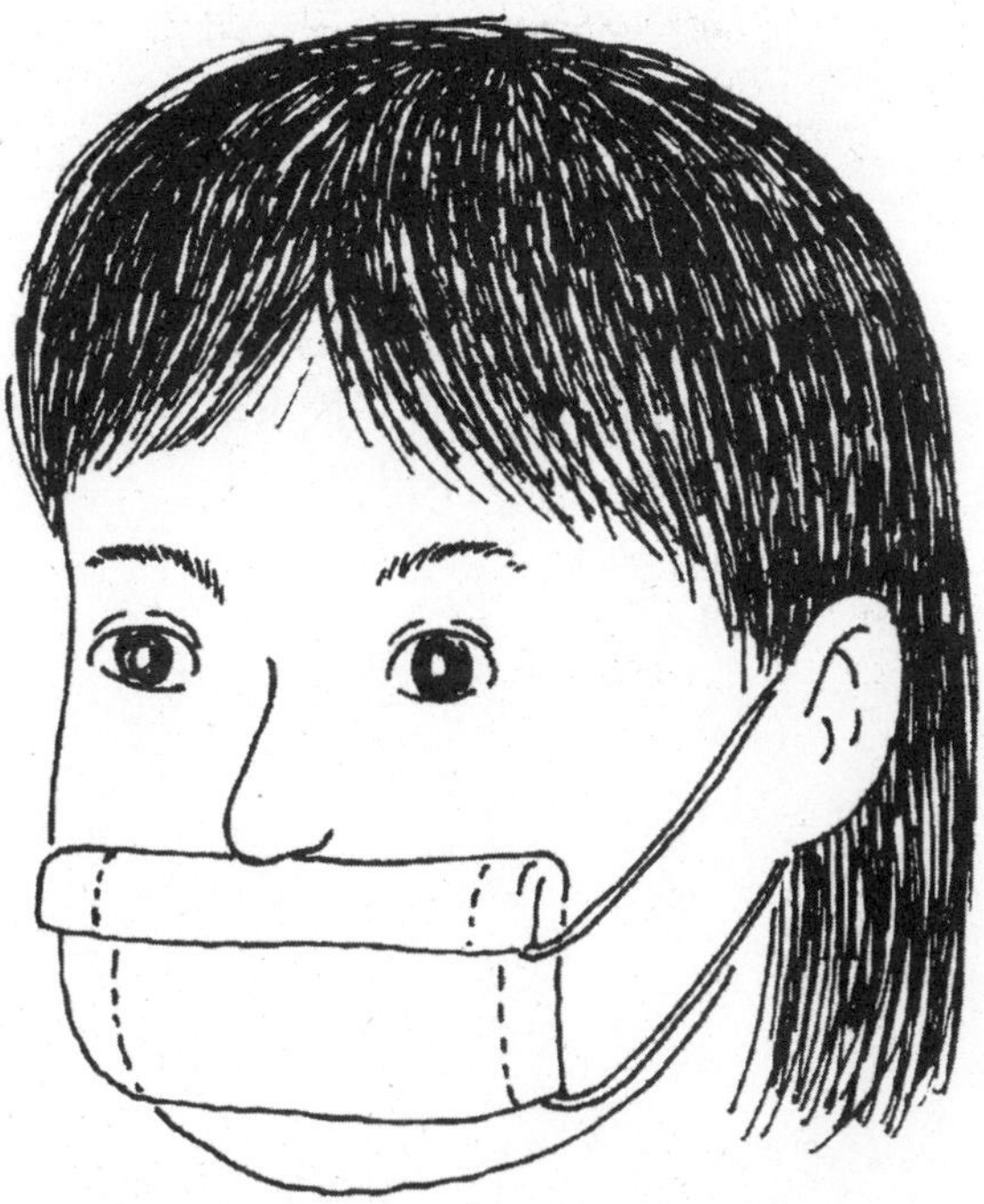

④鼻の下にマスクを付けましょう。

吸気によって水蒸気を気道全体に行き渡らせ、さらに口呼吸が防止されて鼻呼吸が促進されます。
上気道の免疫力低下を防ぎウィルスの繁殖をへらしてカゼから守ります。

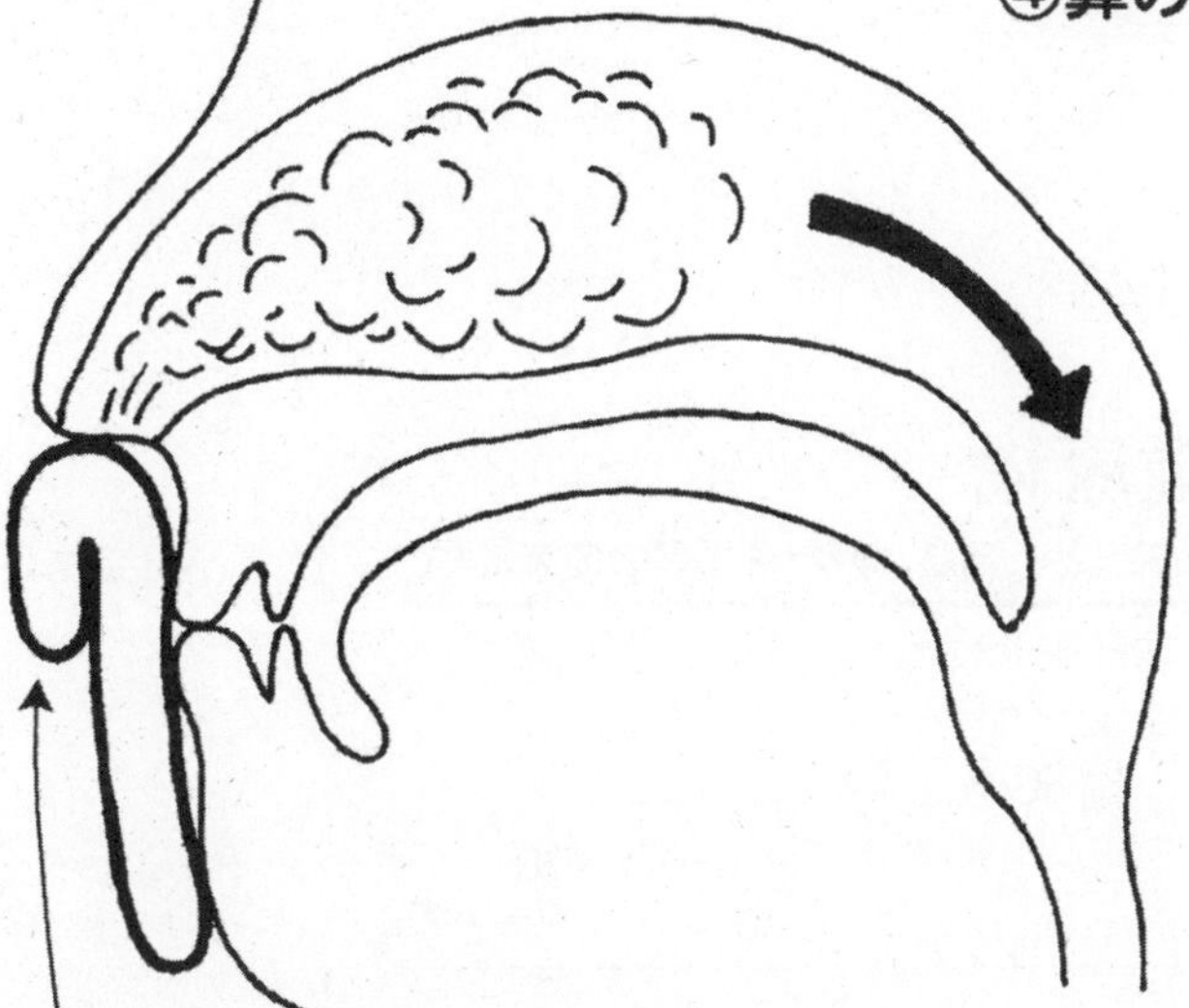

マスクの厚みが増すことによって水蒸気吸入効率がアップ。

はじめはちょっと息苦しかったけれど、慣れてくるとひんやりとした息が心地よく、のどの奥も湿ったままで眠ることができました。

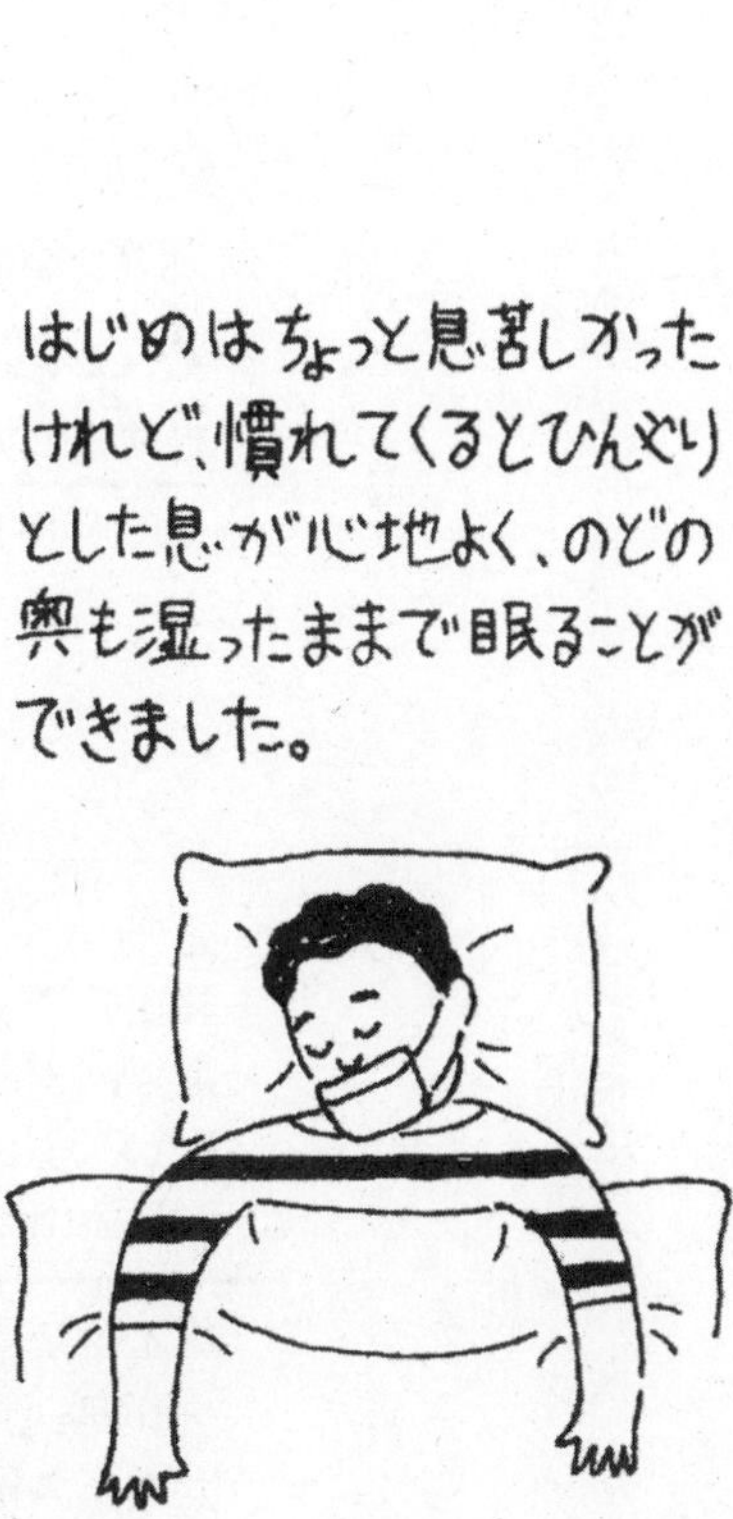

詳しくは、
臼田篤伸『こんなに効くぞ　ぬれマスク』
（農文協発行、定価1,300円）
をご覧ください。

（絵と文・飯島満）

本書は『別冊 現代農業』2007年3月号「家族で　夫婦で　一人でも　体がよろこぶ健康術」を書名を変えて単行本化したものです。
編集協力　本田進一郎

著者所属は、原則として執筆いただいた当時のままといたしました。

農家が教える
とことん健康術
操体法・自力整体、冷えとり、薬膳、薬草から話題の健康法まで

2011年8月30日　第1刷発行

農文協　編

発行所　社団法人　農山漁村文化協会
郵便番号 107-8668 東京都港区赤坂7丁目6-1
電話 03(3585)1141(営業)　03(3585)1147(編集)
FAX 03(3585)3668　振替 00120-3-144478
URL http://www.ruralnet.or.jp/

ISBN978-4-540-11241-6　DTP製作／ニシ工芸㈱
〈検印廃止〉　印刷・製本／凸版印刷㈱

Printed in Japan　定価はカバーに表示
乱丁・落丁本はお取りかえいたします。